PRÉCIS

SUR LES MALADIES

DES YEUX.

a

PRÉCIS

THÉORIQUE ET PRATIQUE

SUR

LES MALADIES

DES YEUX.

Par A. P. DEMOURS,

Docteur en médecine, médecin-oculiste du roi et des maisons de l'ordre
royal de la Légion-d'Honneur, membre de l'Académie royale de médecine, chevalier de la Légion-d'Honneur, membre du cercle médical,
des sociétés de médecine de Paris, de médecine-pratique de Montpellier
et de plusieurs autres sociétés médicales.

A PARIS,

CHEZ L'AUTEUR, RUE DE L'UNIVERSITÉ, N° 19
DE L'IMPRIMERIE DE FIRMIN DIDOT, IMPRIMEUR DU ROI.

1821.

A MES COLLÈGUES

DE L'ACADÉMIE ROYALE

DE MÉDECINE.

Messieurs et chers confrères.

Encouragé par les suffrages auxquels je dois l'honneur de mon admission dans une Académie destinée à remplacer deux des plus célèbres compagnies qui aient jamais honoré l'art de guérir, je me suis livré avec ardeur à la rédaction définitive du *précis* dont je vous

fais hommage. Pour être jugé avec
moins de sévérité, ce travail avait besoin de paraître avant ceux que préparent plusieurs des membres de l'Académie. D'après un usage qui avait été
adopté par la Société royale de médecine
et par l'Académie royale de chirurgie,
vous avez bien voulu entendre, dans
vos premières séances, la lecture de
plusieurs des articles dont est composé
cet ouvrage. Si j'ai profité de vos réflexions, il en sera plus digne de vous.

DEMOURS.

AVANT-PROPOS.

La pathologie a reçu une grande impulsion depuis quelques années. On doit à M. le professeur Pinel et à Bichat la distinction des tissus organiques relative aux différences que présentent leur texture, leurs propriétés vitales, et par conséquent leurs affections ; cette distinction habile et lumineuse a fait mieux sentir combien il était important de connaître le siège précis des maladies. Aujourd'hui on cherche l'organe malade, et, sans négliger la valeur des symptômes, on étudie sur-tout la lésion qui les fait naître. Si la connaissance du siège spécial de l'affection n'est pas la base unique du traitement, au moins contribue-t-elle beaucoup à le modifier. Les progrès que l'on a faits en ce genre ont conduit à reconnaître que les anciens médecins donnaient souvent des noms divers à des degrés très-peu différents de la même maladie, et les multipliaient ainsi sans utilité. On ne trouvera point ici la longue liste de ceux qui ont été imposés par nos devanciers à des symptômes dont les causes communes sont presque toujours les phlegmasies aiguës ou chroniques des diverses parties de l'appareil de la vision.

L'inflammation, a dit Bordeu, accompagne et est la cause ou l'effet de bien des maladies: cependant il ne faut pas croire ou s'imaginer qu'elle se rencontre dans toutes (Rech. sur les mal. chron. xxvi). D'après ce que je vois tous les jours, si l'on en excepte un certain nombre de maladies, notamment presque toutes les cataractes, certaines amauroses, et quelques-uns des désordres dus à des contusions ou à des blessures, les fonctions des diverses parties de l'appareil de la vision sont troublées ou détruites par une inflammation plus ou moins appréciable, qui les désorganise rapidement ou lentement. Dans le traitement de ces affections, lorsqu'il s'élève quelques doutes au sujet de cette origine à peu-près commune, ce qui arrive rarement, on le fait ordinairement cesser, soit par une étude attentive des antécédents, soit par le simple examen des parties.

On reconnaît généralement que dans l'état actuel de la science, une classification exacte et régulière des maladies est impossible; tout ouvrage de médecine donnera donc toujours prise à la critique, sous ce rapport. Les maladies des yeux ne se prêtent pas plus que les maladies des autres organes à un ordre entièrement méthodique ; et c'est avec regret que, pour les décrire, on est réduit, malgré les progrès des sciences physiologiques, à adopter à-peu-près la marche suivie par les auteurs. Cependant l'obligation qui existe, en quelque sorte, d'employer les divisions connues, en attendant que les progrès de la science permettent d'en établir d'autres plus naturelles, ne s'étend pas jusqu'à faire adopter indistinctement toutes celles qui ont été proposées. Depuis qu'il est prouvé que le plus grand nombre des maladies, même parmi celles que l'on plaçait ordinairement dans la classe des névroses, sont dues à l'inflammation, il semble moins irrégulier, en décrivant les maladies des yeux, de commencer par s'occuper de l'ophthalmie avant de traiter, comme on l'a fait jusqu'à ce jour, des maladies des paupières, puisque ces dernières reconnaissent presque toutes pour cause une phlegmasie plus ou moins appréciable.

J'aurais désiré ardemment rendre plus complètes certaines parties de ce précis, mais j'ai voulu le fonder uniquement sur des faits authentiques, observés avec soin dans un isolement absolu de tout esprit de système ; et fidèle

a cette loi que je me suis imposée, jaloux sur-
tout de conserver ma propre estime, j'ai reculé
devant l'idée de compléter, avec le secours si
commode de l'imagination, les observations que
je possède, lorsqu'elles m'ont paru insuffisantes
pour éclaircir certains points de pratique. C'est
ainsi, par exemple, que mon article sur le
cancer de l'œil, qui n'a point été imprimé dans
mon Traité des maladies des yeux, parce qu'il
me parut alors trop incomplet, est encore loin
de présenter ici des résultats satisfaisants.

J'ai proposé, dans mon *Traité des maladies
des yeux* (*), la suppression de la plupart des
noms qui ont été donnés aux maladies des paupières. L'accueil que ma proposition a reçu m'en-
courage à ne conserver dans ce *précis* que les
noms le plus habituellement donnés aux maladies
qu'ils désignent. En effet, quand on sait que les
glandes de Meïbomius et les cryptes muqueux de
la portion de la conjonctive qui revêt la face interne des paupières, sont souvent le siége d'une
phlogose plus ou moins forte, aiguë ou chroni-

(*) Trois vol. in-8°, et un in-4° contenant 81 planches,
dont 53 coloriées. Paris, 1818 ; chez l'auteur, rue de
l'Université, n° 19, et Crochard, libraire, rue des Maçons-
Sorbonne, n° 3.

que, on en tire la conséquence que, selon la nature, le degré et le lieu plus spécial de l'irritation,
les conduits excréteurs des glandes de Meïbomius
doivent quelquefois donner issue à une matière
qui s'amasse entre les cils, où elle prend fréquemment un caractère de sécheresse; que les
cryptes muqueux enflammés de la conjonctive
palpébrale occasionnent quelquefois un sentiment d'aspérité; qu'il peut tomber des cils, etc.;
or, quel besoin avons-nous, pour exprimer ces
effets, des mots *psorophthalmie*, *sclérophthalmie*, *madarosis*, *ptilosis* et *milphosis?* Pourquoi
conserverait-on *sclériasis* et *trachoma*, qui indiquaient la dureté et l'aspérité des marges palpébrales, et *mydesis* jadis employé pour désigner
la gangrène des paupières, maladie si rare, et
qui ne présente aucune autre indication particulière que celles qui résultent de la délicatesse
des parties dont elles sont composées, et du voisinage du globe de l'œil?

Le lecteur trouvera peut-être que je suis
entré quelquefois dans des détails un peu minutieux, notamment en traitant de l'ophthalmie; mais, comme j'écrivais spécialement dans
des vues pratiques, je n'ai jamais dû perdre de
vue l'instruction des élèves, et même celle des

médecins qui n'ont point encore eu occasion
d'acquérir, par leur expérience, des connaissances exactes sur la nature et le traitement
des maladies des yeux.

TABLE

DES CHAPITRES.

CHAPITRE PREMIER.

DE L'OPHTHALMIE EN GÉNÉRAL.

CHAPITRE II.

DES VARIÉTÉS DE L'OPHTHALMIE.

CHAPITRE III.

DES MALADIES DES PAUPIÈRES.

CHAPITRE IV.

DES MALADIES DES VOIES LACRYMALES.

CHAPITRE V.

DES MALADIES DE LA CORNÉE.

CHAPITRE VI.

DES MALADIES DE L'IRIS.

CHAPITRE VII.

DES MALADIES DU CRISTALLIN.

CHAPITRE VIII.

DES NÉVROSES DE L'APPAREIL DE LA VISION.

CHAPITRE IX ET DERNIER.

DES MALADIES PROPRES A PLUSIEURS PARTIES DU GLOBE.

FIN DE LA TABLE DES CHAPITRES

PRÉCIS

THÉORIQUE ET PRATIQUE

SUR

LES MALADIES

DES YEUX.

CHAPITRE PREMIER.

De l'ophthalmie en général.

L'OPHTHALMIE, la plus fréquente des maladies de l'œil, présente un grand nombre de variétés et de nuances relatives à son intensité, à l'âge, au sexe, à la profession, au régime et à l'idiosyncrasie du sujet; aux saisons, aux climats, aux causes qui lui donnent naissance, et aux parties de l'appareil de la vision qu'elle envahit spécialement; aussi est-il très-difficile d'en tracer une histoire exacte.

L'ophthalmie est *l'inflammation d'une ou de plusieurs des membranes dont l'œil est composé.* Le plus ordinairement elle affecte la conjonctive, dont les capillaires sanguins et lymphatiques s'engorgent au-devant du globe et à la face interne des paupières. Il y a alors passage du sang dans des vaisseaux qui ne le contiennent point ordinairement.

La conjonctive, qui jouit d'une très-grande extensibilité, et d'un certain degré de tonicité, est adhérente par une de ses faces, comme toutes les membranes muqueuses, à un tissu cellulaire extrèmement serré. Elle est composée d'un tissu très-mince, de papilles ou villosités, et d'un épiderme que l'on peut à peine apercevoir, enfin de glandes et de vaisseaux de diverses espèces. Ces glandes sécrètent une liqueur muqueuse qui sort par des ouvertures imperceptibles; sa consistance varie ainsi que sa quantité, qui est subitement augmentée par l'action des causes irritante s. Il est probable que ces glandes, dans lesquelles la sécrétion se fait d'une manière si inégale lorsqu'elles sont enflammées, jouent un rôle important pendant la durée de l'inflammation. Les vaisseaux lymphatiques forment presque la totalité de la conjonctive; ils sont entre-mêlés de quelques vaisseaux sanguins très-déliés. Une liqueur limpide s'échappe des vaisseaux exhalans de cette membrane et se mêle à celle que fournit la glande lacrymale; enfin il y a lieu de croire que des vaisseaux absorbans s'ouvrent à sa surface.

On obtiendra peut-être, par les progrès de la physiologie et de la pathologie, une théorie plus exacte et une meilleure description de l'inflammation; en attendant, on l'attribue généralement à l'exaltation des propriétés vitales. Pendant la durée de l'ophthalmie, la vîtesse de la circulation est augmentée dans les vaisseaux de la conjonctive, par un surcroit d'action organique, et cependant le mouvement circulatoire général n'est accéléré, d'une manière appréciable, que dans des cas peu nombreux. « Il semble, dit Bordeu, que lorsqu'une partie s'enflamme, elle devienne un agent particulier qui a son action, sa circulation, et toutes ses fonctions indépendantes, à certains égards, de ce qu'elle reçoit de la circulation générale. Peut-être même, ce qu'on a appelé l'arrêt ou l'engorgement du sang, et qu'on a regardé comme la cause de l'inflammation, n'est-il que l'effet d'une disposition particulière qui survient à une partie dont les nerfs ont une certaine action un peu violente, et qui est, à proprement parler, la cause de l'inflammation (*Rech. anat. sur les glandes*). » Bichat a confirmé dans son anatomie générale les vues judicieuses de Bordeu, en disant : « Une partie est-elle irritée d'une manière quelconque ? aussitôt sa sensibilité organique s'altère ; elle augmente. Étranger jusque-là au sang, le système capillaire se met en rapport avec lui, il l'appelle pour ainsi dire ; celui-ci y afflue, et y reste accumulé, jusqu'à ce que la sensibilité organique soit revenue à son type naturel. La pénétration du système capillaire, par le sang, est donc un effet secondaire dans l'inflammation ; le phénomène principal, celui qui est la cause de tous les autres, c'est l'irritation locale qui a changé la sensibilité organique..... C'est donc ce changement qui constitue l'essence et le principe de la maladie. »

L'excitation des propriétés vitales des vaisseaux capillaires de l'œil, ce surcroit de leur action organique, développé sous l'influence de certains agents d'irritation, se retrouve dans le plus grand nombre des maladies des yeux. Les phlegmasies qui en résultent ne diffèrent entre elles que par leur siège et leur intensité.

Le grand nombre de vaisseaux qui se distribuent à la conjonctive, la rend une des membranes les plus exposées à l'inflammation aiguë primitive, disposition commune à toutes les portions du tissu muqueux. L'excessive sensibilité de ce tissu, la prodigieuse subdivision de ses vaisseaux capillaires, les impressions qu'il reçoit des corps étrangers avec lesquels il est en quelque sorte continuellement en contact, les rapports de ses fonctions et de ses maladies avec les fonctions et les maladies de la peau, si fréquemment lésée elle-même par les impressions extérieures, expliquent la facilité avec laquelle s'enflamme la membrane muqueuse des voies digestives, des fosses nasales, de l'œil, des bronches, et des organes génito-urinaires.

On divise ordinairement l'ophthalmie en externe et en interne. Cette distinction ne saurait être rigoureuse, car lorsque l'inflammation affecte à un degré très-élevé la conjonctive, elle s'étend jusqu'à un certain point à quelques-unes des parties internes du globe et passe fréquemment d'un tissu à un autre sans s'assujétir à nos divisions. « Le plus souvent, dit Bichat, une membrane seule est malade dans l'œil; les autres conservent leur mode ordinaire de vitalité. » Cette assertion semble trop exclusive; mais il est très-vrai que l'inflammation peut, surtout au début de la maladie, affecter plus spécialement, 1° la conjonctive, membrane de la classe des muqueuses, ce qui est le plus ordinaire; 2° le tissu cellulaire situé au-dessous, dans lequel des dissections multipliées m'ont fait découvrir beaucoup plus de vaisseaux sanguins que dans la conjonctive elle-même; 3° le tissu fibreux de la sclérotique; 4° la cornée; 5° la membrane de la classe des séreuses, que mon père a découverte, et qui revêt la face concave de la cornée. L'inflammation s'étend quelquefois aux autres membranes séreuses du globe, en troublant leur transparence; à l'iris et à la choroïde, membranes non encore classées, et même à la rétine qui, existant seule de son espèce, ne peut pas être classée, selon Bichat. Les glandes des paupières et la glande lacrymale peuvent être vivement atteintes. Le sang, poussé par l'action morbifique des capillaires, peut forcer ses digues naturelles, et dilater des vaisseaux dans la partie de la conjonctive qui recouvre la cornée, au point de les rendre visibles; car, malgré l'opinion d'un anatomiste distingué, je persiste à croire que la conjonctive revêt la face convexe de la cornée.

Le siège de l'inflammation peut être spécialement une ou plusieurs des parties qui viennent d'être indiquées. Elle produit divers phénomènes relatifs aux modifications des propriétés vitales dans les parties auxquelles elle s'étend.

L'ophthalmie affecte un seul œil, ou les deux yeux; elle passe souvent sympathiquement, sans cause apparente, de l'un à l'autre, et change ainsi plusieurs fois alternativement, soit dans l'état aigu, soit plus fréquemment dans l'état chronique. Elle est disposée à passer, par sympathie, d'un tissu de l'appareil de la vision d'un côté, au tissu semblable de l'appareil de la vision de l'autre. Ainsi l'on voit tous les jours la phlegmasie des glandes de Meïbomius passer des glandes d'un côté aux glandes de l'autre. On voit l'ophthalmie angulaire, la phlogose d'une membrane interne du globe (par exemple, une légère injection de l'iris qui rend la pupille un peu irrégulière), passer d'un œil à l'autre sous la même forme ; enfin lorsqu'il y a une ou deux barres opaques dans le cristallin, rien n'est plus ordinaire que d'en voir paraître en nombre égal et entièrement semblables dans le cristallin de l'œil opposé.

Lorsqu'une ophthalmie aiguë a été violente ou prolongée, l'œil qui en a été affecté conserve long-temps une disposition à redevenir le siège de cette maladie.

Causes de l'ophthalmie.

Les causes externes de l'ophthalmie sont très-nombreuses, puisque tout ce qui est capable de produire l'irritation, même la plus légère, de la conjonctive, par exemple, l'action de la fumée, peut occasionner un commencement d'ophthalmie, en augmentant l'afflux du sang dans les vaisseaux capillaires de cette membrane, et en faisant passer des fluides rouges dans les vaisseaux blancs ; la maladie existe réellement si l'irritation est très-marquée, ou si elle se prolonge. Ainsi l'ophthalmie reconnaît fréquemment pour causes, l'impression exercée sur l'œil par des substances stimulantes acides ou alcalines, l'action du feu, le trichiasis ou la déviation des cils, l'entropion, les contusions, les blessures, l'introduction des corps étrangers entre le globe et les paupières, et l'influence de l'air.

On doit encore mettre au nombre des causes externes de l'ophthalmie, la fatigue occasionnée par les observations microscopiques, l'habitation dans des lieux mal sains et humides ; l'action de corpuscules irritans répandus dans l'air et celle d'une lumière très-vive, inconvéniens auxquels sont spécialement sujets les fabricans

d'acides, les vidangeurs, les maçons, les boulangers,
les horlogers, les graveurs, les forgerons, les serruriers, etc.

Les causes internes de l'ophthalmie sont : La pléthore
du système vasculaire sanguin; les altérations du système
lymphatique, notamment celles qui sont ordinairement
désignées par les noms de diathèses scrofuleuse, syphilitique, arthritique, dartreuse, cancéreuse; les travaux
du cabinet, les veilles prolongées, les excès vénériens; une disposition transmise par les parens ou
acquise, comme celle qui provient d'anciennes ophthalmies : *si quid doluerit antè morbum, ibi se figit morbus*
(HIPP.); l'abus des liqueurs alcooliques et des alimens
échauffans; toute irritation de la membrane muqueuse
gastro-intestinale; les affections de certains viscères
qui sympathisent d'une manière spéciale avec les
yeux; la céphalalgie, les maladies des oreilles et des
dents, les anciennes lésions organiques des yeux;
la suppression de la transpiration, ou de sueurs habituelle des pieds ou des aisselles; celle d'une diarrhée,
des flueurs blanches, d'une blennorrhagie aiguë ou chronique, ou d'une évacuation sanguine habituelle qui
avait lieu soit par les vaisseaux hémorroïdaux, soit par
des épistaxis; l'omission d'une saignée ou d'une purgation à laquelle on s'était périodiquement assujéti; la
dysménorrhée, l'aménorrhée, la gestation, une lac-
tation troublée; la suppression imprudente ou spontanée d'un ancien cautère, d'ulcérations chroniques de
la peau; en un mot, le déplacement d'une irritation
qui abandonne une partie quelconque pour envahir
l'organe de la vision. Ainsi lorsque l'on dit une ophthalmie a été la crise d'une fièvre, il faut entendre : L'ir-

ritation d'un organe, qui avait donné naissance au mouvement fébrile, a cessé dans cet organe, et l'œil en est
devenu le siège ; ces métastases sont très-fréquentes.

En mettant au nombre des causes internes de l'ophthalmie une disposition de famille, je ne crois pas
qu'on puisse regarder cette maladie comme héréditaire,
dans le sens que donnent à ce mot quelques médecins.
Après un examen attentif du relevé de mes journaux
de pratique, j'ai reconnu que dans les cas qui confir-
maient en apparence cette opinion, l'hérédité avait été
due à la transmission du tempérament ou de la constitution : la maladie développée sous l'influence de cet
antécédent avait été déterminée par l'habitation dans
les mêmes lieux, par un régime semblable, etc.

Peut-on mettre la contagion au nombre des causes
de l'ophthalmie, comme l'ont prétendu, dans ces derniers temps, quelques médecins étrangers ? Long-temps
avant eux Boerhaave avait été de cette opinion, c'était
aussi celle de Galien, que l'on pourrait peut-être étayer
de ce vers d'Ovide :

Dum spectant læsos oculi, læduntur et ipsi.

Mais Boerhaave avait pensé aussi que la goutte était
contagieuse, et Van Swieten a inutilement essayé de
soutenir cette hypothèse, aujourd'hui justement abandonnée. En compulsant tous mes cahiers et les mémoires à consulter qui ont trait à l'ophthalmie, je n'ai
rien trouvé, parmi ceux que je conserve, qui puisse me
faire croire que, dans quelques circonstances, cette maladie soit contagieuse, si ce n'est peut-être quatre ou
cinq observations qui même m'ont paru peu concluantes.

J'ai vu, à la vérité, la blennorrhagie oculaire se communiquer d'œil à œil ; mais cette irritation qui passait d'une conjonctive à une autre, par l'impression matérielle d'une excrétion morbifique, avait alors une cause contagieuse par sa nature. Le professeur Chaussier a recueilli une observation semblable.

Mongiardini fut le premier qui crut reconnaître, en 1801, dans l'ophthalmie d'Égypte, un caractère contagieux. Il pensa qu'elle avait été apportée d'Egypte à Livourne, par un bâtiment parlementaire chargé de prisonniers français, et, de Livourne à Chiavari, par des marins. Edmonston, médecin anglais, adopta peu après l'opinion de Mongiardini. On distingua le professeur Scarpa parmi le grand nombre de médecins italiens qui crurent, dans le cours des années suivantes, observer des ophthalmies contagieuses, développées en pleine mer ou dans des garnisons, au milieu de régimens anglais qui, en quittant l'Egypte, ne comptaient qu'un petit nombre de soldats affectés de cette maladie : il déclara contagieuse l'ophthalmie qui attaqua, pendant l'automne de 1812, les militaires composant le sixième régiment d'infanterie de ligne italienne, en garnison à Ancône.

Il règne, au moment où j'écris, des ophthalmies sur certaines parties des bords du Rhin, que plusieurs médecins de ces pays regardent comme contagieuses. Un malade dont l'œil droit éprouvait un commencement d'atrophie, à la suite d'une ophthalmie aiguë très-grave, m'apporta, le 1er septembre 1820, avec une consultation de MM. Cailliot et Brassier, de Strasbourg, un mémoire à consulter extrêmement détaillé, rédigé par les docteurs Leydig et Zenzen, de Mayence, en date du 25 août de la même année, et dont suit un extrait :

.... D'après divers indices, nous avons reconnu l'ophthalmie contagieuse égyptienne. Depuis plusieurs années, et plus particulièrement en 1818 et 1819, ce genre d'ophthalmie a régné parmi la garnison prussienne à Mayence. Dix-sept cents hommes en furent attaqués. Cette contagion ophthalmique ne s'étendit d'abord que parmi les militaires; mais bientôt elle attaqua un assez grand nombre d'habitans de cette ville; elle se propagea aussi dans la Prusse-Rhénane, et six cents individus affectés de ce mal se trouvent à l'hospice de Mauweiler : cette ophthalmie attaque les personnes de toutes les classes; elle se complique de la manière la plus fâcheuse avec d'autres ophthalmies idiopathiques, et infecte des gens *qui ne se souviennent d'aucune espèce de relation avec des personnes qui en étaient attaquées.* Comme le malade, d'après son genre de vie, n'eût jamais *aucun contact* avec des personnes ou des objets qui pouvaient être soupçonnés de cette contagion, on ne s'arrêta d'abord nullement à l'idée que l'espèce d'ophthalmie qui se manifestait chez lui, pouvait être de cette nature, et l'on prit en principale considération l'influence d'un refroidissement qui paraissait clairement établie. Ce ne fut que plus tard que les signes *caractéristiques* de cette maladie nous firent changer d'avis, et l'expérience nous a démontré que c'est effectivement l'ophthalmie contagieuse, *sans que nous sachions cependant, jusqu'à présent, de quelle manière le malade a pu en être infecté.*

J'ai rapporté avec impartialité des faits qui semblent prouver qu'il y a une espèce d'ophthalmie contagieuse,

et je suis bien éloigné de traiter avec légèreté les opinions de plusieurs médecins estimables qui pensent
en avoir trouvé de semblables dans leur pratique;
mais il me sera permis, je crois, de dire ici que les
ophthalmies épidémiques observées par moi, n'avaient
assurément aucun caractère contagieux; j'ai toujours
pensé que celles que l'on a regardées comme contagieuses, n'en différaient que par un degré d'intensité
plus élevé, et que si on accordait ce caractère à une
ophthalmie qui se développe sous l'influence de certaines modifications atmosphériques d'une nature inconnue, qui font naître et entretiennent les phlegmasies épidémiques de la peau et des membranes muqueuses, il faudrait, par une conséquence naturelle,
reconnaître le même caractère dans un grand nombre
d'autres maladies, telles que les affections catharrales,
les fièvres même les plus ordinaires, etc.

Intensité, marche de l'ophthalmie. Souvent, lorsque
l'irritation est excessive, la liqueur que fournit la glande
lacrymale et la matière que sécrètent les glandes de
Meïbomius s'altèrent par une suite nécessaire de la
lésion de ces organes; d'autres fois, la phlegmasie, en
envahissant la glande lacrymale, suspend la sécrétion
des larmes, et, les vaisseaux exhalans de la conjonctive
ne faisant plus leurs fonctions, cette membrane à
peine humectée, rend les mouvemens des paupières douloureux et difficiles. Les anciens médecins
appelaient cette dernière modification de la maladie,
sclérophthalmie, ou ophthalmie sèche. Ils la nommaient
humide, lorsqu'elle était accompagnée d'un écoulement
considérable de larmes; et ils lui donnaient le nom
d'ophthalmie purulente, lorsque la matière sécrétée par

la conjonctive et les glandes de Meïbomius, enflammées
à un très-haut degré, étant très-abondante, agglutinait
les bords des paupières, sur-tout le matin, au réveil du
malade. On conçoit aisément la formation de ce produit
vicié, en réfléchissant aux effets de l'inflammation aiguë
sur les capillaires des tissus membraneux. Aussitôt que
l'irritation commence à baisser, la sécrétion ordinaire,
qui était suspendue, se rétablit; mais son produit est
plus ou moins rapproché de la matière purulente des
phlegmons, comme le fait remarquer M. Broussais, auquel il sera difficile dorénavant de ne pas faire des emprunts, lorsque l'on écrira sur une maladie inflammatoire.

L'ophthalmie est aiguë ou chronique. Lorsqu'elle est
aiguë, elle parcourt ses périodes avec célérité; on l'a
nommée *chronique*, lorsqu'elle se prolonge pendant des
mois entiers, et même des années; *vague*, lorsqu'elle
revient à différentes époques irrégulières; *périodique*,
lorsqu'elle paraît à des époques déterminées.

Comme toutes les inflammations, l'ophthalmie aiguë
est accompagnée, selon son degré, de quelques uns ou
de la totalité des symptômes qui annoncent une congestion sanguine, tels que la rougeur, la douleur, le sentiment de chaleur, la tuméfaction, l'anorexie, et quelquefois aussi de ceux d'une réaction fébrile générale. Outre
ces symptômes, l'ophthalmie en offre d'autres relatifs à
l'organe où cette inflammation se développe, comme la
difficulté de supporter l'impression de la lumière, le
trouble de la vision, le rétrécissement de la pupille, le
larmoiement, la céphalalgie, particulièrement celle qui
est sus-orbitaire, et l'hémicrânie, lorsqu'un seul œil est
affecté.

Sous le rapport pratique, il est utile de la diviser en ophthalmie aiguë légère, et en ophthalmie aiguë grave.

La rougeur qui paraît au début de l'ophthalmie aiguë légère, est accompagnée d'un sentiment de chaleur, de tension, de larmoiement par crises, de prurit, de difficulté à supporter l'impression de la lumière, et les mouvemens du globe ainsi que ceux des paupières, enfin d'une sensation de piqûre analogue à celle qui serait excitée par la présence d'un peu de sable très-fin. Cette sensation est probablement due à la tuméfaction d'un ou de plusieurs petits faisceaux capillaires lymphatiques, dilatés par le sang qu'ils ont admis, et souvent assez apparents pour être distingués, lorsqu'on examine l'œil attentivement. La matière sécrétée plus abondamment par les parties enflammées, agglutine les marges des paupières pendant la nuit, comme je viens de le dire. Lorsque ces symptômes augmentent, si le malade est d'un tempérament sanguin-nerveux, et, par conséquent, fort exposé à la phlogose, il éprouve de la pesanteur à la tête, de la chaleur à la peau, de l'anorexie, des dispositions à vomir, quelques frissons, et même de la fièvre, phénomène commun à toute affection locale aiguë un peu vive, comme l'a dit Bichat : « Elle « paraît dépendre, dans l'inflammation, du rapport singulier qui lie le cœur à toutes les parties, et n'a de « particulier que la modification qu'elle y prend. » Ces symptômes augmentent pendant six à sept jours, persistent, diminuent ou alternent, et se dissipent enfin par gradation. C'est dans cette troisième période que l'ophthalmie passe à l'œil opposé, lorsqu'elle n'en a d'abord envahi qu'un seul. Quelquefois elle se manifeste à l'autre dès qu'elle diminue à l'œil primitivement affecté

L'ophthalmie aiguë grave présente les mêmes symptômes à un degré plus élevé. La prédominance d'activité
vitale se manifeste rapidement ; le sentiment de chaleur
dans l'œil malade est extrême ; la rougeur de la conjonctive est beaucoup plus forte (*) ; l'inflammation envahit plus ou moins les tissus de l'intérieur du globe ;
la vue est troublée ; l'impression la plus faible et la plus
passagère de la lumière est insupportable ; le malade ressent, par intervalle, des douleurs nerveuses au globe et aux
paupières ; cependant ce dernier symptôme ne se trouve
pas toujours, ce qui rappelle que Baglivi, Morgagni, Sar-
cone et Selle, ont fait remarquer que la douleur manque
dans certaines phlegmasies très-vives ; et, si le sujet est
avancé en âge, on conçoit, avec Bichat, que la sensibilité
étant devenue très-obtuse dans l'état de santé, chez le
vieillard, conserve dans l'état morbide le même caractère.

Le produit de la sécrétion des membranes muqueuses
n'est pas le même dans les diverses périodes de leurs
affections inflammatoires ; il est d'abord séreux, puis
muqueux, et enfin puriforme ; la marche de l'inflammation est modifiée par l'organisation et la vie particulière de la conjonctive. Cette membrane cesse pendant
quelque temps, comme toutes les membranes muqueuses
enflammées, de fournir le mucus dont sa surface est
ordinairement lubrifiée ; après cette période d'aridité et
d'irritation qui augmente tous les accidens, cette sécrétion
ne tarde pas à reparaître accompagnée d'un flux continuel
de larmes, dont l'abondance et l'âcreté sont proportion-
nées au degré et à la nature de l'irritation. Cette matière,
viciée par l'état morbide de la glande lacrymale, excorie

(*) Voyez les planches 29 et 30 de mon *Traité des maladies des yeux*

quelquefois les parties enflammées dont la sensibilité est si exaltée, et même la partie de la peau sur laquelle les larmes coulent; elle entraîne avec elle un mucus qui lui donne une certaine consistance. Lorsque l'irritation diminue, les glandes de Meïbomius sont envahies par la phlegmasie, et leur sécrétion, diminuée quelquefois dans les commencemens de la maladie et ensuite augmentée, comme celle de la glande lacrymale, contribue à l'agglutination des paupières et à la formation de la chassie épaisse qui s'accumule sur leurs bords. Lorsque l'intensité de l'ophthalmie augmente, la face devient vultueuse, la soif ardente; il y a une forte accélération du mouvement circulatoire, augmentation de la chaleur, altération de tous les mouvemens organiques; la douleur paraît être la principale cause de ces phénomènes : l'insomnie, la céphalalgie, sont extrêmes; les douleurs s'étendent sur le trajet des ramifications du nerf frontal, et jusqu'à l'occiput; la pupille est rétrécie; on ne distingue plus, comme dans l'ophthalmie légère, les élégantes distributions et les anastomoses déliées des capillaires injectés modérément par le sang. Tout est confondu, comme dans les injections fines, dont la matière passe à-la-fois dans les capillaires qui admettent naturel.ement le sang, et dans ceux où circulent les seuls fluides blancs; ces vaisseaux, tous également dilatés et confondus, forment une espèce de tumeur sanguine molle qui paraît prête à faire saillie entre les paupières. C'est à ce dernier degré de l'ophthalmie que l'on a donné le nom de *chémosis;* on le reconnaît aisément au bourrelet inflammatoire que la conjonctive tuméfiée forme autour de la cornée qui semble être enfoncée (1). Cette

____

(1) Un marchand de chevaux, âgé de 5o ans, extrémement re-

tuméfaction est le plus souvent due à la seule accumulation du sang dans les vaisseaux de la conjonctive ; elle est plus considérable lorsque l'inflammation, ayant son siège d'une manière plus spéciale dans le tissu cellulaire situé sous cette membrane, donne lieu à un épanchement sanguin, suite de la rupture des capillaires. Alors les douleurs deviennent ordinairement excessives et sont accompagnées d'une violente céphalalgie, suites probables des communications qui existent entre les divers parties de l'œil et le cerveau, et auxquelles sont dues, comme on sait, la rougeur et l'ardeur de l'œil dans l'inflammation des membranes de ce viscère.

Rarement l'ophthalmie aiguë grave borne ses ravages aux parties extérieures de l'appareil de la vision ; elle

---

plet, d'un tempérament éminemment sanguin, d'un caractère irascible, et fort adonné aux liqueurs spiritueuses, fut attaqué d'une ophthalmie aiguë grave, qui parvint, à chaque œil, au degré du chémosis. L'impression de la plus légère lumière lui était insupportable. Relégué dans une alcove, il souffrait avec la plus grande peine que l'on entr'ouvrit ses yeux. Les conjonctives faisaient saillie entre les paupières, et au fond des bourrelets qu'elles formaient, on apercevait à peine les cornées. Le traitement ne fut remarquable que par la diète assez sévère à laquelle il fut assujetti, et la quantité de saignées que je lui fis faire. Il fut saigné quatre fois du pied, trois fois du bras, et il eut trois fois les sangsues aux paupières inférieures et aux tempes. Une forte saignée du pied, qui fut pratiquée dans le déclin de la maladie, décida une amélioration subite ; la guérison fut complète et assez prompte pour un cas aussi grave. Ce malade m'a dit plusieurs fois depuis, que, de tous les moyens que j'avais employés, les saignées seules lui avaient procuré un soulagement réel. Cela m'a été dit par un si grand nombre de malades, que je n'hésite pas à regarder la saignée, notamment celle du pied, comme spécifique, en quelque sorte, dans les cas semblables.

s'étend ordinairement plus ou moins aux parties intérieures du globe, qui sont même, dans certains cas,
plus affectées que la conjonctive ; l'iris enflammée présente quelquefois une teinte presqu'aussi rouge que celle
que l'on voit au globe (2) ; c'est ce qui constitue l'ophthalmie interne, qui, par son importance, mérite d'être
considérée à part.

Le *diagnostic* de l'ophthalmie ne présente pas, en général, de grandes difficultés ; et, dans l'état aigu, c'est
une des maladies les plus aisées à reconnaître par l'examen des parties qu'elle affecte ; mais quelques phlegmasies chroniques et obscures de certaines parties de l'organe
de la vision sont tellement équivoques, qu'on ne peut
en saisir le caractère qu'en étudiant leurs causes pré-

---

(2) Un homme âgé de 5o ans, ayant habituellement le système
vasculaire sanguin trop plein, éprouva, à l'œil droit, une ophthalmie foudroyante, sans cause immédiate appréciable. En vingt-
quatre heures, les vaisseaux de l'iris furent injectés de sang ; la
teinte vive qui en résultait paraissait uniforme à travers la cornée.
Cette dernière membrane, injectée presque au même degré, avait
aussi une couleur rouge, mais elle conservait encore quelque
transparence ; elle la perdit promptement. Les douleurs étaient
excessives. Je ne fus appelé que le troisième jour de la maladie.
J'ai la conviction que le malade n'a dû la conservation de son œil
gauche déja sympathiquement irrité et douloureux, qu'à une
saignée de la jugulaire que je fis sur-le-champ : elle fut assez forte
pour qu'il ait eu beaucoup de peine à revenir d'une syncope qui
dura près d'un quart-d'heure. Un séton fut passé à la nuque le
lendemain. Ces moyens énergiques, employés un peu trop tard,
ne purent empêcher la perte de l'œil droit, dont les humeurs et
les membranes internes restèrent confondues. Pendant sa convalescence, le malade mangeait trop ; la privation entière du vin et
de la viande et une diète plus sévère assurèrent la conservation
de l'œil gauche.

sumées avec la plus grande attention. Souvent on ne découvre aucune lésion, aucun indice d'inflammation, même à l'aide de la loupe, chez des malades qui se plaignent de ne pouvoir s'occuper plusieurs minutes de suite sans éprouver divers accidens, comme le larmoiement, des picotemens, une tension nerveuse, etc. Le plus ordinairement, ces symptômes incommodes qui empêchent les malades de s'occuper utilement, sont regardés comme de légères névroses : on les attribue à des affections peu graves des nerfs de l'organe, diagnostic qui se trouve souvent fondé; mais alors même, cette affection d'une petite partie du système nerveux, reconnaît presque toujours pour cause, une phlegmasie latente de ces parties délicates, et il est facile de s'assurer de son existence, en s'informant des antécédens qui se trouvent parmi les causes de l'ophthalmie chronique, énumérées plus bas. On n'en est pas toujours réduit à juger d'après ces signes rationnels; quelquefois, à l'aide d'un examen attentif, on apperçoit des faisceaux capillaires légèrement dilatés par le sang, à la face interne des paupières, ou sur la conjonctive; une phlegmasie de l'iris, indiquée par un peu d'irrégularité dans la rondeur naturelle de la pupille, ou par quelque adhérence peu appréciable de la marge pupillaire avec la capsule du cristallin, etc.

Souvent les renseignemens nécessaires sont très-difficiles à rassembler. Les malades qui, presque tous, aiment tant *à raisonner leur maladie*, comme ils le disent, et sur-tout les parens, s'il s'agit d'un enfant, ignorent, oublient, ou négligent d'accuser les véritables causes de l'ophthalmie, s'obstinent à la rapporter à d'autres qui lui sont étrangères, n'entrent que trop fréquemment

dans de longs détails au sujet de circonstances indiffé-
rentes, et fatiguent inutilement l'attention du médecin,
qui cependant, juré impassible, doit tout écouter pour
mieux asseoir son jugement. Bayle a dit avec raison :
Combien un scepticisme renfermé dans de justes bornes
est souvent raisonnable, et quelle prudence ne faut-il
pas quand il s'agit de prononcer sur la nature d'une maladie (Recherches sur la phthisie)?

Le *pronostic* de l'ophthalmie est facile à porter, quand
on est parvenu à un diagnostic exact de chaque cas
particulier. Il doit être très-réservé lorsque l'ophthalmie
est dûe à une piqûre de la cornée ou de la sclérotique,
qui peut avoir ouvert la capsule du cristallin, accident
toujours suivi de l'opacité de ce corps; lorsque, dans
le stade aigu d'une ophthalmie violente, les douleurs
sont lancinantes par accès dans le globe, et accompagnées d'une forte céphalalgie qui augmente aussi par
accès ; lorsque cette maladie attaque un enfant à la
mamelle ; lorsqu'elle est blennorrhagique ; lorsqu'elle
est primitivement ou secondairement interne; lorsqu'elle
est sous l'influence d'une disposition générale de la
constitution du sujet; lorsqu'elle se déclare pendant
la durée ou immédiatement à la suite de la variole ou
de la rougeole; enfin, lorsqu'elle se complique avec
des lésions dûes à des phlegmasies précédentes, même
lorsque ces lésions n'existent qu'à l'œil opposé. C'est sur-
tout lorsqu'elle coïncide avec l'obstruction du canal
nasal que cette dernière affection présente un inconvénient réel. Il faut encore examiner si l'état de la
constitution atmosphérique ne lui a pas donné naissance, ou ne l'a pas influencée.

L'ophthalmie qui a passé à l'état chronique est beaucoup plus rebelle que l'ophthalmie aiguë. En général, la terminaison de cette maladie n'est jamais funeste, tant que l'inflammation se borne au tissu de la conjonctive, même lorsqu'il y a obscurcissement total ou partiel de la portion de cette membrane qui recouvre la cornée, et le danger augmente toujours lorsque l'inflammation envahit la cornée, la sclérotique, les faisceaux capillaires de l'intérieur du globe, et, par suite, ses membranes séreuses, comme la membrane de l'humeur aqueuse, la capsule du cristallin, celle du corps vitré ou membrane hyaloïde, les lacis vasculaires de l'iris, ceux de la choroïde, ou enfin le tissu même de la rétine.

Le pronostic sera d'autant plus fâcheux que l'inflammation se sera étendue à un plus grand nombre de ces tissus, que la disposition générale de la constitution sous l'empire de laquelle la maladie aura été développée, sera d'une plus mauvaise nature, que les causes prédisposantes auront été plus nombreuses, et que l'on aura commis plus de fautes dans la diététique et la thérapeutique. Dans tous ces cas, la gravité de l'ophthalmie est moins facile à évaluer, et les suites en sont plus ou moins difficiles à prévoir.

Traitement. Un empirisme grossier préside trop souvent au traitement de l'ophthalmie, et surtout de ses suites. Tout moyen curatif n'a pour effet que de ramener les propriétés vitales altérées, au type qui leur est naturel. Si, dans l'ophthalmie aigue, on ne diminue pas leur exaltation, et si, dans certaines ophthalmies chroniques, on ne leur rend pas de l'activité, le but que l'on devait se proposer se trouve manqué. Le médecin instruit met en usage un traitement qui convient à toutes les variétés de l'ophthalmie, considérées comme

affections inflammatoires, et le modifie en raison de la
cause, de l'intensité et du siège plus spécial de l'irritation. Il ne se propose pas de combattre une maladie
donnée; mais il s'attache à remplir les indications qu'elle
présente. Il a fréquemment remarqué que le climat, la
saison, l'âge, le sexe, la profession, les habitudes, le
régime, la constitution et l'état des organes du sujet,
modifient à un tel point l'action d'un moyen thérapeutique, que ses effets, dans des cas à peu près semblables, sont absolument différens. Il sait, par exemple,
qu'en traitant une ophthalmie ou toute autre maladie
chez une femme, on ne doit pas perdre de vue les indications qui peuvent résulter des phénomènes de la
menstruation, de ceux de la gestation, et des altérations
que son tempérament a pu éprouver par leurs anomalies. Ce n'est pas pour lui que ces vérités fondamentales
se trouvent rappelées ici; c'est pour ceux qui les négligent et pour ceux qui les ignorent.

Assez souvent la nature seule opère la guérison de
l'ophthalmie, et il suffit de l'aider par les moyens les
plus simples. Comme la plupart des affections aiguës,
cette maladie a une tendance spontanée vers la guérison; mais plus souvent la nature reste impuissante; ses
efforts seraient inutiles, si la thérapeutique ne lui fournissait de puissans secours. L'art d'agir à propos est aussi
nécessaire au médecin que celui de savoir attendre.

Les indications sont subordonnées à l'état des propriétés vitales, au tempérament du sujet, et à sa prédisposition, soit spéciale, soit locale. Le traitement doit sur-tout
être plus actif chez les hommes doués d'une constitution
forte et pléthorique, et lorsque des douleurs lancinantes et d'autres symptômes non moins inquiétans donnent

naissance à des épiphénomènes encore plus alarmans, tels que la tuméfaction de la conjonctive, un commencement d'abcès dans la cornée, un retrécissement de la pupille, etc.

Parmi les moyens qui servent à remplir les indications générales de l'ophthalmie, examinons d'abord ceux qui sont tirés de l'hygiène et qui sont d'un si grand secours dans la thérapeutique. Ces moyens méritent la pius grande confiance ; trop souvent dédaignés, ils suffisent pour combattre plus des trois quarts des ophthalmies : c'est donc à tort qu'on en néglige l'emploi, tandis qu'on abuse des autres dans le choix desquels on peut commettre des erreurs nuisibles, sans en retirer toujours autant d'avantages.

L'air chaud d'une chambre à feu est directement nuisible. La température ne doit jamais excéder douze degrés du thermomètre de Réaumur. Lorsque les accidens sont portés à un degré trop élevé, ou que l'air extérieur est trop froid, pour que l'on puisse permettre au malade de s'exposer à son influence immédiate, on lui procure du soulagement en le faisant passer plusieurs fois par jour, dans une chambre moins chaude. Lorsqu'il commence à sortir, il doit éviter l'impression d'un vent très-froid, ou garantir au moins l'œil malade ; mais dès que l'état de l'atmosphère le permet, on ne doit pas trop retarder la première sortie. Je suis dans l'usage de conseiller quelques promenades à pied ou en voiture, aussitôt que l'irritation diminue et que le malade peut supporter l'impression de la lumière. J'attache tant d'importance à ce moyen si simple, qu'il m'arrive quelquefois, lorsque cette impression n'est pas supportable, de faire sortir le malade à la chûte du jour. Cette seule précaution, malgré sa simplicité, suffit quelquefois pour amener la guérison. L'air dans lequel la vie a besoin de rallumer à chaque instant son flambeau, selon l'expression de Cabanis, favorise l'action du poumon : aussi utile à la sanguification, que les alimens sont nécessaires à la chylification, il est encore le plus puissant des collyres et il peut le plus souvent les remplacer tous : le bon effet, toujours manifeste qu'il produit, paraît dû en partie à son impression sur l'œil, et en partie à la plus grande perfection de l'hématose. Les fonctions générales n'étant point ordinairement ou n'étant que très-peu troublées, pendant la durée d'une ophthalmie portée même à un degré élevé, le malade trop communément confiné pendant long-temps dans une chambre inaccessible aux rayons du soleil et à l'air extérieur, est livré à des réflexions pénibles, et à des inquiétudes exaltées par le sentiment des privations qu'on lui impose. Je remarque constamment que la distraction qui résulte pour lui de ces promenades, est un des plus puissans moyens hygiéniques que l'on puisse opposer à l'ophthalmie. Pendant la durée de cet exercice, il sera vêtu chaudement pour éviter les graves inconvéniens qui pourraient résulter d'un refroidissement de la peau et de la rétrocession du fluide perspiratoire, qui en serait la suite.

Tant que l'exaltation de la sensibilité rend l'impression de la plus faible lumière difficile à supporter, il faut soustraire l'œil à cette cause d'irritation, si capable d'entretenir et d'augmenter les accidens. Ainsi, on fera porter au malade un garde-vue de taffetas verd, et une compresse de linge qui tombera du front au-devant de l'œil, sans gêner le mouvement des paupières ; l'action de la lumière sera affaiblie dans sa chambre par des volets ou par des rideaux. Si les paupières s'agglutinent, surtout le matin au réveil, le malade ne doit les décoller qu'en les humectant doucement, à l'aide d'une éponge fine ou d'un linge, avec une infusion aqueuse de fleurs de mélilot. Il préviendra cet effet en étendant sur leurs bords, le soir, lorsqu'il sera prêt à se mettre au lit, un peu de pommade de concombre.

Il est très-important, dit Bordeu, de se souvenir que les maladies idiopathiques ont quelque chose de sympathique, et qu'il n'y en a presque aucune qui ne porte le trouble dans les fonctions de l'estomac : qu'aussi le travail de ce viscère influe singulièrement sur toutes les parties, et par conséquent sur celle qui est devenue le siège d'une affection (*Mal. chron.*).

D'après ce principe, la diète, dans le traitement d'une ophthalmie aiguë violente, doit être plus ou moins sévère, selon le degré de l'inflammation. Si la maladie est très-aiguë, la diète sera très-sévère (*Hipp.*). La nature ne peut pas se livrer en même temps à deux actes qui exigent un grand travail. Les efforts auxquels elle est obligée pour achever celui de la digestion, ont lieu aux dépens des efforts qu'elle doit faire contre l'ophthalmie. Ainsi, il faut mettre le malade à la diète végétale et lui interdire les alimens succulens, non-seulement parce qu'ils fournissent un chyle plus nourrissant, mais encore parce qu'ils restent plus long-temps dans l'estomac, où ils donnent lieu à un travail plus long, duquel résulte une chaleur qui se communique sympathiquement à l'œil malade, tandis que les légumes et les autres alimens non animalisés, qui contiennent moins de substance nutritive, sortent plus promptement de ce viscère, ce qu'il est facile de vérifier chez les sujets affectés d'anus contre nature. La graisse des viandes doit être défendue, parce qu'elle résiste plus long-temps à l'action de l'estomac. « Lors-« qu'il paraît utile de saigner, il faut défendre le vin et les « alimens (*Hipp.*). »

Si déjà on remarque un abcès commençant dans la cornée, et, à plus forte raison, si l'on craint un commencement d'épanchement puriforme ou purulent entre cette membrane et l'iris ; si même on aperçoit une simple tuméfaction de la conjonctive autour de la cornée, signe précurseur de ces accidens graves, ou un retrécissement de la pupille, qui annonce que l'inflammation envahit les tissus de l'intérieur du globe, on n'accordera que des alimens liquides, par exemple, de la semoule ou du vermicelle à l'eau, ou cette décoction aqueuse d'orge, plus ou moins épaisse, employée dans toutes les fièvres aiguës par Hippocrate, qui a dit avec raison que la diététique, pendant la durée des maladies aigues, est un des points les plus importans de la médecine. Les anciens faisaient presque uniquement consister la cure de ces maladies dans l'abstinence. Il faudrait cependant que les accidens fussent bien graves, pour que l'on n'osât pas donner de trois en trois heures une tasse de bouillon fait avec le veau, le poulet, la laitue, le cerfeuil, et fort peu de sel ; et, dans les intervalles, un verre d'eau d'orge ou de quelque autre boisson antiphlogistique. Lorsque l'ophthalmie est portée à un degré aussi élevé, elle exerce de l'influence sur les divers systêmes ; le pouls notamment devient plus fréquent et plus vif. On trouve la circulation plus animée quand, pour faire le bouillon du malade, on a ajouté aux viandes dont je viens de parler, une certaine quantité de bœuf, à raison de l'osmazome qu'il contient, et que l'on ne trouve ni dans la chair du veau, ni dans celle du poulet. On exclura les liqueurs fermentées, le café, et tout ce qui, en agissant sur l'estomac, réagirait sympathiquement sur l'organe affecté. On doit cependant accorder des soupes aux enfans et aux malades avancés en âge, et ne pas perdre de vue cette sentence du fondateur de la médecine d'observation : *senes facillimè jejunium ferunt ; secundò, œtate consistentes ; minimè adolescentes ; omnium minimè pueri.*

Lorsque le malade surcharge son estomac, et fait usage de vin pur, de viande, ou d'alimens épicés, doués d'un force excitante, non-seulement les accidens sont exaspérés, et les symptômes inflammatoires prennent promptement un surcroît d'activité ; mais encore pendant la convalescence de l'ophthalmie aiguë violente, il survient ordinairement des rechûtes que l'on peut annoncer au malade, sans crainte de se tromper. On les évite ou du moins on en diminue le danger, en ne permettant que des alimens doux, légers et de facile digestion, sans négliger toutefois de consulter les habitudes du malade, et de donner la préférence à ceux qui flattent son goût, indice presque toujours certain que nous donne la nature pour juger des alimens qui nous conviennent. Lorsque la diminution des symptômes les plus redoutables permet de diminuer la rigueur de la diète, il ne faut pas perdre de vue que l'estomac affaibli est plus irrité par une certaine quantité d'alimens prise en une seule fois, que par la même quantité prise en différens temps ; la réaction qui en résulte sur la conjonctive est alors d'autant plus évidente que ces alimens sont plus animalisés.

L'exercice de l'esprit est un moyen d'excitation du cerveau et peut devenir très-nuisible. Le malade doit donc éviter avec le plus grand soin tout travail intellectuel, et toute impression de nature à produire en lui des émotions.

Le rétablissement étant complet, du moins en apparence, les rechûtes cessent d'être à craindre; mais il faut insister long-temps sur l'observation d'un régime exact, dans la crainte fondée de récidives, souvent plus dangereuses que la maladie primitive et que les rechûtes.

Nous devons nous occuper actuellement des moyens généraux plus décisifs propres à combattre une ophthalmie aiguë violente. Ces moyens sont : les boissons délayantes et antiphlogistiques, les saignées générales et locales, les vomitifs dans des cas peu communs, les laxatifs et les lavemens beaucoup plus ordinairement; les exutoires, presque toujours.

Parmi les boissons antiphlogistiques dont on doit prescrire l'usage, le petit lait, quand le malade peut le supporter, tient le premier rang, sur-tout pendant la période d'augmentation de l'ophthalmie; viennent ensuite le bouillon léger de veau, de poulet, de grenouilles; la décoction de mauve, de guimauve; les émulsions, le suc de groseilles et d'oranges, étendu dans une grande quantité d'eau. On ne doit pas perdre de vue en prescrivant ces boissons, communément appelées délayantes, qu'elles appartiennent presque toutes, par leur nature chimique et par le caractère de l'impression qu'elles font sur les organes, à la classe des émolliens, et que c'est de l'exercice de cette action sur l'économie, que dérive leur propriété humectante. Il faut donc les administrer tièdes ; ce n'est qu'à cette température qu'elles jouissent de leur vertu spéciale. Prises froides, elles font sur les organes une impression particulière, qui provoque le développement des forces vitales, et affaiblit l'effet de la propriété émolliente. Ces boissons tendent à relâcher le tissu des organes, à ralentir leur activité, à modérer l'assimilation, à diminuer la vitalité du sang, et, par une conséquence nécessaire, à affaiblir les accidents inflammatoires, comme l'a dit M. Barbier, d'Amiens.

Les pédiluves sont indiqués d'une manière spéciale dans le traitement de la plupart des ophthalmies, notamment lorsque le *raptus* du sang vers la tête n'est point équivoque. En déterminant l'afflux du sang vers les extrémités inférieures, ils donnent lieu à une utile dérivation, et occasionnent une détente locale qui en produit sympathiquement une dans l'organe irrité. Une ligature placée au-dessus des malléoles, en gênant le retour du sang et en occasionnant un léger œdême passager, qui forme une fluxion artificielle, leur donne une utilité beaucoup plus évidente. J'emploie habituellement ce moyen pour augmenter l'action du pédiluve, et j'en remarque constamment d'heureux effets. Sa durée, lorsqu'on ajoute la ligature, ne doit être que d'un quart d'heure ou environ. L'addition du muriate de soude, de la cendre de bois neuf, du savon, de l'acide muriatique, de la farine de moutarde, communique aux pédiluves des propriétés irritantes qui ajoutent à leur utilité. Dans certains cas d'ophthalmies graves, on peut prescrire de laver les yeux avec de l'eau froide, à plusieurs reprises, pendant la durée du pédiluve. Lorsque l'ophthalmie est très-intense, je prescris, souvent

avec avantage, des aspersions que le malade fait lui-même
çà et là sur les parties inférieures de ses jambes, avec
de l'eau, sinon bouillante, au moins assez chaude pour
exciter un certain degré d'inflammation à la peau.

Les bains sont moins directement utiles ; s'ils sont indiqués dans certains cas d'ophthalmies, lorsque le systême nerveux est excessivement irrité, ou lorsque l'inflammation de la conjonctive a été uniquement produite
par une suppression de la transpiration, le malade au
moins ne doit se plonger dans l'eau que jusqu'à la moitié
de la région thoracique ; le poids et la température de
ce fluide, dans un bain entier, dirigent de toutes parts
les liquides vers les parties supérieures.

Les causes de l'ophthalmie étant l'exaltation locale
des forces vitales et l'afflux du sang dans les vaisseaux
capillaires de l'organe de la vision, les émissions sanguines sont presque toujours indiquées dans le traitement de cette maladie. Elles agissent essentiellement
comme moyens débilitans, et, en diminuant la masse du
sang, elles affaiblissent son affluence vers l'œil malade,
et l'attirent sur un autre point où elles établissent une
irritation phlegmasique plus ou moins prononcée, d'une
nature analogue à celle de l'ophthalmie. Ces effets salutaires sont sur-tout le résultat des applications de sangsues et des ventouses scarifiées. L'utilité de l'irritation
locale qu'elles occasionnent est rarement douteuse. Les
ventouses notamment donnent naissance à une tuméfaction dont une partie subsiste pendant vingt-quatre
heures et plus. Elle tient de la nature de l'emphysême
par le développement des gaz, de la nature de l'œ-
dême par l'épanchement lymphatique, et de celle de
l'ecchymose par l'épanchement sanguin ; c'est une fluxion

artificielle très-marquée, qui contribue toujours puissamment, et, dans certains cas, aussi avantageusement que l'évacuation sanguine, à combattre l'ophthalmie, dont elle représente souvent les élémens après les avoir déplacés.

Les émissions sanguines sont indiquées spécialement lorsque l'impression d'une lumière modérée excite de la douleur, ce qui prouve que l'inflammation a pénétré dans l'intérieur du globe. Employées avec prudence, elles changent la direction vicieuse des efforts de la nature, et préviennent, dans plusieurs ophthalmies, des accidens graves qui auraient pu en être les suites; elles doivent être générales ou locales.

Si le sujet est adulte, et sur-tout dans la force de l'âge ; si le degré de pléthore sanguine, la vivacité de la rougeur, et l'intensité de la douleur, annoncent un danger imminent, c'est aux premières qu'il faut d'abord recourir. *Ophthalmiam solvit venæ sectio.* On reconnaît aisément dans la pratique combien est fondé cet aphorisme d'Hippocrate. La saignée du pied, comme révulsive, est préférable, pour commencer, à toutes les autres, même à celle de la jugulaire, qui vient en rang d'utilité immédiatement après. La saignée du bras, comme celle du pied, doit être exécutée en deux temps, à une heure environ d'intervalle, pour prévenir la chûte trop subite des forces, et un affaissement excessif. Les veines du pied étant souvent peu apparentes, la saignée du bras peut alors remplacer celle du pied, en prenant la précaution de faire mettre au malade les pieds dans l'eau pendant qu'on la pratique. Un pédiluve doit aussi précéder l'application des sangsues sur un des pieds, lorsqu'elle remplace la phlébotomie ; il nétoie et assouplit la peau, provoque l'afflux du sang dans les capillaires, et facilite l'action des sangsues. Il faut prodiguer les saignées du pied, de la jugulaire et du bras, lorsque l'inflammation est parvenue au point de faire craindre un abcès dans la cornée. Comment pourrait-on redouter d'affaiblir passagèrement le malade, lorsqu'il s'agit pour lui de la conservation du sens le plus précieux ? Si les forces du sujet le permettent, si l'hématose est prédominante chez lui, on peut observer, comme règle, de laisser couler le sang jusqu'à ce qu'il éprouve un soulagement remarquable, qui ne se fait sentir, dans certains cas très-graves, que lorsque l'on a tiré trois, quatre et même cinq palettes de sang. L'insomnie et des douleurs fortes au globe, en persistant pendant toute une nuit, laissent souvent, le malade plus affaibli le matin qu'il ne l'aurait été par une saignée. L'un de ces deux modes d'affaiblissement eût été utile, l'autre est si nuisible qu'il aggrave tous les symptômes, et qu'une mauvaise nuit en prépare une pire. Souvent, par une saignée abondante bien indiquée, l'ophthalmie est jugulée ou suffoquée, selon les expressions de Galien, de Baglivi et de Stoll.

Il est à peine nécessaire de faire remarquer que les saignées ayant beaucoup d'influence sur l'économie, il faut, ces cas graves exceptés, éviter de tirer trop de sang à chaque saignée, sur-tout lorsqu'on emploie la lancette, et qu'une hémorragie modérée procure souvent autant de soulagement qu'une hémorragie excessive.

A quelque époque d'une ophthalmie aiguë grave que l'on soit appelé, il est toujonrs temps d'avoir recours à ce puissant moyen antiphlogistique ; mais il produit plus d'effet lorsqu'il est employé conformément à ce précepte général, que, dans les maladies inflammatoires, on doit, autant que possible, pratiquer la saignée pendant l'accroissement des symptômes, lorsque les forces sont en excès, quand, en un mot, l'exaltation des propriétés vitales augmente graduellement dans l'organe malade; employée promptement, elle prévient les désordres auxquels l'ophthalmie aiguë grave donne si souvent naissance; pratiquée plus tard, elle fait avorter les uns, s'oppose à l'augmentation des autres, et prépare la guérison de tous.

L'ouverture des artères temporales superficielles et des auriculaires postérieures, qui n'est guère pratiquée aujourd'hui, hors des hôpitaux, a le grave inconvénient de donner trop de sang ou de n'en pas fournir assez; dans le premier cas où la compression est quelquefois indispensable, elle agit sur les absorbans souscutanés, incommode beaucoup le malade, et occasionne de l'œdème aux paupières. D'ailleurs pendant le cours d'une vive ophthalmie, on ne saurait supporter à la tête, la moindre pression qui accroît aussitôt la céphalalgie, et, dans les cas où l'artériotomie paraît avoir le plus d'effet, les saignées du pied en auraient produit autant. L'artère se r'ouvre quelquefois dans les jours suiváns; l'hémorragie secondaire qui en résulte alarme toujours beaucoup les malades, sur-tout lorsque cet accident arrive au milieu de la nuit; le docteur Burgis l'a vue se r'ouvrir le onzième jour; l'hémorragie fut considérable.

Les rechûtes sont fréquentes et dangereuses dans l'ophthalmie aiguë grave; en évitant de considérer leurs résultats comme des effets d'une cause uniquement mé-

canique, et en tenant compte au contraire de l'action
vitale des parties, on peut dire que ces augmentations
intermittentes d'irritation font l'effet de coups de piston
qui pousseraient le sang dans les vaisseaux déja dilatés de
l'organe de la vision; les douleurs qu'elles produisent
sont plus intenses la nuit; il faut donc, pour prévenir
l'accroissement imminent des accidens, avoir recours à
une nouvelle émission de sang, le soir même d'une rechûte, ou, si l'on a manqué ce moment, ne pas attendre plus tard que le lendemain soir. Rien n'est plus
important que de donner au malade une nuit tranquille. Le relâchement produit par la saignée, faite le
soir, la lui procure ordinairement.

La jugulaire externe ne reçoit que les veines superficielles de la tête; et cependant l'irritation, et la douleur qui en était l'effet, diminuent promptement après
l'ouverture de cette veine : *in doloribus leniendis, proxi-
mum vas seca* (Hipp.). On ne saurait trop recommander
aux chirurgiens de ne pas craindre de la pratiquer;
la syncope dont elle est fréquemment suivie ne doit
exciter aucune inquiétude; elle n'est pas de longue
durée; au moment où le malade reprend connaissance, la rougeur de la conjonctive a souvent diminué de plus de moitié; quelques heures après, elle
est plus apparente, mais non pas au même degré;
le relâchement résultant de la syncope qui suit toute
saignée, et spécialement celle de la jugulaire, influe
toujours avantageusement sur la marche de l'ophthalmie. Je donne ici des règles pour l'exécution de cette
saignée, parce qu'en général elle est redoutée du malade et éludée par le chirurgien qui trouve que la
veine est recouverte par trop de tissu cellulaire, ou

qu'elle est trop petite, ce qui est quelquefois vrai, sur-
tout lorsqu'elle se partage en se bifurquant; il se borne
ordinairement à faire une application de sangsues,
presque toujours en trop petit nombre, sur le trajet du
vaisseau; mais elles ne remplacent que d'une manière
imparfaite cette saignée qui dispense souvent de toute
autre émission sanguine.

Pour pratiquer la saignée de la jugulaire, il faut placer, à la partie inférieure du cou, un cordonnet ou
même une simple ficelle; après en avoir tordu les
deux bouts ensemble, en les tirant au-devant du larynx,
je les fais tenir par un aide ou par le malade, ce que
je préfère, parce que cela le tranquillise singulièrement, en lui prouvant qu'il ne s'agit que d'une opération très-légère, puisqu'on lui confie à lui-même une
partie de l'exécution. Les jugulaires ne tardent pas à
paraître; après un intervalle de quelques secondes, on
appuie le pouce d'une main sur la veine que l'on
veut ouvrir, quinze ou seize lignes plus haut que la
ligature, en évitant de déplacer la peau, et l'on prend
de l'autre main une lancette à grain d'orge, que l'on
plonge au-dessus de la ligature, dans le milieu de la
jugulaire, de bas en haut et un peu transversalement,
en faisant monter sa pointe dans la cavité du vaisseau.
La lame doit être saisie avec fermeté à l'endroit le plus
éloigné de la pointe; si au lieu de la diriger un peu
de bas en haut, dans la veine, on la faisait pénétrer
perpendiculairement, on pourrait traverser ce vaisseau
et piquer le rameau de nerf qui, né de la partie antérieure de la troisième paire cervicale, se trouve ordinairement situé vers sa partie moyenne. La lancette à
grain d'orge me paraît avoir sur la lancette à grain d'a-

voine, conseillée par quelques auteurs, l'avantage d'ouvrir la peau dans une plus grande étendue, et, par
une conséquence nécessaire, de faciliter la sortie du
sang, ce qui est si important dans tous les cas ; en effet,
le plus souvent, on a besoin d'obtenir une prompte
déplétion, et, si l'on veut modérer la force du jet qui
ne tend ordinairement que trop à se ralentir, il est
facile de relâcher la ligature ou d'appuyer légèrement
le doigt au-dessus de la piqûre. Une mouche de taffetas
gommé suffit pour procurer la réunion de la plaie, par
première intention, et la tuméfaction plus ou moins
marquée par laquelle elle est d'abord soulevée, est bientôt dissipée. Le malade doit attendre que cette mouche
soit sèche pour en approcher quelque partie de ses vêtemens, qui ne manquerait pas de s'y coller et de la détacher. L'évacuation du sang doit être mesurée sur les
forces du malade, sauf à la répéter le lendemain. Pour
en obtenir une nouvelle, je faisais, sans aucun scrupule,
replacer la ligature et introduire la tête d'une épingle
dans la piqûre faite la veille, ce qui presque toujours
épargne une nouvelle ouverture de la veine ; le résultat des travaux de M. Breschet, sur la phlébite, m'a
fait craindre que ce procédé ne fut capable d'enflam-
mer les membranes de la jugulaire, et, depuis que j'en
ai eu connaissance, j'ai préféré recourir à une nouvelle
piqûre ; cependant le procédé auquel j'ai renoncé, et
que j'ai exécuté ou fait exécuter un nombre de fois
infini, n'a jamais été suivi d'accident à ma connaissance ; il est vrai que parmi les malades, et spécialement
parmi ceux de la classe indigente, qui chaque jour
viennent réclamer mes conseils, un certain nombre néglige de venir me rendre compte de leur résultat.

3.

La disposition générale de l'économie connue sous le nom de diathèse bilieuse, et celle que l'on a désignée sous celui de diathèse pituiteuse ou muqueuse, semblent exclure la phlébotomie qui paraît sous d'autres rapports peu applicable à certains sujets. Galien conseillait aux médecins de s'informer avant de faire pratiquer une saignée, si le malade la supportait aisément, et d'y renoncer si la crainte qu'il avait de cette opération paraissait capable d'en détruire le bon effet. L'éloignement du malade pour cette opération, l'enfance ou la vieillesse, l'affaiblissement radical des forces vitales, sur-tout s'il est la suite des travaux du corps ou de l'esprit, ou d'une maladie longue qui a porté une atteinte profonde à l'irritabilité et à la sensibilité, et dont souvent l'ophthalmie est en quelque sorte la crise, paraissent autant de contre-indications à la saignée. Cependant lorsque l'ophthalmie aiguë acquiert un certain degré de gravité, ces considérations et beaucoup d'autres, comme celles qui naissent de l'état de grossesse, doivent souvent céder au besoin de combattre le danger. On peut seulement diminuer le nombre des émissions sanguines, mettre entre elles des intervalles plus longs et tirer moins de sang à chaque fois, se borner même dans certains cas, aux saignées locales, notamment chez les vieillards, sans montrer toutefois trop de timidité, sur-tout lorsque le sujet, quoique parvenu à un âge avancé, est d'une forte constitution, et présente un état pléthorique évident, et lorsqu'enfin l'énergie vitale résiste aux premières émissions de sang.

Si l'ophthalmie est due à l'aménorrhée ou à la dysménorrhée, la saignée du pied peut être employée;

mais celle du bras, lorsqu'elle n'est point indiquée par un état de spasme de l'utérus, ou par une congestion vers ce viscère, retarde en général et diminue l'écoulement des menstrues. On doit alors préférer l'application des sangsues à la vulve, dont l'effet est promptement salutaire. Elles ne sont pas moins efficaces contre l'ophthalmie, lorsqu'on les place à la marge de l'anus, chez les femmes parvenues à l'âge où l'écoulement menstruel est si souvent remplacé par des hémorroïdes, dont l'action se trouve alors imitée. Appliquées sur le même point, quand l'ophthalmie est due au retard ou à la suppression d'un flux hémorroïdal, elles tardent rarement à produire un effet avantageux; mais pour l'obtenir il ne faut pas qu'elles soient placées trop loin de l'anus. Elles n'agiraient que sur les vaisseaux qui se distribuent à la peau, et ne désempliraient pas les vaisseaux hémorroïdaux auxquels viennent aboutir un si grand nombre de ceux qui dépendent de la circulation particulière aux organes de la digestion, et par conséquent elles ne produiraient pas la fluxion sanguine dans laquelle consiste spécialement les hémorroïdes, comme l'a dit Stahl, fluxion que l'on doit chercher à obtenir, plutôt qu'une émission sanguine très-abondante. Il est encore important de se souvenir que l'application des sangsues est presque toujours mal exécutée, lorsqu'elle est abandonnée à des gens qui ne savent pas jusqu'à quel point son bon effet dépend de la manière dont elle est faite.

Les émissions sanguines locales dispensent souvent de la phlébotomie; mais, quand elles lui succèdent, leur avantage est bien plus évident, spécialement si la pléthore locale est liée à un état de pléthore général : elles suffisent ordinairement chez les enfans. Les ventouses scarifiées produisent un bon effet, lorsqu'on les applique auprès des vertèbres cervicales, ou à la tempe. J'ai recommandé pour cet usage, dans mon Traité des maladies des yeux, l'emploi du scarificateur à ressort, et de la pompe, instrumens familiers depuis long-temps en Allemagne et en Angleterre : j'ai témoigné mon étonnement de ne pas les voir entre les mains de tous nos chirurgiens. Dans certains cas urgens, je suis dans l'usage de débuter, sans aucun délai, par ce moyen ; je forme un pli à la peau de la tempe du côté de l'œil enflammé, et, après avoir fait saisir, par un aide, une des extrémités de ce pli, je le divise avec un bistouri, de manière qu'il en résulte une incision de deux à trois lignes de longueur. Le malade sent seulement la très-légère douleur que lui fait éprouver la pression des quatre doigts qui soulèvent la peau fine de ces parties. L'incision ne doit pas être profonde, afin d'éviter d'atteindre les rameaux de l'artère temporale, que les doigts, au reste, ne soulèvent pas avec la peau. Six ou huit mouchetures ainsi pratiquées et recouvertes aussitôt d'une ventouse, sans fournir une grande quantité de sang, influent souvent d'une manière plus marquée sur la marche de la maladie, qu'une abondante saignée.

Quelques demi-succès m'ont fait croire un moment que l'acupuncture, aidée de l'application de la ventouse, produirait plus d'effet que la ventouse scarifiée, et j'en ai consigné un exemple dans le Journal général de médecine, cahier de mars 1819. Ce choix ne fut point heureux Il s'agissait de deux amauroses par congestion cérébrale, avec incontinence d'urine ; mais le mieux que j'obtins fut tellement passager, que je me hâtai d'aller retirer mon observation. Il n'était plus temps ; elle était déja imprimée : cette espèce de leçon m'a engagé à redoubler de soins pour ne donner ici des observations qu'après les avoir soumises au plus sévère examen. Cependant je n'ai pas encore renoncé à l'emploi de ce moyen, dans les cas où l'indication n'est pas très-urgente.

Si l'ophthalmie est due à la suppression d'un écoulement sanguin habituel, on doit appliquer les sangsues le plus près possible du lieu qui était le siège de cette évacuation. Dans le cas où la douleur est la cause déterminante de l'ophthalmie, ce que l'on croit remarquer lorsqu'elle est occasionnée par le rhumatisme ou la goutte, les sangsues ont, à toutes les époques de sa durée, une influence évidente sur la maladie, si on les applique à la tempe près de l'œil, et à la paupière inférieure, où l'on doit placer les plus petites, non loin des cils. Employées en trop petit nombre, elles ne font souvent qu'irriter par leurs morsures et par l'ecchymose, quelquefois douloureuse, qu'elles excitent. Si l'on en porte le nombre à douze, et qu'elles soient d'une grosseur moyenne, quand un seul œil est affecté, ou à vingt, lorsque les deux yeux sont enflammés, elles ramènent évidemment au-dehors l'inflammation établie dans les parties qui constituent l'appareil de la vision. Cependant il faut, autant que possible, faire précéder ces saignées dérivatives par les révulsives, comme Barthès en a prouvé l'utilité dans son Mémoire sur les fluxions. Il ne faut pas les placer à la paupière supérieure, et ne pas les appliquer, à la tempe, plus haut que la commissure externe, pour éviter la tuméfaction de la paupière supérieure, qui résulterait de l'épanchement sanguin et lymphatique auquel leur succion donne lieu. Cet épiphénomène qui ne disparaît qu'avec lenteur, à cause de la laxité du tissu cutané de cette paupière, est nuisible, et de plus fort désagréable par l'aspect qu'il donne à l'œil malade. On peut aussi appliquer les sangsues derrière l'oreille. Elles produisent un effet presque subit, lorsqu'on les applique à la face interne de la paupière inférieure. Il suffit ordinairement d'en placer sur ce point, à une ou deux lignes de la marge palpébrale, deux ou trois petites, ou de grosseur moyenne : la même sangsue dont la piqûre exciterait une douleur assez vive, si on l'appliquait sur la face externe de la paupière, n'en excite aucune si on la place sur la face interne (*). Elle ne reste en place que trois minutes ou environ, et le sang s'arrête peu après sa chûte. La sortie du sang, occasionnée par la plus petite, notamment lorsque l'ophthalmie est due à une cause interne, diminue autant l'irritation que la diminueraient cinq à six de la même grosseur, appliquées près de l'œil, et elle ne laisse aucune trace : j'en fais placer, dans les cas graves, jusqu'à cinq ; je n'ai jamais vu résulter d'inconvéniens de cette manière d'employer les sangsues. En faisant connaître les avantages que je tire chaque jour de ce procédé, je n'ai publié qu'avec réserve cette innovation. M. Velpeau, médecin à Tours, a développé mes idées dans un mémoire inséré au nouveau Journal de médecine, cahier de juillet 1820. Il rapporte cinq cas des plus graves, les premiers dans lesquels il ait eu occasion d'employer ce procédé. Le

---

(*) Voyez planche 26, fig. 1, de mon Traité déja cité.

succès a été subit. Je ne doute pas que depuis cette époque
sa pratique ne lui en ait fourni un plus grand nombre.

Les sangsues doivent être choisies avec d'autant
plus de soin, que l'organe, près duquel on se propose
de les appliquer, est plus délicat et plus important.
Lorsqu'elles ont été recueillies dans des eaux maréca-
geuses, et non dans celles des rivières, elles excitent
souvent, par leurs piqûres, au tissu cutané de la tempe
et de la paupière inférieure, une inflammation érysi-
pélateuse qui se communique à la conjonctive, non-
seulement par contiguité, mais plus encore par sympathie. Quelquefois même quoique choisies avec attention, sur-tout si on arrête trop tôt l'écoulement du
sang par l'application des moyens astringens, et que
l'excitabilité de la peau soit extrême, elles produisent
encore une tension, une rougeur et un sentiment de
chaleur, qui augmentent graduellement jusqu'au lendemain. On met fin, ou l'on diminue cette irritation
locale qui devient souvent nuisible, en procurant
dans cet intervalle, par des lotions d'eau tiède, une
nouvelle sortie du sang; elle n'a lieu alors qu'en petite
quantité.

Quelques malades, sur-tout parmi les femmes et les
enfans, dont le système nerveux est très-irritable, ont
une si grande aversion pour les sangsues, ou ont déja
éprouvé tant d'irritation par leurs piqûres, que la contre-
indication qui en résulte ne doit pas être toujours négligée; si l'on croit en avoir absolument besoin, il faut
au moins prescrire de faire tomber en les saupoudrant
avec du tabac, du sel, de la cendre, ou du poivre,
celles qui excitent une douleur trop forte.

D'après des observations recueillies par MM. Pelletan

Richerand , Dupuytren , Desgranges , Scellier , c'est sur-tout lorsqu'on les fait appliquer a un enfant encore à la mamelle, que l'on doit recommander de ne pas les choisir très-grosses. On a vu des petits enfans mourir épuisés de sang, par un écoulement excessif, que des piqûres de sangsues avaient occasionné, et la mort de beaucoup d'autres, moins évidemment due à la même cause, a paru cependant en être la suite. Dans un cas de danger imminent, l'application de l'extrémité boutonnée d'un stylet de fer, chauffé à blanc, sur le centre de la piqûre, arrête subitement cette hémorragie qui résiste souvent, même chez les adultes, à l'action astringente de l'agaric et des autres moyens que l'on emploie ordinairement pour l'arrêter, moyens toujours nuisibles, selon moi, lorsqu'on les emploie près de l'œil, notamment à cause des ecchymoses auxquelles ils donnent naissance et qui sont accompagnées d'une irritation dont l'influence sur l'ophthalmie est évidente. Il vaut beaucoup mieux appliquer deux ou trois sangsues de moins ou les choisir moins grosses, et, après leur chûte, prolonger l'écoulement du sang, en fomentant doucement les piqûres avec de l'eau tiède. La quantité de sang que chaque sangsue enlève pendant qu'elle est attachée, est en général de beaucoup inférieure à celle qui s'écoule après sa chûte; lorsqu'on favorise cet écoulement, on obtient un résultat très-avantageux dont on se prive quand on l'arrête. En sortant ainsi lentement et goutte à goutte, après la cessation des irritations intermittentes que les efforts redoublés de la sangsue occasionnent pendant qu'elle agit, le sang paraît en quelque sorte ne s'arrêter, comme dans certaines hémorragies, que lorsque la prolongation de son écou-

lement cesse d'être nécessaire, et l'on imite, jusqu'à un
certain point, la marche de la nature.

Il ne faut placer près de l'œil que des sangsues d'une
grosseur moyenne. S'il paraît nécessaire, dans quelques
occasions où le danger est pressant, d'en employer de
très-grosses, il est indispensable de les éloigner du bord
des paupières et de les appliquer à la tempe. Sans compter le sang qui s'écoule après sa chûte, une sangsue de
grosseur moyenne peut en tirer une demi-once; si on
lui coupe la queue, lorsqu'elle est à moitié pleine, elle
en tire souvent plus d'une once. On sait que lorsqu'elles
sont très-rares, on peut faire seulement une petite plaie
sous le ventre de la sangsue; la cicatrice faite, elle est
en état de servir six ou huit jours après. Dans quelques cas très-graves au lieu de faire placer en même
temps vingt sangsues, à la paupière inférieure et à la
tempe, je les fais appliquer les unes à la suite des
autres, en sorte que l'une est à peine près de quitter,
qu'une autre est appliquée aussitôt à côté d'elle; le
sang sort ainsi sans interruption, pendant une grande
partie de la journée. Cette emission sanguine imite une
légère hémorragie; elle a sur-tout une grande influence
sur le degré de la maladie désignée par le nom de *Chémosis*. Le bourrelet formé par la tuméfaction de la conjonctive autour de la cornée, diminue pendant ce lent
écoulement du sang. Si ce bourrelet est formé par l'é-
panchement d'une portion de ce liquide, dans le tissu
cellulaire qui unit la conjonctive au globe, ce que l'on
reconnaît à la distension considérable de cette membrane, on conseille d'en enlever quelques portions, à
l'aide de ciseaux courbes sur le plat, et même de faire
l'excision circulaire de la partie saillante autour de la

cornée, lorsque le danger paraît extrême. Je pense qu'il suffit presque toujours d'enlever une ou deux petites portions du bourrelet sur les points les plus saillans, notamment près des bords interne et externe de la cornée, où se trouvent spécialement les rameaux des artérioles de la conjonctive. Ce dernier procédé n'excite ni douleur remarquable, ni irritation appréciable et toutefois je préfère à l'excision, des mouchetures simples, parce qu'elles suffisent presque toujours. Pendant les vingt-quatre heures suivantes, on ne doit permettre l'introduction d'aucun collyre irritant, auxquels on n'a que trop souvent recours. On peut seulement consentir à l'usage de lotions légèrement émollientes.

Les émissions sanguines sont nécessaires, lorsque des douleurs existent au globe à la suite d'une blessure même légère ; elles sont spécialement utiles toutes les fois que l'irritation a commencé dans l'intérieur de cet organe, ou s'est étendue consécutivement de la conjonctive aux autres membranes. Dans ce dernier cas, l'ophthalmie est encore utilement combattue par des incisions superficielles de quelques vaisseaux de la conjonctive. Pour pratiquer ces scarifications à la face interne de la paupière inférieure, il faut faire passer, plusieurs fois, la lancette, légèrement, sur la partie de la conjonctive qui la revêt, en renversant cette paupière avec un doigt et en assujétissant la paupière supérieure avec un autre doigt de la même main. Chaque fois que l'on pratique cette facile opération, il suffit d'obtenir trois ou quatre gouttes de sang de la face interne de la paupière, et une ou deux de la conjonctive, près de la cornée, tant au-dessous, qu'aux deux côtés de cette membrane, mais jamais au-dessus de son diamètre transversal. Celles que l'on ferait sur un point plus élevé seraient recouvertes par la paupière supérieure qui les mettrait à l'abri de l'impression de l'air et elles se cicatriseraient plus lentement. Ces scarifications sont encore utiles pour dissiper les faux chémosis, ces tuméfactions ou bourrelets de la conjonctive qui succèdent à certaines ophthalmies, accompagnent l'ectropion, ou se forment spontanément, dans quelques cas très-rares.

Lorsque des malades fort replets, d'un tempérament sanguin, et accoutumés à l'usage d'alimens très-substantiels, ont éprouvé des ophthalmies graves, sur-tout si elles ont laisé des altérations de tissu dans quelques unes des parties constituantes du globe, ou si elles sont revenues avec un caractère de périodicité, on doit, sans approuver les abus qui se commettent chaque jour dans ce genre, leur conseiller de se faire tirer du sang, deux fois, dans le courant de chacune des années suivantes, et de prendre, avant et après chaque saignée, quelques précautions générales. J'ajouterai, en terminant cet article, que le médecin, doué d'une solide instruction, s'appuie sur les connaissances physiologiques, en choisissant l'espèce d'émission sanguine indiquée dans chaque cas d'ophthalmie. Il sait que ce choix doit être dirigé presque autant d'après la grande loi de l'association des organes et la constitution particulière du malade, que d'après le degré de la maladie, et qu'en médecine, il n'y a ni méthode exclusive, ni théories invariables. Il n'ignore pas que le vieillard est en quelque sorte plus vieux en hiver, et le jeune homme plus jeune pendant le printemps. Il a vu une idiosyncrasie assez commune, sur-tout chez les femmes douées d'une extrême sensibilité nerveuse, rendre l'effet de certains moyens, d'ailleurs bien indiqués, ou nul ou même nuisible. C'est ainsi que des applications de sangsues à la proximité de l'œil, et même derrière l'oreille, excitent souvent une telle irritation, comme il vient d'être dit, que l'on éprouve du regret de n'avoir pas, de préféfence, appelé cette stimulation sur un point éloigné de l'organe malade. Enfin l'expérience lui a appris à déterminer quand il faut agir par la saignée sur la circulation générale, quand il faut agir au contraire sur la circulation capillaire. Dans une foule d'engorgements locaux, dit Bichat, ne croyez pas diminuer la quantité de sang dans une partie du système capillaire, en diminuant la masse de ce fluide dans les gros troncs; il y aurait un quart moins de sang, qu'il n'y en a alors dans l'économie, que, si une partie est irritée, il en affluera autant à cette partie.

Les saignées sont contr'indiquées, lorsque l'ophthalmie est due à l'action sympathique d'un foyer de matière bilieuse amassée dans l'estomac, ou à l'influence d'une irritation gastro-intestinale, indiquée par la plénitude, la dureté et la fréquence du pouls, la teinte jaunâtre du visage, l'amertume de la bouche, l'enduit limoneux de la langue, l'anorexie, et les nausées; les indications qui résultent de cet état, ne doivent pas être remplies sans reflexion; s'il existe une menace de dépôt entre les lames de la cornée ou d'épanchement dans les chambres de l'humeur aqueuse, on doit s'abstenir de donner l'émétique dont on n'abuse en général que trop souvent. Le dépôt où l'épanchement se forme quelquefois peu d'heures après le vomissement qui n'est pas même exempt de tout inconvénient lorsqu'il survient spontanément. Il augmente, en effet, la stase du sang

dans les vaisseaux de l'œil. Pendant la durée des vomissemens, on reconnaît aisément que le sang est chassé
vers la tête, lorsqu'on voit l'augmentation de la rougeur
de la conjonctive, et la tuméfaction des jugulaires externes ; on en infère aisément que le sang éprouve alors
de la difficulté à revenir au cœur agité par des batte-
mens tumultueux. Un émétique contr'indiqué, pourrait
exaspérer une ophthalmie qui serait sympathique d'une
affection du foie ou de quelque autre viscère abdominal ; mais, quand la cornée ne paraît point menacée
et qu'il n'existe aucune contr'indication appréciable ;
lorsque le malade a eu deux nuits passables, ce qui arrive dans les cas très-graves, du neuvième au douzième
jour, on peut donner, dans du bouillon de veau, quelques cuillerées d'une solution de deux grains de tartrate
de potasse antimonié et de deux gros de sulfate de magnésie, dans six onces d'eau, en recommandant au malade
de mettre une demi-heure d'intervalle entre les doses
de cette potion, et d'en suspendre l'usage, ou au moins
d'augmenter un peu les intervalles, s'il se sentait de la
disposition à vomir. Quand elle procure des déjections
alvines bilieuses, même lorsque l'embarras gastrique
n'est pas évident, on remarque aisément son influence
avantageuse sur la maladie. Il est indispensable de l'administrer, et on peut la donner plutôt, lorsque cette
cause de l'ophthalmie n'est pas douteuse ; une purgation
douce le surlendemain, augmente l'amélioration. Il
arrive si souvent que la source de la maladie se trouve
dans le canal alimentaire, que lorsqu'on n'ose enlever
les symptômes gastriques en donnant l'émétique à dose
vomitive, dans ces ophthalmies dites bilieuses, on peut
le prescrire utilement à petites doses, comme laxatif ;

administré largement, dans leur état de simplicité, il les
guérit souvent en déterminant une fluxion dérivative
sur les membranes gastro-intestinales. On doit aussi
solliciter des déjections alvines, par d'autres moyens,
comme le tamarins dans le petit lait, ou dans du bouillon
aux herbes, et les lavemens laxatifs de manne grasse
ou de miel commun, dans une décoction émolliente,
avec deux ou trois gros d'un sel neutre. On peut remplacer la manne et le miel, dans la classe peu aisée,
par une demi-once d'huile d'olive et deux ou trois gros
de muriate de soude. Ils peuvent être rendus plus irritans, s'il y a indication de rappeler une fluxion hémor-
roïdale. Les lavemens d'eau simple sont utiles dans toutes
les périodes de l'ophthalmie, pendant la durée de laquelle
il est si important de procurer au malade de bonnes digestions. Elles pourraient être troublées par la constipation à laquelle il n'a que trop de disposition et qui, en
ralentissant le mouvement péristaltique des intestins, re-
retarderait l'action de l'estomac, par l'intime connexion
que toutes les parties de l'appareil gastro-intestinal ont
entre elles. On produit toujours un bon effet en donnant,
pendant plusieurs jours de suite, une once de manne dans
trois tasses de bouillon de veau; en remplacant le veau par
le mouton, le goût nauséabond de la manne disparaît.
Si l'on juge nécessaire une évacuation un peu marquée,
on l'obtient ordinairement en donnant quatre onces de
tamarins et deux onces de manne dans une chopine de
petit lait, et en faisant prendre ensuite, de demi-heure
en demi-heure, depuis un jusqu'à trois gros d'un sel
neutre dans deux ou trois verres de bouillon de veau.

Le praticien versé dans l'étude de la physiologie,
ayant étudié les lois sympathiques par lesquelles les

organes sont unis, et leurs rapports de fonctions et
d'organisation, connaissances sans lesquelles il n'y a
pas de véritable médecin, se rend aisément compte de
la puissance avec laquelle on agit quelquefois sur la
membrane muqueuse de l'appareil de la vision, en
portant des dérivatifs sur un organe éloigné, tel que
les intestins, tandis que la suppression d'une diarrhée
donne très-souvent naissance à l'ophthalmie. Toutes les
fois que dans la Haute Égypte, les troupes bivouaquaient
dans des lieux humides, les ophthalmies se multipliaient;
lorsque l'armée se portait vers le désert, les ophthalmies disparaissaient aussitôt que la boisson d'une eau
saumâtre établissait des déjections alvines journalières,
en attirant sur la membrane muqueuse des intestins,
l'irritation ou le travail inflammatoire de la membrane
oculaire. M. le docteur Reveillé-Parise a fait cesser, en
Espagne, une ophthalmie épidémique, en prescrivant
aux soldats malades, l'usage excessif des figues fraîches,
très-grosses et très-abondantes dans le pays, et qui oc-
casionaient une diarrhée presque subite : *Lippientem
alvi profluvio corripi, bonum* (HIPP.). Il ne faut pas
cependant perdre de vue, dans l'emploi des purgatifs,
que l'estomac sympathise avec tous les autres organes,
notamment avec l'œil, et que si une contre-irritation sagement dirigée est utile, elle est éminemment nuisible
quand elle est intempestive ou immodérée. On ne saurait
trop apporter d'attention à varier les doses et la nature
des purgatifs, selon le degré et la période de la maladie,
l'idiosyncrasie du sujet et l'influence de la saison. La
même dose d'un purgatif, comme le dit M. le professeur Pinel, produira, toutes choses égales d'ailleurs, un
effet plus marqué en hiver qu'en été; les liquides ont

même, par un temps pluvieux, une plus grande direction vers les selles, soit par une action sympathique de l'air humide sur les intestins, soit par un relâchement qui a lieu dans toute l'habitude du corps.

Ainsi pendant la durée d'une ophthalmie, et même lorsqu'elle est à peine dissipée, les purgatifs, par leur nature et leur dose, ne doivent irriter que passagèrement et à un degré modéré, la membrane muqueuse de l'appareil gastro-intestinal. Un purgatif trop fort irrite même le vésicatoire auquel on a si souvent recours dans le traitement de l'ophthalmie, surtout si on l'administre avant d'avoir obtenu beaucoup de relâchement dans l'action du système vasculaire sanguin ; mais lorsqu'on a obtenu une diminution progressive de l'irritation par l'emploi des antiphlogistiques, les purgatifs procurent des avantages évidens; on leur ôte une grande partie de l'inconvénient qu'ils peuvent avoir, en donnant, pendant qu'ils agissent, une boisson émolliente, et surtout en l'administrant la veille, et même la surveille: *Corpora, ubi quis purgare voluerit, facilè fluentia reddere oportet.* (HIPP.).

Lorsque l'ophthalmie est due à la dysménorrhée, ou à l'aménorrhée, on recourt utilement aux purgatifs. Ils agissent d'une manière presque directe sur le phénomène de la menstruation, et deviennent emménagogues, en attirant les fluides et les forces vitales vers les viscères abdominaux.

Un œil enflammé est insatiable d'eau ; le besoin de l'humecter se fait trop vivement sentir pour que l'on puisse exclure du traitement de l'ophthalmie l'usage des collyres ; mais leur abus et celui des cataplasmes et des topiques, précipitent chaque jour des yeux dans la désorganisation et nuisent plus que toutes les autres fautes que l'on peut commettre. Hoffmann a eu raison de dire que plus de malades ont été privés de la vue par l'application vicieuse des topiques, que par la gravité de la maladie. Une chaleur humide raréfie le sang dans les faisceaux capillaires déja distendus, et fait plus de mal par l'irritation qui en résulte, qu'elle n'est utile par le relâchement qu'elle occasionne. Pendant la durée de la douleur, on peut prescrire la décoction aqueuse de laitue ou de racine de guimauve, ou une dissolution d'un gros d'extrait gommeux d'opium dans une livre d'eau. Lorsqu'elle est de beaucoup diminuée, les infusions de fleurs de sureau ou de mélilot sont indiquées; elles doivent être peu chargées, et employées à la température de la peau. Le malade ne s'en servira pas à l'aide d'une œillère, mais il en étuvera les paupières, avec une éponge ou un linge fin, en appuyant un peu vers le grand angle, pour absorber les larmes qui en découlent. L'usage de l'œillère est nuisible dans l'ophthalmie. Cette règle souffre peu d'exceptions. Lorsque l'inflammation a son siège spécial dans les paupières, l'immersion de l'œil paraît à la vérité produire un bon effet, mais quand le globe est enflammé à un certain degré, sur-tout lorsqu'il y a menace d'abcès dans la cornée, ou d'hypopion, il ne faut pas les ouvrir, ou du moins il faut seulement les entr'ouvrir dans la baignoire, et ne les y laisser que pendant quelques instans. Souvent l'emploi de l'œillère et l'abus des collyres émolliens, ou la prolongation de leur usage, font passer l'ophthalmie à l'état chronique. La conjonctive, en rapport avec le fluide qui lui est habituel, ne supporte que difficilement l'impression des liquides étrangers à l'organisme (Voyez fistule de la cornée).

Depuis le commencement de l'ophthalmie jusqu'à sa terminaison, il est bon de laisser aux malades le choix entre les infusions qu'on leur prescrit, et l'eau commune très-pure, ou distillée. La plupart reviennent volontiers à ce dernier collyre, le plus utile de tous après l'air extérieur; l'eau distillée, qui s'évapore plus vîte que l'eau non-distillée, est plus facilement absorbée; elle mérite donc quelque préférence; dans certains cas où les repercussifs sont indiqués, on peut l'employer froide.

Les cataplasmes sont si nuisibles dans presque tous les cas, qu'on pourrait les bannir du traitement des maladies des yeux; cependant l'irritation est quelque fois telle, qu'on peut tenter l'emploi d'un petit cataplasme émollient, appliqué sur l'extrémité externe du sourcil, de manière à ne pas gêner les mouvemens des paupières, ou, ce qui est presque toujours préférable, laisser tomber du front, une compresse d'une certaine épaisseur, que le malade imbibe d'heure en heure avec une décoction aqueuse de laitue, de racine de guimauve ou avec de l'eau simple. Une compresse sèche est préférable lorsque le besoin d'humecter l'œil n'est pas trop pressant; il ne faut pas la placer de manière à ce qu'il en soit fermé, ce qu'on ne fait que trop souvent lorsqu'un seul œil est affecté, dans l'espoir de le soustraire aux influences extérieures; mais l'organe couvert est encore irrité sympathiquement par l'impression de la lumière sur l'œil sain; il souffre de plus par la privation de l'utile action de l'air, et par l'accumulation de la chaleur qui raréfie les fluides dans les vaisseaux de la conjonctive.

Quant aux remèdes secrets, auxquels l'ignorance attache tant de prix, et dont la vogue est due au charlatanisme, et non à une expérience éclairée, le mal qu'ils font est au-dessus de tout calcul; employés au hasard, ils paraissent être utiles une fois; dix autres fois, ils exaspèrent des ophthalmies chroniques peu intenses, et augmentent des lésions organiques, produits d'une phlegmasie obscure qui aurait été utilement combattue par les moyens les plus simples et notamment par ceux que fournit la diététique.

Les exutoires, en établissant une irritation sur un point plus ou moins éloigné, déplacent souvent celle de la conjonctive. Leur usage, comme celui des ventouses sèches et scarifiées, est dirigé par ce principe connu sur lequel est particulièrement fondée la pratique de la médecine, que si une partie devient le siège d'une action plus énergique, la vie et les forces diminuent dans les autres : *duorum dolorum simul existentium, vehementior obscurat alterum* (HIPP.). Ces moyens révulsifs paraissent nécessaires dans le traitement de la plupart des ophthalmies, sur-tout lorsqu'elles sont dues à une cause interne; *ubi stimulus, ibi fluxus* (HIPP.). La sensibilité se comporte à la manière d'un fluide dont la quantité est déterminée, qui, toutes les fois qu'il se jette en plus grande abondance dans un de ses canaux, diminue proportionnellement dans les autres (Cabanis).

On sait que les vésicatoires forment une ampoule qui renferme de la sérosité à-peu-près semblable à celle du sang. Sans attacher trop d'importance à la sortie de cette sérosité composée d'albumine, de muriate de soude et de phosphate de chaux, on doit convenir que cette évacuation n'est peut-être pas dépourvue d'utilité. On ne doit point les faire appliquer indistinctement et sans précautions au commencement d'une ophthalmie aigue grave, qui débute avec des symptômes généraux violens, sur-tout si l'excitabilité du système sanguin ou du système nerveux est portée à un si haut degré, que toute irritation locale en excite une générale, et exagère celle de la conjonctive, alors même qu'elle agit sur un point éloigné ; quelques jours après seulement, lorsque les moyens thérapeutiques indiqués ont diminué cette excitabilité, et que l'irritation générale ne peut plus s'accroître par les irritations particulières, il est possible de recourir au vésicatoire sans qu'elle en soit sensiblement augmentée ; si on croit devoir l'appliquer malgré cette contre-indication, il faut au moins ne pas enlever l'épiderme soulevé, se contenter de vider l'ampoule par une simple incision, et panser avec une pommade au garou ; quand on peut en employer une dont l'action soit assez énergique pour donner lieu à la formation de l'ampoule, sans le secours de l'emplâtre saupoudré de cantharides, on évite tout inconvénient ; sinon l'on emploie un cataplasme émollient, dont le côté appliqué sur la peau est saupoudré de cantharides et couvert d'une gaze claire. Lorsque la stimulation est fort à craindre, les pansemens doivent être faits avec une pommade peu active, souvent même avec du beurre, sauf à provoquer sur un autre point une ampoule semblable, si on n'ose point exciter, par des pansemens énergiques, une suppuration marquée, ou au moins une utile fluxion vitale artificielle ; un cataplasme émollient, en faisant cesser l'effet nuisible des vésicatoires, ajoute encore à leur influence salutaire. Elle est trop sensible pour que l'on puisse se priver de ce secours, à moins de motifs puissans. Quelques feuilles de bette, chacune enduite de beurre, peuvent remplacer le cataplasme. Il est indispensable de faire deux pansemens, l'un le matin, avec une pommade au garou, mêlée à plus ou moins de beurre; l'autre le soir, avec du beurre seul. On me blâmera peut-être d'insister sur des détails aussi minutieux; mais je me sens pressé du besoin de dire ici, que, s'il me fallait renoncer dans ma pratique à l'emploi, par exemple, des vomitifs, ou à celui des cataplasmes sur le vésicatoire, je conserverais, sans aucune hésitation, ce dernier moyen qui est connu, mais presque toujours négligé. On doit appliquer le cataplasme émollient, immédiatement sur la feuille de bette, le papier ou le linge enduit de la pommade épispastique; un simple morceau de mie de pain mouillée en tient lieu, et produit aussi un bon effet, notamment sur un séton irrité. L'absorption de l'humidité par les capillaires cutanés enflammés diminue promptement leur irritation. On peut encore prescrire au malade d'humecter avec un peu d'eau, sans le défaire, l'appareil d'un vésicatoire qui s'enflamme dans l'intervalle des pansemens. Ce moyen, en dissipant l'éréthisme, favorise même la suppuration lorsqu'elle a de la peine à s'établir, et supplée ainsi aux défauts de certaines pommades trop irritantes.

L'exutoire, en général, est en quelque sorte un organe sécréteur, comme l'a dit M. Barbier, d'Amiens, que l'on ajoute à ceux qui composent la machine animale. Mais la matière purulente qu'il fournit est-elle une source d'avantages thérapeutiques ? Peut-on attribuer à cette évacuation une utilité propre, autre que celle qui résulte de la fluxion vitale dérivative que l'exutoire entretient sur le lieu où il est établi? En un mot, l'excitation locale des forces vitales, et la sortie d'une humeur purulente, procurent-elles des avantages distincts et indépendans?... Les avis sont partagés. *Non suppuratio, sed stimulus prodest,* a dit Stoll; le but essentiel que l'on se propose, en employant les exutoires, est d'opposer une irritation à une autre; or ce n'est pas la suppuration qui irrite. Pour que la suppuration fût la cause unique, ou au moins principale, des avantages que procure un exutoire, il faudrait qu'il ne se montrât utile que quand il en sortirait une matière excrétée, et que son utilité devint d'autant plus évidente, que cette excrétion serait elle-même plus abondante. Quelquefois cette proposition paraît appuyée sur l'observation; certains malades se plaignent de ressentir du malaise, des douleurs vagues, de l'oppression, une exaspération des accidens qui constituent leur maladie, aussitôt que l'exutoire qu'ils portent habituellement ou qu'on leur a appliqué récemment, commence à sécher; mais ce résultat peut également être attribué à ce que la sécrétion de l'exutoire est diminuée, ou bien à ce que la fluxion vitale qui existait sur le point où il se trouve est éteinte, tandis que, dans le plus grand nombre des cas, c'est évidemment à la fluxion, à l'irritation que produit l'exutoire, qu'il faut rapporter l'effet avantageux qui résulte de son application. Souvent un exutoire n'excite qu'une simple fluxion capillaire, sans provoquer aucune suppuration ; et cependant cette fluxion, ou le gonflement d'une glande ou d'une portion de tissu cellulaire, font cesser des accidens morbifiques inquiétans, et deviennent, en quelque sorte, des mouvemens critiques salutaires.

En s'en tenant à l'observation, on remarque que dans le traitement de l'ophthalmie aiguë, il n'est point indispensable que le vésicatoire établi donne lieu à une abondante suppuration, et que l'irritation des capillaires de la peau les ait changés en organe excréteur : dans le traitement de l'ophthalmie chronique, un écoulement considérable parait encore moins nécessaire. Il suffit d'opposer une phlegmasie chronique locale à une autre, et c'est avec raison que Pujol a comparé les vésicatoires, les cautères, et les sétons, aux inflammations chroniques, comme engorgemens, abcès froids, tumeurs scrofuleuses en suppuration, ulcères, ophthalmies, etc.

Quelquefois il existe une indication évidente de placer le vésicatoire sur des parties éloignées des yeux ; par exemple, lorsque la goutte, une dartre, ou toute autre cause d'irritation, a abandonné les parties inférieures avant l'apparition de l'ophthalmie ; mais le plus ordinairement on doit l'appliquer à la nuque, derrière les oreilles, ou entre les épaules. Il est presque toujours indispensable de le placer sur ce dernier point, dans les cas où l'ophthalmie est portée au degré du chémosis, parce qu'alors on peut lui donner l'étendue que l'on juge nécessaire.

Le séton à la nuque est préférable à tout autre exutoire dans le traitement des maladies graves des yeux. Si l'on pouvait admettre des spécifiques contre les maladies de ces organes, il mériterait d'être mis parmi eux au premier rang. Le séton est sur-tout utile quand l'inflammation a pénétré dans l'intérieur du globe, et notamment quand elle a donné lieu à des altérations de tissu, d'une certaine gravité. Il est souvent indispensable dans le traitement de l'ophthalmie chronique. Une précaution importante est de le faire passer par une main exercée. Souvent on est obligé de renoncer promptement à ce moyen efficace, parce que les deux ouvertures faites à la peau sont trop rapprochées; il en résulte deux tumeurs phegmoneuses. Elles deviennent le foyer d'une vive inflammation qui réagit sympathiquement sur l'œil malade, et aggrave les accidens au lieu de les diminuer; l'instrument (*) ainsi que la bande ont alors été passés presque entièrement dans l'épaisseur de la peau si éminemment irritable, à cause de la grande quantité de filets nerveux qu'elle reçoit, et la surface des incisions a beaucoup d'étendue. Lorsque les deux ouvertures sont à une distance convenable l'une de l'autre, cette membrane n'est point percée obliquement; elle est ouverte perpendiculairement, et la surface des incisions n'ayant, par une conséquence nécessaire, que le moins d'étendue possible, le passage de la bande pendant les pansemens, ne produit qu'une douleur légère, et souvent n'en excite aucune. Ces détails sont ordinairement négligés : souvent on entend dire : le malade n'a pas pu garder son séton, et ce moyen perd du crédit qu'il mérite à tant de titres. Il est facile d'expliquer l'influence qu'il exerce ordinairement sur l'ophthalmie, en réfléchissant que son action n'est pas bornée à la peau même, comme celle des vésicatoires, mais qu'il agit, ainsi que le cautère, sur le tissu cellulaire, qui établit des communications entre les parties les plus éloignées. Si presque toutes les infiltrations sont symptomatiques, et dépendent par conséquent

---

(*) V. pl. 14, fig. 10, de mon *Traité des maladies des yeux.*

de l'influence exercée par un organe malade sur le tissu cellulaire, comme l'a fait remarquer un des premiers, M. le professeur Corvisart, et comme l'avait entrevu Bordeu, ce système reçoit non-seulement l'influence des autres organes dans ses sympathies, mais il en exerce encore une sur eux, et l'art s'en sert dans l'application des sétons. Souvent, dans les maladies des yeux, un séton produit un effet qu'on n'a pu obtenir d'un vésicatoire : pourquoi ? parce que le rapport qui existe entre le tissu cellulaire et l'œil, est plus actif alors que celui qui lie ce dernier aux tégumens (Bichat).

Le moxa appliqué à la nuque, derrière l'oreille ou à la tempe, est aussi très-utile. L'écoulement qui lui succède peut être entretenu pendant plus d'un mois, par de simples pansemens avec le beurre et la poirée ; on le prolonge avantageusement, en mêlant au beurre un peu de pommade épispastique ; il suffit qu'il ait six à sept lignes de diamètre. On rend les moxas plus utiles en les appliquant au nombre de deux, de trois et même de quatre, et en mettant entre ces applications, quatre, huit ou douze jours d'intervalle, selon le plus ou moins de rapidité de la marche de l'ophthalmie.

Si l'ophthalmie a été rebelle ou récurrente, un cautère ou un vésicatoire au bras, est souvent indispensable, après la guérison, pour suppléer en quelque sorte à la maladie, et prévenir les récidives. Lorsque le malade ne consent pas au séton, l'on peut quelquefois le remplacer par l'application, derrière le cou, d'un fragment de potasse caustique du volume d'un pois. L'escarre qui en résulte doit avoir un pouce au moins de diamètre : on panse avec du beurre étendu sur des feuilles de bette. Cet exutoire dure pendant six semaines ; il n'ex-

cite ni douleur ni irritation vives, et peut être entretenu
pendant un certain temps, comme le moxa, si l'on ajoute
au beurre, quelques jours après la chûte de l'escarre,
un peu de pommade irritante. Les pommades qui sont
préparées avec des substances végétales, comme le garou, sont constamment préférables à celles qui contiennent des cantharides, dont l'action porte spécialement
et directement sur les organes génitaux et urinaires, et
de-là, par sympathie, sur l'estomac.

L'application des sinapismes et des cataplasmes préparés avec le raifort, la renoncule des prés, etc.
produit de bons effets dans beaucoup de cas, et sur-
tout lorsqu'une fluxion rhumatismale ou goutteuse,
doit être déterminée vers les pieds ; mais il faut
surveiller leur emploi. Si on néglige de les ôter, lorsque la phlogose de la peau commence à se manifester
et avant qu'il se forme des ampoules, la sortie de la sérosité qui s'en écoule est provoquée par l'inflammation,
et se prolonge souvent au-delà du temps pendant lequel
on s'était proposé d'employer ces moyens, ce qui peut
forcer le malade à garder la chambre, et le priver d'un
exercice salutaire, dont l'effet ordinaire est de diminuer
la pléthore générale, de répartir plus également les fluides
dans les vaisseaux, et de diminuer la pléthore locale
dans l'organe enflammé.

Tels sont les moyens parmi lesquels on peut choisir
ceux qui paraissent spécialement indiqués dans les cas
d'ophthalmie aiguë. Rien n'est à négliger lorsqu'il s'agit
d'un organe aussi délicat et aussi important que celui de
la vision. Quelques minutieux que puissent paraître, les
détails dans lesquels je viens d'entrer, une longue expérience m'a démontré qu'ils ont tous un certain degré
d'utilité et m'a fait une loi de n'en supprimer aucun.

CHAPITRE II.

DES VARIÉTÉS DE L'OPHTHALMIE.

Quoique l'ophthalmie soit toujours de même nature , elle présente souvent des particularités relatives à ses causes, à son intensité, à la partie de l'œil qu'elle affecte plus spécialement, à l'âge et à l'idiosyncrasie du sujet chez qui elle se développe ; c'est ce qui me décide à examiner dans ce chapitre, quelques modifications de cette maladie, très-importantes à signaler dans la pratique.

Ophthalmie dépendante des modifications atmosphériques.

L'action de l'air sur la périphérie du corps peut être rangée parmi les causes externes de l'inflammation de l'œil ; mais comme souvent elle agit d'abord sur quelque autre organe , il semble tout aussi naturel de s'en occuper ici. Cette cause de l'ophthalmie est très-fréquente, sur-tout aux époques de l'année où règnent des constitutions froides et venteuses. La nature de ces constitutions atmosphériques est inconnue : on sait seulement, comme l'a dit Cabanis, que la puissance du climat est très-grande, que celle du régime en dépend à plusieurs égards, et que l'air peut agir sur le corps humain par différentes propriétés. Son action sur les membranes muqueuses, et en particulier sur celle de l'œil, a été remarquée par les médecins de tous les âges. S'il a régné pendant l'hiver un vent du midi, que cette saison ait été pluvieuse et douce, que le printemps ait été accompagné d'un vent de nord et de sècheresse... il règne des ophthalmies sèches... Les années pluvieuses donnent naissance à des ophthalmies (*Hipp.*). La membrane cutanée est exposée, sous l'influence d'un froid humide, à un refroidissement : en mettant obstacle à la transpiration générale, il détermine sympathiquement dans la conjonctive, un surcroît d'action qui doit suppléer en partie à l'évacuation cutanée. Le larmoiement abondant qui accompagne le plus souvent cette variété de l'ophthalmie, doit donc être regardé comme critique. Aussi les répercussifs, sur-tout au début de la maladie, produisent-ils fréquemment des effets nuisibles, en contrariant la marche de la nature. On sait que plus les individus sont faibles, plus aussi la transpiration insensible est, chez eux, facilement répercutée. L'ophthalmie due à ces sortes de causes se propage quelquefois à la manière des maladies épidémiques, et s'étend à des familles entières, aux habitans d'une maison, même à une grande partie de ceux d'une ville ou de toute une contrée. Alors, dans le plus grand nombre des cas, elle est bénigne et ne consiste que dans une tuméfaction de la conjonctive, qui passe d'un œil à l'autre, et dure en tout pendant dix, quinze, ou vingt jours. L'irritation, quelquefois assez douloureuse, paraît avoir son siège moins dans les vaisseaux rouges de cette membrane, que dans ses vaisseaux blancs. En général, le premier symptôme de cette espèce de catarrhe oculaire est une démangeaison bientôt suivie de picotement, de chaleur,

puis de rougeur, de larmoiement et de gonflement.
Quelques malades ont les marges des paupières légèrement agglutinées le matin à leur réveil. Ces sortes d'ophthalmies se terminent ordinairement d'elles-mêmes par
une évacuation plus ou moins abondante du mucus
naso-bronchique ; cette évacuation est toujours évidemment critique, ainsi que celle qui les termine dans des
cas moins communs, et qui est le produit du transport
de l'irritation, soit sur la membrane muqueuse de la
vessie, soit sur celle des gros intestins, spécialement du
rectum. En revoyant chaque année vers la fin de l'hiver,
quelques malades sujets à des récidives de cette variété
de l'ophthalmie, quoique jouissant d'ailleurs d'une bonne
santé, je me rappelle toujours la remarque si fondée
de Hoffmann, qu'il y a des personnes qui sont attaquées
deux ou trois fois par an d'une fièvre catarrhale dépura-
toire, par laquelle la nature renouvelle en quelque sorte
leur santé. L'ophthalmie épidémique n'a plus ce degré
de simplicité, lorsqu'elle passe de l'état aigu à l'état
chronique, ou lorsqu'elle donne naissance à des accidens qui laissent des traces plus ou moins graves, selon
qu'elle s'est étendue de la conjonctive, son siége ordinaire, à d'autres tissus plus ou moins importans de
l'organe de la vision. Ces différences sont encore très-
remarquables par rapport à l'état antérieur de ces tissus,
lorsqu'ils ont été le siége de phlegmasies dissipées sans
vestiges, et, à plus forte raison, quand elles ont laissé
des traces de leur existence. Quand la constitution épidémique se déclare, certaines ophthalmies en sont
évidemment influencées (3). En janvier et février 1806,

____

(3) En décembre 1805, un homme âgé de vingt-huit ans, d'un

il régna dans Paris, des ophthalmies. Les unes commençaient par un nuage subit ; quelquefois il se formait un léger dépôt sous la partie de la conjonctive qui recouvre la cornée ; d'autres fois, une infiltration de l'iris gênait ses mouvemens et n'était accompagnée que d'un peu de rougeur à la conjonctive. Quelques malades éprouvaient une vive inflammation avec cuisson excessive à un œil ; l'irritation passait à l'autre et durait long-temps aux deux yeux.

A cette époque, un nuage visible parut presque subitement à la cornée de l'un des yeux d'une femme âgée de dix-neuf ans, bien constituée : un petit vésicatoire appliqué derrière l'oreille, du même côté, le dissipa en dix-huit jours.

La conjonctive n'était pas la seule membrane muqueuse sur laquelle portât l'influence de l'épidémie

---

tempérament sanguin, ayant toujours joui d'une bonne santé, éprouva une ophthalmie dont la cause la plus évidente paraissait être la trop grande plénitude du système vasculaire sanguin. Il éprouvait un sentiment de chaleur aux deux yeux ; la rougeur était vive, égale ; la marge de chacune des paupières participait d'une manière spéciale à cette rougeur. Au milieu de janvier 1806, l'ophthalmie aiguë qui parcourait d'une manière régulière ses périodes, fut modifiée par la constitution régnante ; le larmoiement augmenta. on vit de l'œdème aux conjonctives, la cornée d'un œil parut couverte d'un léger nuage qui disparut en quelques jours ; il aurait eu des suites plus sérieuses, s'il avait été dû à la maladie primitive. La guérison a été obtenue par des applications de sangsues aux pieds et aux tempes, et par l'emploi des antiphlogistiques.

Il etait bien important de distinguer la nature de la tuméfac ion des conjonctives et du léger nuage de la cornée ; en négligeant d'évaluer l'influence de la constitution régnante, on aurait pu craindre un chémosis et un hypopion.

catarrhale. Celle des gros intestins était affectée chez
plusieurs des personnes qui me consultèrent ; quelques-
unes éprouvaient des accidens dyssentériques, qui opé-
raient promptement la solution de l'ophthalmie , phénomène dont on conçoit aisément la théorie. C'était
sur-tout la membrane muqueuse des voies de la respiration qui était le siège de cette irritation épidémique.
Une femme âgée de trente-cinq ans, attaquée d'une
légère ophthalmie, avait la poitrine déchirée , selon
son expression, lorsqu'elle toussait.

Pour bien juger une ophthalmie de cette nature ,
et prévoir les effets qu'elle pourra produire sur les
yeux du malade, il faut se rappeler que non-seulement
la même constitution de l'air peut causer des maladies
différentes , d'après la disposition particulière des sujets
qui en éprouvent l'influence, mais que la même maladie,
entièrement semblable en apparence, peut avoir une
terminaison heureuse chez l'un, et funeste chez l'autre.

« La première constitution de Thase fit naître des
« tumeurs aux parotides, des toux rebelles , des fièvres
« ardentes, des fièvres continues bénignes, et plusieurs
« autres dont l'issue était favorable chez les sujets bien
« disposés ; mais elle donna naissance à des phthisies
« dangereuses, compliquées d'une fièvre demi-tierce,
« chez les personnes disposées à cette maladie. (HIPP.,
« *Epid.*, *L.* 1.) »

Les ophthalmies qui règnent épidémiquement, laissent
souvent des traces graves, tant externes qu'internes.
Cela tient non-seulement à ce que quelques-unes occasionnent des lésions sérieuses , quoique n'ayant en
apparence aucun caractère dangereux, mais encore à
ce que certains malades commettent des fautes de régime

et restent dans la sécurité, en songeant que d'autres ont éprouvé des accidens analogues et ont été promptement guéris sans avoir pris la moindre précaution. Cependant il arrive à quelques-uns d'éprouver, après un certain nombre d'années, des accidens qu'ils sont fondés à regarder comme ayant été préparés de loin par l'inflammation traitée avec tant de légèreté. La prudence exige donc que l'on n'abandonne pas trop facilement à la nature ces sortes de phlegmasies, et que l'on examine s'il ne se forme pas des complications, malgré leur peu de probabilité.

J'ai vu des constitutions épidémiques de ce genre, notamment celle de 1806, donner naissance à des phlegmasies des membranes transparentes du globe (4),

---

(4) Un de mes amis, âgé de 49 ans, d'un tempérament lymphatique, d'une constitution affaiblie par les travaux du cabinet, qui lui avaient rendu le système nerveux très-irritable, avait eu, en 1791, une amaurose à l'œil gauche, suivie d'opacité du cristallin. Le 10 janvier 1806, la membrane séreuse qui forme l'enveloppe de ce corps, devint, à l'œil droit, le siège d'une phlegmasie légère ; son effet se manifesta brusquement par une fumée qui parut monter de la partie inférieure de l'œil, et empêcha le malade de voir. Le lendemain, il aperçut un nuage presque uniforme, qui ne commença à diminuer qu'à la fin de janvier. Il voyait à lire et à écrire à travers ce nuage. Je crus d'abord qu'il n'y avait qu'une légère augmentation d'une petite tache fort ancienne, située sur la cornée vers son centre ; mais je n'aperçus ni augmentation de cette tache, ni rougeur de la conjonctive. L'influence épidémique alors régnante me parut avoir porté son action sur la capsule du cristallin, qui ne laissait cependant apercevoir aucune opacité à travers la pupille. L'amélioration obtenue dans le mois suivant ne fut jamais complète. Mon diagnostic fut confirmé par la lente formation d'une cataracte qui s'est malheureusement compliquée peu-à-peu d'amaurose.

à des engorgemens dans l'iris (5), à des amauroses plus ou moins graves, et à l'inflammation de la cornée (6).

---

(5) Mlle. S***, âgée de 40 ans, bien constituée, aperçut le 11 janvier de la même année, un nuage subit devant l'œil gauche : ici le doute sur le siège de la maladie ne dura que pendant vingt-quatre heures. Le second jour, on vit, en examinant l'œil avec attention, un nuage presque imperceptible et uniforme dans la cornée ; la pupille avait perdu un peu de sa rondeur. Il etait aisé d'en inférer que l'injection avait eu lieu dans la cornée et dans l'iris. La conjonctive n'était point affectée, du moins d'une manière appréciable. Le nuage, qui subsista pendant plusieurs mois, diminua très-lentement. On n'eut recours qu'à de légers purgatifs.

Un médecin italien qui exerce à Paris, a la cornée de l'œil droit couverte d'une ancienne tache. Il apperçut subitement, de l'œil gauche, un nuage, le 16 janvier de la même année. La pupille était un peu irrégulière, précisément comme celle de Mlle. S***. Je lui fis appliquer un large vésicatoire entre les épaules. Les eaux de Balaruc, rendues purgatives par l'addition du sulfate de magnésie, concoururent à faire disparaître la maladie dans l'espace de vingt jours.

(6) Un homme, âgé de 48 ans, d'un tempérament bilieux, éprouva, le 13 janvier de la même année, une attaque d'amaurose imparfaite à chaque œil. Un autre, âgé de 50 ans, bien constitué, ne fut que quelques jours plus tard, et d'un seul côté, frappé de la même maladie. L'affection de la rétine, chez ces deux malades et chez un certain nombre d'autres, paraissait produite par la constitution alors dominante. Le dernier a guéri à-peu-près complètement ; le premier a conservé un affaiblissement notable de la vision.

Une petite fille âgee de neuf ans, bien constituée, eut, pendant toute la durée de l'épidémie, les deux yeux presque toujours fermés : elle ne pouvait les entrouvrir que dans l'obscurité. On vit de légères taches pendant quelque temps sur les cornées. Elle guérit aisément par l'usage des minoratifs. A la même époque, j'ai remarqué chez plusieurs autres enfans, les mêmes accidens qui ont cédé aussi facilement

On a vu des ophthalmies épidémiques accompagnées des symptômes les plus graves ; plusieurs ont laissé dans une cécité incurable le plus grand nombre des malades qui en ont été attaqués. On sait combien est dangereuse celle qui est endémique en Égypte, et qui paraît due à la vivacité des rayons solaires, à l'impression sur les yeux de la poussière ammoniacale, argileuse et crayeuse du sol de cette contrée, enlevée par les vents brûlans qui la font pénétrer jusque dans les appartemens les mieux fermés, et sur-tout aux suppressions subites de la transpiration, si communes dans ce pays, et occasionnées par les alternatives d'un air sec et brûlant pendant le jour, humide et froid pendant la nuit. Cette affection paraît, chaque année, sous l'influence des mêmes causes atmosphériques, parvient souvent au degré du chémosis, occasionne un dépôt entre les lames de la cornée, la rupture de cette membrane, et la hernie de l'iris. Tous ces phénomènes ont lieu, dans certains cas, en vingt-quatre heures.

A la fin de chaque hiver et dans le cours du printemps, on rencontre assez ordinairement quelques ophthalmies qui, sans être revêtues du caractère épidémique, méritent cependant le nom qu'on leur donne vulgairement, d'ophthalmies du printemps ou catarrhales. Elles durent rarement au-delà de huit ou neuf jours.

Dans toutes les saisons, on peut voir naître une ophthalmie subite, occasionnée par le refroidissement général ou partiel de la peau, à la suite de ce que l'on appelle communément coup d'air, ou vent coulis ; comme lorsque le malade a séjourné auprès d'une porte entr'ouverte, qu'une fenêtre est restée ouverte dans sa chambre pendant la nuit, qu'il a voyagé de nuit dans une voiture mal fermée, etc.

Lorsque les ophthalmies occasionnées par l'influence de l'air ont une certaine intensité, elles réclament l'emploi des moyens indiqués dans le traitement de l'ophthalmie par cause interne. M. Larrey dit avoir vu réussir dans une ophthalmie épidémique très-grave, les saignées locales, telles que les mouchetures faites à la conjonctive. Sur plus de trois mille malades, pas un ne perdit la vue.

Quelques irritations catarrhales des marges palpébrales, auxquelles la conjonctive participe peu, que l'on rencontre spécialement à la fin de l'hiver ou dans le cours du printemps, et qui durent à peine huit à neuf jours, se dissipent spontanément ou sous l'influence de simples lotions d'eau. On en voit céder promptement à l'emploi du fromage mou appliqué, suivant un usage vulgaire, en cataplasme sur les yeux pendant la nuit. Ce moyen, qui convient aux fluxions de cette espèce, lorsque l'irritation a son siège spécial dans les paupières, ne doit pas être employé quand c'est le globe même qui est irrité.

L'ophthalmie plus ou moins intense, due à la constitution atmosphérique, est diminuée évidemment et plus spécialement que les ophthalmies dues à une autre cause, par le transport de l'irritation sur la membrane muqueuse du canal alimentaire : *in alvi profluviis de capite pituita defluit.* (HIPP.). Des bouillons laxatifs sont toujours utiles en déterminant cette métastase de fluxion. Lorsque dans une ophthalmie catarrhale, il existe un embarras gastrique évident, et que l'on a des motifs pour ne pas se hâter d'employer les émétiques et les purgatifs, l'expectation est permise. Assez souvent les signes de saburre disparaissent sans évacuations appréciables, et le régime paraît nettoyer la langue beaucoup mieux qu'elle ne l'eût été par les médicamens. Si on craint des accidens, qui n'arrivent que rarement lorsque l'ophthalmie n'est pas portée à un degré élevé, on peut établir, pour quelques jours, un petit vésicatoire derrière une oreille, le transporter derrière l'autre, et ensuite à la nuque. Des lotions faites avec l'infusion de fleurs de mauve dans du lait, suffisent souvent pour tout remède, même dans des cas où la rougeur est vive et accompagnée d'une irritation considérable.

Au reste, on peut appliquer, en quelque sorte, à l'ophthalmie, cette remarque de Sydenham, que telle fièvre qu'il guérissait fort bien une année, par une méthode appropriée, se trouvait d'autres fois très-mal des mêmes moyens curatifs, à raison de la diversité des constitutions de l'air et des saisons.

Ophthalmies par diathèses.

Les dispositions générales de la constitution, soit naturelles, soit acquises, à subir des altérations spéciales, ont été long-temps désignées par le nom de vices. On leur donne aujourd'hui celui de *diathèses* inflammatoire, scrofuleuse, scorbutique, arthritique, syphilitique, dartreuse, etc. Ces dispositions influent-elles assez sur la nature des maladies qu'elles déterminent d'une manière directe, et sur celle des maladies qui leur étant étrangères, naissent sous leur influence, pour exiger une médication spécifique? Faut-il au moins conserver les dénominations de *vices* ou de *virus*, pour désigner la syphilis, les dartres et le cancer? Je m'abstiens volontiers de traiter ces questions, dont la solution ne doit pas indispensablement précéder le traitement d'une de ces ophthalmies qui semblent liées à la constitution du sujet, et que l'on est dans l'usage de regarder comme dépendantes de l'influence d'une de ces diathèses.

Ophthalmie par diathèse inflammatoire.

L'ophthalmie aiguë annonce, au premier examen, une marche rapide, une prompte réaction et un excès de vitalité qui doit être réprimé sans délai, lorsqu'elle est due à une diathèse inflammatoire, c'est-à-dire à une pléthore sanguine, à une augmentation dans l'action du système vasculaire sanguin, et aux impressions d'un sang rendu trop stimulant par l'usage d'alimens très-substantiels (7). La pléthore, cause de cette ophthalmie, peut être *générale* ou *locale*.

---

(7) Une jeune personne âgée de dix-sept ans, d'un tempérament sanguin, fut atteinte, au milieu de l'hiver, d'une ophthalmie à l'œil droit. Dix sangsues, appliquées le troisième jour à la paupière inférieure et à la tempe droite, diminuèrent l'irritation, mais n'empêchèrent point l'inflammation de s'étendre à l'œil gauche. L'application de la même quantité de sangsues, faite de ce dernier côté, le quatorzième jour de la maladie, la termina. Un an après, je fus appelé de nouveau. Une vive rougeur s'était manifestée la veille à l'œil droit, et divers autres symptômes décélaient une pleurésie commençante. Je lui fis sur-le-champ tirer du bras deux

La pléthore générale, produite par le défaut d'équilibre entre la nutrition et les pertes journalières que fait l'économie, donne lieu souvent à des ophthalmies qui se déclarent notamment à la suite de la suppression du flux menstruel, des hémorroïdes ou d'un épistaxis, dont le retour suffit le plus ordinairement pour opérer la solution de la maladie. Elle a été nommée *cachexie sanguine* ou *hémorragique* par Bordeu : « Les uns, a-t-il dit, ont trop donné, et les autres ont trop ôté à cette pléthore. Elle a quelquefois lieu : il est des occasions où la vigilance de la sensibilité vitale est surprise au point de trop engorger les vaisseaux sanguins. » L'apparition du flux menstruel est annoncée chez un grand nombre de femmes par divers phénomènes qui cessent avec lui. Ce médecin célèbre a vu une fille dont les règles coulaient par un ulcère qu'elle avait au pied : lorsqu'elles étaient près de paraître, le pied se couvrait d'une grande quantité de varices. (*Malad. chron.*). L'ophthalmie annonce, chaque mois, chez plusieurs femmes, cette apparition. Chez d'autres, elle reconnaît pour cause la diminution de ce flux ou sa cessation produite par l'âge. L'irritation menstruelle de l'utérus, en partie transportée à la conjonctive, donne à cette variété de l'ophthalmie un caractère de périodicité. Le flux hémorroïdal, lorsqu'il est prêt à paraître, sur-tout lorsqu'il est retardé ou diminué, est une cause fréquente d'ophthalmie. On a cru long-temps que celle à laquelle les femmes sont sujettes, dans les premiers

---

palettes de sang, et j'appelai Jeanroi, son médecin, qui fit faire deux autres saignées du bras : elles furent suivies d'un rétablissement complet.

temps de la gestation, était produite par la compression
de l'aorte descendante; on est fondé aujourd'hui à l'attribuer à l'association sympathique qui unit l'utérus
à l'appareil de la vision, et à l'excédant du sang menstruel non employé à l'accroissement du fœtus.

La pléthore locale donne lieu à l'ophthalmie, lorsque
la circulation, étant accélérée sans que la masse du
sang soit augmentée, il y a répartition inégale et afflux
de ce liquide vers la tête, notamment vers l'organe
de la vision. Ces effets reconnaissent pour causes fréquentes et spéciales : les veilles ; les passions ;
l'action sédative du froid sur la peau; l'abus des plaisirs
vénériens, des boissons spiritueuses, des alimens succulens; et le travail immodéré du cabinet, sur-tout chez
les myopes, à cause de la position qu'ils sont obligés
de prendre pour écrire.

L'ophthalmie prend particulièrement le caractère
inflammatoire, 1° dans les lieux froids et élevés, exposés au vent du nord; 2° dans une atmosphère froide
et sèche ; 3° pendant l'hiver, et sur-tout chez les jeunes
gens pendant le printemps, époque où un mouvement
excentrique a lieu dans l'économie; 4° chez les sujets
robustes, doués d'un tempérament sanguin et irritable,
notamment chez les hommes, car, chez les femmes,
l'écoulement menstruel affaiblit périodiquement la diathèse inflammatoire. La nature produit indifféremment
une hémorragie ou une ophthalmie, comme toute
autre inflammation, chez les individus pléthoriques de
l'un ou de l'autre sexe.

Le diagnostic est ordinairement facile à établir par
l'examen des antécédens et du malade.

Les émissions sanguines sont, en quelque sorte,

spécifiques contre l'ophthalmie due à une pléthore sanguine (8). Si cette pléthore est générale, on doit employer d'abord la lancette; si elle est locale, les sangsues ou les ventouses suffisent et doivent être préférées. Lorsque l'ophthalmie, due à une pléthore générale, est chronique ou périodique, il suffit souvent de changer graduellement le régime du malade, surtout de l'assujettir à mettre en action le système musculaire pour affaiblir le système vasculaire. Cullen a dit, avec raison, que la diète, sans l'exercice, est un moyen insuffisant pour prévenir ou diminuer l'état de pléthore. Au reste, la sobriété est alors, comme dans un si grand nombre de cas, une mesure qui remplace souvent toutes les autres, et, sans elle, on assujettirait vainement le malade aux autres moyens les mieux indiqués. Dans le traitement de l'ophthalmie modifiée par cette diathèse, on doit, s'il survient une hémorragie, ne pas voir seulement la sortie du sang, mais encore un travail et un vœu de la nature.

---

(8) Une femme âgée de trente-sept ans, d'un tempérament sanguin, sujette à une menstruation irrégulière, fut subitement attaquée, sans causes immédiates appréciables, d'une ophthalmie aiguë très-grave à laquelle on n'opposa, pendant toute la période de son accroissement, que des topiques irritans. La maladie en fut exaspérée et parvint rapidement au degré du chémosis. Les deux globes, poussés hors des orbites de plus de quatre lignes, étaient en pleine suppuration lorsque je la vis; un mois après, leur saillie avait cessé. Ils étaient atrophiés.

L'intensité remarquable des symptômes, et la rapidité avec laquelle cette ophthalmie marcha vers une terminaison si fâcheuse, m'a déterminé à rapporter ce cas à la classe des ophthalmies qui sont dues à une prédisposition inflammatoire.

Ophthalmie scrofuleuse.

L'ophthalmie scrofuleuse passe presque toujours à l'état chronique, comme les autres affections dues à la prédominance des sucs blancs, réunie à une faiblesse organique plus ou moins marquée, prédominance et faiblesse qui constituent essentiellement la diathèse générale muqueuse, cause ordinaire et immédiate de la scrofuleuse.

Quelque théorie que l'on adopte pour expliquer la prédisposition aux affections scrofuleuses, on reconnaîtra, chez les sujets affectés d'ophthalmie de cette nature, une faiblesse des fonctions vitales, une sorte de prédominance des fluides sur les solides, et une surabondance de matières muqueuses incomplètement animalisées ; on rencontre plus souvent cette modification de l'ophthalmie chez les enfans que chez les adultes, par suite de la lente diminution de cette diathèse muqueuse qui est propre à l'enfance, et qui disparaît presque toujours avec elle, pour ne reparaître qu'à une époque éloignée ou sous l'influence des causes débilitantes, notamment par l'habitation dans des lieux marécageux et dans une atmosphère brumeuse et sombre, par l'usage des alimens aqueux et des eaux stagnantes chargées de matières étrangères.

L'ophthalmie scrofuleuse affecte ordinairement d'une manière spéciale les glandes de Meïbomius. Elle tend à passer alternativement d'un œil à l'autre, et à affecter un type périodique irrégulier ; souvent, sans paraître portée à un degré élevé, elle donne lieu à des dépôts entre les lames de la cornée, et à des ulcères atoniques rebelles ; lorsqu'elle a passé à l'état chronique, on voit quelquefois sur la cornée une petite tache qui, en augmentant et en diminuant avec la rougeur et le larmoiement, donne, en quelque sorte, la mesure du degré de l'irritation qui lui a donné naissance et qui prolonge sa durée (9).

---

(9) Un petit garçon âgé de quatre ans, d'une constitution faible, d'un tempérament très-lymphatique, fut attaqué d'une ophthalmie à l'œil gauche. Elle passa promptement à l'état chronique, après avoir donné naissance à un albugo d'une ligne et demie de diamètre et de forme à-peu-près ronde sur le centre de la cornée. Cette affection se montra rebelle aux moyens employés par M. Bourdois de la Motte, M. Andral et moi, et, au moment où j'écris, la tache, après trois ans de durée, subsiste, sans avoir perdu beaucoup de sa largeur ; elle augmente lorsque l'œil rougit, ce qui arrive de temps à autre et à la plus légère occasion.

Une jeune personne, âgée de dix-sept ans, n'était pas réglée ; elle avait une courbure de la colonne vertébrale, et une tumeur scrofuleuse au bras gauche : les doigts de la main du même côté étaient à demi fermés par une rétraction des tendons fléchisseurs. Un orgeolet se manifesta à la paupière inférieure ; peu de jours après, un autre parut à la paupière supérieure ; la conjonctive s'enflamma, et le globe fut graduellement retiré de deux lignes au moins vers le fond de l'orbite, dans l'espace de quinze jours ; la vue ne fut point altérée. Deux demi-bains tièdes ont diminué l'ophthalmie en quarante-huit heures. L'œil a repris sa place peu-à-peu dans l'espace de trois semaines, et l'ophthalmie était entièrement dissipée dix à douze jours après. La malade fatiguée de remèdes, avant que je fusse appelé, avait refusé l'emploi de tout autre moyen.

Un homme d'un tempérament lymphatique, âgé de trente-un ans, avait eu, dans son enfance des accidens scrofuleux contre lesquels on dirigea un traitement qui parut couronné de succès. A l'âge de quatorze ans, une variole confluente eut pour suite une ophthalmie qui revint à de courts intervalles pendant plusieurs

L'ophthalmie scrofuleuse, comme toutes celles qui
sont dues à une diathèse spéciale, doit être combattue

---

années. Elle fut accompagnée de quelques symptômes scrofuleux,
et on se décida à pratiquer au bras gauche un cautère qui fut conservé pendant huit ans. Il y en avait sept qu'il était fermé, lorsque le malade éprouva, au milieu de l'hiver, un coryza, accompagné de rougeur au nez et à la lèvre supérieure. Le quatrième
jour un érysipèle parut sur toute la face; les yeux s'enflammèrent.
Deux saignées du bras et une purgation, diminuèrent l'ophthalmie et l'érysipèle; mais le vingt-cinquième jour, l'ophthalmie
augmenta sans cause apparente. On appliqua des vésicatoires derrière les oreilles. Ils furent supprimés parce qu'ils excitaient de la
fièvre : on couvrit mal-à-propos les yeux de cataplasmes émolliens.
L'amélioration n'étant pas assez évidente, un mois après, on passa
un séton à la nuque. Il mit le malade en état de sortir pendant
huit jours, mais il n'empêcha pas une forte rechûte qui détermina à
appliquer des sangsues aux tempes, à la lèvre supérieure, et aux
côtés du nez : le lendemain, l'ophthalmie augmenta; vingt-quatre
heures après, la suppuration du séton cessa. On purgea avec l'antimoine : l'ophthalmie en parut exaspérée. Les cornées furent troublées au point que le malade ne distingua plus les objets. Il n'é-
prouvait aucune douleur aux yeux, et cependant l'impression de
la lumière lui était insupportable. Quand le nez et la lèvre supérieure étaient très-enflammés, la phlogose des yeux diminuait, et
quand l'irritation des yeux augmentait, le nez et la lèvre n'étaient
presque plus rouges : l'embarras de la membrane pituitaire subsista. Le trentième jour de cette exaspération, on fit une saignée
au pied; vingt-quatre heures après, on en fit une de la jugulaire; le
lendemain, on appliqua vingt-cinq sangsues, dont la moitié près de
chaque œil; on supprima les applications des cataplasmes et des
compresses. Le malade fit usage de l'élixir de gentiane. L'ophthalmie se dissipa graduellement en deux ou trois semaines. Les
cornées s'éclaircirent peu-à-peu, et, vers la fin de l'année, le malade pouvait vaquer à ses affaires, lire et écrire en regardant un
peu de près. Quelques taches étaient encore visibles un an après,
sur-tout sur la cornée de l'œil droit.

par les moyens indiqués contre sa cause. Si on ne peut plus, depuis les progrès de la physiologie, diriger contre chacune d'elles l'action de médicamens long-temps réputés spécifiques, on doit les attaquer en remplissant les indications qu'elles présentent.

Ainsi, il est presque toujours indispensable d'établir un vésicatoire ou un cautère au bras d'un enfant scrofuleux, attaqué d'une ophthalmie chronique, ou sujet à des retours périodiques de cette maladie (10). L'exutoire est alors une phlegmasie chronique que l'on oppose à celle de la conjonctive avec laquelle la peau a tant de liaisons sympathiques; il peut même être regardé chez les enfans, en général, comme un moyen fondamental contre l'ophthalmie aiguë ou chronique. Lorsque le degré de l'ophthalmie, qui se développe si fréquemment sous l'influence de la diathèse scrofuleuse, donne des inquiétudes, on peut faire aspirer, par la narine, quelque liqueur un peu irritante, comme

----

(10) J'ai traité, avec M. Bourgeois, chirurgien de la maison royale de Saint-Denis, en 1819 et 1820, une jeune fille, âgée de dix ans, d'un tempérament lymphatique, sujette tantôt à des ophthalmies récurrentes de nature scrofuleuse, tantôt à des engelures qui affectaient le même caractère. Nous fîmes appliquer un vésicatoire au bras, qu'il fallut faire rétablir chaque fois que l'on essaya de le supprimer; à chacun de ces essais, qui furent nombreux, tantôt un œil ou même les deux yeux s'affectaient de nouveau, tantôt les engelures reparaissaient; si c'était pendant l'hiver que la fluxion artificielle, établie au bras, cessait, soit spontanément, soit parce qu'on voulait tenter d'en délivrer l'enfant qui désirait vivement en être débarrassée, les yeux restaient sains lorsque les engelures reparaissaient; quand au contraire elles ne se montraient pas, ou disparaissaient, les yeux s'affectaient. Au moment où j'écris, nous sommes déterminés à lui laisser encore long-temps cet exutoire.

une décoction de racine de pyrètre, d'abord légère, ensuite plus chargée. Cette indication est fondée sur l'observation que l'on a souvent occasion de faire chez les sujets scrofuleux, que l'état des yeux est amélioré lorsque la lèvre supérieure et la membrane muqueuse nasale sont affectées, et que l'ophthalmie reprend de l'intensité quand l'irritation abandonne ces parties.

Ophthalmie scorbutique.

L'ophthalmie, très-rare, modifiée par la diathèse scorbutique, se reconnaît à la coïncidence des symptômes caractéristiques de cette diathèse, tels que « des taches pourprées et livides, sur-tout aux membres inférieurs, la rougeur, le gonflement et la mollesse des gencives, l'enflure du visage, la lividité du teint, des douleurs irrégulières dans les entrailles et dans les membranes, la maigreur et la bouffissure générale, des hémorragies de toutes les cavités, la langueur des forces, l'engorgement des viscères, un pouls fort déréglé, la fétidité de l'haleine, la couleur des urines qui deviennent rouges, safranées, noires ou brunes (Bordeu); » et quelquefois, notamment chez les jeunes sujets, à la teinte légèrement violette que présentent les vaisseaux injectés de la conjonctive.

Pendant la durée de cette ophthalmie, la conjonctive est sujette à devenir le siège de petits abcès qui se forment soit au-devant de la sclérotique, soit au-devant de la cornée (11); cette variété est très-rebelle,

----

(11) Un homme, âgé de quarante-sept ans, avait toujours joui d'une assez bonne santé; elle fut altérée par le travail du cabinet et

et la maladie ne cède qu'à l'emploi sagement dirigé des remèdes généraux. L'élaboration vicieuse du sang, cause de la cachexie scorbutique, étant due ordinairement à l'habitation dans un air humide et froid, à la mauvaise qualité des alimens, et spécialement, de la manière la plus directe, à l'influence des affections tristes, telles que la nostalgie, la première indication est de faire changer d'air le malade, et de lui procurer des sujets de distractions.

Les émissions sanguines sont, en général, contr'indiquées, même celles que l'on pourrait tenter par le moyen des sangsues appliquées près de l'œil, et qui semblent quelquefois réclamées par l'état de cet organe; toutefois, lorsque le danger est imminent, on peut les employer en petit nombre ou recourir aux ventouses scarifiées, sans tirer beaucoup de sang, et en comptant moins sur l'évacuation de ce liquide que sur la fluxion qu'elles excitent (page 29). La débilité du système vasculaire sanguin, et l'état du fluide qu'il contient, semblent éloigner toute crainte d'excitation; cependant l'ophthalmie, sous cette influence débilitante, paraît

---

les chagrins. L'état des gencives, et des taches sur la poitrine, indiquaient une cachexie scorbutique évidente. Une ophthalmie se déclara à l'œil droit; la rougeur de la conjonctive était modérée et d'une teinte un peu violette; mais une exsudation assez considérable de matière, entre la paupière inférieure et le globe, annonçait un accroissement imminent. On voyait un petit abcès formé dans l'épaisseur de la conjonctive, près le bord externe de la cornée. L'application de la potasse caustique derrière le cou, et de plusieurs ventouses scarifiées, amenèrent promptement la cessation des accidens; le malade fut soumis d'ailleurs à un traitement général.

exaspérée par l'action des cantharides. Le vésicatoire, qui est d'ailleurs indiqué, doit donc être entretenu avec une pommade au garou, et même établi, s'il est possible, avec cette pommade, sans le secours de l'emplâtre ordinaire (page 54). L'application de la potasse caustique me paraît encore préférable (page 59). Quant aux remèdes intérieurs, les sucs des plantes fraîches, désignées par le nom d'anti-scorbutiques, paraissent seuls produire un bon effet sur cette variété de l'ophthalmie, que l'on trouve presque toujours à l'état chronique. Dans les saisons où l'on ne peut pas les avoir fraîches, on les emploie sèches, indépendamment des sirops et du vin dans lesquels elles entrent.

Ophthalmie arthritique.

Si l'on peut reconnaître que l'ophthalmie est blennorrhagique, lorsque la conjonctive forme promptement un bourrelet autour de la cornée, lorsque la sécrétion des follicules glanduleux des paupières devient subitement abondante et purulente, lorsqu'enfin tous les accidens augmentent rapidement, il est plus difficile de s'apercevoir que la cause de l'ophthalmie est arthritique. Cependant cette cause se décèle par des symptômes peu différens de ceux qui viennent d être indiqués, spécialement par une certaine rapidité dans leur accroissement ; la tuméfaction de la conjonctive est moins marquée dans ces cas, qui sont assez rares, et notamment elle ne forme point de bourrelet autour de la cornée, ce qui distingue les deux variétés ; mais la *rougeur* de la conjonctive est aussi forte, souvent même plus forte que dans l'ophthalmie blennorrhagique, et la douleur est plus lancinante.

Des ulcères superficiels succèdent fréquemment, après quelques jours, à des abcès très-petits de la cornée, et se dissipent aisément, peu après la cessation de l'inflammation qui a donné naissance à ces abcès, lorsque le rhumatisme ou la goutte ont repris un cours régulier, c'est-à-dire, quand leur cause porte son action sur les extrémités, et cesse de refluer vers l'organe de la vision; mais si cette inflammation est très-forte, elle occasionne un dépôt suivi d'un ulcère large et profond qui peut donner lieu à la rupture de la cornée (12). L'ophthalmie, ainsi modifiée, a de la tendance à revenir, pendant plusieurs années, vers la même époque (13). On sait que la goutte est due à

---

(12) Un homme âgé de quarante ans, bien constitué, fut atteint aux deux yeux d'une ophthalmie aiguë grave qui succéda immédiatement à la disparition presque subite d'un gonflement goutteux du pied gauche. L'ophthalmie parvint au degré du chémosis. La cornée de l'œil droit fut rompue par la matière purulente épanchée dans la chambre antérieure; cet œil s'atrophia. La cornée de l'œil gauche fut ulcérée dans le tiers de son étendue. On pouvait évaluer au quart de l'épaisseur de cette membrane ce qui avait été détruit par l'ulcération. Une vive exacerbation venait de se déclarer, lorsque je fus appelé; je vis l'ulcère, qui durait depuis quatre mois, s'étendre en quarante jours, au point de couvrir la moitié de la cornée, malgré deux saignées de la jugulaire et une application de sangsues aux tempes. Une troisième saignée de la jugulaire, suivie d'une longue syncope, ne diminua pas les douleurs sus-orbitaires, qui se faisaient sentir pendant la durée des nuits; ces douleurs s'étendaient au globe et n'avaient jamais cessé d'être plus ou moins fortes depuis le commencement de la maladie. Elle a cédé avec lenteur: la cicatrice, qui a succédé à l'ulcère, n'a laissé la pupille libre que du côté de l'angle interne.

(13) Un homme, âgé de quarante-quatre ans, d'un tempérament sanguin, fut attaqué d'une ophthalmie à l'œil gauche. Les symp-

une prédisposition de tout le système, et que l'amputation d'un doigt qui en est affecté, comme l'a dit Van-helmont, n'en délivrerait pas le malade ; aussi on s'aperçoit aisément que l'intensité de l'ophthalmie chro-

---

tômes furent : Un commencement de chémosis, un larmoiement abondant, l'impossibilité absolue de soutenir la présence de la lumière naturelle ou artificielle, des douleurs aiguës au globe, au front, à la tempe, et à toute la partie latérale gauche de la tête ; enfin un trouble visible de la cornée, qui empêchait le malade de discerner les objets. Cette ophthalmie durait depuis dix à douze jours ; légère à son début, elle avait constamment augmenté, et paraissait être encore dans son progrès ; le malade était sujet à cette ophthalmie depuis sa jeunesse, et il ne se passait guères d'années qu'il n'en fut atteint. Les récidives étaient même quelquefois plus rapprochées. Il avait eu plusieurs attaques de goutte. Malgré l'intensité de l'inflammation, la vivacité des douleurs de l'œil, la réaction démontrée par la dureté et la fréquence du pouls, symptômes qui indiquaient si bien le besoin de la saignée du pied, elle ne fut point pratiquée. On employa les pédiluves, les lavemens, le petit-lait, les émulsions. Ces remèdes, aidés de la diète, firent enfin tomber la violence des symptômes ; lorsque la tension du globe fut un peu diminuée, on appliqua un vésicatoire derrière l'oreille gauche ; on prescrivit des lavemens laxatifs, et ensuite, trois onces de tamarins dans une pinte de petit-lait, quand la chassie commença à être abondante et molle, le matin au réveil ; trois purgations terminèrent le traitement. Des collyres légèrement astringens et toniques dissipèrent les traces de la maladie. Sa cause évidente était une goutte anomale, dont le siège avait été d'abord le péricrâne ; les douleurs s'étaient étendues au front, à l'arcade sourcilière, à la tempe gauche, au périoste orbitaire, et enfin au globe même. Quelques douleurs arthritiques se firent sentir au coude gauche, après la cessation de l'ophthalmie ; pour en éviter le retour, on pratiqua un cautère au bras. Le malade fut mis à l'usage de l'eau pendant près d'un an, et prenait, tous les mois, une tisane purgative.

nique, qui la reconnaît pour cause, alterne avec les paroxysmes arthritiques des autres organes, en sorte qu'elle est presque toujours moindre, lorsqu'une autre partie devient le siège de l'irritation. Le diagnostic alors en est très-facile, tandis que dans le plus grand nombre de cas, il est assez douteux. On doit insister sur l'emploi des sangsues, lorsque l'ophthalmie, produite par une fluxion rhumatismale ou goutteuse déplacée, est accompagnée de beaucoup de douleur qui en paraît la cause essentielle et déterminante. Souvent dans ce cas, chez un sujet adulte de force moyenne, trente sangsues appliquées à propos, derrière l'oreille, à la paupière inférieure, à la tempe et derrière le cou, enlèvent subitement la douleur et font avorter les accidens les plus graves, près de se développer. On sait que le judicieux Arétée connaissait les avantages de l'emploi des sangsues dans le traitement des phlegmasies locales dues à la goutte. On diminue encore d'une manière notable l'ophthalmie en faisant appliquer des sangsues, très-près l'une de l'autre, sur un des pieds, sur-tout s'il a été le siège de la goutte. Il semble alors que l'amélioration est moins le produit de l'évacuation sanguine, que celui de la tuméfaction qu'elles excitent, en irritant la peau par leurs morsures, en donnant lieu à une congestion dans le tissu cellulaire, et en faisant naître ainsi une fluxion artificielle, dont il est bon de favoriser la formation par un pédiluve un peu chaud, avant de les appliquer. On doit surveiller, avec la plus grande attention, la marche d'une ophthalmie aiguë grave, développée sous cette espèce d'influence, jusqu'à ce qu'on soit parvenu à en diminuer l'intensité, par l'emploi des moyens généraux , et à attirer l'irritation arthritique sur une autre partie, par l'application d'un vésicatoire ou d'un sinapisme ; celui que l'on prépare sous la forme d'un cataplasme, avec la farine de moutarde et celle de graine de lin, est très-utile pour détourner cette irritation vers les pieds. On peut encore les frictionner à sec, avec de la flanelle, après les avoir tenus dans l'eau tiède pendant une demi-heure. Lorsque l'idiosyncrasie d'un sujet goutteux attaqué d'ophthalmie, permet l'emploi de la diète lactée, l'avantage de ce régime est presque toujours évident.

Ophthalmie syphilitique.

L'ophthalmie due à une cause syphilitique constitutionnelle, et qu'il ne faut pas confondre avec l'ophthalmie blennorrhagique, donne quelquefois lieu à des ulcères de la cornée qui sont de véritables chancres. Il n'est pas toujours facile de distinguer leur nature ; quelquefois cette membrane est percée par un ulcère, suite d'un abcès formé par la vivacité d'une ophthalmie développée sous l'influence d'une cause syphilitique, sans que cet ulcère ait le caractère d'un chancre. Le diagnostic des rares ulcérations des paupières, occasionnées par la même cause, présente moins d'incertitude, quoique, en général, le rôle qu'elle joue soit ordinairement très-équivoque. Il y a toutefois une différence très-tranchée entre les symptômes auxquels elle donne naissance, quand elle s'étend à l'intérieur du globe, et ceux qu'elle excite lorsque, dans l'ophthalmie blennorrhagique, elle agit seulement sur la conjonctive. Dans le premier cas, elle donne fréquemment lieu aux accidens les plus graves, spécialement à l'iritis, et indique souvent par-là qu'elle est constitutionnelle. Dans le deuxième, tout en menaçant le globe d'abcès et d'atrophie, elle cède aisément lorsqu'elle est attaquée promptement et méthodiquement, sur-tout quand on n'a employé aucun moyen contraire. Le pronostic doit être très-réservé dans ces deux cas. Lorsque le diagnostic est douteux, ce qui est très-fréquent, la maladie est presque toujours à l'état chronique et se montre rebelle. Elle est accompagnée de douleurs vives dans l'orbite, qui augmentent le soir et durent toute la nuit. Cette variété de l'ophthalmie n'est, à proprement parler, qu'un symptôme de plus de la syphilis confirmée.

Au reste, on se repent rarement de s'être attaché à ne combattre d'abord que les symptômes inflammatoires, sans trop se presser d'attaquer directement leur cause présumée. Le mercure, donné trop tôt, augmente ordinairement l'irritation et la propage aux membranes intérieures du globe. Si on en hasarde l'usage un peu prématurément, il faut au moins ne le donner qu'avec réserve, après avoir employé les moyens généraux, et en ne cessant jamais d'observer attentivement son action directe sur le système lympathique et celle qu'il peut exercer sur l'organe malade. Le séton est presque toujours indispensable, lorsque les symptômes ont une certaine gravité, et l'on doit remplir attentivement les indications spéciales que présente d'ailleurs chaque cas particulier. Par son action connue sur le système lymphatique, le mercure est indiqué, et, sans abuser du calomelas (muriate de mercure doux), comme on le fait en Angleterre, par une espèce de mode, on en tire beaucoup d'utilité en le donnant trituré avec la

résine de jalap. Avant que Sanchez indiquât à Van
Swieten le sublimé-corrosif, comme un moyen très-
efficace dans le traitement des maladies vénériennes,
cette préparation mercurielle était employée, comme
on sait, dans celui des obstructions et des maladies de
la peau, par les Russes d'Asie et notamment par les
habitans de la Sibérie. Elle ne devrait jamais être administrée qu'avec une extrême prudence et sous la direction d'un médecin instruit.

Ophthalmie dartreuse.

En traitant une ophthalmie développée, et sur-tout
passée à l'état chronique, sous l'influence d'une diathèse
dartreuse, on reconnaît combien Hippocrate a eu raison
de dire que les dartres ne sont dangereuses qu'autant
qu'on les irrite : aucune ophthalmie n'est plus sujette
à récidive ni plus facilement exaspérée par une médication imprudente. Lorsque les accidens ne présentent
aucun danger prochain, on est toujours utile au malade en lui interdisant l'usage de tout topique actif et
sur-tout répercussif, et en lui conseillant, à l'intérieur
et à l'extérieur parmi les moyens spécialement indiqués, ceux qui sont les plus simples.

Je ne peux m'empêcher, pour terminer, relativement
à ce que l'on observe dans ces variétés de l'ophthalmie,
de faire les remarques suivantes, que j'emprunte à Bordeu:
« On dirait que le moral entretient et reproduit ces
causes morbifiques. Quelques goutteux, par exemple,
retombent dans un nouvel accès, par un saisissement,
par une contradiction, par la colère : le chagrin ne
manque jamais d'aggraver la maladie; la gaieté dissipe
la cause morbifique avec une aisance marquée. Il y a

des dartreux dans lesquels le plus léger évènement moral double et triple l'éruption dartreuse : en un mot, il n'est point de miasme dont le développement ne soit troublé, accéléré ou retardé par les passions (Anal. médic. du sang.) ». J'ai beaucoup d'observations de guérisons d'ophthalmies rebelles, qui confirment les remarques judicieuses de ce grand praticien. Il est donc très-important, pour combattre les ophthalmies ordinairement chroniques, entretenues par une diathèse spéciale, de prescrire les moyens de distractions que la position du malade lui permet de se procurer. Presque tous peuvent avoir recours à la promenade, quelques-uns aux voyages et à l'usage des eaux minérales.

Je dois encore dire que c'est un procédé avoué par une saine pratique, que de redonner la gale lorsque sa suppression non-méthodique a occasionné une ophthalmie.

Ophthalmie blennorrhagique.

Cette variété de l'ophthalmie, commune chez les hommes et excessivement rare chez les femmes, présente les mêmes symptômes et le même danger que l'ophthalmie puriforme des nouveau-nés, dont je parlerai plus bas. Sans différer essentiellement de l'ophthalmie aiguë grave due à une autre cause, elle présente des signes qui méritent la plus sérieuse attention. Soit que le malade ait touché ses yeux avec les doigts chargés de la matière d'un écoulement blennorrhagique, d'où est résultée une espèce d'inoculation ; soit que par la liaison sympathique qui existe entre la membrane muqueuse du canal de l'urètre et la conjonctive, cette membrane soit devenue subitement le siège de l'irritation fixée d'abord sur la première, la conjonctive s'élève promptement en forme de bourrelet autour de la cornée (14). Le diagnostic est établi, dès le premier ou le second jour, par ce signe qui ne peut être douteux; il est tellement caractéristique, qu'un praticien judicieux, qui l'aura vu deux ou trois fois, ne le méconnaîtra jamais; et s'il était possible qu'il fût isolé de tous les symptômes dont il

---

(14) Un homme, âgé de 22 ans, bien constitué, avait les parties extérieures de l'appareil de la vision très-faibles depuis l'enfance, à la suite de la variole. Il avait éprouvé, à différens intervalles, des ophthalmies légères qui ne duraient que trois ou quatre jours. A l'âge de dix-huit ans, il eut une blennorrhagie violente, qui fut traitée d'une manière peu méthodique, mais dont il parut guéri; quatre ans après il en contracta une non moins vive à laquelle il n'opposa que l'usage d'une tisane simple; le quatrième jour, l'écoulement disparut sans cause appréciable : le lendemain matin l'œil droit larmoya ; le soir , des douleurs se déclarèrent, accompagnées d'inflammation, de tuméfaction des paupières, d'élévation de la conjonctive en forme de bourrelet autour de la cornée, d'une abondante suppuration et de réaction fébrile. Le médecin appelé fit faire une ample saignée au bras droit; l'œil fut lavé avec une eau camphrée, et couvert, pendant quelques jours, de cataplasmes émolliens; huit jours après , l'ophthalmie blennorrhagique se déclara à l'œil gauche; le malade fut purgé deux fois; on lui appliqua des vésicatoires à la nuque et derrière les oreilles , sans aucun résultat avantageux ; les yeux continuèrent à suppurer abondamment. Vers la fin de ce traitement , il prit, pendant trois jours , des pilules mercurielles qui lui gonflèrent les gencives et excitèrent une salivation abondante; elle continua long-temps malgré la cessation de l'usage de ces pilules ; on passa un séton à la nuque; le soixante-quinzième jour, les cornées étaient troubles et ulcérées, les globes s'atrophiaient; la cécité devint complete.

La saignée était très-indiquée, il fallait en faire une seconde dans la même journée; celle du pied eut été préférable; les caest constamment accompagné, il indiquerait encore clairement la variété qu'il désigne de la manière la plus spéciale Il y a sûrement dans certaines maladies internes des signes aussi caractéristiques, que malheureusement l'inspection ne peut pas faire reconnaître. Pour le praticien qui n'a pas encore eu occasion de remarquer le signe certain que j'indique, le diagnostic de l'ophthalmie blennorrhagique résultera de l'examen des antécédens, parmi lesquels il aura soin de ne pas évaluer d'une manière trop absolue, l'infection syphilitique constitutionnelle, ancienne ou récente, à moins qu'elle ne soit accompagnée d'une excrétion de nature à fournir une matière contagieuse, dont une portion aurait été portée, d'une manière quelconque, sur la conjonctive. On rencontre à la vérité, des cas rares où la métastase d'irritation est purement spontanée; mais le plus souvent on trouve, en y faisant bien attention, qu'alors le malade a pu, même à son insu, par exemple pendant le sommeil, porter à ses yeux l'un de ses doigts chargés de la matière soit d'un écoulement blennorrhagique, soit d'un chancre, soit d'un bubon. J'ai des exemples nombreux qui prouvent que le diagnostic n'a pu être établi, avec certitude, sur les déclarations

---

taplasmes émolliers étaient contre-indiqués. Lorsque la maladie s'étendit à l'autre œil, il fallait revenir à la phlébotomie et recourir au séton qui méritait la préférence sur les vésicatoires ; on devait le passer avant de donner les pilules mercurielles ; l'irritation qu'elles excitèrent aux gencives et aux glandes salivaires, a dû s'étendre aux glandes lacrymales et aux glandes de Meibomius ; l'ophthalmie dut en être augmentée, parcequ'elles furent données trop-tôt.

de malades qui affirmaient n'avoir jamais eu aucunes
communications suspectes. Par un examen attentif, on
trouvait qu'il y avait eu contagion directe ou indi-
recte , comme lorsqu'un baiser avait été donné sur
l'œil, ou sur les lèvres, par un sujet infecté. Je n'ou-
blierai jamais la stupéfaction dont furent frappés le
père et la mère d'une petite fille âgée de cinq ans ,
récemment aveugle sans ressource des suites d'une
blennorrhagie oculaire , et dont les conjonctives en
présentaient encore le signe caractéristique , lorsque
je leur fis connaître la nature des excroissances exco-
riées qu'elle avait à la vulve, depuis neuf mois, par
suite du plus criminel abus de confiance. Divers accidens avaient précédé l'ophthalmie pendant sept mois;
leur véritable cause ayant été méconnue, tous les moyens
auxquels on avait eu recours , étaient restés sans
résultat.

On distingue la tuméfaction blennorrhagique de la
conjonctive, d'avec celle qui se manifeste dans l'ophthalmie aiguë grave, lorsque celle-ci atteint le degré du
chémosis, à ce que, dans ce dernier cas, les accidens
ont augmenté graduellement et sont parvenus lentement
à une intensité prodigieuse, tandis qu'au moment où un
écoulement blennorrhagique urétral supprimé est remplacé par un écoulement blennorrhagique oculaire, la conjonctive affecte déja la forme de bourrelet autour de la
cornée (*). Ce bourelet est plus marqué le lendemain,
et sur-tout le troisième jour; il tend à prendre un accroissement considérable, à l'instar de celui qui est un des symp-

____

(*) Pl. 27, fig. 3 , et pl. 30, fig. 2 , de mon *Traité des maladies des yeux.*

tômes les plus dangereux de l'ophthalmie aiguë grave.

Les causes auxquelles est ordinairement dû le transport de l'irritation qui constitue cette dangereuse variété de l'ophthalmie, sont les injections astringentes ou autres faites dans le canal de l'urètre, dont l'effet est de calmer l'inflammation de sa membrane muqueuse, et, par suite, de diminuer l'écoulement du liquide blanc, verdâtre, quelquefois mêlé de sang, d'une consistance plus ou moins marquée, par fois séreux et puriforme, dont la libre sortie est si nécessaire. Elle peut être la suite du refroidissement de la peau ou des parties génitales, de fautes commises dans la diététique, et de toutes les autres circonstances qui tendent à diminuer ou à supprimer l'écoulement blennorrhagique urétral. La matière abondante qui s'écoule des yeux, est d'un jaune-verdâtre semblable, pour la couleur, à celle qui s'écoulait du canal de l'urètre. Souvent la cornée tombe en suppuration dans les vingt-quatre heures. Il est rare qu'il y ait une blennorrhagie de l'œil, sans que la blennorrhagie urétrale soit supprimée ou diminuée d'une manière remarquable : il est presque aussi rare de trouver une ophthalmie non-blennorrhagique, sur des sujets qui ont un écoulement urétral contagieux.

Une ophthalmie blennorrhagique est quelquefois prise pour une ophthalmie puriforme, chez un enfant nouveau-né, dont les yeux ont contracté la maladie au passage, par le frottement contre les parois du vagin d'une mère infectée. Lorsque la maladie est due à cette cause, elle se déclare ordinairement avant que l'enfant ait atteint son douzième jour.

Pour éviter, dans l'ophthalmie blennorrhagique, la

suppuration de la cornée, qui a souvent lieu si rapidement, on doit frapper vite et juste. Il faut recourir.
sans aucun délai, au traitement débilitant et antiphlogistique réclamé par l'ophthalmie aiguë grave portée au
degré du chémosis, et sur-tout ne pas ménager les
saignées; appliquer des sangsues au périnée, comme le
faisait Louis, et non au grand angle de l'œil enflammé,
comme le prescrivait Astruc; emporter avec des ciseaux,
des portions de la conjonctive, si elle forme un bourrelet autour de la cornée, ou faire sur ces tuméfactions
inflammatoires du tissu cellulaire, de simples mouchetures qui sont, à mon avis, presque toujours suffisantes;
établir, sans aucune espèce de délai, un très-large
vésicatoire entre les épaules; enlever attentivement, de
demi-heure en demi-heure au plus tard, à l'aide d'une
éponge fine, la matière qui s'amasse en grande quantité sur le globe; et enfin, introduire promptement une bougie simple dans le canal de l'urètre, sans prendre l'inutile
précaution de la charger du mucus secrété par la conjonctive, comme l'ont conseillé quelques auteurs. Lorsque le danger est extrême, il serait peut-être plus utile
de l'introduire préalablement dans l'urètre d'un sujet
affecté de blennorrhagie, mais l'irritation occasionnée par sa seule présence, suffit ordinairement pour
remplir l'indication (15). Une autre précaution,

---

(15) Un homme âgé de trente-huit ans, d'un tempérament lymphatico-sanguin, contracta une blennorrhagie; le quatrième jour,
l'irritation fut transportée aux yeux; quand je vis le malade, deux
jours après, il y avait déja chémosis; la matière de l'exsudation
des yeux était entièrement semblable à celle de l'écoulement blennorrhagique, qui avait été supprimé sans cause appréciable; les

d'autant plus importante que ces bougies sont plus souvent préparées avec négligence, est de tordre, deux fois en sens contraire, celle que l'on se propose d'employer, comme l'a conseillé M. Dupuytren, pour s'assurer qu'elle ne cassera pas dans le canal.

Des injections alcalines dans l'urètre, un cataplasme très épais appliqué au périnée, que l'on renouvelle cinq à six fois par jour, et qui a été recommandé par Scarpa, ne peuvent que contribuer à provoquer et à favoriser le retour de l'irritation déplacée et l'écoulement qui en est la suite. Ces précautions, sans être aussi nécessaires, sont cependant encore très-utiles, lorsque le malade s'étant inoculé l'ophthalmie, en portant à ses yeux, par inadvertance, ses doigts chargés d'une portion de l'écoulement urétral, ce dernier est diminué, mais non supprimé; le danger est alors, en effet, moins grand que quand il y a métastase spontanée.

Dans le traitement des suites de l'ophthalmie blennorrhagique, comme dans celui des autres variétés de l'ophthalmie dues à la syphilis, si l'on emploie prématurément les remèdes spécialement destinés à combattre la cause de ces dangereux accidens, on expose le malade à éprouver des redoublemens d'irritation dont l'effet est souvent de déterminer des désordres orga-

---

conjonctives avaient près de trois lignes d'épaisseur. Je prescrivis une saignée du pied, et je fis promptement introduire une bougie simple dans le canal de l'urètre. Elle rappela l'écoulement. Le sixième jour de l'ophthalmie, quelques points de la cornée de l'œil gauche parurent ulcérés superficiellement; le septième jour, celle de l'œil droit présenta les mêmes phénomènes à un degré inférieur; la maladie parcourut heureusement ses périodes.

niques, et même la destruction du globe de l'œil. J'ai vu plusieurs fois, avec M. Cullerier neveu, le mercure administré prématurément, soit en frictions, soit à l'intérieur, influencer d'une manière funeste des ophthalmies blennorrhagiques graves. Cependant, quand l'inflammation a perdu de son intensité, sous l'influence des moyens débilitans et relâchans, on peut commencer à donner en petite quantité, dans une décoction d'orge, la solution de deuto-chlorure de mercure (muriate de mercure sur-oxigéné), et, quelques jours après, passer aux frictions, en n'employant d'abord que de petites doses d'onguent mercuriel, et en évitant soigneusement d'exciter la salivation; si les approches s'en faisaient sentir, il faudrait suspendre l'emploi du mercure et purger doucement. Une solution légère de muriate de mercure sur-oxigéné, dans une infusion aqueuse de laitue, pour topique, paraît indiquée lorsque l'irritation est diminuée.

Ophthalmie puriforme des nouveau-nés.

L'ophthalmie affecte chez les enfans à la mamelle un caractère analogue à celui de l'ophthalmie blennorrhagique. Ordinairement elle attaque les deux yeux, à-peu-près simultanément, peu de jours après la naissance; elle est toujours accompagnée du plus grand danger. Le tissu des membranes de l'œil, à un âge aussi tendre, est lâche; il cède aisément aux efforts du sang, et le staphylôme de la cornée est fréquemment la suite de cette modification de l'ophthalmie. La cornée est très-épaisse chez l'enfant nouveau-né; déja, dans le fœtus, elle est distendue par l'humeur aqueuse, et fait

une saillie plus marquée que chez l'adulte et sur-tout chez
le vieillard : aussi les désordres les plus graves s'y
manifestent-ils promptement, lorsque l'ophthalmie attaque un organe alors si délicat. Plus l'enfant est
récemment né, plus il est exposé à l'ophthalmie puriforme, dont le siège spécial est le tissu cellulaire
situé sous la conjonctive. On sait qu'en général le
tissu cellulaire est plus lâche et plus abreuvé de sucs
chez l'enfant ; l'inflammation excite une tuméfaction
considérable qui s'étend dans ce même tissu sous la
conjonctive des deux paupières, notamment sous celle
de la paupière supérieure; souvent il est impossible,
pendant plusieurs jours, de les entr'ouvrir pour examiner l'œil. Lorsqu'on y parvient, la partie de la conjonctive qui revêt la face interne de chaque paupière
présente l'aspect d'une chair fongueuse. Les cris de
l'enfant, en augmentant le gonflement, occasionnent
quelquefois le renversement en dehors des paupières,
qui restent dans cette position jusqu'à ce qu'on les
remette dans leur situation naturelle, et cela n'est pas
toujours facile. Avant cette espèce de réduction, la
tumeur que forme leur face interne, a l'apparence d'une
substance villeuse, du genre de celle que présente la
membrane muqueuse du rectum, chez les enfans, lorsqu'elle fait saillie en dehors en se renversant pour
former un bourrelet. L'exsudation de mucosité puriforme, fournie par la glande lacrymale, par les cryptes
muqueux de la conjonctive, et par les glandes de
Meïbomius extrêmement enflammées, est si abondante,
qu'elle ne peut se comparer qu'à celle qui a lieu dans
l'ophthalmie causée par la suppression d'une blennorrhagie. Une prompte réaction donne naissance, dès le

premier jour de l'invasion, à l'accélération de la circulation accompagnée de chaleur très-marquée, à l'insomnie, à des spasmes interrompus par des cris, et à
des dérangemens dans les fonctions du canal digestif,
qui se manifestent, soit par des vomissemens, soit par
des déjections dont la fétidité décèle l'irritation de la
membrane muqueuse intestinale. Il est très-ordinaire
que le tissu de la cornée s'altère par la macération
que cette membrane éprouve au milieu de la matière
dont elle est baignée, et qu'elle se déforme en présentant une protubérance plus ou moins apparente;
souvent l'atrophie du globe en est le résultat. C'est
sur-tout chez les enfans âgés seulement de quelques
semaines que la désorganisation s'opère le plus aisément; heureux ceux qui en sont quittes pour des
épanchemens lymphatiques entre les lames de la cornée, de nature à diminuer avec le temps! La cause
la plus ordinaire de cette dangereuse phlegmasie est
l'imprudente exposition des enfans, dans les premières
heures et même les premiers jours de leur naissance,
à l'influence d'une atmosphère humide et froide;
elle est souvent aussi la suite d'un accouchement
laborieux. Une autre cause qui rend si dangereuse
l'ophthalmie des enfans âgés de moins d'un an, est
l'impossibilité où ils sont de faire comprendre que la
lumière est pour eux une cause continuelle d'irritation:
nul doute que si un enfant, âgé de deux ou trois ans,
attaqué d'une ophthalmie violente, était forcé de tenir
exposés au grand jour ses yeux, qu'il sait si bien cacher
avec ses mains, il n'éprouvât les plus graves accidens.
Il est donc indispensable de garder dans un lieu peu
éclairé les enfans qui ont de la peine à supporter l'im-

pression de la lumière, et cependant de les porter au grand air à la chûte du jour, lorsque le temps et la saison le permettent.

Les enfans âgés de deux à sept ou huit ans, et qui ne sont plus sujets à éprouver l'ophthalmie puriforme, sont exposés à une espèce d'ophthalmie très-douloureuse, qui affecte à-la-fois les deux yeux ; il leur est impossible alors de supporter l'impression de la lumière la plus faible. Ce phénomène est quelquefois porté à un si haut degré d'intensité, sans que l'inflammation de la conjonctive soit extrême, et il se prolonge si long-temps, sauf quelques courts intervalles, que l'on serait tenté de croire, au premier examen, qu'il a son siège dans l'intérieur du globe, peut-être dans la rétine ou dans l'iris ; mais, quand les yeux peuvent enfin être examinés, on reconnaît que la cornée est plus ou moins tachée, et qu'il s'agit, par conséquent, d'une inflammation de cette membrane, qui rend la douleur intolérable, lorsque l'iris, en se contractant par l'impression de la lumière, tiraille les points auxquels la cornée se joint à la sclérotique. La cornée, qui naturellement est insensible aux incisions, devient extrèmement irritable lorsqu'elle est enflammée. On dirait que ce sont les organes les moins habitués à sentir dans l'état naturel, qui, dans les maladies, éprouvent les plus vives sensations (Bichat). Il n'est pas rare de voir des enfans dont les yeux sont ainsi fermés pendant un an. Ceux qui ont le caractère le plus doux deviennent alors opiniâtres et de mauvaise humeur ; les douleurs qu'ils éprouvent sont, à chaque instant, augmentées par le peu de soin que l'on prend de les mettre à l'abri de l'impression de la lumière naturelle ou artificielle ; ils trépignent de colère et s'emportent sur-tout lorsque l'on veut examiner souvent et inutilement leurs yeux , sur lesquels ils tiennent continuellement les mains appliquées, en les cachant le plus exactement possible, ou enfin lorsque l'on essaie de les éloigner du siège ou du lit où ils appuient leur visage pendant la journée entière. Si cette position peut avoir quelque inconvénient , en déterminant l'afflux des liqueurs vers les parties malades, dont elle augmente la chaleur et qu'elle prive de l'utile action de l'air, les cris et le désespoir du petit malade que l'on arrache à la seule situation dans laquelle il cesse de souffrir, lui sont encore bien plus nuisibles : on doit donc le laisser libre dans une chambre, en n'y introduisant que le degré de clarté qu'il peut supporter sans se plaindre. Quel que soit le degré de l'irritation, dont est constamment accompagnée cette variété de l'ophthalmie, l'enfant ouvre les yeux subitement et librement dans l'obscurité, où il voit même assez bien. Aussi faut-il mesurer avec précaution et par gradation la lumière , pour examiner l'état de ces organes, lorsque l'on croit devoir le faire. Souvent et pendant long-temps cet examen est impossible; heureusement il est loin d'être toujours nécessaire. Sur plus de trente enfans affectés d'ophthalmie, dont les effets se sont étendus à la cornée, on en rencontre à peine un qui présente cette singulière variété; ses causes les plus ordinaires sont : une maladie éruptive aiguë dont le traitement a été négligé ou malheureux, et la répercussion d'une affection cutanée. Cette impossibilité de supporter l'impression de la lumière donne lieu, en quelque sorte, à une nyctalopie ou vue de nuit. L'irritation, excitée par

7.

la dentition, est moins souvent qu'on ne le croit une cause d'ophthalmie chez les enfans.

Pour combattre l'ophthalmie puriforme des enfans âgés de moins d'un an, il faut promptement appliquer deux ou trois sangsues de grosseur moyenne à la tempe, en observant de ne les placer ni trop près de l'œil, ni plus haut que la commissure externe des paupières; on doit ensuite, sans aucun délai, placer derrière chaque oreille un peu de pommade au garou, et leur donner assez de sirop de chicorée ou de sirop de fleurs de pêcher pour établir une légère diarrhée; quelquefois on obtient une évacuation suffisante en faisant téter l'enfant trois heures après que sa nourrice a pris une infusion de séné. On ne doit rien injecter entre les paupières, il suffit de les nétoyer avec une extrême douceur, à l'aide d'une éponge fine ou d'un linge trempé dans une infusion de fleurs de sureau peu chargée, que l'on emploiera à la température de la peau de l'enfant. Il faut sur-tout recommander avec le plus grand soin, à la nourrice, de ne pas injecter de son lait entre les paupières; cette instillation, trop généralement prescrite, même dans des ouvrages modernes, est malheureusement très-usitée et fort nuisible; elle relâche les tissus et augmente leur disposition à l'engorgement. Il est sur-tout nécessaire de porter l'enfant à l'air libre, si le temps le permet. On peut placer un vésicatoire derrière le cou, si ceux que l'on a appliqués derrière les oreilles s'enflamment ou se sèchent; mais avant tout, il faut éviter de faire crier l'enfant. Si l'on devait, en excitant des douleurs trop fortes, le faire beaucoup pleurer, il vaudrait mieux renoncer à l'emploi de ce moyen, malgré son utilité, ou n'appliquer la pommade au garou que pour la laisser en place, en la couvrant d'une feuille de bette enduite de beurre, que l'on renouvellerait deux fois par jour; pansement qui fait cesser la douleur et suffit souvent à cet âge pour établir un petit suintement dont l'utilité est rarement équivoque. Quelquefois, pour consentir, sur la demande d'une mère, à exempter d'un vésicatoire un enfant à la mamelle, et même un enfant âgé de quelques années, chez lequel l'extrême excitabilité du système nerveux est souvent à-la-fois morbide et morbifique, ou exagérée par les plaintes du petit malade très-irascible, j'y mets pour seule condition qu'elle ne le confiera pas à des mains mercenaires, mais qu'elle le gardera auprès d'elle, notamment pendant la nuit, en redoublant d'attention pour éviter de le laisser pleurer et crier, et ne pas l'exposer inconsidérément à l'impression de la lumière : elle seule peut écarter, avec cette perspicacité que la nature lui donne, ces causes d'une irritation qui ne serait que faiblement contrebalancée par celle qu'un vésicatoire établirait. Si l'enfant est sevré depuis peu, quel que soit son âge, il faut le rendre à sa nourrice, ou lui en donner une autre. J'ai sauvé les yeux d'un grand nombre d'enfans, en observant ce précepte que je tiens de mon père et de Baudelocque. On doit proscrire les cataplasmes ; l'effet ne pourrait en être que funeste : néanmoins, le cataplasme de laitue est ordinairement utile chez les enfans âgés de trois à six ans, qui, n'étant plus sujets à l'ophthalmie puriforme, éprouvent une inflammation spéciale de la cornée, et, ne pouvant supporter l'impression de la lumière la plus faible, tiennent, malgré eux, les yeux continuellement fermés. Ce cataplasme et les lotions fortement opiacées, par exemple, une solution d'un gros d'extrait gommeux d'opium dans une livre d'eau, sont, en quelque sorte, spécifiques contre cette singulière variété de l'ophthalmie. On remplace, quoiqu'imparfaitement, la solution d'opium, dans la classe peu aisée, par une décoction aqueuse de têtes de pavot. C'est toujours un nouveau sujet d'étonnement que, dans ces cas, les saignées, les applications de sangsues et les vésicatoires, procurent à peine de faibles améliorations. Parmi les moyens que l'on peut employer à l'intérieur, les boissons antiphlogistiques et les purgatifs un peu drastiques paraissent seuls produire un bon effet. On est alors obligé, encore plus que dans les autres modifications que l'ophthalmie éprouve, lorsqu'elle attaque les enfans, d'agir sur la membrane muqueuse des intestins, en donnant de deux jours l'un, dans du lait sucré, un mélange de jalap et de protochlorure de mercure (calomelas), dont on proportionne la dose à l'âge de l'enfant. Quand l'irritation des yeux est extrême, on peut commencer par tenter l'usage du sirop de fleurs de pêcher, qu'on lui donne par cuillerées de demi-heure en demi-heure, jusqu'à ce que ce laxatif agisse. Si l'enfant est scrofuleux, ces derniers moyens, trop simples, suffisent rarement. « Les purgatifs doux, tels que la manne et la casse, dit Bordeu, nous ont manqué quelquefois, quoiqu'ils procurassent des évacuations ; elles n'étaient pas *plénières*, si on peut parler ainsi ; elles ne nous paraissaient être que l'excrétion des humeurs déja mobiles et contenues dans les intestins, dont l'interieur, étant enduit d'un vernis glaireux, avait besoin d'être irrité jusqu'à un certain point. Aussi nous sommes nous restreints à employer en pareil cas, autant qu'il est possible, le séné et le jalap dont l'usage devient si rare, parce qu'ils excitent quelquefois de certaines douleurs passagères; comme si ces douleurs mêmes, que l'on prétend éviter, n'étaient pas l'effet le plus salutaire qui puisse arriver aux intestins, et la suite nécessaire de l'heureuse impression des remèdes. (Diss. sur les écrouelles.) »

Après les ophthalmies des enfans, sur-tout s'ils sont sujets à des récidives, il faut prescrire de ne couper les cheveux qu'avec une extrême réserve, afin de ne pas empêcher la sortie de quelques exanthêmes croûteux, dont l'apparition est chez eux si fréquente, ou pour ne pas risquer, si cette dépuration a déja lieu, de la voir répercutée par l'impression du froid. Son action sédative, aidée trop souvent par les autres moyens répercussifs employés vulgairement pour détruire les poux qui accompagnent fréquemment ces exanthêmes, peut être d'autant plus nuisible, que la fluxion qu'elle déplace est plus active. Les croûtes sèches elles-mêmes, qui ne sont accompagnées d'aucune chaleur et d'aucune rougeur à la peau, et qui n'excitent point de démangeaison, ne disparaissent pas toujours sans quelque inconvénient. Ces enfans, sur-tout s'ils sont faibles, doivent être vêtus assez chaudement pour être mis à l'abri de l'impression du froid humide. Je vois souvent des ophthalmies chroniques entretenues par le défaut de vêtemens suffisans chez des enfans élevés par des parens à idées systématiques. Notre climat ne comporte pas les mêmes vêtemens en hiver qu'en été. A l'approche de la belle saison, la nature dépouille insensiblement les oiseaux et les quadrupèdes d'une partie de leurs plumes et de leurs poils, pour leur rendre les chaleurs plus supportables ; mais dès qu'elles diminuent et que la saison du froid approche, elle a grand soin de leur restituer en automne ce qu'elle leur avait ôté au printemps, et de leur rendre leur fourrure pour les mettre à l'abri des injures de l'hiver.

Si le petit malade consent à les garder, des bésicles dont les verres ont une teinte verte, plus ou moins foncée, selon le degré de sensibilité des yeux, et qui sont garnies de taffetas verd, le mettent en état de supporter un certain degré de lumière.

Ophthalmie métastatique.

Lorsque le système lympathique est lésé, il arrive quelquefois qu'une dartre ou tout autre exanthême aigu ou chronique se trouve supprimé. Ces éruptions, que l'on doit attribuer à d'heureux efforts de la nature pour reporter à l'extérieur l'influence des causes morbifiques, venant à cesser, on voit souvent survenir des ophthalmies. La brusque suppression des poux chez les enfans, peut donner lieu à cette maladie. Je lui ai souvent trouvé pour cause immédiate l'extraction d'une dent cariée ébranlée, qui ne faisait plus, dans son alvéole, que l'office d'un corps étranger, et autour de laquelle sortait habituellement une matière semblable à celle d'un cautère (16); dans ces cas,

---

(16) Un homme, âgé de cinquante-deux ans, de petite stature, d'un tempérament bilieux et nerveux, adonné à l'étude avec passion, et sortant peu de sa bibliothèque, livré, notamment depuis quinze ans, à des habitudes singulières, comme de fuir toute

où les exutoires sont presque toujours indiqués, on
tire beaucoup d'utilité de l'emploi des bains de vapeur,

---

société, de se promener dans la campagne pendant une partie
des nuits, de se nourrir exclusivement, en petite quantité, de
pain, d'œufs, de laitage et de légumes, en s'abstenant de toute
liqueur fermentée, et chez lequel on ne pouvait soupçonner d'autre
disposition morbifique, que celle qui résultait de son tempérament et de ses habitudes, avait éprouvé, à l'âge de trente-neuf
ans, une ophthalmie aiguë légère aux deux yeux, pendant le cours
de laquelle je lui donnai des soins. Elle parut avoir pour cause
immédiate, sa manière singulière de vivre, et spécialement un
travail immodéré du cabinet. Cette ophthalmie ne se montra pas
rebelle; mais depuis cette époque, les yeux s'affectèrent à la plus
légère occasion, et résistèrent moins à la fatigue de l'étude; il fut
obligé de renoncer au travail du soir, et, quelques années après,
aux promenades nocturnes. En février 1817, une chûte de cheval
fut suivie d'une syncope qui dura plus d'une heure; il ne fut
point saigné. Une ophthalmie interne et externe se déclara peu de
jours après à l'œil droit. Le malade refusa de nouveau de se soumettre à la phlébotomie. Je n'obtins qu'avec peine son consente-
ment à deux applications de sangsues, en petit nombre, aux paupières inférieures et aux tempes, La maladie passa à l'œil gauche
avec les mêmes apparences, en abandonnant peu-à-peu le droit. Le
rétablissement fut long et difficile; il fit supprimer un vésicatoire
établi à la nuque. L'ophthalmie, tantôt interne, tantôt externe,
reparut, à un degré plus élevé et à plusieurs reprises, pendant
le reste de l'année et dans le cours de 1818. Au commencement de
1819, elle alterna avec des odontalgies fréquentes, qui reconnais-
saient pour cause, la carie de huit dents, presque déchaussées et
branlantes dans les alvéoles, et dont chacune ne jouait plus d'autre
rôle que celui d'un pois dans un cautère. Une certaine quantité de
pus, plus ou moins abondant et fétide, selon les dispositions du
sujet, sortait autour de leurs racines. J'engageai le malade à ne
pas les faire extraire, sans remplacer, par un cautère au bras, l'é-
monctoire que la nature s'était ménagé, et même à ne les faire
ôter qu'en mettant entre les extractions, un certain intervalle.

qui rappellent souvent à la peau l'exanthême dont la
répercussion est la cause la plus évidente de l'ophthalmie; mais l'usage de ce moyen doit être surveillé,
parce qu'une raréfaction excessive du sang pourrait
devenir nuisible, et il est presque superflu de répéter
ici que l'on doit sur-tout s'attacher à combattre les
causes de ces variétés de l'ophthalmie. (Voyez ophthalmie par diathèses).

Ophthalmie sympathique.

L'ophthalmie n'est que sympathique, lorsqu'elle se
déclare sous l'influence directe d'une autre maladie,

Malgré ces avis, les dents furent toutes ôtées dans l'espace de
quelques jours. A peine les gencives étaient-elles cicatrisées, qu'il
ressentit aux yeux des douleurs qui lui avaient toujours annoncé
ses ophthalmies. Cette irritation se dirigea vers les glandes du cou,
du côté droit : elles se tuméfièrent toutes à-la-fois; une éruption
dartreuse eut lieu sur la membrane muqueuse des fosses nasales
près de l'orifice des narines, et s'étendit au-dehors jusqu'à la peau
de l'extrémité du nez. J'obtins enfin qu'il consultât. On le détermina à se faire pratiquer un cautère au bras; mais il était trop
tard. Quelques semaines après, la tuméfaction des glandes disparut. Une fièvre tierce simple se déclara; elle prit promptement
le caractère pernicieux, son cours fut arrêté par l'usage du quinquina; mais le malade refusant de le continuer, la fièvre reparut,
et prit le caractère le plus grave. Un de nos collègues les plus
instruits crut nécessaire, en insistant sur l'indispensable nécessité
d'employer de nouveau ce moyen héroïque, de s'appuyer de l'ascendant qu'il me supposait sur l'esprit du malade; mes remon-
trances le firent seulement consentir, après avoir disputé grain par
grain, à en prendre, trop tard et en trop petite quantité, un gros,
la veille de sa mort.

par ce *consensus* singulier qui existe entre tous nos organes, et qui a lieu, comme le dit Bichat, dans l'état de santé et dans celui de maladie, mais principalement dans ce dernier; *consensus unus, conspiratio una* (HIPP.).

Un homme âgé de trente-sept ans, adonné à l'étude, éprouvait depuis deux jours, sans cause appréciable, sa santé étant bonne d'ailleurs, des douleurs très-vives dans les muscles de la joue gauche; elle s'était étendue à l'œil du même côté : ces douleurs et le larmoiement, avaient donné lieu à la formation d'un petit abcès dans la cornée, suivi d'un ulcère peu étendu, mais qui était accompagné de beaucoup d'irritation. Je fis appliquer sur la joue, un cataplasme de farine de graine de lin; il mit fin presque subitement à la douleur de cette partie, au point que le malade dormit pendant toute la nuit suivante : l'irritation de l'œil diminua dans la même proportion, et la guérison eut lieu par l'influence à-peu-près seule de ce moyen.

Souvent la cause de l'ophthalmie se trouve sur un point éloigné de l'organe de la vision, et il n'est pas rare de la guérir en prescrivant, par exemple, des bains tièdes, si l'irritation a lieu à l'utérus, ou un émético-cathartique, lorsqu'elle est due à un amas de matières bilieuses dans l'estomac et les intestins (17).

De l'ophthalmie angulaire.

Quand l'ophthalmie est partielle, et bornée au grand

---

(17) Une jeune personne âgée de dix-neuf ans, d'un tempérament

ou au petit angle, elle prend le nom d'*angulaire*.
Ordinairement, on aperçoit alors une petite tumeur
circonscrite, qui fait une saillie marquée ; c'est un
abcès. Il a le volume d'un grain de chenevis aplati ;
il est accompagné d'une irritation plus ou moins forte,
et est situé dans l'épaisseur même du chorion de la
conjonctive, près du bord interne ou du bord externe
de la cornée. Quelquefois il s'en forme un second,
auprès du bord opposé, aussitôt que le premier a
disparu, et même pendant qu'il existe ; dans ce dernier
cas, l'ophthalmie devient à-peu-près totale. Il est moins
commun de trouver ce petit abcès de la conjonctive
près du bord inférieur de la cornée. L'ophthalmie,
bornée a ce degré, est très-commune, sur-tout chez
les enfans ; presque toujours bénigne, elle dure pendant environ vingt jours, sans perdre son caractère
d'innocuité. Il arrive cependant quelquefois qu'elle dure
au-delà de trente jours, sous l'influence d'une très-vive

---

nerveux, d'une constitution faible, fut atteinte d'une ophthalmie
peu intense à l'œil gauche, pendant la durée de laquelle la cornée
parut superficiellement troublée dans presque toute son étendue ; la
rougeur de la conjonctive et la douleur furent toujours modérées.
Cette ophthalmie, qui se montra rebelle, commençait à diminuer,
lorsqu'une récrudescence, aussi forte que subite, en décéla la véritable cause. Le nuage de la cornée devint général et plus intense ;
la rougeur et la douleur augmentèrent peu ; la vue était presque
nulle ; le visage devint jaune et la langue se couvrit d'un enduit
limoneux ; l'anorexie était complète. Je prescrivis un vomitif et
un purgatif. Ils furent donnés si à-propos par M. Moncourier,
médecin à Nanterre, qu'en huit jours on revit la pupille. La cornée reprit, dans l'espace d'un mois, toute sa transparence, sans
qu'aucun topique spécialement destiné à produire cet effet, ait été
employé.

irritation. Le petit abcès, qui est le caractère distinctif de cette variété, s'ulcère aisément chez les enfans : plus souvent, sur-tout chez les adultes, il prend le parti de la résolution. La rougeur de la conjonctive, qui l'environne, a de l'analogie avec la phlogose que l'on remarque au tissu cutané, autour de certains petits boutons. Cette variété ne réclame que les moyens les plus légers parmi ceux qui conviennent pour le traitement de l'ophthalmie en général (page 20).

Ecchymose de la conjonctive.

Je n'en fais mention ici que pour ordre. Elle ne peut être régulièrement considérée ni comme une variété, ni comme un premier degré de l'ophthalmie, puisqu'elle n'est accompagnée d'aucune inflammation. C'est une rougeur matte, uniforme et partielle de cette membrane, qui paraît subitement, et se borde, dès le lendemain, d'une teinte jaune plus ou moins apparente. Cette teinte augmente graduellement, la rougeur diminue dans la même proportion, et n'existe plus après le quatorzième jour. L'ecchymose est causée par la rupture d'un petit vaisseau sanguin, duquel s'échappent quelques goutelettes de sang. Elles se répandent uniformément dans le tissu cellulaire situé sous la conjonctive qui en paraît un peu soulevée. Ce léger épanchement n'excite aucune douleur, pas même de gêne. ne mérite point le nom de maladie, et n'a lieu ordinairement que d'un côté de la cornée ; quelquefois cependant il en fait le tour. Il n'exige aucun moyen thérapeutique.

Un homme âgé de soixante-neuf ans, jouissant d'une

bonne santé , s'étant éloigné pour peu d'instans de quelques personnes avec lesquelles il conversait ; chacune d'elles s'aperçut, lorsqu'il revint, que toute la partie de la conjonctive située entre la cornée de son œil gauche et le grand angle, était d'un rouge mat et uniforme. Le treizième jour, il ne restait aucun vestige de ce léger accident qui fut accompagné , par intervalles , d'un peu de larmoiement pendant une partie de sa durée : symptôme qu'il présente rarement.

Œdéme de la conjonctive.

C'est un épanchement de lymphe tout aussi peu important que l'ecchymose, qui a quelquefois lieu dans le tissu cellulaire par lequel la conjonctive est unie à la sclérotique. Il en résulte une tuméfaction plus ou moins marquée, et le plus souvent uniforme, de cette membrane qui paraît alors transparente. Cette maladie ne présente aucun danger lorsqu'elle ne se développe point sous l'influence d'une cause grave, et comme prodrome d'une violente ophthalmie aiguë. Quand elle n'est accompagnée d'aucune douleur, rougeur, ou difficulté de supporter l'impression de la lumière, elle se dissipe le plus souvent en peu de jours, sans le secours d'aucun remède interne ou externe. Si on veut en accélérer la guérison, en ouvrant la conjonctive d'un coup de ciseaux, elle disparaît quelquefois tout-à-coup.

Phlyctènes de la conjonctive.

Il ne faut pas confondre la tumeur œdêmateuse de la conjonctive avec la phlyctène transparente que l'on

rencontre quelquefois sur cette membrane. La phlyctène
est formée d'une gouttelette de sérosité contenue par
l'épiderme de la conjonctive, qui est soulevé, au-
devant de la sclérotique ou de la cornée. Ordinairement
les phlyctènes sont moins grosses qu'un grain de chenevis : quelques-unes parviennent cependant au volume
d'un petit pois. « Comme elles sont transparentes, elles
« paraissent de la couleur de la partie de l'œil qu'elles
« occupent. Ainsi, quand elles sont une suite de
« l'ophthalmie, celles que l'on voit à la superficie de
« la conjonctive paraissent rouges, parce que, dans
« l'ophthalmie, cette membrane est rouge ; quand elles
« occupent la superficie de la cornée, au-devant de
« l'iris, elles semblent être noirâtres, si l'iris est noire,
« ou prendre sa couleur si elle en a une autre ; et, en
« face de la pupille, elles paraissent noires ; cela s'en-
« tend quand on les regarde de face, car quand on
« les regarde de côté, on reconnaît aisément leur
« transparence (*Maître-Jan.*) ».

Une étincelle, une goutte de liqueur alcaline ou
acide, qui jaillit sur l'œil, fait promptement naître
une phlyctène. La cause externe qui peut leur donner
naissance n'est pas toujours aussi facile à apprécier :
lorsqu'elles paraissent en même temps que l'ophthalmie,
on éprouve de l'incertitude pour déterminer si elles
en sont la cause ou l'effet. Quand elles la précèdent,
elles ressemblent à celles qui se forment spontanément
à la peau de certains individus pendant les grandes
chaleurs. Je me crois donc fondé, sinon à en faire une
variété de l'ophthalmie, au moins à en parler ici, et
non à l'article des maladies de la cornée, comme l'ont
fait beaucoup de mes devanciers. Les phlyctènes, au

reste, ne gênent presque point les mouvemens de l'œil. Quelques - unes, après que leurs causes **ont** cessé, passent à l'état chronique, et j'en ai ouvert, avec la pointe d'une lancette, qui existaient depuis plus d'un an. Celles-là sont très-rares ; quelques-unes n'étaient pas entièrement pleines, elles formaient des plis par les mouvemens de l'œil. En général, les phlyctènes de la conjonctive ne sont pas communes. J'en vois à peine trois contre cinquante pustules de la cornée. Elles tardent peu à se dissiper par l'emploi des moyens indiqués pour combattre leurs causes. Si le troisième jour elles n'ont point disparu, on peut se déterminer à les ouvrir ; la lame de la lancette doit être entourée d'un fil jusqu'à deux lignes de la pointe. L'instillation des collyres, communément prescrits après cette légère opération, est inutile.

Ophthalmie interne.

L'ophthalmie bornée au tissu de la conjonctive peut parvenir à un degré assez élevé sans donner naissance à des accidens très-graves. Il arrivera bien que la partie de cette membrane qui est entièrement transparente et qui recouvre la cornée, deviendra le siège de phlyctènes légères qui, en s'ouvrant, donneront naissance à des ulcères superficiels ; un épanchement lymphatique, entre cette partie de la conjonctive et la lame externe de la cornée, pourra même former un nuage assez étendu et troubler la vision, ou l'empêcher entièrement ; mais l'inquiétude des malades ne sera pas ordinairement de longue durée, lorsque l'irritation et ses effets sont bornés à ces parties extérieures, il suffit alors d'employer les moyens les plus simples, et si l'on avait la certitude que la phlogose ne s'étendra pas d'un tissu à un autre, on pourrait ne pas faire plus d'attention à ces désordres, malgré l'obscurcissement ou la perte passagère de la vision, que l'on n'en fait communément à un simple enrouement occasioné par une inflammation légère de la membrane muqueuse des voies de la respiration. Dans ces cas, on obtient, en général, une heureuse terminaison, surtout lorsqu'il n'a été employé aucun topique nuisible, mais il n'arrive que trop souvent que l'irritation a, dès le principe, son siège dans l'intérieur du globe, ou s'étend consécutivement de la conjonctive aux parties délicates et importantes qui le constituent; la maladie prend alors le nom d'ophthalmie *interne*.

L'ophthalmie aiguë interne est ordinairement accompagnée de la plus extrême difficulté à supporter l'impression de la lumière (18), et souvent de fièvre et d'insomnie. Une inflammation des membranes ou de la substance corticale du cerveau lui donne quelquefois naissance (19). Elle occasione fréquemment des épan-

---

(18) Un homme, âgé de quarante-deux ans, d'un tempérament sanguin nerveux, fut atteint d'une ophthalmie interne aux deux yeux, accompagnée d'une si extrême difficulté de supporter l'impression de la plus faible lumière, que M. Rometti son médecin, et moi, nous fûmes obligés de le tenir dans une obscurité presque complète pendant vingt jours. Malgré le peu de rougeur que présentaient les conjonctives, la douleur était vive, et la pupille de chaque œil irrégulière. Elles ont repris lentement leur forme naturelle. Les saignées et les antiphlogistiques ont fait la base du traitement. Le rétablissement a été complet.

(19) Un homme âgé de quarante-neuf ans, d'un tempérament sanguin, de taille moyenne, fut attaquée, en janvier 1812, d'une

chemens dans l'intérieur du globe. On lui a donné le
nom d'*iritis*, lorsque la phlogose a son siège spécial
dans le tissu vasculaire de l'iris, dont les vaisseaux dilatés
par le sang, donnent lieu au rétrécissement de la pupille. Elle s'étend souvent aux membranes séreuses
transparentes du globe ; le malade aperçoit alors des
mouches fixes, par rapport à l'axe optique (20) ; il ne faut

---

ophthalmie interne très-vive à l'œil droit. Le troisième jour, on
aperçut un nuage à la surface de l'iris ; c'était une légère exsudation de la membrane séreuse, dont une partie revêt la face concave
de la cornée. Le malade entendait le mouvement du sang dans les
artères de sa tête, et le comparait au bruit du courant d'une rivière ; je le vis le quatrième jour ; la pupille était presque entièrement oblitérée depuis vingt-quatre heures. Une saignée de la jugulaire fit avorter l'hypopion près de se former ; le malade continua à
entendre le même bruit dont l'intensité ne diminua point pendant
plus de deux mois, après lesquels il cessa peu à peu. Dès les premiers jours de la maladie, les deux pouls furent inégaux ; ils restèrent isochrones ; mais celui du côté gauche était trois fois moins
développé que celui du côté droit. L'affaiblissement du pouls était
accompagné d'un tel refroidissement du membre thoracique gauche,
que le malade éprouvait le besoin de le tenir enveloppé de linges
chauds ; il était dans un assoupissement continuel. On ne remarquait
aucune rougeur à l'œil gauche ; mais il fut très-irrité pendant les
vingt premiers jours de la maladie, sur-tout pendant les dix premiers. Un vésicatoire appliqué à la nuque, et quelques minoratifs,
produisirent des résultats avantageux. La vue de l'œil droit est
restée un peu trouble par suite d'une irrégularité légère dans la
forme de la pupille. Il m'a paru, pendant la durée du traitement,
que l'on ne pouvait rapporter les accidens qu'à une inflammation
de quelque partie du cerveau ou de l'une de ses membranes.

(20) Une ophthalmie, regardée comme l'effet d'un coup de soleil, se déclara, en 1801, à l'œil gauche de M. B.***, âgé alors

pas les confondre avec d'autres qui sont mobiles, et dont je parlerai plus bas, article *filamens voltigeans.*

Lorsque la pupille est parfaitement ronde, et qu'un examen attentif ne laisse apercevoir aucune lésion, les engorgemens, causes de ces taches, doivent avoir lieu dans la membrane hyaloïde, ou dans quelques vaisseaux de la rétine ou de la choroïde. Quelquefois ces symptômes sont pris pour ceux d'une amaurose incomplète.

L'ophthalmie interne mérite la plus sérieuse attention,

---

de quarante-huit ans ; un hypopion et l'atrophie de l'œil en furent les suites.

Au commencement de décembre 1815, le malade s'aperçut que sa vue s'affaiblissait ; il crut voir voltiger des espèces de flocons ou nuages, et continua cependant à travailler et à se livrer à l'exercice de la chasse. Le 12 mai 1816, les vaisseaux de la conjonctive parurent légèrement engorgés, et la cornée sembla avoir un peu perdu de sa transparence ; les flocons que le malade croyait voir voltiger devinrent plus fréquens et plus épais ; l'ophthalmie augmenta ; on eut recours à des cataplasmes et à des collyres adoucissans, légèrement détersifs ; une transpiration abondante eut lieu pendant un jour, et cessa brusquement ; on appliqua des sang·sues ; on établit à la nuque et au bras droit, des vésicatoires dont la suppuration a été abondante ; une tisane purgative fut administrée pendant huit jours. Ces remèdes ne produisirent aucun résultat avantageux.

Le malade arriva à Paris le 6 juin 1816, et me présenta un mémoire rédigé à Château-Gonthier, par M. Allard, de concert avec quatre autres médecins ; son tempérament me parut sanguin et nerveux. Vingt jours auparavant, un cahier, sur lequel il écrivait, lui avait paru couvert d'un nombre infini de petites taches noires, éloignées les unes des autres d'environ une ligne, et, depuis, sa vue s'était obscurcie graduellement. Elle était entièrement nulle. Je trouvai les membranes intérieures du globe injectées ; la pupille dilatée était devenue ovale ; l'iris avait perdu presque entière-

surtout lorsque l'autre œil a déja succombé a une phlegmasie semblable (21).

Presque toujours pendant la durée de l'iritis, même le
moins appréciable, le bord libre de l'iris contracte des
adhérences avec la capsule du cristallin. Il faut une
grande attention pour découvrir celles qui sont peu
marquées, lorsqu'on ne soupçonne point leur existence; mais pour peu qu'on soit sur la voie, on les
aperçoit aisément. Ces adhérences sont de la nature de
celles que l'on remarque entre la plèvre et le poumon,
sur plus de la moitié des cadavres dont on examine les

---

ment ses mouvemens. La rougeur de la conjonctive était modérée,
mais les vaisseaux qui rampent dans le tissu cellulaire situé derrière cette membrane, et sur-tout ceux qui se distribuent à la
sclérotique, paraissaient remplis de sang. L'apparence que présentait
cette ophthalmie interne était celle d'un glaucôme dans son accroissement. La guérison a été obtenue en six semaines, par des applications répétées de ventouses scarifiées derrière le cou, par
des pédiluves synapisés, et par quelques autres moyens analogues, propres à diminuer la pléthore des vaisseaux capillaires
de l'intérieur du globe qui était dur au toucher; il a repris sa
souplesse pendant la durée du traitement. J'avais annoncé des
récidives : elles ont eu lieu; la dernière qui survint au mois de
novembre suivant, fut assez forte. Je fis ouvrir au bras un cautère, que le malade doit conserver. La vue est bien rétablie.

(21) Un homme, âgé de cinquante ans, bien constitué, fut
attaqué d'une ophthalmie aiguë grave, interne et externe, à l'œil
droit; la pupille devint promptement irrégulière. L'œil gauche
était atrophié depuis long-temps, à la suite d'une ophthalmie
interne qui avait été mal traitée. Craignant un résultat semblable,
je fis pratiquer une saignée de la jugulaire, qui diminua l'intensité
de la maladie. Elle parcourut ses périodes sans faire craindre de
suites funestes : le rétablissement fut complet.

organes pectoraux, et qui sont des traces d'anciennes inflammations plus ou moins légères. Celles-ci sont évidemment formées par des lames et par des filamens cellulaires. Lorsque les poumons ont été gravement affectés, la plèvre est même recouverte, sur divers points, d'une couche albumineuse membraniforme, ou de fausses membranes organisées ; à l'aide de la loupe, on peut, dans certains cas d'iritis, s'assurer que tous ces effets sont produits, en petit, lorsqu'un ou plusieurs points de la marge pupillaire adhèrent soit entr'eux, en rétrécissant et déformant la pupille, soit à la capsule du cristallin, membrane de la classe des séreuses, comme la plévre. Selon le degré de l'injection du réseau vasculaire de l'iris, la pupille peut prendre une forme ovale ou se rétrécir d'une manière irrégulière; les malades apperçoivent alors les objets plus ou moins déformés; ils les voient quelquefois plus petits. J'ai un certain nombre d'observations d'où il résulte qu'un ou plusieurs vaisseaux sanguins, ont paru sur la capsule du cristallin.

L'iritis essentiel, ou l'inflammation spéciale de l'iris, est fort rare; l'ophthalmie à laquelle il est dû, est souvent, mais non pas toujours comme on l'a cru, sous l'influence d'une cause syphilitique. Pendant sa durée, un abcès se forme quelquefois dans l'iris (22);

---

(22) Un homme, âgé de quarante-deux ans, robuste, très-replet, d'un tempérament sanguin, eut à l'œil droit, un iritis que l'on pouvait regarder comme essentiel, la conjonctive étant très-peu rouge. Un abcès du volume d'une portion d'un grain de chenevis parut sur l'iris, près du bord interne de la marge pupillaire. Des boissons antiphlogistiques, des saignées du pied et des applications de sangsues, prescrites par M. Mérat son

c'est un accident très-grave : lorsqu'on en obtient une
heureuse terminaison, il laisse quelquefois après lui un
point blanchâtre qui peut faire reconnaître par la suite
que l'iris a été le siège d'un abcès ; d'autres fois, sans
qu'il se forme aucun dépôt purulent, des vaisseaux
sanguins se développent et peuvent être suivis sur l'iris,
même sans le secours de la loupe (23). Il est très-difficile

---

médecin, et moi, amenèrent un rétablissement qui serait complet, si la pupille n'était pas restée un peu irrégulière : la vue
de cet œil, malgré cette lésion organique, est, à très-peu de
chose près, aussi bonne qu'avant l'iritis.

Une fille, âgée de trente-sept ans, d'un tempérament nerveux, eut à l'œil gauche une ophthalmie peu intense, accompagnée
d'une légère céphalalgie. Cette affection n'était pas entièrement
dissipée lorsqu'elle aperçut une multitude de points noirs qui
formaient un brouillard devant cet œil, dont la pupille se dilatait
un peu quand elle fermait l'autre. Un petit abcès, d'une teinte
blanche, se manifesta sur l'iris, auprès de son bord libre, vers
la partie inférieure de la pupille ; la forme de cette ouverture en
fut altérée et un peu élargie : il disparut en peu de jours, mais il
revint bientôt ; une saignée du bras le dissipa presque entièrement.
Un vomitif ne fit cesser ni le trouble de la vue, ni la dilatation
de la pupille, ni la céphalalgie. Un point saillant de la marge
pupillaire de l'iris avait succédé au petit abcès et s'étendait jusqu'à
la capsule du cristallin. Un mois après, il cessa d'être visible et
la vue s'améliora ; mais la partie de l'iris, qui avait été le siège
de l'abcès, conserva une teinte blanche. Il est rare que l'inflammation de l'iris augmente le diamètre de la pupille ; ordinairement
elle le diminue.

(23) M. T.***, banquier à Paris, âgé de trente-neuf ans, d'un
tempérament sanguin et bilieux, eut, en 1802, un iritis à chaque
œil. L'inflammation des iris était évidemment due à ce que ces
membranes partagèrent spécialement une irritation arthritique qui
était particulièrement fixée au bas du tronc, et paralysait incom-

d'améliorer l'état des malades qui ont une tache de la cornée et, à la suite d'un iritis, une adhérence de la face postérieure de l'iris à la capsule du cristallin, accompagnée d'irrégularité et d'immobilité de la pupille, sur-tout lorsque ces graves lésions sont les suites d'une phlegmasie qui a eu lieu simultanément à l'extérieur et à l'intérieur du globe (24).

---

plètement les extrémités inférieures. Les conjonctives étaient peu rouges. Un vaisseau sanguin, très-visible, se ramifiait sur l'iris de l'œil droit ; d'autres, beaucoup plus fins, se divisaient sur le reste de l'étendue de cette membrane; on en voyait qui étaient semblables à ces derniers sur l'iris de l'œil gauche, et, au milieu d'eux, on distinguait une petite tache rouge. Il était impossible de déterminer si c'était une goutelette de sang extravasée dans son tissu, ou un vaisseau sanguin dilaté (*). Les pupilles, dont la rondeur n'était que faiblement altérée, ne laissaient apercevoir aucune opacité, et les iris conservaient une grande partie de leur mobilité naturelle. M. T.*** apercevait un léger nuage de l'œil droit ; la vue du gauche était peu affaiblie. Il est rare de voir des suites aussi graves de l'iritis accompagnées d'une aussi légère diminution de la vue. Je fis passer un séton à la région lombaire, et j'envoyai le malade aux eaux d'Aix en Savoie. Les yeux se remirent complètement, tandis que les extrémités inférieures ne reprirent que peu d'action. J'ai vu, en 1819, le sujet de cette observation ; il ne pouvait pas marcher, mais il jouissait d'ailleurs d'une santé très-égale, et lisait pendant huit et dix heures par jour.

(24) Un militaire, âgé de quarante-neuf ans, d'un tempérament sanguin, d'une stature élevée et d'une constitution athlétique, était à-peu-près aveugle depuis deux ans, à la suite d'une ophthalmie interne et externe. Elle avait occasioné un albugo central à la cornée de chaque œil. En examinant latéralement les pupilles, on reconnaissait qu'elles avaient été rétrécies irréguli-

(*) Voy. pl. 63, fig. 2 et 3, de mon *Traité des maladies des yeux.*

Dans certains cas de cette espèce, j'ai vu la maladie rester stationnaire pendant vingt ans. Je l'ai vue céder à un traitement convenable, après avoir duré pendant un temps encore plus long (25). Quand l'ophthalmie

---

rement à la suite de l'inflammation des iris qui avaient perdu presque toute mobilité; cet état, devenu chronique, s'aggravait au plus léger retour de phlegmasies peu appréciables, auxquelles les yeux étaient restés périodiquement sujets. On apercevait, à l'aide de la loupe, quelques vaisseaux sanguins qui se ramifiaient dans la tache centrale de chaque cornée; je les détruisis, en enlevant sur leur trajet un peu de la conjonctive. L'opération fut suivie, en peu de semaines, d'une diminution sensible des albugo et du retour d'une partie de la liberté des mouvemens des iris. Le rétrécissement des pupilles fut d'ailleurs efficacement combattu tous les cinq jours, par l'instillation, entre la paupière inférieure et le globe, de deux ou trois gouttes d'une solution aqueuse d'extrait de belladone. On étendait un grain de cet extrait dans six gouttes d'eau. Le résultat du traitement a été une amélioration marquée de la vision.

(25) Un homme, âgé de soixante-six ans, d'un tempérament sanguin, me consulta pour des accidens graves, suites d'une blessure qu'il avait reçue à l'œil gauche, huit jours auparavant. Les saignées et les autres moyens antiphlogistiques, employés quelques jours trop tard, ne purent empêcher l'atrophie de cet œil. Il voyait à peine les couleurs, de l'œil droit, et il passa trois mois dans une cécité presque complète. En examinant cet organe, latéralement et avec une grande attention, on reconnaissait que la marge pupillaire de l'iris adhérait, par plusieurs points, à la capsule du cristallin, que cette membrane ne jouissait d'aucun mouvement appréciable de contraction et de dilatation, et que la pupille était rétrécie. On remarquait de plus, sur le centre de la cornée, une cicatrice d'une demi-ligne de largeur, de forme à-peu-près ronde. Ces désordres organiques étaient la suite d'une ophthalmie qui avait été à-la-fois interne et externe. Après l'emploi de quelques moyens très-simples,

aiguë interne, portée à un certain degré, a passé à l'état chronique, on aperçoit une espèce de protubérance de l'iris qui s'approche de la face concave de la cornée. Si elle a pu rétrécir la pupille et troubler plus ou moins la capsule du cristallin, on ne doit point se relâcher pendant très-long-temps, des précautions indiquées pour combattre la disposition aux rechûtes que conservent ces parties délicates ; mais souvent, malgré la conduite la plus sage, tout espoir se trouve enfin déçu (26).

---

parmi lesquels le plus décisif fut l'instillation, deux fois par semaine, de quelques gouttes d'une solution aqueuse d'extrait de belladone, la pupille fut élargie, et la vue de cet œil éclaircie au point que le malade, qui en apercevait seulement la lumière, en voit assez maintenant pour lire et écrire facilement.

(26) Mademoiselle de Renaucourt, de Douai, d'une constitution faible, d'un tempérament nerveux et un peu lymphatique, était âgée de vingt-trois ans, lorsqu'elle éprouva un refroidissement, après avoir beaucoup dansé ; l'action de la peau ayant été suspendue, il en résulta une céphalalgie dans le cours de la nuit suivante, et, le lendemain, une ophthalmie aux deux yeux, qui passa promptement au degré du chémosis, à l'œil gauche, dont elle détermina l'atrophie, et fut à-la-fois interne et externe à l'œil droit. La malade resta aveugle pendant deux ans, après lesquels on me l'amena : il y avait obstruction du canal nasal droit ; épanchement entre les lames de la cornée, formant un albugo qui en couvrait presque toute l'étendue, et dans lequel on voyait des vaisseaux sanguins variqueux se ramifier; oblitéra-tion à-peu-près totale de la pupille, réduite au diamètre d'un fil à coudre ; opacité de la capsule, et enfin, phlegmasie chronique des follicules glanduleux des paupières. On ne pouvait apercevoir un peu les traces de la pupille, qu'en examinant l'œil obliquement. La malade passa six mois sous mes yeux sans rien distinguer, sinon la vive clarté. Des émissions sanguines de toutes espèces,

Le diagnostic de l'ophthalmie interne est un écueil
dans la pratique. On la voit tous les jours méconnue
par des praticiens fort habiles, mais dont la vue n'est
pas assez perçante, ou qui n'ont point assez d'habitude,
pour distinguer, d'avec les signes précurseurs d'amaurose, les effets d'une phlegmasie interne, comme un
rétrécissement de la pupille, une adhérence de la marge
pupillaire de l'iris à la capsule du cristallin, une cataracte
commençante, etc. Lorsqu'on soupçonne l'existence de
cette phlegmasie et que le malade se plaint de voir devant
les objets du brouillard ou des taches fixes, il faut le
prévenir que l'effet qu'on se propose de produire, ne
durera que pendant trois jours environ, et introduire
entre la paupière inférieure et le globe, quatre à cinq
gouttes d'une solution de dix-huit grains d'extrait de

---

peu abondantes, mais souvent répétées, procurèrent quelque
amélioration. A la suite d'une saignée de la jugulaire et de
quelques légères mouchetures sur les vaisseaux variqueux de
l'albugo, elle distingua les couleurs. Le canal nasal ayant été
désobstrué quelques jours après l'application d'un vésicatoire à la
nuque, j'abandonnai presque entièrement le reste de la maladie
aux efforts de la nature. Le changement en mieux fut progressif,
et six mois après, elle voyait assez pour lire et écrire, sans trop
de difficulté : la pupille conserva une forme ovale ; on voyait
que la capsule du cristallin était très-blanche, à l'exception de
son centre, où l'on remarquait une petite fente noire qui laissait
entrer dans l'œil les rayons lumineux ; la capsule avait conservé
de la transparence dans cet espace si petit.

Quinze ans après, à la suite d'une gastro-entérite, les parties
internes du globe furent désorganisées par une phlegmasie latente,
contre laquelle échouèrent le peu de moyens que l'état de faiblesse de la malade permit d'employer.

belladone dans un gros et demi d'eau. Un flacon bien bouché, contenant quelques gros de cette solution, qui conserve sa vertu pendant un an et même beaucoup plus, est indispensable à un médecin fréquemment consulté pour les maladies des yeux. Une heure après l'introduction de quelques gouttes de cette liqueur, qui n'occasionne qu'une cuisson faible et passagère, on examine aisément l'état du cristallin, à travers la pupille dilatée; si on emploie la loupe, le résultat de l'examen offre plus de certitude. On doit au reste être sobre dans l'emploi de ce moyen quand la maladie paraît de nature à augmenter promptement; comme son action, quelque exempte d'inconvénient qu'elle soit, est aussi évidente que brusque (*), les malades sont toujours tentés de lui attribuer, plus qu'à tout autre topique, la diminution de leur vue, et l'art est compromis.

On doit être très-réservé en général, quand on porte le pronostic d'une ophthalmie interne, sur-tout lorsque la maladie est sous l'empire d'une diathèse spéciale et dure depuis long-temps.

Les ophthalmies internes, les plus légères, dérangent toujours plus ou moins les fonctions de l'œil. Elles peuvent même, lorsqu'elles se prolongent ou qu'elles se reproduisent à plusieurs reprises, altérer la texture de cet organe et y laisser le germe de maladies graves.

Autant on peut donner à l'expectation dans le traitement d'un grand nombre de maladies des yeux, en ne prescrivant que des médicamens aussi simples que

---

(*) Voyez ma note, relative à la manière de l'employer, dans le Journal général de Médecine, tome XVIII, page 285.

peu nombreux, et des précautions tirées de l'hygiène et de la diététique, autant on doit insister sur l'emploi de tous les moyens thérapeutiques, indiqués pour combattre une ophthalmie qui envahit les tissus de l'intérieur du globe. Il est sur-tout nécessaire de redoubler d'activité, de surveillance et de soins, s'il s'agit du second œil, et que l'autre ait été perdu ou gravement affecté par la même cause, ces accidens ayant une *tendance particulière à s'étendre sympathiquement d'un œil à l'autre, en affectant les mêmes tissus.* Le séton est presque toujours indiqué, ainsi que des instillations de solution aqueuse d'extrait de belladone, répétées de quatre en quatre jours, si la pupille est rétrécie ou tend à se rétrécir. Quant au reste du traitement, il diffère selon les diverses causes de la maladie, et se rapporte sur tout à ce qui a été dit plus haut, à l'occasion des moyens propres à combattre les accidens les plus graves de l'ophthalmie.

Ophthalmie chronique.

L'ophthalmie aiguë se dissipe rarement sans qu'on ait occasion de remarquer, pendant la convalescence, quelques rechûtes plus ou moins appréciables, et une tendance naturelle à prendre, comme les inflammations des autres parties, le caractère chronique.

L'ophthalmie chronique est primitive ou secondaire, selon qu'elle a ou qu'elle n'a point été précédée de l'ophthalmie aiguë. La primitive est la plus fréquente; ses causes les plus ordinaires, sont les travaux excessifs de l'esprit, un logement humide, et l'exercice de certaines professions: les vidangeurs, par exemple, sont sujets à

contracter le catarrhe oculaire et le catarrhe nasal,
auxquels on a donné le nom de *mâte*, et qui sont produits par l'impression du gaz ammoniacal sur la membrane muqueuse de l'œil, et sur celle des fosses nasales.

Lorsque l'ophthalmie chronique est secondaire, elle
est quelquefois due, sur-tout chez les personnes avancées en âge, à l'affaiblissement des propriétés vitales des
membranes qui ont été le siège de l'inflammation aiguë,
à la distension que les parois de leurs vaisseaux ont
éprouvée, et spécialement au relâchement de la conjonctive, ou, pour parler un langage plus physiologique,
à l'action morbide de ses cryptes muqueux, dont le
produit devient ensuite une cause d'irritation. Tous les
efforts de ces parties, pour expulser le sang qui avait
franchi ses limites naturelles, les a privées de leur
ressort. Beaucoup plus souvent l'ophthalmie chronique
est due à l'action prolongée d'un stimulus, sans l'existence duquel l'inflammation se dissiperait. La maladie
commence par une irritation inflammatoire; il en reste
une secondaire ou latente, qui a ordinairement son siège
spécial dans les vaisseaux blancs de la conjonctive,
ou dans les glandes de Meïbomius, selon la disposition
de ces parties à contracter l'irritation. La preuve que le
plus ordinairement la maladie est inflammatoire, c'est
qu'elle est presque toujours exaspérée par les collyres,
même les moins irritans, par l'impression de la lumière,
par celle de la fumée ou d'un vent sec d'est ou de nord,
toujours plus ou moins chargé d'une poussière imperceptible; par les veilles, par l'exercice de l'organe, et
par toutes les autres causes excitantes. Si cette stimulation a lieu dans les vaisseaux de la conjonctive palpébrale, il en résulte une tuméfaction, quelquefois calleuse,

des marges des paupières. La portion de la conjonctive
qui couvre le globe de l'œil, semble en être moins affectée, parce qu'elle est exposée à l'action de l'air, collyre le plus efficace contre l'ophthalmie en général, et
spécialement contre l'ophthalmie chronique. Mais la
portion de la conjonctive qui tapisse la face interne des
paupières, appliquée constamment contre le globe, en
paraît le siège spécial, tandis que, dans l'ophthalmie
aiguë, cette situation s'oppose à la dilatation des vaisseaux, et ceux de la partie de la conjonctive oculaire cèdent aisément aux efforts du sang. Des malades
qui se plaignent depuis un an et plus, d'accidens vagues, de nature à faire soupçonner l'existence d'une
phlegmasie chronique des parties externes de l'organe
de la vision, sans que leurs yeux présentent aucune
apparence d'inflammation au premier examen, sont
fort étonnés, lorsqu'on leur fait voir, à l'aide d'une
glace, la face interne de leurs paupières inférieures dans
l'état de phlogose le plus évident, état dont ils ne soup-
çonnaient même pas l'existence, parce qu'ils n'avaient
jamais songé à écarter du globe ces paupières, pour les
examiner avec attention.

Les maladies chroniques, dit Bordeu, ne sont, à les
bien prendre, que des *aiguës alongées*. On remarque,
en effet, tant d'analogie, par exemple, entre l'ophthalmie aiguë et l'ophthalmie chronique, par la nature
des élémens qui les constituent, et par celle de leurs
causes, que la maladie passe naturellement du premier
état au second, en reproduisant et continuant, sous
une forme différente, la même affection. Dans l'état
aigu, elle a pour élémens, l'irritation, la douleur, la
congestion sanguine, et la dilatation des capillaires

rouges et des capillaires blancs qui perdent si facilement leur tonicité ; dans l'état chronique, le dernier de ces élémens est celui qui est le plus remarquable, et souvent le seul qui subsiste. Elle n'est plus
accompagnée de cette vive irritation qui est le produit
de l'exaltation des propriétés vitales. L'ophthalmie passe
aisément à l'état chronique, lorsque, dans l'état aigu,
elle a envahi des parties affaiblies par des inflammations mal traitées, sur-tout si elles ont été suivies
d'altération des tissus de l'organe. Presque toutes les
maladies des diverses parties de l'appareil de la vision
peuvent donc, lorsqu'elles précèdent ou accompagnent
l'ophthalmie, en faciliter le passage à l'état chronique.
Une semblable succession est fréquemment favorisée
par les diathèses, sources de tant d'affections chroniques ; par un affaiblissement de la constitution, par un
mouvement d'éruption contrarié, par un dérangement
des fonctions de la peau, ou enfin, par une prédisposition héréditaire. Les limites qui séparent l'ophthalmie
chronique de l'ophthalmie aiguë ne sont pas toujours
très-marquées. Cette dernière, après avoir parcouru
ses périodes, prend quelquefois, vers la fin, une
marche indécise et reste comme stationnaire, moins
souvent par l'influence de l'une des causes qui viennent
d'être énumérées, que par suite d'un traitement mal
ordonné, spécialement par l'inutile prolongation du
séjour dans la chambre, et par l'emploi de topiques
qui ne sauraient remplacer l'action de l'air libre, et
les avantages d'un exercice modéré.

L'ophthalmie chronique éprouve des alternatives de
diminution et d'exaspération ; quelquefois même elle
disparaît pendant un certain temps et prend un carac-

tère périodique. Les mêmes causes qui lui ont donné naissance l'exaspèrent évidemment, par exemple, les veilles, le travail, l'action d'une lumière vive, la poussière, la fumée, la chaleur, le grand vent. Elle est quelquefois entretenue par une maladie de quelqu'autre partie de l'appareil de la vision, telle que l'obstruction du canal nasal, la sécrétion viciée des glandes de Meïbomius, le *trichiasis*, ou par une lésion organique du globe de l'œil. Elle peut donner naissance au *ptérygion* ou à *l'albugo*. Sous son influence, la conjonctive forme quelquefois des bourrelets fongueux (27). Ces tuméfactions asthéniques, parsemées de vaisseaux variqueux, accompagnent quelques *ectropions*, comme il a été dit plus haut.

Le diagnostic est souvent fort difficile à établir, et on a besoin de la plus scrupuleuse attention, pour découvrir certaines phlegmasies très-obscures.

---

(27) Un militaire, âgé de trente ans, bien constitué, eut presque subitement, dans le mois de novembre 1813, sans autre cause immédiate et appréciable, qu'une légère ophthalmie catarrhale, une espèce de *faux chémosis*, sans rougeur marquée et sans irritation. La conjonctive formait des bourgeons de forme ovale et presque tous circonscrits, tant à la face interne de la paupière inférieure qu'au-devant du globe (*). La vue était bonne et la transparence de la cornée n'éprouvait aucune altération. Quelques mouchetures faites à plusieurs reprises, avec les ciseaux, dans l'espace d'un mois, aux parties tuméfiées de la conjonctive, suffirent pour dissiper en grande partie la maladie; le reste disparut naturellement peu-à-peu, au milieu des fatigues d'une vie très-active. Ces espèces de tuméfactions indolentes n'ont pas toujours une terminaison aussi favorable.

(*) Voy. la pl. 41, fig. 3, de mon *Traité des maladies des yeux.*

On ne saurait être trop réservé en portant le pronostic d'une ophthalmie chronique , s'il s'agit d'un
enfant ou d'un vieillard ; si elle existe sous l'influence
de certaines diathèses ; si elle est la suite d'une ophthalmie aiguë mal traitée , sur-tout s'il est resté des
lésions organiques, telles que des dilatations variqueuses
des vaisseaux de la conjonctive , l'ectropion , l'albugo ,
le leucoma , le retrécissement de la pupille , ou des
adhérences de la marge pupillaire de l'iris à la capsule
du cristallin. L'ophthalmie chronique, qui est entretenue par des ulcères des marges palpébrales , suites
de la variole , est une des plus rebelles et ne peut être
que palliée , tant que ces ulcères ne sont pas détruits.
Cette destruction présente les plus grandes difficultés ;
on ne peut pas toujours l'obtenir. (Voyez ulcères de la
marge des paupières.)

Le traitement de l'ophthalmie chronique doit consister spécialement dans l'emploi des moyens tirés de
l'hygiène et de la diététique, spécialement utiles pour
combattre les affections chroniques. Ainsi des promenades journalières, le changement de profession, la
cessation des travaux du cabinet et l'éloignement des
causes externes de l'ophthalmie, sont souvent nécessaires pour mettre fin à cette maladie quand elle
est devenue chronique, ou lorsqu'elle est sujette à
des retours. On la guérit en prescrivant un changement de résidence , si elle paraît due à une de ces
causes dont la nature n'est pas toujours facile à
apprécier, et qui, dans certains cantons, la rendent
endémique. Les malades chez lesquels l'ophthalmie
affecte un caractère de chronicité ou de périodicité,
soit régulière, soit irrégulière, doivent porter habi-

tuellement un gilet et un caleçon de flanelle sur la peau, dont l'action est excitée par le frottement continuel de cette étoffe, qu'il faut renouveler souvent, parce qu'elle perdrait sa propriété si on la portait saturée de la matière de la transpiration; un exercice modéré est encore utile pour exciter cette action. Au reste, les sujets faibles doivent, plus que les autres, se mettre à l'abri du froid, par des vêtemens chauds, particulièrement à la fin de l'automne, au commencement du printemps, et éviter avec un soin extrême le froid humide. Sydenham a dit avec raison que les froids de l'automne et du printemps sont pernicieux, et que le glaive fait périr moins d'individus, que la paresse à prendre et sur-tout la précipitation à quitter les vêtemens d'hiver. Quant aux alimens, il suffit d'en interdire la trop grande quantité, et l'usage de ceux qui pourraient exciter trop vivement, tels que les ragoûts salés et épicés, les liqueurs alcooliques et le café, en recommandant toutefois de ne pas interrompre tout-à-coup et complètement des habitudes anciennes. Je conseille souvent de boire le matin à jeun un ou deux verres d'eau. Le célèbre Desault, sujet dans sa jeunesse à des ophthalmies dont il ne pouvait se délivrer, consulta mon père qui lui conseilla l'usage de trois chopines d'eau tous les matins, auxquelles il ajouta, après quelque temps, un verre de vin, parce qu'il vomissait l'eau pure: ce moyen l'a guéri. Ceux qui s'abstiennent du vin sont rarement sujets à l'ophthalmie chronique, et chez eux cette maladie, soit à l'état aigu, soit à l'état chronique, guérit plus aisément que chez ceux qui font usage des liqueurs fermentées, même avec modération.

La saignée générale est rarement indiquée pour combattre l'ophthalmie chronique. On tire plus d'avantages des saignées locales, qui toutefois ne produisent pas autant d'effet que dans le traitement de l'ophthalmie aiguë. Elles doivent être moins abondantes; on a le temps d'y revenir, si cela paraît nécessaire, car l'on n'a point, comme dans l'opthalmie aiguë, à faire tomber l'énergie vitale, en diminuant promptement le volume du sang qui l'entretient.

L'ophthalmie chronique a spécialement son siège dans la conjonctive palpébrale, et n'excite le plus ordinairement que très-peu de rougeur à la conjonctive du globe, tandis que, dans l'état aigu, elle affecte sur-tout cette dernière partie de la conjonctive, et ne porte son action sur la première qu'avec modération, comme il a été dit plus haut; aussi produit-on ordinairement une amélioration sensible, en scarifiant plusieurs fois, à quelques jours d'intervalle, la face interne de la paupière inférieure. Dans les cas où un certain nombre de vaisseaux de la conjonctive, dilatés par le sang au-devant du globe, sont restés variqueux, et paraissent la cause de la maladie, on les saisit à l'aide d'une pince, et on les enlève avec des ciseaux courbes sur le plat.

Quant aux topiques, l'usage des répercussifs employés avec prudence et à doses convenables, produit un bon effet, vers la fin de l'ophthalmie aiguë, et pendant la durée de l'ophthalmie chronique, sur-tout si la maladie provient de cause externe. Ils agissent en resserrant les vaisseaux, ce qui s'oppose à la tendance des liqueurs à affluer pour les distendre; ils éloignent celles qui ont été attirées par l'irritation, qu'ils dimi-

nuent, peut-être en émoussant la sensibilité de la conjonctive. Cette membrane ne pourrait supporter l'action
des topiques actifs pendant la période aiguë de l'ophthalmie ; mais au déclin, et lorsque la maladie a passé
à l'état chronique, ces moyens semblent quelquefois
hâter le rétablissement, en changeant le mode d'action
du tissu malade, et en provoquant un dégorgement
de ses cryptes muqueux, par le larmoiement qu'ils
excitent : je dis quelquefois, parce que bien que toute
cette théorie se trouve confirmée par l'expérience dans
certains cas, où il n'existe apparemment que du relâchement sans aucune irritation, je pense cependant que les
astringens et les répercussifs ne doivent être employés,
même dans l'ophthalmie chronique, qu'avec une extrême méfiance.

On emploie, pour remplir ces indications, le sulfate
de zinc à la dose d'un ou deux grains, sur trois ou
quatre onces d'infusion aqueuse de roses de Provins,
ou une ou deux gouttes de sous-acétate de plomb
liquide (extrait de saturne), sur la même quantité
d'un mélange de parties égales d'eaux distillées de
rose et de plantain. On peut encore ajouter à six onces
d'eau commune, deux gros de mucilage de pepins de
coings et cinq grains de sulfate de zinc, et même
employer une pommade un peu active, telle, par
exemple, que la suivante : beurre lavé à froid, avec de
l'eau de rose, un gros ; camphre, environ un demi-
grain ; acétate de plomb, oxide rouge de mercure, de
chaque, cinq grains : le tout trituré avec soin. Si elle
paraît trop active, on l'affaiblit en augmentant un peu la
dose du beurre. On en introduit gros comme une tête
d'épingle, entre la paupière inférieure et le globe, vers

le grand angle, au moment où le malade est près de se
mettre au lit, et l'on augmente graduellement cette dose,
d'après les effets du remède. Des lotions d'eau froide,
sur les yeux, pendant que les pieds sont plongés dans
l'eau chaude, concourent à remplir l'indication. Le malade peut encore, tous les matins en se levant, presser à
plusieurs reprises, sur son front, une éponge trempée
dans de l'eau à la température d'une chambre habitée.
Cette eau forme, en passant sur les yeux qui doivent
être tenus fermés, une espèce de douche très-utile.
Beaucoup de malades reviennent, quand on leur en
donne le choix, à l'usage de l'eau pure animée de
quelques gouttes d'alcool par tasse. Au reste, dans
l'ophthalmie chronique, les parties s'accoutument aisément à l'action des médicamens, et il faut les varier.
Les nouveaux semblent souvent produire un meilleur
effet, ce qui sert merveilleusement le charlatanisme,
cette lèpre de la médecine, qui semble un malheur
nécessaire dont aucune nation ni aucun siècle n'ont
su se délivrer. A quel pillage ne sont pas exposés les
malades? dit Bordeu. Mais, convenons-en, ils sont
souvent les premiers à exciter l'industrieuse charlatan-
nerie par laquelle ils se plaisent à être dirigés et
caressés. Le médecin sage a tout fait quand il a parlé
vrai (Anal. médicin. **du sang.**).

Lorsque l'ophthalmie chronique est due à des ulcères
des marges palpébrales, il faut les attaquer par le
procédé qui sera indiqué au chapitre suivant (article
ulcères de la marge des paupières): elle est alors
toujours rebelle.

Dans le traitement des ophthalmies chroniques ou
périodiques qui reconnaissent pour causes des altéra-

tions du système nerveux, sur-tout lorsqu'elles reviennent avec quelque apparence de régularité, on remarque
un bon effet de l'emploi intérieur du quinquina. On est
obligé, au contraire, d'en suspendre l'usage, d'ailleurs
indiqué, lorsque certaines fièvres se terminent par
une ophthalmie aiguë.

Enfin, les indications de l'ophthalmie chronique
rentrent dans celles de l'ophthalmie aiguë, lorsqu'elle
est très-grave, très-rebelle et accompagnée d'effets sur
quelque tissu de l'organe, qui font craindre pour la
vision (voyez ci-dessus, page 21 et suiv.). C'est alors
spécialement que le séton est, en quelque sorte,
indispensable. Au surplus, en traitant cette ophthalmie,
on est souvent obligé de se conduire, comme en tant
d'autres occasions, d'après la maxime connue : *a juvan-
tibus et lædentibus fit indicatio.*

Nous nous occuperons ailleurs des moyens spéciaux
propres à combattre l'ophthalmie dépendante de causes
externes (voyez chap. IX); disons seulement ici que
ceux dont elle réclame l'emploi, quand elle est due à
une cause externe, ne diffèrent point essentiellement de
ceux qu'elle exige lorsqu'elle doit son existence à une
cause interne.

CHAPITRE III.

DES MALADIES DES PAUPIÈRES.

Il serait bien difficile d'observer un ordre entièrement méthodique, dans la description des effets ordinaires de l'ophthalmie sur les divers tissus de l'appareil de la vision, puisque selon le degré et le siège spécial de l'oph-thalmie, ces effets peuvent se borner, par exemple, à la conjonctive, ou s'étendre soit à une autre, soit à plusieurs des membranes de l'œil, dont les humeurs sont quelquefois consécutivement altérées ; on ne peut donc que suivre à-peu-près, la marche usitée pour décrire les diverses affections que l'inflammation produit dans cet organe, en étudiant d'abord celles de ses parties externes, et ensuite celles des membranes et des humeurs qui le constituent. Je crois qu'il n'y a pas d'autre marche à suivre, jusqu'à ce que nos connaissances soient assez étendues pour autoriser à classer les maladies suivant les causes qui les déterminent, et non d'après les résultats qu'elles nous offrent. Maître-Jan que l'on a beaucoup copié, souvent sans le citer, a observé en praticien, celles qui affectent l'organe de la vision, et si, dans l'état actuel des connaissances médicales, on est obligé de rejetter une partie de ce qu'il dit sous les rapports théorique et thérapeutique, on ne pourrait éviter qu'avec peine, de lui faire quelques emprunts. Il serait encore plus difficile de n'en pas faire au professeur Scarpa.

Le médecin physiologiste qui a étudié, dans les divers organes du corps humain, les suites de l'inflammation, aussi importantes à observer attentivement que l'inflammation elle-même, conçoit aisément les divers effets qu'elle peut produire dans les parties qui constituent l'organe de la vision.

La différence de structure et de propriétés organiques, qui existe entre les capillaires sanguins et les capillaires lymphatiques, est une des principales causes des variétés que présentent les désordres organiques des diverses parties de l'œil. En étudiant les suites de l'ophthalmie, on reconnaît, avec Bichat, que chaque ordre de vaisseaux concourt à sa manière au mécanisme de la circulation dans l'état physiologique, que ces différences persistent dans l'état pathologique et constituent autant de maladies qui se rallient au phénomène de l'inflammation. L'observation m'a démontré que la plupart des maladies dont je vais m'occuper dans ce chapitre et les suivans, sont ordinairement dues à cet état morbide.

Les maladies des paupières, sont : l'inflammation chronique des tissus qui les composent, et spécialement des glandes de Meïbomius ; les ulcères chroniques de leurs marges, les tumeurs, etc, etc.

Phlegmasie chronique des glandes de Meïbomius.

Cette phlegmasie s'étend toujours plus ou moins à la portion de la conjonctive qui couvre la face interne des paupières ; elle succède quelquefois à une inflammation

aiguë de ces parties, qui est une véritable ophthalmie.
Celle qui fait le sujet de cet article est souvent primitive ou idiopathique, et essentiellement chronique: on
la rencontre tous les jours dans la pratique. Elle mérite
l'attention du médecin, moins par sa gravité, que par
sa fréquence et par la gêne qui en résulte dans l'exercice
de la vision. Elle se manifeste ordinairement par une
excrétion apparente de la liqueur onctueuse sécrétée par
ces glandes, de cette matière cérumineuse que l'on en
fait sortir par la pression, sous la forme de petits vers,
après la mort; les marges palpébrales en sont plus ou
moins agglutinées, le matin au réveil, et souvent on
remarque entre les cils, dans la journée, une matière
d'un blanc jaune, plus ou moins foncé. Cette exsudation, produit des glandes de Meïbomius enflammées, est
quelquefois si abondante, que les malades passent tous
les matins un temps considérable à l'enlever. Ils supportent difficilement l'application de la vue, l'aspect du soleil,
du feu et des corps très-blancs, l'impression de la fumée,
de la poussière et d'un vent froid. Ils n'éprouvent pas
tous les mêmes symptômes ; voici les plus ordinaires :
tuméfaction des glandes de Meïbomius, très-difficile à
apercevoir, et légère bouffissure aux paupières ; irritation par l'impression de la lumière artificielle; excoriations légères à la face interne des paupières ; perte
des cils avec rougeur vive des marges palpébrales, qui
sont d'une sensibilité extrême au plus léger attouche-
ment ; phlogose habituelle de la conjonctive palpébrale;
enfin, rougeur de la conjonctive du globe au réveil,
symptôme qui se dissipe deux ou trois heures après
le lever (28).

---

(28) Madame de***, âgée de vingt-six ans, d'une bonne con-

La métastase d'une fluxion arthritique **ou autre**,
donne souvent lieu à cette maladie, dont la guérison

---

stitution, avait nourri pendant dix-sept mois le dernier de ses
enfans; il y avait quatre mois qu'il était sevré. Depuis cette
époque, elle éprouvait aux bords des paupières et aux glandes
de Meïbomius, une irritation qui se manifestait quelquefois par
une cuisson et souvent par une démangeaison plus ou moins forte.
Lorsque ces effets étaient très-marqués, ce qui avait lieu principalement au réveil, le clignotement des paupières était fréquent,
les yeux pleuraient et devenaient rouges. Rien de tout cela ne
pouvait être prévenu : avec la précaution d'éviter la lumière le
calme revenait bientôt; mais la journée ne se passait guère sans
rechûtes, à la vérité moins importunes, et suivies ou précédées
du sentiment désagréable que les corps étrangers occasionnent
sur le globe de l'œil. Les yeux étaient chassieux le matin, et les
marges palpébrales paraissaient de temps à autre enduites çà et là
d'une matière sébacée. Les paupières offraient assez souvent une
légère bouffissure. Un mémoire à consulter, de M. Langlet, chirurgien en chef de l'Hôtel-Dieu de Beauvais, contenait les détails
qu'on vient de lire. D'après la réponse de mon père, madame
de *** a été guérie dans l'espace de quelques semaines, par une
saignée du bras, l'usage du petit-lait, un vésicatoire derrière
chaque oreille, des lotions avec une décoction aqueuse tiède de
têtes de pavot, un choix scrupuleux d'alimens, l'abstinence de
vin, et des promenades journalières.

Une jeune personne, âgée de dix-neuf ans, d'un tempérament
sanguin, d'un embonpoint excessif, avait éprouvé aux deux yeux,
à l'âge de trois ans, une ophthalmie dont la cause parut dartreuse
et qui se reproduisit, pendant six ans, à des époques très-rappro-
chées. Les retours périodiques de cette ophthalmie s'éloignèrent
dans le cours des huit années suivantes, à l'expiration desquelles
la menstruation s'établit; les récidives devinrent plus fréquentes,
plus rebelles, et furent accompagnées d'accidens plus graves, parce
que l'écoulement menstruel parut souvent en petite quantité et
manqua même à trois époques consécutives. La malade éprouva
alors plusieurs phlegmasies des glandes et de la marge des pau-

subite, par l'effet d'un répercussif, est quelquefois suivie d'une affection de quelqu'autre partie. Il est donc prudent d'employer des moyens généraux, en l'attaquant d'une manière locale.

M. D***, âgé de quarante-deux ans, n'avait d'autre incommodité qu'une phlegmasie chronique des glandes des paupières, qui subsistait depuis quatre mois. Un matin, à son réveil, il fut fort étonné de trouver ses yeux sans chassie. Dans la journée, une fièvre violente se déclara et fut suivie d'une éruption à la peau, qui n'eut aucune suite fâcheuse; l'affection des paupières ne reparut pas.

La phlegmasie chronique des glandes de Meïbomius est au nombre des maladies auxquelles les femmes sont sujettes lors de la cessation du flux menstruel.

Elle semble quelquefois liée à une phlegmasie chronique du périoste orbitaire (29). D'autres fois cepen-

---

pières. Dans l'intervalle des récidives, les yeux et leurs dépendances paraissaient en bon état, excepté la conjonctive palpébrale, où l'on découvrait quelques excoriations qui présentaient l'apparence de petits ulcères. Une saignée du bras, deux saignées du pied, une application de sangsues aux deux paupières et aux tempes, évacuations dont la nécessité était indiquée par de fréquens épistaxis; un vésicatoire derrière chaque oreille, des boissons antiphlogistiques; l'usage du pain et des légumes pour toute nourriture, celui du lait d'ânesse au printemps suivant, ont amélioré la position de la malade. Cependant, à l'âge de vingt ans, elle avait encore les parties extérieures des yeux très-faibles; mais elle n'éprouvait plus aucune rechûte, même légère, depuis huit ou neuf mois.

(29) J'ai traité un jeune homme, âgé de vingt ans, bien constitué, d'une phlegmasie chronique des glandes des paupières de l'œil

dant, la phlegmasie de ce tissu existe, sur-tout chez les hommes adonnés à l'étude, sans coïncidence ni complication avec la phlegmasie chronique des paupières (3o).

On rencontre très-rarement une variété de la phlegmasie chronique des glandes des paupières, qui consiste en une espèce d'exsudation de matière sébacée, jaunâtre. La peau en est entièrement et uniformément couverte, à trois lignes environ de la marge de la paupière inférieure, et à une ligne de celle de la paupière supérieure. On dirait que cette portion du tissu cutané a été exposée à une fumigation résineuse (*). C'est une cire très-tenace : elle résiste aux lotions d'eau chaude, qui enlèvent aisément la chassie commune. Ces lotions, quoique faites avec soin , ne peuvent faire disparaître entière-

---

gauche ; l'affection était grave, rebelle et ne fut guérie qu'avec difficulté. Deux ans après, il vint me consulter pour un gonflement léger, mais douloureux, du périoste orbitaire, au-dessous de l'extrémité externe du sourcil gauche. Lorsqu'un peu de chassie s'amassait au bord des paupières de cet œil, ou lorsqu'il s'en écoulait quelques larmes, le gonflement douloureux du périoste diminuait. Un vésicatoire à la nuque a suffi pour amener la guérison qui, cependant, a traîné en longueur dans l'été humide de 1816.

(3o) Un homme, âgé de trente-sept ans, d'une bonne constitution, éprouva, au commencement de 1812, une douleur extrêmement vive autour de l'œil droit, et sur-tout au périoste orbitaire, au-dessous du sourcil ; elle revenait tous les soirs, diminuait dans la matinée, et ne disparaissait que vers midi ; après deux mois d'une amélioration sensible, elle reparut. L'emploi du vin de quinquina, l'application d'un vésicatoire à la nuque, et l'usage de fumigations faites avec une décoction de café, la dissipèrent en

(*) Voyez la pl. 38, fig. 2, de mon *Traité des maladies des yeux.*

ment la teinte jaunâtre qui en résulte. Je ne l'ai trouvée que chez des filles et des femmes très-jeunes, presque toutes d'ailleurs fort saines. Cette variété est rebelle ; elle a quelque analogie avec les croûtes laiteuses. Je trouve dans mon journal l'histoire de cette exsudation particulière chez deux jeunes personnes de seize à dix-huit ans, qui jouissaient d'une bonne santé ; la guérison a été longue et difficile à obtenir. Une femme âgée de vingt et un ans, d'un tempérament lymphatique, fut guérie moins difficilement ; je l'ai vue quelques années après ; elle ne s'était point ressentie de cette incommodité, qui ne réclame pas d'autres moyens que ceux dont l'emploi est indiqué dans les phlegmasies ordinaires des glandes des paupières.

Dans une variété moins rare, le bord de la paupière est rouge, sans chassie. Chez une jeune personne qui avait les deux yeux également affectés, tous les moyens usités échouèrent, et je ne pus améliorer son état qu'en promenant, tous les trois ou quatre jours, l'extrémité de la lame d'une lancette sur la face interne des paupières, à une ou deux lignes de distance de leurs bords, pour tirer quelques gouttelettes de sang.

L'irritation chronique, si fréquemment produite par les insectes qui se trouvent sur la tête des enfans,

---

vingt jours. Au bout de sept mois, elle revint, et se faisait sentir aussi régulièrement que les deux premières fois. Je conseillai de reprendre l'usage des mêmes moyens, et de les continuer très-long-temps. J'insistai principalement sur la nécessité de ne pas négliger l'emploi du quinquina. J'ai su, en 1819, que cette douleur avait cédé de nouveau, dans l'espace d'un mois, et qu'elle ne s'était pas reproduite.

fait-elle office d'exutoire, en établissant sur le derme chevelu, une utile fluxion vitale de laquelle résulte une excrétion d'une nature particulière? Lorsque cette fluxion se déplace, les yeux peuvent-ils s'affecter et en devenir en quelque sorte le siège, par une espèce de métastase? les doigts de l'enfant forcé de se gratter pour appaiser le prurit que ces piqûres lui occasionent, entretiennent-ils utilement cette irritation? Ce qu'il y a de certain, c'est que très-souvent la disparition subite, même spontanée, de ces insectes, chez les enfans, donne lieu à des phlegmasies de l'œil, qui se manifestent particulièrement aux glandes des paupières. Non-seulement, dans ce cas, on ne doit permettre aucun usage des poudres dites de propreté, capables de les détruire, mais il faut encore recommander de ne peigner l'enfant que de deux jours l'un, et de lui en laisser une certaine quantité: ils semblent être alors un moyen de guérison. Il m'est arrivé quelquefois d'en faire replacer sur la tête, pour épargner l'application d'un vésicatoire.

La phlegmasie chronique des glandes des paupières est presque toujours diminuée par l'application réitérée d'une petite sangsue à la face interne de la paupière inférieure. Appliquée à la face externe de cette paupière, elle causerait une douleur assez remarquable; elle n'en excite aucune, comme il a été dit plus haut, étant appliquée à la face interne, et elle tombe au bout de deux ou trois minutes. Le sang s'arrête presque aussitôt, ce qui n'exclut pas l'application de plusieurs sangsues, de grosseur moyenne, à la tempe ou ailleurs, selon les indications. S'il y a irritation manifeste, les topiques qui diminuent le plus évidemment cette irritation, sont: la mie de pain humectée d'eau, la pulpe de pomme crue ou cuite, enveloppée dans un linge fin et appliquée sur les paupières, pendant la nuit. L'eau très-pure est le seul collyre qui convienne pour lotions. Le cataplasme de cerfeuil cuit dans l'eau et haché, est souvent utile ; on en forme une boule du volume de la moitié d'un œuf, qu'on applique le soir sur les paupières sans linge intermédiaire, qu'on soutient à l'aide d'une bande, et qu'on laisse pendant la nuit. On peut encore amortir le cerfeuil sur une pelle de fer très-chaude, ou sur un plat de terre, sous lequel on a mis de la cendre rouge.

Si l'irritation n'est pas forte, il faut étendre, le soir, sur le bord des paupières, un peu d'une pommade qui a été fort employée par Desault, et que l'on prépare avec l'oxide rouge de mercure, le sulfate acide d'alumine et de potasse calciné, l'oxide de plomb demi-vitreux et le muriate sur-oxidé de mercure; dont les doses doivent être variées ; on peut aussi employer celle dont la formule se trouve ci-dessus, (page 132).

Lorsque la chassie est très-tenace, on est obligé de laver les paupières avec de l'eau tiède, mais avec modération. Si la maladie est ancienne, elle résiste souvent aux moyens les mieux indiqués; d'autres fois, elle cède promptement, quoique portée à un haut degré d'intensité et déja un peu invétérée, sans que la cause de cette différence soit toujours appréciable (31).

---

(31) J'ai donné des soins, en 1804, à M. P.***, aujourd'hui notaire, alors âgé de vingt-cinq ans, d'un tempérament sanguin-bilieux et d'une bonne constitution, sans pouvoir obtenir la plus légère amélioration. Il passait une heure tous les matins à nettoyer les marges de ses paupières. Au commencement de 1815,

Lorsqu'elle est très-rebelle, on est réduit à conseiller l'expectation, et cette phlegmasie semble, pour ainsi dire, s'user à la longue : on en voit disparaître peu à peu, dans l'espace d'un an ou dix-huit mois, sans le secours d'aucun moyen thérapeutique remarquable.

Ulcères de la marge des paupières.

Ces ulcères sont presque toujours une suite de la variole. Sans l'immortelle découverte de Jenner, ce chapitre aurait été fort long. La quantité de lésions de l'organe de la vision, dues à ce fléau, était prodigieuse.

Un de ces points ulcérés, examiné à la loupe, présente

---

il me dit qu'il était déterminé à essayer tout ce que je lui conseillerais, quoique persuadé que sa maladie résisterait à mes tentatives. J'employai, pendant les mois de février et de mars, les moyens que j'ai indiqués et qui parviennent ordinairement, sinon à guérir, du moins à diminuer cette affection rebelle ; je n'obtins aucun succès. A la vérité, la maladie datait de l'enfance, et était portée au plus haut degré. Un traitement hygiénique habituel l'a rendue enfin un peu plus supportable.

Une affection à-peu-près semblable, mais moins ancienne, chez le frère d'un chirurgien distingué d'Orléans, céda très-aisément. Le malade, âgé de quarante ans, bien constitué, avait les marges des paupières de chaque œil enduites d'une chassie abondante et sèche comme du bois ; elle était si difficile à enlever, qu'il en conservait une partie dans la journée. Je fis appliquer à la nuque un morceau de potasse caustique, qui produisit une escarre de forme à-peu-près ronde et d'un pouce de diamètre. Les pansemens furent faits avec du beurre ; on couvrait, de deux jours l'un, les yeux du malade, lorsqu'il se couchait, d'un cataplasme de cerfeuil cuit dans l'eau, et le lendemain on étendait, sur le bord des paupières, un peu d'onguent rosat, auquel on avait mêlé quatre grains d'oxide rouge de mercure, par gros.

l'aspect d'un petit vésicatoire : les glandes de Meïbomius, dont les orifices sont comprises dans un de ces ulcères, sont probablement désorganisées, ou, au moins, dans un état morbide. Les malades trouvent ces ulcères beaucoup plus irrités le matin, lorsqu'ils ont veillé, qu'ils ont usé de liqueurs fermentées, ou qu'ils se sont occupés à la lumière. La fumée, le grand vent, la vive clarté et la chaleur, sur-tout celle du poêle „ leur sont nuisibles. Quelquefois les cils sont perdus et le bord de la paupière est frangé (32).

Des applications réitérées du nitrate d'argent diminuent généralement la rougeur de ces ulcérations. Quelques-unes disparaissent même à-peu-près complètement; d'autres éludent l'action de ce caustique, et de tous les remèdes qu'on leur oppose.

---

(32) Un médecin, âgé de quarante ans, d'une bonne constitution, intendant des eaux minérales de Cauterets, avait eu la variole à l'âge de quinze ans. Elle laissa les traces les plus profondes et altéra tous ses traits. Ses yeux devinrent si malades, que les croûtes qui recouvraient les paupières existaient encore trois semaines après la disparition de celles qui couvraient d'autres parties du corps. Il ne pouvait supporter l'impression de la plus faible lumière ; les orifices des glandes de Meïbomius étaient ulcérés ; les cils tombèrent. Pendant vingt-cinq années, il éprouva, sans interruption, les symptômes suivans : le screin, les veilles forcées, une lecture prolongée, la clarté trop vive, lui occasionnaient constamment des ophthalmies accompagnées de gonflement de la marge des paupières. L'excrétion d'une plus grande quantité de mucus puriforme terminait ces crises. Aucune altération du système lymphatique ou de tout autre système ne compliquait ces symptômes importuns. Il regardait comme locale sa maladie qui était exaspérée par tout ce qui l'excitait fortement au moral et au physique. Les veilles irritaient les ulcères; il ne pouvait plus lire à

Pour exécuter ces applications, il faut fixer dans un porte-crayon un morceau de nitrate d'argent de sept à huit lignes de longueur, taillé en pointe aiguë. Après avoir placé la tête du malade de manière qu'il ne puisse pas la retirer en arrière, le chirurgien relève la paupière supérieure, en éloignant sa marge du globe, si cette paupière est le siège des ulcères; il écarte la marge de la paupière inférieure, en la renversant, si les ulcères se trouvent sur le bord de celle-ci, et il en touche d'abord un seul avec la pointe du caustique. Il prend ensuite, dans une tasse pleine d'eau tiède, une petite éponge qu'il appuie sur la partie touchée après avoir attendu quelques secondes et même jusqu'à une demi-minute, selon le degré de sensibilité de la paupière. Il trempe, à plusieurs reprises, l'éponge dans l'eau tiède, et la porte autant de fois sur la partie cautérisée; cette application doit être répétée, de deux jours l'un, sur le même ulcère, pendant deux ou trois semaines au moins; ensuite on passera à un autre. S'il survient, dans la journée, un peu de cuisson, on l'appaisera en étuvant la partie avec une éponge douce trempée dans de l'eau tiède.

---

la lumière des bougies : depuis un an, l'intensité de tous ces symptômes était augmentée avec ses occupations. Il n'avait éprouvé que peu d'amélioration en employant l'eau végéto-minérale et diverses pommades, préparées, tantôt avec la tutie, l'aloès et le cérat, tantôt avec l'oxide rouge de mercure et le beurre frais. Son état a été amélioré par des applications de sangsues aux paupières inférieures et aux tempes, par des lotions d'infusion de fleurs de mauve, par l'usage de cataplasmes de cerfeuil amorti sur une pelle très-chaude, et par la cessation du travail.

Quelques-uns de ces petits ulcères sont diminués par l'usage prolongé d'une pommade dans laquelle entre un sel mercuriel (page 132) ; le malade en étend lui-même une petite quantité sur le bord de la paupière ulcérée, tous les soirs en se mettant au lit.

Pendant la durée des ophthalmies auxquelles ces ulcères donnent quelquefois lieu à des intervalles plus ou moins longs, le régime doit consister dans l'usage des boissons antiphlogistiques, des alimens sains et des promenades journalières. Le malade se tiendra le ventre libre, évitera de s'exposer à la fumée, s'éloignera du feu et renoncera, du moins pendant quelque temps, à la lecture, à l'écriture, et à toute occupation suivie.

Ectropion, ou renversement en-dehors du bord des paupières (*).

C'est le plus ordinairement le bord de la paupière inférieure qui, dans cette maladie, se trouve écarté du globe. Elle est alors renversée et quelquefois tirée en bas, de manière que sa face interne est apparente : cette difformité présente l'aspect d'une chair rouge. La marge de la paupière inférieure tantôt est repoussée du globe par une tuméfaction de la conjonctive palpébrale ou par une excroissance charnue (33) ; tantôt elle

---

(*) Voyez pl. 21, fig. 2, et pl. 17, fig. 3, de mon *Traité des maladies des yeux*.

(33) Un homme, âgé de quarante-cinq ans, bien constitué, avait la paupière inférieure de l'œil droit entièrement renversée, par la

est tirée en dehors par une cicatrice du tissu cutané, produite par un abcès ou par une brûlure; enfin, dans des cas rares, la paupière inférieure se renverse totalement par la paralysie de la moitié inférieure du muscle orbiculaire (34).

L'ectropion est toujours accompagné de larmoiement, parce que le fluide lacrymal ne peut plus être absorbé par celui des deux points lacrymaux qui se trouve éloigné du globe.

---

tuméfaction de la conjonctive palpébrale, dégénérée en une chair fongueuse. Après avoir saisi la tumeur avec une érigne, je fis passer sous cette espèce d'excroissance, depuis l'extrémité externe jusqu'à l'extrémité interne de la paupière, la lame d'une lancette. En avançant, elle incisait et séparait, de la marge palpébrale, la tumeur dont les sept huitièmes furent ensuite enlevés avec des ciseaux courbes sur le plat; le reste fut dissipé par l'effet de la suppuration : le rétablissement ne tarda pas à être complet.

(34) J'ai donné des soins dans l'été de 1818, avec M. Lerminier, à M. le comte Mag.***, âgé de quarante-six ans, d'une faible constitution, chez lequel le système nerveux prédomine. Ses paupières inférieures étaient renversées totalement en dehors, depuis cinq ans, par la paralysie de la moitié inférieure des muscles orbiculaires; et les conjonctives étaient affectées d'une phlegmasie chronique peu remarquable, suite du renversement des paupières et du larmoiement qui en est inséparable, lorsqu'il éprouva une ophthalmie aiguë grave à l'œil gauche. Cette ophthalmie parvint au degré du chémosis; la convalescence fut extrèmement longue, et la phlegmasie chronique en est restée un peu augmentée. Au moment où j'écris, les paupières inférieures sont dans le même état, c'est-à-dire, complètement renversées. Le malade se sert de ses yeux avec assez de liberté, mais il éprouve le besoin de faire usage de bésicles garnies de taffetas vert, qui mettent à l'abri de l'action de l'air les conjonctives un peu tuméfiées et parsemées de quelques vaisseaux variqueux, aux points où elles unissent les paupières inférieures aux globes.

Lorsque la tuméfaction de la conjonctive palpébrale est la cause de la maladie, on la guérit chez les sujets qui ne sont pas très-avancés en âge, en combattant l'ophthalmie chronique à laquelle elle est due : une ophthalmie aiguë ne pourrait donner lieu qu'à un écartement passager. Une petite sangsue, appliquée tous les trois ou quatre jours, à la face interne de la paupière inférieure, est un des moyens dont j'obtiens le plus de succès dans le traitement de l'ectropion dû à cette cause. Lorsque la paupière peut être remise à sa place par une pression modérée, exercée sur elle avec l'extrémité d'un doigt, et quand il résulte d'un examen attentif que, sans la tuméfaction de la conjonctive palpébrale, la paupière ne serait point écartée du globe, on obtient ordinairement la guérison de l'ectropion par l'emploi des moyens indiqués plus haut contre l'ophthalmie (page 22 et suiv.). Si ces moyens sont insuffisans, il faut exciser plus ou moins de la conjonctive palpébrale, à l'aide de ciseaux courbes sur le plat et d'une pince ou d'une érigne double. Quand les malades se refusent à l'excision, les seules applications du nitrate d'argent, exécutées tous les deux ou trois jours, produisent une diminution et même quelquefois la guérison de la maladie, lorsqu'elle n'est pas considérable. L'excision, au reste, est préférable à l'action du caustique, et il ne faut employer ce dernier moyen que pour détruire ce qu'il a été impossible d'enlever par le premier, qui suffit dans le plus grand nombre des cas. Le boursoufflement de la conjonctive finit assez souvent, lorsque la maladie est ancienne, par dégénérer peu-à-peu en une tumeur fongueuse. Quelquefois, formée dans un délai assez court, elle écarte de l'œil la paupière et la renverse. Ces fongus, qui se développent exclusivement sur les membranes muqueuses, sont des végétations du tissu cellulaire dont les propriétés vitales ont été altérées ; ils contiennent de plus une matière particulière déposée dans les aréoles de ce tissu, comme l'a fait remarquer Bichat. Il est indispensable d'enlever cet obstacle. Pour en opérer l'excision, un aide renverse la paupière, en faisant faire une forte saillie à la fongosité. On la saisit avec une pince à disséquer, ou avec une érigne double, selon sa forme, et on l'enlève, soit avec des ciseaux courbes sur le plat, soit avec un bistouri, dont le tranchant doit être un peu convexe. Ce dernier instrument est celui auquel on est obligé le plus souvent d'avoir recours : la tumeur étant ordinairement aplatie, les ciseaux n'ont presque pas de prise sur elle. Une simple compresse, retenue par une bande peu serrée, est le meilleur bandage que l'on puisse employer après cette opération ; elle peut être supprimée dès le lendemain. Rarement il est possible d'enlever la totalité de cette végétation ; s'il en reste peu, la suppuration achève de la détruire ; si sa forme et son extension aux deux extrémités de la paupière n'ont pas permis d'en ôter assez, on touche le reste, de deux jours l'un, avec le nitrate d'argent.

Lorsque la marge palpébrale est tirée en dehors, par une cicatrice du tissu cutané de la paupière, il y a quelquefois tuméfaction de la conjonctive palpébrale : dans ce cas, elle est consécutive et produite par l'action de l'air ; elle est non la cause, mais l'effet de la maladie, et elle l'augmente. Si la tuméfaction n'existe pas, il ne faut rien tenter : la maladie est au-dessus des ressources de l'art. Si elle existe, on peut diminuer et même guérir cette difformité, par les procédés qui viennent d'être indiqués. Avant de les employer, il faut couvrir l'œil pendant deux ou trois jours, avec un cataplasme émollient, pour relâcher la peau de la paupière, ou plutôt la cicatrice, et la disposer à prêter un peu. Bordenave avait cru, d'après les anciens, que l'on pourrait, par une incision, allonger les tégumens, et remettre à sa place, la paupière renversée. Ce savant chirurgien, après des essais infructueux, répétés souvent depuis, par des gens habiles, mais qui ignoraient le résultat de ces tentatives, a reconnu qu'il s'était trompé, et que ce n'était qu'en produisant des cicatrices à l'intérieur, qu'on pouvait rapprocher de l'œil la paupière écartée.

Lorsque l'ectropion, qui souvent est plutôt une difformité qu'une maladie, reconnaît pour cause une cicatrice de la peau, chez un sujet très-jeune, on le voit pour l'ordinaire diminuer graduellement à mesure que l'enfant avance en âge (35) ; s'il survient à la suite d'un érysipèle ou d'un exanthème qui a fait contracter, à la

____

(35) Un petit garçon, âgé de trois ans, d'un tempérament éminemment lymphatique, fils d'un de mes collègues à la société de médecine de Paris, eut, en 1813, un dépôt sous-cutané au-dessous de la paupière inférieure de l'œil gauche, très-près de la commissure externe. Ce dépôt s'ouvrit, et la cicatrice tira fortement en dehors la marge de la paupière, sur-tout du côté du petit angle. Les moyens généraux, réclamés par la constitution de l'enfant, ont été les seuls employés. J'ai eu souvent occasion de rappeler au père l'exactitude de mon pronostic : je lui avais dit que l'ectropion diminuerait à mesure que son fils grandirait. Au moment où j'écris, il est tellement réduit que l'enfant en est très-peu incommodé.

paupière, une rigidité telle que son tissu en soit raccourci, et sa marge écartée du globe, elle s'en rapproche, lorsque par des moyens dirigés contre ces altérations du système lymphatique, on a rendu à la peau de ces parties, sa souplesse naturelle. Quand l'ectropion dépend de la paralysie de la moitié inférieure du muscle orbiculaire, il est souvent incurable chez les sujets d'un âge avancé; celui qui est dû à cette cause, se manifeste rarement avant l'âge de soixante ans : lorsqu'on le rencontre chez des sujets moins âgés, il faut l'attaquer par les moyens qui seront indiqués plus bas contre l'amaurose.

Sans faire, avec les anciens, du raccourcissement de la paupière supérieure, une maladie particulière sous le nom de *lagophthalmie* ou *œil de lièvre*, je dirai que le renversement en dehors de cette paupière est presque toujours l'effet d'une cicatrice, suite de plaie, d'abcès, et bien plus souvent de brûlure. L'art ne possède aucun moyen de remédier à cette grave lésion. S'il se forme, à l'intérieur, une tumeur fongueuse, capable de l'augmenter et de nuire, on doit l'emporter, ainsi qu'il vient d'être dit, en employant l'érigne et les ciseaux. Si elle ne paraît pas nuisible, par exemple, si elle n'est due qu'à une tuméfaction peu considérable de la conjonctive, il ne faut pas y toucher ; elle supplée souvent en quelque sorte à la paupière supérieure, trop courte, et sert à étendre la liqueur lacrymale sur le globe.

Entropion, ou renversement en-dedans du bord des paupières (*).

La paupière inférieure présente plus ordinairement

(*) Voy. pl. 18, fig. 1, de mon *Traité des maladies des yeux.*

cette maladie que la supérieure; celle-ci, jouissant d'une plus grande mobilité, entraîne plus d'inconvéniens lorsqu'elle se renverse. Les cils frottent l'œil, entretiennent une ophthalmie habituelle, et donnent souvent lieu aux plus graves accidens, notamment aux engorgemens et aux ulcérations de la cornée. Quelquefois les deux paupières sont renversées du côté du globe, par un relâchement de la portion du tissu cutané qui les recouvre, tel que celui qui succède à un gonflement œdémateux, ou à une ophthalmie chronique. Les cicatrices qui succèdent à de petites ulcérations sur le bord interne d'une des paupières, en occasionnant une perte de substance, peuvent encore être mises au nombre des causes de cette maladie. Selon Scarpa, indépendamment du relâchement des tégumens, le ramollissement du cartilage tarse produit souvent l'entropion; la cause en est dans l'écoulement abondant, puriforme et continuel des glandes de Meïbomius; le cartilage tarse devient alors, en tout ou en partie, incapable de se soutenir élevé, et de conserver la courbure nécessaire pour s'appuyer exactement sur le cartilage de l'autre paupière; enfin, la totalité ou une partie de ce même cartilage se relâche, se replie en dedans, et entraîne avec elle, contre le globe de l'œil, les cils qui lui correspondent. J'ai quelques exemples d'entropion par paralysie de la portion du muscle orbiculaire, correspondante à la paupière qui était renversée en dedans: le renversement a lieu plus ordinairement en dehors. Très-souvent l'entropion est dû à une espèce d'habitude; le bord de la paupière, macéré, relâché, privé de son ressort, étant une fois roulé vers le globe, y reste en cet état, parce qu'il a pris, s'il est permis de s'exprimer ainsi, un mauvais pli.

L'entropion, dû au relâchement du tissu cutané, occasionné par une ophthalmie, cède ordinairement aux moyens indiqués contre cette maladie (page 22). Celui qui peut être regardé comme une névrose de quelques faisceaux de fibres du muscle orbiculaire, doit être traité par les moyens indiqués au chapitre VIII, article *amaurose*.

Dans les cas très-nombreux où l'entropion n'est que le résultat d'une direction vicieuse, prise par la paupière, je réussis ordinairement à le guérir par l'un des deux moyens suivans, quelquefois par les deux, employés concurremment. Je tire la paupière, en la renversant le plus possible en dehors; et, pendant qu'elle est dans cette position, je place verticalement, sur sa surface externe, près des cils, deux bandelettes, et quelquefois trois, de taffetas gommé, vulgairement appelé taffetas d'Angleterre, de la longueur chacune d'un pouce et demi, et large d'un demi-pouce. Le succès tient à ce que l'on fasse usage de taffetas bien préparé; que l'on ait la patience de n'abandonner la paupière que lorsqu'il est sec, c'est-à-dire, après quatre ou cinq minutes, et qu'on ne l'ait mouillé qu'autant qu'il le faut pour qu'il s'agglutine exactement (36). Ce premier moyen n'est pas nouveau; le succès de l'autre dépend du malade

----

(36) Un homme, âgé de trente-neuf ans, bien constitué, avait un entropion de la paupière inférieure de l'œil gauche, depuis quatre ans. Cette paupière a été rétablie en vingt jours, par l'application du taffetas gommé, et j'ai su, dix ans après, qu'il n'était jamais ressenti de cette maladie.

seul. Il faut qu'il consacre à cet essai trois jours et trois nuits, après lesquels il l'abandonnera s'il n'en a pas obtenu le résultat espéré. Ordinairement il faut moins de temps. Le malade se place vis-à-vis d'une glace, et écarte, avec un de ses doigts, la paupière affectée, en ayant soin de ne pas la laisser se renverser lorsqu'il est obligé de changer de position, ce qui ferait perdre une grande partie du temps précédemment employé. Quelque gênante que soit cette situation, il ne doit l'interrompre que lorsqu'il est absolument forcé de s'abandonner au sommeil, et la reprendre à son réveil. Le succès de ce procédé dépend de l'intelligence du malade et de son désir extrême de guérir. J'en ai vu qui, pour ne pas abandonner leur paupière, ne prenaient, pendant deux ou trois jours, que des alimens liquides (37).

Lorsqu'il y a eu perte de substance à l'intérieur et raccourcissement notable de la membrane interne de la paupière, il faut en venir à une opération. Voici la manière dont je l'exécute : au lieu de me servir de la presse inventée par Bartisch, je ploie en deux un morceau de fil d'archal, non recuit et d'une demi-ligne de diamètre ; je saisis, entre ses deux branches, la partie du tissu cutané de la paupière qui doit être retranchée, en lui faisant faire un peu plus de saillie dans le milieu, si toute la paupière rentre, ce qui arrive le plus ordinairement, et en ne lui faisant faire cette saillie qu'à

---

(37) Une religieuse, âgée de soixante-dix ans, qui était affligée de cette incommodité depuis quatorze ans, en fut délivrée par ce procédé en deux jours et une nuit. Dans cet intervalle, elle ne se laissa aller au sommeil qu'une seule fois, et ne dormit que deux heures.

l'une ou l'autre extrémité, si la paupière rentre seulement vers le grand ou vers le petit angle. La peau étant ainsi saisie, le plus près possible de la ligne des cils, je serre les deux extrémités du fil de fer, et j'emporte la portion de cette membrane, qui excède les deux branches, d'un seul coup de ciseaux, dont les lames sont dirigées par le fil d'archal. Il faut apporter la plus grande attention à enlever précisément de la peau ce qui est nécessaire pour le succès de l'opération, et surtout placer cette résection très-près de la marge de la paupière, qu'il s'agit de tirer en dehors : faite trop loin, elle ne serait d'aucune utilité. Le malade ne sent presque pas le coup de ciseaux ; il n'éprouve que la très-petite douleur momentanée, excitée par la forte pression du fil de fer (38). Le taffetas gommé suffit pour rapprocher les lèvres de la plaie. Je me suis servi pendant quelque temps de la suture, mais j'en ai abandonné l'usage depuis un accident qui m'arriva en opérant les paupières supérieures d'une femme âgée de soixante-un ans : une de mes aiguilles cassa ; la pointe que je

---

(38) Mademoiselle Quérat, âgée de dix-sept ans, d'une bonne constitution, avait perdu l'usage des deux yeux, depuis plusieurs années, par suite d'un entropion des paupières supérieures. Les cornées étaient opaques dans la plus grande partie de leur étendue, notamment vers leur centre. J'enlevai, d'un coup de ciseaux, un lambeau du tissu cutané de la paupière supérieure de l'œil droit. Lorsque ce fragment de peau fut étendu et mesuré, on lui trouva trois lignes de largeur dans son milieu, et six de longueur ; chacune de ses deux extrémités finissait en pointe. Trois petites bandelettes de taffetas gommé, appliquées verticalement, tinrent rapprochées les lèvres de la plaie qui était cicatrisée le surlendemain. La cornée s'est débarrassée d'elle-même lentement, mais

cherchai vainement, pouvait occasionner, par sa présence dans la plaie, des accidens qui n'eurent pas lieu, car cette paupière fut rétablie en quarante-huit heures ; l'autre ne le fut que quatre jours plus tard. Chacune avait eu trois points de suture.

Le renversement en dedans du bord des paupières a reçu de quelques auteurs le nom de *trichiasis*, qu'il vaut mieux réserver pour la direction vicieuse que prennent du côté de l'œil, dans des cas peu fréquens, un ou plusieurs cils, sans que la marge palpébrale soit déplacée. La maladie a été nommée *distichiasis*, lorsqu'une rangée de cils, bien distincte de la rangée naturelle, se dirige vers l'œil. Ce cas est très-rare, il a même été nié; cependant je l'ai trouvé plus de vingt fois. J'ai vu, chez plusieurs malades, la rangée superflue placée d'une manière presque régulière sur le bord interne de la marge de la paupière, et bien distinctement séparée de la rangée naturelle. Au reste, ce nom est inutile, et il suffit de conserver celui de *trichiasis*, donné par Hippocrate à cette maladie, dans laquelle des cils se dirigent vers le globe, soit en quittant la rangée naturelle, soit en perçant la marge de la paupière dans une direction vicieuse.

----

graduellement, de toute l'opacité qui l'obscurcissait. La jeune malade voyait assez le trentième jour pour se conduire, et put lire et travailler quatre mois après. L'année suivante, on essaya de raccourcir la paupière supérieure de l'autre œil, en suivant le procédé que j'avais employé, mais on n'emporta point assez du tissu cutané ; la paupière n'étant pas suffisamment raccourcie, continua à se tourner un peu du côté du globe, et la guérison de cet œil fut incomplète.

Plusieurs ophthalmies habituelles reconnaissent pour cause un ou plusieurs cils semés irrégulièrement sur la marge palpébrale, ou déviés de la rangée naturelle (*. Souvent ils sont si petits qu'on ne les aperçoit qu'en examinant, au soleil, le bord de la paupière. A ma connaissance, un très-grand nombre d'ophthalmies chroniques ont été traitées long-temps par des moyens thérapeutiques fort inutiles, sans que le malade ou le médecin ait reconnu cette cause externe d'ophthalmie, tant elle était imperceptible. Chez certains sujets très-irritables, les cils déviés tiennent la conjonctive dans un état de sensibilité excessive ; d'autres supportent moins difficilement la gêne qu'ils en éprouvent.

L'art ne possède point de procédés évidemment efficaces pour détruire les cils déviés; ils résistent souvent à la cautérisation faite avec une aiguille de fer chauffée à blanc, ou avec le nitrate d'argent. Une femme âgée de trente-huit ans, d'une constitution faible et d'un tempérament nerveux, se soumit avec une résignation incroyable à l'essai de divers moyens. Tout ce que je pus obtenir, pendant dix-huit mois, par l'emploi du nitrate d'argent taillé en pointe aiguë et des incisions avec la lancette, dans lesquelles j'introduisais le nitrate, fut de réduire à sept les cils formant une rangée surabondante et implantés, au nombre de plus de trente, sur le bord de la paupière supérieure de son œil gauche.

Écarter, par une cicatrice, la marge palpébrale du

(*) Voy. pl. 20 et 64, fig. 1, de mon *Traité des maladies des yeux.*

globe, en enlevant une portion de peau de la paupière, serait changer une maladie en une autre, et occasionner, non-seulement un larmoiement habituel, mais encore une phlegmasie chronique de la membrane interne de cette paupière. Malgré cette réflexion, dont Scarpa reconnaît l'importance, il a réussi sur un sujet âgé de vingt-six ans, bien constitué, à écarter un peu du globe la marge de la paupière inférieure ; et, avec elle, trois cils déviés, dont le plus long continua, après l'opération, à se diriger vers l'œil, mais en restant couché le long du bord de la paupière, sans tourmenter le malade ni le faire larmoyer, comme auparavant. Ces trois cils sortaient évidemment de la face interne du cartilage tarse, en se dirigeant obliquement vers le globe de l'œil, ils appuyaient, en partie sur la cornée, et en partie sur la conjonctive qui paraissait dans cet endroit comme mouchetée ou empreinte d'une tache sanguine. Il incisa, avec une lancette, les tégumens de la paupière, dans une étendue de quatre lignes, immédiatement au-dessous de la naissance des cils et en rasant le cartilage tarse ; il souleva ensuite, avec des pinces, la peau incisée et en emporta une portioncule ovale, longue de quatre lignes et large de deux et demie. La plaie fut recouverte d'une bandelette enduite d'onguent digestif simple ; le troisième jour et les jours suivans, il toucha la plaie avec le nitrate d'argent, afin d'occasionner une plus grande perte de substance et d'obtenir ainsi une cicatrice plus propre à renverser davantage la paupière. Il ne prétend pas que cette méthode curative soit parfaite ou exempte d'inconvéniens, dans les cas plus compliqués que celui qu'il rapporte, et il ajoute : aucun chirurgien moderne n'est tenté de les arracher et de toucher leur racine avec les caustiques ou le fer rouge ; moins encore de couper l'ourlet avec les poils.

Un médecin-oculiste de Vienne, a conçu, dans ces derniers temps, l'idée de guérir le trichiasis en enlevant tout le bord libre de la paupière , dans lequel sont implantés les bulbes des cils, sans intéresser le cartilage, et il a exécuté , dit-on, cette opération avec succès : c'est à l'expérience, juge suprême en médecine, à prononcer. En attendant, je me rappellerai l'axiome : *primò non nocere ;* et je me bornerai à conseiller, comme Maître-Jan , d'extraire les cils, à l'aide d'une pince, à mesure qu'ils prennent de l'accroissement ; quelques-uns finissent par disparaître à la longue. Il y en a qui cessent de nuire , soit parce que la membrane muqueuse qui revêt la partie antérieure du globe s'est accoutumée peu-à-peu à l'impression qu'ils font sur elle, ce qui n'est pas plus étonnant que de voir la membrane muqueuse de l'estomac s'accoutumer à l'action de certains poisons, soit parce qu'ils ont perdu de leur roideur primitive, et qu'ils ont été macérés, en quelque sorte, par le liquide lacrymal dont ils sont continuellement mouillés.

J'ai trouvé quelquefois, à la base du cil dont la direction était vicieuse, une petite tumeur rougeâtre , espèce de chair fongueuse, presque imperceptible (39).

---

(39) La première fois que je vis un point rouge de cette nature, ce fut à l'un des yeux de M. de Visme, jurisconsulte à Laon. Le seul symptôme dont il se plaignait était de ne pouvoir, depuis plus d'un an, s'occuper cinq minutes de suite sans éprouver une extrême irritation aux paupières. Je ne découvris ce cil, presque

Si l'on trouvait le trichiasis de la caroncule lacrymale, observé une fois par Albinus, il faudrait ne conseiller aucun autre moyen spécial que l'extraction des poils de cette glande, à mesure que, par un accroissement de leur longueur naturelle, ils irriteraient la conjonctive.

La réunion congéniale ou accidentelle des bords des paupières doit-elle être comptée pour une maladie particulière, sous le nom d'*ankyloblepharon?* En faut-il faire une autre, de l'adhésion d'une partie de leur face interne, à la conjonctive qui revêt le globe? Je propose la négative sur ces deux questions, notamment sur la première, tant ce cas est rare, et tant il est, en général, convenable de n'agir qu'avec réserve lorsqu'on le rencontre. Quand je l'ai trouvé, je n'ai vu l'adhérence que vers un des angles ou vers les deux; mais elle était fort peu étendue; je me suis abstenu d'y toucher. Elle pourrait se présenter à un degré tel qu'il fallût absolument agir. Alors, on désunirait les deux paupières, en employant un petit bistouri dont la pointe serait émoussée; et, pour empêcher leur réunion, on recommanderait au malade de ne pas tenir l'œil fermé avant vingt-quatre heures révolues; on in-

---

invisible, qu'à ma seconde visite, et je n'en fis l'extraction qu'après l'avoir fait voir à deux des amis du malade. Je touchai, huit ou dix fois, dans l'espace d'un mois, avec la pointe d'un crayon de nitrate d'argent, le point de la marge palpébrale, d'où il avait été extrait. M. de Visme est venu me voir long-temps après, accompagné de M. Lejeune, médecin à Laon, et m'a dit que la destruction de ce cil avait été complète. J'ai plus souvent échoué que réussi dans les cas de ce genre.

terromprait même plusieurs fois son sommeil dans le cours de chacune des deux ou trois nuits suivantes, pour lui faire étuver ses paupières avec une décoction émolliente.

J'ai vu plusieurs fois l'adhérence des paupières au globe augmentée plutôt que diminuée, après une opération tentée pour la détruire. Celse dit qu'il n'a jamais vu réussir cette tentative, et que Meges n'a pu réussir, après un grand nombre d'expériences, à empêcher la paupière de se réunir au globe. Au rapport de **M. Richerand**, **M. Boyer** a vu trois fois cette adhérence se renouveler. Au reste, l'adhésion qui a lieu entre ces deux surfaces appliquées l'une contre l'autre, dans un état d'excoriation, soit après une blessure, soit après une opération, forme ordinairement des brides dont l'inconvénient diminue graduellement (40).

Chûte de la paupière supérieure.

Le relâchement ou la chûte de la paupière supérieure est une suite nécessaire de la paralysie du muscle rele-

---

(40) J'ai reçu un mémoire dont suit l'extrait : « Le malade, âgé de soixante-huit ans, et qui jouit d'ailleurs d'une bonne santé, eut, à l'âge de dix-huit ans, la petite vérole. Il lui resta une rougeur ulcérée au bord des paupières inférieures, quelques chairs fongueuses sur leur face interne, et un relâchement des conjonctives. Il y a deux mois, on cautérisa, avec le nitrate d'argent fondu, les fongosités des deux paupières inférieures; on en enleva quelques portions avec des ciseaux courbes sur le plat, et on emporta, sur les globes, une partie de la conjonctive, de façon qu'à chaque œil deux plaies se sont trouvées l'une vis-à-vis de l'autre. Il

veur palpébral. Presque toujours trois des muscles droits sont paralysés en même temps que lui, parce que la même branche de la troisième paire des nerfs cérébraux leur donne des filets. Le muscle droit externe, qui conserve seul l'intégrité de ses fonctions, tire alors l'œil du côté de la tempe, d'où résulte le strabisme, et l'apparente duplicité des objets. Cependant, ce muscle et le releveur de la paupière sont quelquefois affectés simultanément ; lorsque ce dernier est seul paralysé, on est étonné que le très-petit filet de nerf qu'il reçoit se trouve lésé isolément.

J'ai un grand nombre d'observations qui prouvent que le nerf optique est souvent affecté en même temps

---

s'est formé une adhérence de la paupière inférieure avec le globe de l'œil droit, près le petit angle, qui empêche le malade de tourner cet œil vers le nez, ce qui fait que les deux axes optiques ne se dirigent plus vers le même point de ce côté Après avoir divisé de nouveau les parties réunies, on a mis de la charpie entre l'œil et la paupière, pendant quatre jours et quatre nuits. Peu de jours après, l'adhérence a reparu au même degré, et le malade, éloigné de la personne qui l'a opéré, est dans un état pire. La bride n'est ni baveuse ni rouge : elle présente le même aspect que la conjonctive. Ce qui a déterminé à faire une tentative si malheureuse, c'est que l'état de la conjonctive et des paupières de chaque œil empirait depuis six mois ».

Le malade offrait de se rendre à Paris, et de se soumettre à une autre opération. Mon opinion étant qu'une nouvelle tentative ne pourrait qu'aggraver la maladie, j'ai conseillé de n'employer que des topiques peu actifs. Je l'ai vu quatre ans après : la conjonctive ou plutôt la bride, formée de ses débris, avait prêté peu-à-peu dans l'espace d'un an, et avait cessé de gêner les mouvemens du globe. L'opération n'avait point amélioré l'état des conjonctives ni celui des paupières.

11.

que le nerf moteur de l'œil. On peut alors en conclure que la cause siège dans le cerveau, et annoncer une disposition à l'apoplexie. Dans ces cas, l'amaurose se développe en même temps que la paupière supérieure tombe dans le relâchement; en d'autres termes, le nerf de la seconde paire et le nerf de la troisième paire sont frappés au même instant. D'autres fois, la paupière ne tombe que peu-à-peu, à la suite de l'amaurose.

Les causes de cette maladie sont les mêmes que celles de l'amaurose, et ces deux affections réclament le même traitement. J'ai donné à l'article *névroses des muscles de l'œil*, du tome III de mon *Traité des maladies des yeux*, quelques exemples de paralysie des muscles du globe et du releveur de la paupière supérieure.

Tumeurs des paupières.

Ces tumeurs sont: l'œdème, les phlyctènes chroniques, l'orgeolet, le grain de grêle, les verrues, les tumeurs squirreuses, et les tumeurs enkystées ou loupes.

L'œdème des paupières est une tuméfaction presque transparente des marges palpébrales, que l'on rencontre rarement. Les communications du tissu cellulaire de l'extérieur du crâne avec la face sont évidentes, surtout en devant sur le front. Aussi, à la suite des érysypèles des tégumens du crâne, rien de plus fréquent que de voir dans le tissu des paupières des abcès, qui résultent de l'accumulation du pus produit par l'érysipèle. C'est par ces communications que la sérosité et le sang y tombent également. On ne peut combattre ces tuméfactions des paupières qu'en attaquant la maladie dont elles sont des symptômes. L'œdème des paupières est une infiltration de lymphe ordinairement sans danger; elle n'est guère portée très-loin, excepté dans l'anasarque, et n'exige que des moyens généraux et quelques lotions toniques : il est inutile d'en faire une maladie particulière (41).

La *phlyctène chronique* de la marge des paupières résulte de la présence d'une gouttelette de sérosité qui soulève l'épiderme (*); elle est à-peu-près transparente, et du volume d'un grain de chénevis ; son accroissement est lent. On en voit de plus petites qui n'ont pas varié depuis un grand nombre d'années ; elles ne gênent que lorsqu'elles sont situées sur la marge même de la paupière, entre la rangée des cils et le globe, ce qui se voit rarement : ce n'est point une maladie. Dès que cette petite tumeur est ouverte, avec la pointe d'une lancette, elle disparaît.

L'*orgeolet* (**), vulgairement *orgueilleux*, ou *grain d'orge*, est un petit furoncle extrêmement commun, d'un rouge foncé, qui se forme plus souvent au bord de la paupière supérieure qu'au bord de l'inférieure. La tension naturelle de la portion du tissu cutané qui revêt la

---

(41) **Madame de Rennel**, âgée de quarante-quatre ans, d'un tempérament éminemment lymphathique, d'un embonpoint excessif, chez laquelle la menstruation était régulière, avait eu une ophthalmie interne à l'œil gauche, pendant le cours de laquelle je lui avais donné des soins. Elle me consulta, dix ans après, pour un œdème des paupières ; la peau de ces voiles mobiles était presque entièrement transparente, et distendue par de la sérosité ; la leucophlegmatie s'étendait à d'autres parties du corps. Je ne lui prescrivis que des moyens généraux, notamment des purgatifs : le rétablissement fut obtenu dans l'espace de deux mois.

(*) Voyez pl. 16, fig. 3, de mon *Traité des maladies des yeux.*

(**) Voyez pl. 17, fig. 1, de mon *Traité des maladies des yeux.*

marge palpébrale, est telle que cette partie délicate ne peut devenir le siège d'une semblable tumeur sans qu'il n'en résulte une violente irritation. Aussi quelques malades qui ont le système nerveux très-irritable éprouvent-ils de l'insomnie et même de la fièvre. Quelquefois l'orgeolet parcourt en peu de jours ses périodes d'inflammation et de suppuration et guérit facilement ; d'autres fois, il a une marche équivoque ; il avorte, pour ainsi dire, et revient à plusieurs reprises. Il désorganise, dans certains cas, la partie de la marge palpébrale qu'il occupe, et dégénère en une tumeur dure et indolente qui déforme long-temps le bord de la paupière. Dans d'autres cas, il est accompagné d'un faible degré d'irritation, et incommode peu les malades. Il commence dans le tissu cellulaire, dont une petite portion enflammée forme un bourbillon qui doit être expulsé à travers l'ouverture de la peau, que prépare l'inflammation. Lorsqu'il est à son début, des lotions d'eau froide, même glaciale, ou des applications d'un corps très-froid, comme d'un morceau de métal, le font quelquefois avorter. Quand il est formé, il faut le couvrir, pendant la nuit, d'un petit cataplasme de pomme cuite, qu'il est bon de faire garder, même pendant le jour, si l'irritation est très-forte ; la pulpe de pomme doit être enfermée dans un linge, et, au moment de l'appliquer, on enlève, avec des ciseaux, un très-petit morceau de l'enveloppe, pour que la pulpe porte à nud sur la tumeur. Quelquefois, celle-ci forme une légère saillie à la face interne de la paupière, près de la marge, au lieu de paraître entièrement à l'extérieur, et elle occasionne alors une plus forte irritation ; on en voit rarement deux à côté l'une de l'autre.

L'orgeolet est de peu d'importance par lui-même, mais il se complique souvent avec diverses maladies de l'œil, et, dans ces cas, on le voit fréquemment jouer un rôle remarquable, en augmentant l'intensité de l'inflammation qui, ensuite, l'entretient lui-même. C'est sur-tout dans les ophthalmies périodiques qu'il exerce de l'influence. Une femme, âgée de quarante-un ans, d'un tempérament nerveux, tourmentée par une constipation extrême et habituelle, était sujette à des retours d'ophthalmie accompagnée de deux orgeolets au bord de la paupière inférieure ; ils faisaient une saillie légère à la face interne de cette paupière, et excitaient la plus vive irritation.

L'orgeolet est souvent sympathique de l'irritation de la membrane muqueuse gastro-intestinale. On le voit annoncer l'éruption des menstrues et diverses crises. J'ai été consulté pour une jeune fille âgée de dix-sept ans, chez laquelle le système lymphatique prédominait, et qui, depuis trois ans, était sujette à une affection pédiculaire. Les poux se multipliaient sur sa tête par des espèces de crises qui surmontaient tous les obstacles qu'on leur opposait. Chaque crise était précédée d'un orgeolet à la paupière supérieure, tantôt d'un œil, tantôt des deux yeux.

Dans certains cas, sur-tout lorsqu'il revient à plusieurs reprises, l'orgeolet indique le besoin d'un laxatif. L'application de la pulpe de pomme est contre-indiquée lorsque ce petit furoncle est compliqué avec certaines ophthalmies auxquelles un cataplasme serait contraire, et elles sont presque toutes de ce nombre. Il faut alors se borner à l'étuver plusieurs fois par jour, avec une décoction aqueuse tiède de racine de guimauve. Il dure alors plus long-temps, mais il finit par se dissiper sans l'emploi d'aucun autre moyen.

Le *grain de grêle* (*) est une tumeur blanche, ordinairement grosse comme un grain de millet, rarement comme un petit grain de chénevis. C'est un peu de matière sébacée, amassée sous l'épiderme de la marge des paupières : elle ne mérite pas le nom de maladie. Cependant quelques-unes font éprouver de la gêne lorsqu'elles sont sur la marge même, entre la rangée des cils et le globe, ce qui est rare. Compliquées dans cette situation, avec une phlegmasie de la conjonctive, elles peuvent l'entretenir. Elles sont situées ordinairement entre les cils un peu en dehors, et même entièrement à l'extérieur, sur le tissu cutané des paupières; on en voit qui existent depuis dix ans, vingt ans et plus. Il suffit de les ouvrir avec la pointe d'une lancette, et d'en faire sortir une portioncule de matière blanche, grasse et sèche, du volume d'une tête d'épingle, que l'on peut écraser entre les doigts. Une curette très-déliée ou la tête d'une aiguille à coudre, est très-convenable pour en faire l'extraction, pendant que l'on appuie, contre la tumeur incisée, l'ongle du doigt qui assujétit la paupière. Rien n'est aussi commun que cette petite tumeur; elle a, en effet, quelque ressemblance avec un très-petit grain de grêle.

Les *verrues des paupières* demandent plus d'attention (**). Il est quelquefois difficile de distinguer celles qui ne doivent inspirer aucune inquiétude de celles qui peuvent avoir une terminaison funeste.

(*) Voyez pl. 16, fig. 2, de mon *Traité des maladies des yeux.*

(**) Voyez pl. 18 et 20, fig. 2, de mon *Traité des maladies des yeux.*

Si les verrues ont une base étroite, il faut les lier près de la peau saine, avec une soie qu'on serre médiocrement d'abord, et ensuite davantage, par gradation, les jours suivans. Elles tombent en une semaine; mais il faut bien s'assurer auparavant que la verrue n'a aucune tendance vers une terminaison fâcheuse. J'ai vu des accidens graves occasionnés par ce procédé, que l'on avait appliqué à des verrues dont le caractère dangereux n'était pas apparent (42). Si la base de la verrue est assez large pour ne pouvoir pas recevoir une ligature, il faut la saisir avec une pince à disséquer, l'élever et en faire l'excision avec un bistouri. Par un procédé beaucoup plus lent et moins sûr, on la voit diminuer et quelquefois disparaître entièrement. Il consiste à la toucher plusieurs fois, à cinq ou six jours d'intervalle, avec le nitrate d'argent. Quelques verrues ont une tendance évidente vers une issue fâcheuse; quelques-unes ont, dès leur apparition, un caractère suspect; d'autres le contractent par l'application de remèdes irritans et nuisibles (43), ou par des excoria-

---

(42) Le fait suivant montrera qu'il faut beaucoup de circonspection dans le traitement des verrues :

Un homme, âgé de soixante ans, de petite stature, dont le système nerveux était fort irritable, avait une verrue au bord de la paupière supérieure de l'œil gauche, près des cils : j'en fis la ligature ; le lendemain elle était déja dure et douloureuse, et des vaisseaux très-apparens étaient développés à sa base. Ne pouvant dénouer la soie, je coupai la verrue avec des ciseaux, et le malade, après avoir perdu plus d'une once de sang, eut à la paupière et à l'œil une inflammation longue et inquiétante.

(43) Une femme, âgée de cinquante-six ans, d'un tempérament

tions que le malade y occasionne, en y portant fréquemment les doigts, lorsqu'elles sont accompagnées de prurit. Si l'on craint la dégénérescence squirreuse ou cancéreuse, il faut faire, le plutôt possible, l'ablation de la verrue. On la saisit avec une petite érigne ou une pince à disséquer, et on l'enlève d'un coup de ciseaux courbes sur le plat, ou avec un bistouri, suivant le point sur lequel elle est placée ; ensuite on porte sur la plaie un petit cautère chauffé à blanc.

La *tumeur squirreuse des paupières* se forme dans le tissu de la peau ; son caractère suspect se manifeste promptement. Elle s'étend peu-à-peu ; il faut en faire l'ablation par le procédé suivant, lorsqu'elle n'a pas encore gagné la marge de la paupière, pour éviter

---

sanguin, portait, près du bord de la paupière inférieure de l'œil gauche, une petite verrue. Elle voulut s'en débarrasser : on y appliqua de la sabine ; il en résulta plusieurs ophthalmies, les paupières devinrent calleuses, la supérieure tomba dans le relâchement, et couvrit habituellement le globe ; il y eut ectropion de l'inférieure. Il y avait à l'œil droit, vers le grand angle, une autre verrue de la grosseur d'un pois, dont le pédicule était assez délié. Lorsque la malade fut parvenue à l'âge de soixante-deux ans, cette tumeur commença à devenir le siège d'une douleur habituelle ; de petits élancemens s'y firent sentir, elle devint rouge, enfin, elle s'excoria sans cause extérieure connue. Les suites ont été, un suintement continuel dont la matière avait une odeur désagréable pour la malade, et une succession de croûtes produites par le dessèchement de cette matière ; elles formaient une masse qui s'allongeait et se détachait à la longue avec hémorragie que le moindre mouvement un peu brusque excitait. La malade étant morte deux ans après, on attribua sa mort moins à l'affection cancéreuse qu'à son embonpoint excessif, à un asthme dont elle était tourmentée depuis sept ou huit ans, et à des coliques néphrétiques auxquelles elle était devenue sujette depuis trois à quatre ans.

que les larmes n'en favorisent les progrès et l'ulcération : on la saisit à l'aide d'une pince à disséquer; on
l'enlève avec une portion de la peau, dans le tissu de
laquelle elle s'est formée, soit en se servant d'un bistouri, ce qui est plus commode, soit en employant les
ciseaux courbes sur le plat, et l'on porte promptement
sur la plaie un petit cautère chauffé à blanc.

Les *tumeurs enkystées*, ou *loupes des paupières*, ont
leur siège dans le tissu cellulaire sous-cutané. Lorsqu'elles commencent à être sensibles à la vue et au
toucher, elles ont à peine la grosseur d'un grain de
millet; elles prennent peu-à-peu le volume d'un très-
gros pois, qu'elles dépassent rarement. Elles sont si
communes, que j'ai pu aisément former l'aperçu suivant : sur deux cents, à peine une devient plus grosse
que l'extrémité du pouce et se prolonge entre le globe
et la paroi de l'orbite; dix au plus atteignent le
volume d'un très-gros pois; cinquante disparaissent
en moins d'un an, évidemment par les seuls efforts
de la nature; et un plus grand nombre se dissipe
dans l'espace de six mois environ, en paraissant
céder à l'action de quelques topiques. Elles sont
formées par une matière plus ou moins consistante,
enfermée dans un kyste; quelquefois cette enveloppe
ne contient que de la sérosité. Cette diversité de
consistance leur a fait donner les noms inutiles d'*athé-
rome*, de *méliceris*, de *stéatome* et d'*hydatide*; celui de
lithiasis, ou *gravelle des paupières*, devrait désigner
une tumeur contenant une concrétion pierreuse. On
rencontre, en effet, mais bien rarement, quelques
grains de grêle qui contiennent une matière un peu
sèche; mais comment en faire une maladie particulière?

Elles présentent peu de différences entre elles sous le rapport thérapeutique. Elles sont cependant plus faciles à guérir quand la matière dont elles sont formées a peu de consistance, ce qu'on ne peut en général connaître qu'après les avoir attaquées. La cure en est souvent rendue moins facile par leur situation, lorsqu'elles sont placées sur un point où il est difficile de les atteindre, par exemple, vers le petit angle. Au reste, on peut dire de ces tumeurs ce qu'a dit de certains exanthêmes le père de la médecine : Ce sont plutôt des difformités que des maladies.

Les loupes des paupières disparaissent souvent pendant le cours d'une maladie, lorsqu'elle est un peu sérieuse. On est dans l'usage de les couvrir d'une mouche de taffetas, enduite d'emplâtre diachylon gommé, ou d'un emplâtre mercuriel. On peut user de ces moyens, comme essai, lorsque les malades refusent de se soumettre à une opération. J'ai cru apercevoir quelquefois un bon effet du procédé suivant : faites fondre deux scrupules de savon blanc, dans un demi-setier de forte infusion aqueuse de fleurs de sureau et de mélilot ; trempez dans cette solution très-chaude une petite éponge que vous placerez sur le dos de la main, pour vous assurer que la liqueur n'est pas trop chaude, et appuyez l'éponge sur la loupe ; répétez dix ou douze fois de suite, et recommencez deux ou trois fois par jour. En général, les topiques produisent rarement un effet réel. Quand les malades consentent enfin à se soumettre à l'opération, voici ma manière d'y procéder.

Si la loupe est placée vers le milieu de la paupière inférieure, je renverse cette paupière avec le doigt index d'une main, en faisant faire le plus de saillie possible à la loupe ; je prends de l'autre main un bistouri à cataracte, dont je fais passer la lame sous la tumeur, vers celui de ses bords, qui, dans cette position, se trouve inférieur ; ensuite, tournant en haut le bord convexe du bistouri, je fais une seconde incision au bord opposé ; et enfin j'emporte la tumeur avec des ciseaux courbes, sur le plat, dont chaque lame entre dans une des deux incisions (*). Cette opération n'excite, le plus souvent, qu'une très-légère douleur ; on peut, après chacun des deux premiers temps, et avant de continuer, attendre, deux ou trois minutes qui suffisent pour que l'écoulement du sang s'arrête.

Lorsque la loupe étant située à l'une des extrémités de cette paupière, on ne peut pas lui faire faire la saillie nécessaire, pour que ce procédé puisse être employé, je me contente d'y plonger plusieurs fois la pointe du bistouri, afin de la désorganiser, et aussitôt que le sang cesse de couler, je porte au milieu des parties incisées, la pointe aiguë d'un crayon de nitrate d'argent, en observant de faire couler promptement quelques gouttes d'eau sur les parties cautérisées. Il est inutile d'appliquer un bandage sur l'œil, après l'une ou l'autre de ces deux opérations.

Quand la loupe est située à la paupière supérieure, le cartilage tarse, beaucoup plus large à cette paupière qu'à l'inférieure, l'empêche de faire saillie en-dedans ; il faut alors inciser la peau, saisir la loupe avec une petite érigne double, et en faire l'ablation à l'aide du bistouri.

(*) Voy. pl. 19, fig. 1, 2, 3, de mon *Traité des maladies des yeux*.

Quelquefois une simple incision de la tumeur la fait disparaître; si la matière est peu consistante, ce procédé est suivi de la guérison. Il m'est souvent arrivé, lorsque les malades ne voulaient pas se soumettre à l'ablation, d'inciser inutilement la loupe située à la paupière supérieure, trois ou quatre fois, à un mois et plus d'intervalle, et de voir la cinquième ou la sixième incision complètement réussir, la tumeur ayant été désorganisée. J'ai vu après l'emploi de ce dernier procédé, une très-petite protubérance, paraître dans les lèvres de l'incision; je l'ai touchée, avec le nitrate d'argent, plusieurs fois, à deux ou trois jours d'intervalle, et elle a constamment cédé à l'usage de ce caustique (44).

La méthode suivante de faire l'ablation des loupes, situées à la paupière inférieure, est usitée depuis long-temps. On fait asseoir le malade dans un fauteuil à grand dossier, afin qu'il ait la tête appuyée; on place le fauteuil, non en face de la fenêtre, mais un peu obliquement du côté gauche, pour opérer sur l'œil

---

(44) M. Maunoir, habile chirurgien de Genève, incisa, le sept septembre 1816, trois loupes, chacune grosse comme un petit pois, dont une était située sur la paupière supérieure de l'œil droit, et les deux autres sur la paupière supérieure de l'œil gauche, de madame la duchesse de B.***, prête alors à partir pour Paris. Quelques jours après son arrivée, elle vint me consulter: elle éprouvait le léger accident que je viens de désigner. Une petite fongosité proéminait à travers l'incision faite à l'une de ces loupes et non encore cicatrisée. Je l'ai détruite en la touchant huit ou dix fois, de deux ou trois jours l'un, avec le nitrate d'argent, et en la recouvrant, chaque fois, avec une mouche de taffetas gommé, enduite à son centre d'un peu d'onguent de la mère.

droit, et obliquement du côté droit, pour opérer sur l'œil gauche ; on lui couvre l'œil opposé, avec une compresse sèche. L'appareil se compose de plusieurs compresses, d'une bande, d'une lancette, d'une paire de ciseaux courbes sur le plat, et d'une petite érigne. Le malade étant en situation, on lui assujettit la tête ; le chirurgien lui renverse entièrement la paupière inférieure, et fait avec la lancette, sur la loupe devenue saillante, une légère incision, un peu plus longue que cette tumeur, à trois lignes environ du bord de la paupière, pour éviter d'intéresser le cartilage tarse. L'incision faite, la tumeur se trouve à découvert ; l'aide qui tient la tête assujettie d'une main, contient la paupière avec les deux premiers doigts de l'autre, afin que le chirurgien ait la liberté d'agir des deux mains ; celui-ci saisit la tumeur avec l'érigne, et, l'ayant soulevée, il l'enlève aisément avec les ciseaux. On remet la paupière en situation, et on couvre l'œil malade avec des compresses trempées dans un mélange tiède de quatre parties d'eau commune, et d'une d'eau-de-vie. On peut opérer, par un procédé analogue, celles qui ont leur siège à la paupière supérieure, en incisant la peau, et en employant ensuite l'érigne et les ciseaux ou le bistouri.

Lorsqu'un malade refuse de laisser attaquer, par le bistouri, une tumeur enkystée des paupières, on peut porter, sur la peau, une gouttelette d'acide nitrique, à l'aide d'un petit tuyau de paille, et continuer les jours suivans ; le lendemain ou le surlendemain, au plus tard, le kyste est ouvert. Avec l'extrémité d'une curette très-déliée, on retire, chaque jour, quelques débris des parties cautérisées, et on touche de nouveau. Dès qu'on s'aperçoit que l'on a formé une petite excavation dans la tumeur, on y insinue un peu de charpie, enduite d'onguent de la mère, et l'on continue en observant ce que j'ai recommandé plus haut. La marche, ainsi que les résultats, sont les mêmes, excepté que l'incision de la peau a été remplacée par deux ou trois attouchemens avec le caustique.

On trouve peu de ces tumeurs, dont le kyste ne contienne que de la sérosité; cependant j'en ai vu un certain nombre. Je me suis contenté de les inciser par la face interne de la paupière, lorsque leur situation était telle que cette incision ne pouvait pas intéresser le cartilage tarse : j'ai attaqué les autres en incisant la peau ; la sérosité est sortie à l'instant même : je n'ai pas vu le kyste se remplir de nouveau. Souvent rien n'annonce, avant l'opération, une matière aussi fluide.

On rencontre, mais plus rarement, des tumeurs qui ne sont pas de la même nature que celles dont je viens de parler. Elles sont applaties, petites, et semblent tirer leur origine du bord même du cartilage tarse ; toujours situées au bord interne de la marge de la paupière inférieure, elles se manifestent par une saillie d'une demi-ligne au-dessus de cette marge, et s'étendent de deux lignes, en hauteur et en largeur, à sa face interne dont elles ont la teinte (*). Elles cèdent quelquefois aisément, à de légers attouchemens, avec le nitrate d'argent ; d'autres fois, elles résistent long-temps à l'action de ce caustique. Quand les malades refusent de se soumettre à ces applications, et qu'ils veulent attendre de la nature seule leur guérison, ils l'obtien-

---

(*) Voyez pl. 36, fig. 1, de mon *Traité des maladies des yeux.*

nent à la longue. Mais, lorsque ces tumeurs ont un volume triple ou quadruple, elles déforment le cartilage tarse, et il est indispensable de les attaquer avec le nitrate d'argent.

Encanthis.

On a donné ce nom aux excroissances (*) qui ont leur siège au grand angle de l'œil. Quelques-unes adhèrent au pli semi-lunaire de la conjonctive ; d'autres naissent de la caroncule lacrymale ; il y en a qui s'étendent, en se bifurquant, à la face interne de chaque paupière, et d'autres qui simulent un ptérygion, en se prolongeant vers la cornée. Je n'ai pas vu les topiques soit secs, soit liquides, agir efficacement pour détruire l'encanthis, ou même pour empêcher ses progrès. Aussitôt que le malade en est incommodé, et après s'être assuré que cette excroissance n'est point cancéreuse, il faut la saisir avec une pince à disséquer, et la détacher, en employant des ciseaux courbes sur le plat, ou un bistouri. Lorsque le malade refuse de se soumettre à l'opération, on peut toucher tous les trois ou quatre jours avec le nitrate d'argent. Ce procédé réussit quelquefois. Cette maladie est très-rare.

(*) Voyez pl. 64, fig. 1, de mon *Traité des maladies des yeux*.

CHAPITRE IV.

DES MALADIES DES VOIES LACRYMALES.

Les anciens, ignorant la structure des voies lacrymales, ne pouvaient connaître la nature des maladies auxquelles elles sont sujettes ; aussi regardaient-ils la fistule lacrymale comme une tumeur enkystée, ulcérée, qu'ils s'efforçaient de détruire par le fer et par le feu. Il se forme, dit Celse, dans l'angle qui est du côté du nez, une espèce de petite fistule, d'où découle continuellement de la sérosité. Les Grecs l'appellent αἰγίλωπα ; quelquefois aussi elle tient de la nature du carcinome ; elle est incurable lorsqu'elle pénètre dans le nez. Si elle n'attaque que le grand angle, il faut saisir, avec un crochet, la partie supérieure de l'ouverture, couper ensuite jusqu'à l'os, et emporter tout ce qui se trouve dans cette cavité ; puis, après avoir bien couvert l'œil, brûler l'os fortement avec un fer rouge. Lorsque l'os est attaqué de carie, quelques-uns y appliquent des médicamens caustiques, comme le verdet en poudre, pour obtenir une exfoliation plus considérable ; mais ce moyen est plus lent. Après avoir brûlé l'os, il faut traiter la plaie comme les autres brûlures. (Liv. VII, chap. VII.) .

Anel est un des premiers qui aient reconnu que la cause à-peu-près constante de la tumeur lacrymale est l'obstruction du canal nasal. Avant lui et Morgagni, la structure des voies lacrymales n'avait pas été exactement décrite. J.-L. Petit a tracé, avec le talent qui le distinguait, la route à suivre pour rétablir le cours des larmes.

Lorsque les parties qui composent les voies lacrymales sont dans l'état naturel, le fluide lacrymal, fourni par les conduits excréteurs de la glande lacrymale, qui s'ouvrent à la face interne de la paupière supérieure, lubrifie l'œil, et passe ensuite par les points lacrymaux, le sac lacrymal et le canal nasal, pour tomber dans les fosses nasales; il peut cesser de traverser ces organes, lorsqu'ils éprouvent une ou plusieurs des lésions auxquelles ils sont sujets, et dont suit l'indication sommaire.

Le point lacrymal de chaque paupière, et le petit conduit par lequel il communique avec le sac, peuvent, ensemble ou séparément, avoir perdu la faculté d'absorber, par suite d'une phlegmasie de la conjonctive palpébrale (45) et des glandes de Meïbomius, par

---

(45) Madame de F.***, d'Ancenis, me consulta, en février 1817, pour un épiphora accompagné d'une phlogose très-visible à la face interne de la paupière inférieure de l'œil gauche; c'était le flux palbébral puriforme de Scarpa. Le canal nasal était libre. Je trouvai que le point lacrymal avait presque quadruplé de diamètre. Je prescrivis l'application d'une sangsue à la face interne de cette paupière. J'ai su depuis que le point lacrymal avait été rétabli dans son état naturel par quelques précautions tirées de l'hygiène et de la diététique, dont l'emploi a été dirigé par M. Lefebvre, médecin à Ancenis.

une blessure (46) ou par un abcès (47). Ils peuvent

---

(46) Un jeune homme, âgé de dix-huit ans, bien constitué, reçut, en faisant assaut d'armes, un coup de fleuret boutonné sur le point lacrymal de la paupière supérieure de l'œil gauche. On appliqua une compresse imbibée d'eau-de-vie, et l'œil parut en bon état peu de jours après. A un nouvel assaut, après quinze jours d'intervalle, il reçut un second coup de fleuret boutonné qui lui fendit la marge externe du même point lacrymal ; la plaie n'était pas encore cicatrisée trois mois et demi après la dernière blessure, et l'œil était encore larmoyant, sur-tout au grand air. Quand la cicatrice fut faite, son irrégularité laissa le point lacrymal un peu élargi ; je conseillai des bains dans de l'eau, à laquelle on ajoutait quelques gouttes d'eau-de-vie. J'ai su, dix ans après, en 1819, que le point lacrymal a conservé un peu d'élargissement, qu'il paraît avoir perdu de son organisation, de cette érectilité dont il jouit naturellement, et que ses fonctions ne se faisant que d'une manière incomplète, l'œil larmoie un peu lorsqu'il est exposé à l'impression de l'air froid.

(47) Une femme, âgée de trente ans, d'un tempérament lymphatique, avait le canal nasal du côté gauche obstrué depuis un an, lorsque, en 1816, elle se plaignit d'éprouver des douleurs aiguës au bord de la paupière inférieure de l'œil gauche. Sa mère avait eu le canal nasal du même côté obstrué, et j'avais rétabli le cours des larmes, en employant la méthode de J.-L. Petit. Le point lacrymal inférieur était dilaté ; il y avait un petit amas de pus à la partie moyenne du conduit lacrymal, entre le point lacrymal et le sac ; des portions presque imperceptibles s'en échappaient à chaque clignotement un peu brusque des paupières. La première injection, faite par le point lacrymal supérieur, ne fit qu'irriter ; celle que je dirigeai lentement, par le point lacrymal inférieur, fit sortir autour de la canule de la seringue un peu de matière, mais sans procurer d'amélioration sensible. La suivante, faite le lendemain par ce même point, fut suivie de la sortie d'un flocon de matière blanche assez consistante, et du soulagement le plus subit. Vingt-quatre heures après, le petit conduit

être rétrécis ou oblitérés par une petite fongosité (48),
ou par l'effet d'une phlegmasie chronique de leur membrane propre (49). Dans ce dernier cas, le canal nasal

---

lacrymal était revenu à-peu-près à son état naturel. L'injection faite
par le point lacrymal inférieur revint par le supérieur : le canal
nasal resta obstrué, malgré le passage du stylet d'Anel, que je
fis pénétrer plusieurs fois dans les fosses nasales, tant par le
point lacrymal supérieur que par l'inférieur. J'ai vu plusieurs
fois cette malade dans le cours des quatre années suivantes ; elle
n'était point incommodée, d'une manière remarquable, par le
léger larmoiement qu'elle a conservé.

(48) Une femme, âgée de trente-huit ans, d'un tempérament
sanguin, avait dans le conduit lacrymal inférieur de l'œil gauche
un petit fongus rougeâtre ; il sortait de près d'une ligne par le
point lacrymal qui en était dilaté. J'emportai, d'un coup de
ciseaux, ce que je pus saisir avec cet instrument, et je portai, sur
le reste, la pointe aiguë d'un crayon de nitrate d'argent ; les injections, faites par ce point lacrymal, descendaient dans les fosses
nasales, même avant l'opération. En peu de jours, tout rentra
dans l'ordre naturel.

(49) Quelques années après une tentative faite vainement, en
1798, du côté droit, pour désobstruer le canal nasal, dans lequel
on avait laissé une sonde trop grosse, M. Chiboust, notaire à
Paris, âgé de quarante ans, d'un tempérament sanguin, de petite
taille, assez replet, chez lequel des *raptus* fréquens du sang, vers
les organes pectoraux et sur-tout vers le cerveau, exigeaient plusieurs applications de sangsues dans le cours de chaque année,
précaution malgré laquelle il vient de succomber en peu de jours
à une péripneumonie, sentit augmenter lentement une phlegmasie
chronique, dont les voies lacrymales étaient chez lui le siège,
depuis les essais malheureux auxquels il s'était soumis avec une
patience digne d'un meilleur résultat. Le point lacrymal inférieur
s'oblitéra lentement. La phlegmasie se communiqua sympathiquement au canal nasal gauche qui ne tarda pas à être obstrué. L'inflammation s'étendit peu-à-peu, jusqu'à oblitérer en grande partie

est presque toujours obstrué. L'embouchure de ce canal, sous le cornet inférieur du nez, peut être oblitérée par la tuméfaction de ses parois vers ce point, et c'est là le siège le plus ordinaire de cette oblitération. Dans les nombreuses dissections auxquelles je me suis adonné par une prédilection particulière pour l'étude et le traitement des maladies des voies lacrymales, j'ai trouvé cette embouchure fermée par une membrane ; une autre fois, je l'ai trouvée double, d'un côté seulement ; elle était divisée par une petite production de la membrane pituitaire qui s'étendait d'un de ses bords à l'autre ; chez quelques sujets, elle était si petite, que l'on ne pouvait y introduire qu'avec peine un stylet dont la grosseur n'excédait que peu celle d'une soie de sanglier.

La membrane qui forme le canal nasal, le sac lacrymal et les conduits lacrymaux est une continuation de la membrane pituitaire : elle appartient donc au système des membranes muqueuses. En effet, si, après avoir rompu le canal osseux qui en contient la plus grande partie, on enlève les voies lacrymales avec un lambeau

---

le point lacrymal inférieur de ce dernier côté : il avait conservé seulement un cinquième environ de son diamètre, ce dont je m'assurais de temps à autre, en poussant une injection par le point lacrymal supérieur ; un jet d'une finesse extrême s'échappait de l'inférieur. Ses nombreuses occupations, sa répugnance pour tout procédé chirurgical, ayant quelque ressemblance avec celui dont il s'était mal trouvé en 1798, sur-tout l'extrême irritabilité des voies lacrymales, se sont toujours opposées à ce que le malade se prêtât à d'autres tentatives qu'à l'emploi des injections d'eau qui ne pouvaient être faites que par le point lacrymal supérieur, et qui cependant diminuaient les inconvéniens **du défaut de** liberté du canal nasal de l'un et de l'autre côté.

de la membrane pituitaire, on ne remarque aucune séparation entre elles et cette membrane. Elle se prolonge, en subissant seulement quelques modifications, dans le canal qui fait partie des cavités du nez, comme elle se prolonge dans les sinus maxillaires, frontaux, sphénoïdaux, et dans les cellules de l'os ethmoïde. La liqueur muqueuse sécrétée dans les voies lacrymales, est à peu près semblable à celle que fournit la membrane pituitaire; la sécrétion en est augmentée, lorsqu'il y a obstruction du canal nasal, et, ce qui est alors si ordinaire, phlegmasie chronique de sa membrane. Le produit de cette sécrétion, vicié par l'altération morbide de leurs follicules muqueux, et mêlé à l'humeur lacrymale qui n'a plus son écoulement naturel, augmente ensuite la phlegmasie, par les propriétés irritantes qu'il contracte. Ce sont les produits de ces deux sécrétions, retenus dans ces cavités, que l'injection faite par les points lacrymaux, expulse avec tant d'avantage pour le malade.

En réfléchissant à la continuité de la membrane pituitaire avec celle dont les voies lacrymales sont formées, on conçoit aisément que les affections de la première s'étendent souvent à la seconde, et donnent naissance à l'obstruction du canal nasal. En effet, cette lésion reconnaît fréquemment pour causes les désordres dont la membrane pituitaire peut être le siège, notamment sous le cornet inférieur. Ainsi, lorsque cette obstruction est incomplète, et qu'il survient une turgescence considérable des vaisseaux de cette membrane ou même un epistaxis, l'extension de cette turgescence aux vaisseaux de la membrane qui forme les voies lacrymales, rend plus difficile le passage des larmes; et s'il y a une tumeur lacrymale, elle se vide alors avec plus de difficulté dans les fosses nasales, par la pression (5o).

La connaissance de la structure et des fonctions des voies lacrymales, conduit naturellement à celle des diverses causes qui peuvent obstruer le canal nasal. La pratique journalière m'avait appris que ce canal se rétrécit par l'épaississement de la membrane dont il est formé, mais qu'il ne s'oblitère presque jamais dans toute son étendue. J'ai été confirmé dans cette opinion, par le passage suivant d'un grand physiologiste : son autorité m'aidera plus que ce que je pourrais alléguer, à proscrire les tentatives de brûlure, de perforation ou de destruction entière de l'os unguis; et même dans certains cas, tout traitement trop actif dont le but serait de rétablir de vive force le passage des larmes dans les fosses na-

---

(5o) Une fille, âgée de trente ans, d'une constitution faible, sujette, depuis long-temps, à des *raptus* du sang vers la tête, portait, depuis dix-huit mois, une tumeur lacrymale, du volume d'un gros pois; lorsqu'on la comprimait, une petite partie du fluide lacrymal et du mucus qu'elle contenait, passait par les points lacrymaux, et le reste sortait par la narine, après avoir traversé le canal nasal. Elle éprouvait de temps en temps un épistaxis ; pendant sa durée, le volume de la tumeur augmentait ; elle devenait plus dure, et la matière qu'elle contenait ne descendait plus dans les fosses nasales, malgré la plus forte pression. Il en résultait une tension douloureuse, sans que l'on remarquât aucune phlogose au-dehors. Quand l'épistaxis était entièrement terminé, ce qui n'arrivait quelquefois qu'après huit ou dix jours, le canal nasal recouvrait une partie de son diamètre, et la matière passait librement dans les cavités du nez, lorsque l'on comprimait la tumeur.

sales, lorsqu'à l'aide de la nature et des moyens les plus simples, on obtient tous les jours ce rétablissement par une sage temporisation.

« Lorsque les conduits muqueux cessent d'être parcourus par les fluides qui leur sont naturels, ils restent dans une contraction permanente : c'est ce qui arrive aux intestins, au-dessous d'un anus contre nature. J'ai vu, dans ces cas, le cæcum et le rectum réduits au volume d'une très-grosse plume. Cependant il n'y a jamais alors oblitération de leurs parois, à cause de la presence des sucs muqueux, dont le malade rend toujours une certaine quantité. L'urètre à la suite des opérations de taille, où les urines sont long-temps à passer par la plaie, ainsi que dans les grandes fistules au périné ou au-dessous du pubis; les conduits salivaires, dans les plaies qui les intéressent et qui donnent issue à toute la salive; le *canal nasal dans les fistules lacrymales*, se resserrent aussi plus ou moins, mais ne s'oblitèrent jamais. On sait que le conduit déférent est très long-temps sans être parcouru par la semence et qu'il reste cependant libre...... On ne doit pas perdre de vue ce phénomène général à tout conduit muqueux : il infirme la pratique de ceux qui croyant, au bout d'un certain temps, à l'impossibilité de rétablir dans les fistules, les voies naturelles, regardent comme nécessaire d'en *pratiquer d'artificielles :* non seulement les tubes muqueux ne s'oblitèrent pas lorsqu'ils sont vides, mais même étant enflammés, ils ne contractent *jamais* d'adhérences dans leurs parois, comme cela arrive si souvent dans les cavités séreuses, dans le tissu cellulaire, etc. (anat. génér., 2ᵉ part., p. 470). »

Quoique le mot *jamais* soit peut-être un peu trop exclusif, comme l'a fait remarquer M. Delens, l'expérience prouve en général, l'exactitude des remarques de Bichat, relativement au canal nasal.

On croyait, il n'y a pas encore long-temps, que le rétrécissement du canal nasal reconnaissait ordinairement pour causes, des excroissances ou des brides, résultats d'ulcères cicatrisés, contre lesquelles on employait des médicamens escarrotiques; on en chargeait des mèches que l'on faisait monter dans le canal nasal, en les introduisant dans la narine et en les tirant à l'aide d'un fil, à travers une ouverture pratiquée à la peau et au sac. Des dissections faites avec soin ont détruit cette erreur. Il serait cependant possible que, dans des cas très-rares, un obstacle analogue se rencontrât. En examinant ces parties, sur un sujet qui ne paraissait avoir éprouvé pendant sa vie aucun dérangement dans le cours des larmes, j'ai trouvé une bande fibreuse d'un tiers de ligne de diamètre, située transversalement à la partie supérieure du canal nasal, par conséquent à la partie inférieure du sac lacrymal : elle était plus grosse et nécessairement plus longue que celle dont j'ai parlé plus haut, puisqu'elle se trouvait à la partie la plus évasée du canal, tandis que l'autre était à sa partie inférieure, qui est la plus étroite. Pour la rompre, il me fallut tirer assez fort avec un stylet crochu; mais que peut-on conclure d'un fait isolé?

L'obstruction plus ou moins complète du canal nasal qui précède toujours la tumeur lacrymale et qui en est la seule cause, quoiqu'on en puisse dire, est quelquefois l'effet d'un coup ou d'une chûte. Elle se

manifeste souvent après la disparition d'une éruption
cutanée, par exemple, après la rétrocession des croûtes
laiteuses chez les enfans. La dysménorrhée, l'aménorrhée, la suppression d'un flux hémorroïdal ou celle
d'un coryza, peuvent lui donner naissance ainsi que
les altérations des différens systèmes et spécialement
celles du système lymphatique.

L'obstruction du canal nasal est quelquefois compliquée d'une inflammation de la conjonctive ou des
glandes de Meïbomius, surtout chez les enfans, et
cette phlegmasie qui augmente celle des voies lacrymales, est à son tour influencée par elle ; mais le plus
ordinairement il n'y a qu'une simple coïncidence, ce
qui s'explique aisément par la continuité de la membrane des voies lacrymales et de la conjonctive. Alors
l'affection, sans exercer et sans recevoir aucune influence, se dissipe presque aussi aisément, que si le
canal jouissait de toute sa liberté. Ce sont ces complications et ces coïncidences qui, en excitant de
vaines inquiétudes, ont fait attacher tant d'importance
au traitement des maladies des voies lacrymales, et ont
donné lieu à l'invention d'un si grand nombre de méthodes, pour rétablir le passage naturel des larmes dans
les fosses nasales, ou pour leur en ouvrir un artificiel.

On a vu l'obstruction du canal nasal chez plusieurs
individus d'une même famille (51), et elle a semblé

---

(51) Une femme, âgée de vingt-quatre ans, assujettie à une vie
sédentaire, jouissait cependant d'une assez bonne santé ; elle avait
le canal nasal gauche obstrué depuis deux ans, et, par suite, une
tumeur lacrymale, depuis un an. Je l'opérai, en 1816, par la
méthode de J.-L. Petit. Le canal était resté entièrement libre. Peu

quelquefois transmise héréditairement. Elle s'étend, mais assez rarement, d'un côté à l'autre.

Il ne faut pas confondre avec une obstruction dans les voies lacrymales, un larmoiement léger, habituel, incommode, et quelquefois très-opiniâtre, auquel on a donné le nom d'*épiphora*. Il reconnaît pour cause ordinaire, non le rétrécissement du canal nasal, mais plutôt une irritation chronique de la glande lacrymale, qui s'étend, dans certains cas, aux voies lacrymales et à la conjonctive, sur laquelle on en peut souvent remarquer les traces, sur-tout à l'aide de la loupe. Il en résulte quelquefois une atonie des vaisseaux inhalans et exhalans de cette membrane, et un relâchement de celle dont les voies lacrymales sont formées. Cet affaiblissement des propriétés vitales de ces parties contribue à entretenir l'épiphora. Une de ses causes moins communes, c'est le déplacement d'un des points lacrymaux, qui a lieu lorsqu'une des deux paupières se trouve écartée du globe par une cicatrice ou par une tumeur; cette petite ouverture peut aussi, sans être déplacée, avoir perdu quelques degrés d'énergie de sa faculté absorbante. Lorsque l'on soupçonne l'existence d'un simple épiphora, on doit s'assurer de la liberté présumée du canal nasal, en faisant une injection par le point lacrymal inférieur, plus facile à injecter que le supérieur.

---

après, le canal nasal du côté droit s'obstrua. Une opération semblable, pratiquée en 1817, avant la formation de la tumeur lacrymale, fut suivie du même résultat. Une de ses sœurs a été opérée en 1812 avec le même succès, par un homme très-habile; leur père avait subi autrefois la même opération, d'un côté seulement.

Quand le larmoiement reconnaît pour cause l'obstruction du canal nasal, le fluide lacrymal ne pouvant plus s'écouler dans les fosses nasales, reste dans le canal, au-dessus de l'obstacle, et dans le sac. Il revient sur l'œil, lorsque le malade appuie avec l'extrémité d'un de ses doigts au-dessous du tendon du muscle orbiculaire des paupières. Cette incommodité est très-commune; on peut l'appeler le *premier degré* de la maladie; elle est presque toujours originairement due, comme il a été dit plus haut, à une inflammation chronique, souvent peu appréciable, de la membrane qui forme les voies lacry-males. Il est remarquable que, parmi les sujets chez lesquels l'écoulement naturel des larmes est interrompu, quelques-uns se plaignent d'éprouver de la sécheresse à la narine du même côté : je présume que chez ceux qui n'éprouvent pas ce symptôme, les cryptes muqueux de la membrane pituitaire sécrètent, dans leur état physiologique, une liqueur plus fluide que celle qu'ils sécrètent chez les premiers. On sait en effet qu'un grand nombre de personnes n'éprouvent aucune excrétion appréciable de la membrane pituitaire, si ce n'est pendant la durée d'un coryza; elles doivent, lorsque le cours naturel du fluide lacrymal est interrompu, s'apercevoir davantage de son absence, que celles qui, ayant la membrane pituitaire plus humide, ont moins besoin qu'elle soit humectée par ce fluide.

La maladie ne reste pas toujours dans cet état de simplicité. La liqueur des larmes, privée de son écoulement naturel, continue à s'insinuer par les points lacrymaux dans le sac lacrymal, s'y accumule, le dilate peu à peu, et forme au grand angle une tumeur qui devient promptement visible, sur-tout chez les personnes maigres. C'est la *tumeur lacrymale* et le *second degré* de la maladie. On lui a donné les noms de *fistule cachée, plate* ou *incomplète*, de *hernie* ou *hydropisie du sac lacrymal*. Souvent alors la phlegmasie de ces parties délicates n'est pas équivoque, et cependant la peau qui les recouvre conserve sa couleur naturelle.

Lorsque le canal nasal est obstrué, l'action des paupières est à-peu-près la seule force qui oblige les larmes à passer dans le sac par les points lacrymaux. Il paraît bien étonnant, au premier examen, qu'une aussi petite force puisse dilater et même faire rompre le sac lacrymal, dont les parois offrent une résistance assez considérable. On cessera d'en être étonné, dit J. L. Petit, si on se rappelle que les fluides qui sont poussés par un tuyau d'un petit diamètre, dans une cavité d'une certaine étendue, par exemple, dans une vessie, agissent sur chaque point de sa surface interne, avec la même force qui pousse le fluide à travers le tuyau ; de sorte que si ce fluide a *un* degré de force, et que la surface de la vessie ait *mille* parties égales au diamètre de l'embouchure du tuyau, la vessie, dans cette expérience hydraulique, sera dilatée de *mille* degrés, quoique la liqueur ne soit poussée que par *un* seul. Ainsi la force qui dilatera le sac, sera à celle avec laquelle les larmes seront poussées dans les points lacrymaux, comme l'étendue de la surface intérieure du sac est au diamètre des petits conduits lacrymaux. Cette force ne peut dilater, qu'à sa partie antérieure, le sac lacrymal, logé dans une gouttière osseuse : il est donc évident que la dilatation du sac est toujours une conséquence du rétrécissement du canal nasal, qui est constamment la maladie primitive. Cette explication toute mécanique semble au premier examen peu en rapport avec l'état actuel des connaissances physiologiques, qui nous interdit d'expliquer par les lois des corps inertes les phénomènes des corps vivans; elle m'a cependant paru digne d'être rappelée, car elle est d'un grand praticien. Rien ne démontre qu'elle ne soit point fondée; et, considérée relativement à la pratique, elle explique, d'une manière satisfaisante, la lente dilatation et la rupture du sac lacrymal.

La tumeur lacrymale disparaît presque entièrement pendant la nuit. Le matin, les vaisseaux absorbans ont à-peu-près tout repris; quelques exceptions à cette règle ne font que la confirmer, et se rencontrent dans les seuls cas où le volume de la tumeur est considérable. Au lever du malade, l'action de l'air, faisant couler le fluide lacrymal sur l'œil, elle entre dans le sac qui s'emplit de nouveau. Bichat s'est trompé en disant que dans ce cas les larmes s'y accumulent pendant la nuit (anat. gén. 2ᵉ part. pag. 453.) Nous serions trop heureux si les autres erreurs en médecine pouvaient être démontrées aussi aisément que celle-là; cependant elle a passé dans les ouvrages les plus récens et les plus justement estimés, où elle a trouvé place à l'abri d'une aussi grande autorité. Le résultat de cette recherche m'a conduit à faire tenir couchés dans l'obscurité, pendant un jour ou deux, les sujets chez lesquels le sac dilaté devient le siège d'une irritation qui en fait craindre la rupture. Cette précaution, prise à temps et aidée d'un cataplasme émollient, prévient souvent le danger. Tout le fluide lacrymal qui ne pénètre plus qu'en petite quantité par les points lacrymaux dans le sac, est repompé par les absorbans; ils ne pourraient en reprendre qu'une partie, si ce fluide continuait à arriver en grande quantité, son écoulement étant excité sympathiquement par l'action de l'air sur les parties extérieures de l'organe de la vision, et par l'influence de la lumière sur la rétine. C'est une de ces occasions nombreuses où la physiologie éclaire utilement la pathologie.

En pressant la tumeur lacrymale avec le doigt, on fait sortir par les points lacrymaux une matière claire et visqueuse. Quelquefois cependant elle ne sort avec sa limpidité naturelle qu'au commencement de la pression; puis elle sort trouble, et semble mêlée avec du lait ou de la crème, ce qui est dû en partie à l'augmentation de la sécrétion muqueuse qui a lieu à la surface intérieure du sac lacrymal, et sur-tout à l'humeur des glandes de Meïbomius, délayée par la liqueur lacrymale, qui entre avec elle dans le sac par les points lacrymaux. Cette humeur est alors d'autant plus viciée et abondante, que l'inflammation chronique des follicules glanduleux qui la sécrètent est plus forte. L'action qu'exerce, sur la conjonctive, le fluide lacrymal toujours plus ou moins altéré et dont le cours est interrompu, occasionent et entretiennent cette phlegmasie. Elle est encore augmentée par les propriétés irritantes de la matière que le malade est obligé de faire revenir souvent sur l'œil en comprimant la tumeur, et dont la partie seule la plus fluide a été reprise dans l'intérieur du sac lacrymal par les absorbans. C'est par erreur que le professeur Scarpa a cru que la maladie primitive qu'il a nommée *flux palpébral puriforme*, avait alors son siège dans les glandes de Meïbomius et dans la conjonctive palpébrale, et que la matière qu'elles sécrètent en plus grande abondance, après avoir pénétré par les points lacrymaux dans le sac, le dilatait peu à peu, malgré la liberté que le canal conservait pendant un certain temps, et qu'il ne perdait que consécutivement. Qui pourrait ne pas trembler de commettre des erreurs, en écrivant sur quelqu'une des sciences naturelles, lorsque deux hommes comme Bichat et Scarpa se sont aussi évidemment trompés?

On prend souvent pour un signe d'ulcération, ou au moins de forte inflammation, cette matière muqueuse, blanchâtre, mêlée de stries jaunâtres, que la pression fait refluer par les points lacrymaux ; cependant sur cent conduits obstrués, un seul à peine est le siège d'un ulcère ; et, quand cette complication a lieu, la matière est entièrement jaune, quelquefois même verdâtre ; presque toujours dans ce cas elle est plus ou moins fétide ; d'ailleurs, les accidens sont en général plus graves, et la maladie plus ancienne. Dans la pratique, on rencontre plus souvent l'excrétion vraiment purulente, parce que plus de la moitié de ceux qui ont un canal nasal obstrué, ne consultent point et ignorent ordinairement la cause de leur léger larmoiement.

Assez souvent la tumeur lacrymale, dans son principe, se vide toute entière ou au moins en partie dans les cavités du nez, lorsqu'on la comprime : l'obstruction du canal nasal est alors incomplète. Dans un très-petit nombre de cas, l'air peut s'introduire dans le sac lacrymal, lorsque le malade se mouche avec force, parce que la structure du canal nasal a été altérée par la maladie, près de sa terminaison sous le cornet inférieur du nez, disposition qui, dans l'état sain, s'oppose à cette introduction.

J.-L. Petit a fait remarquer que le nom, long-temps adopté, d'hydropisie du sac lacrymal, ne convenait pas à

ce degré de la maladie, parce que la liqueur amassée
n'est pas sortie de ses couloirs ; la tumeur lacrymale mérite plutôt le nom de rétention des larmes, par son rapport avec la tumeur que forme la vessie dans les réten-
tions d'urine. En effet, les petits conduits lacrymaux
transmettent les larmes dans le sac lacrymal, comme
les uretères portent l'urine dans la vessie. Le canal
nasal est à l'égard des larmes ce que l'urètre est à l'é-
gard de l'urine, et, comme l'obstruction de l'urètre
cause la rétention de l'urine dans la vessie, de même
l'obstruction du canal des larmes empêche celles-ci de
couler dans les fosses nasales, et les retient dans le sac
lacrymal.

Le sac lacrymal, comme on sait, est oblong et aplati
de dehors en dedans, ce qui lui donne un peu plus d'é-
tendue de devant en arrière que transversalement. Sa
longueur est de près de six lignes ; il est situé dans la
gouttière osseuse formée par le bord postérieur de l'a-
pophyse nasale de l'os maxillaire supérieur, et par la
partie antérieure de la surface externe de l'os unguis.
On a dit qu'il était assujetti par une membrane aponévrotique très-forte, sur laquelle reposait la partie correspondante du muscle orbiculaire. Je n'ai jamais trouvé
sur ce point qu'un tissu cellulaire extrêmement serré et
très-difficile à enlever ; mais ce qui est bien démontré,
c'est que, soit seulement tissu cellulaire très-dense, soit
membrane aponévrotique, il y a au-devant du sac un
obstacle puissant à sa dilatation, et l'effort nécessaire
pour le rompre éprouve une résistance qui donne lieu,
dans le plus grand nombre des cas, à des douleurs
très-fortes. C'est le *troisième degré* de la maladie ou
l'*anchilops*, abcès près de l'œil. Il ne faut pas perdre

de vue que la matière de cette espèce de dépôt est formée par le mélange du mucus des voies lacrymales avec
le fluide lacrymal, et que ce fluide n'a plus le degré
de pureté qu'il avait en sortant des conduits excréteurs
de la glande lacrymale. Pendant son court séjour sur la
surface de l'œil, il s'est chargé du mucus de la conjonctive, de l'humeur des glandes de Meïbomius, et de
quelques atômes voltigeans dans l'atmosphère, la plupart invisibles à l'œil nu. Cette matière se répand dans
le tissu cellulaire par suite de la rupture du sac, et souvent la tumeur s'étend au point que la tuméfaction des
paupières empêche l'œil de s'ouvrir pendant un jour ou
deux. Le vulgaire, et malheureusement des médecins
qui ne se rappellent pas la structure des voies lacrymales et la nature de leurs affections, disent alors que
le malade a un érysipèle qui s'est étendu autour de l'orbite : à l'apparition de cet épanchement, les douleurs
qui se sont fait sentir durant près de soixante-douze
heures, sur-tout pendant la nuit, cessent presque subitement. Il y a des cas où le sac s'ouvre sans douleurs
remarquables, sur-tout lorsqu'il a été rompu antérieurement plusieurs fois ; le plus ordinairement la matière
se fait jour au-dehors bientôt après ; c'est le *quatrième
degré* de la maladie ou *l'œgilops*, œil de chèvre.
Les anciens médecins le désignaient par ce nom, parce
qu'on avait cru que les chèvres y étaient spécialement
sujettes. On a encore nommé ce degré de la maladie
fistule lacrymale, dénomination qui n'a rien d'effrayant
quand on la réduit à sa valeur réelle. Il existe alors une
petite ouverture sinueuse qui, en se fermant et s'ouvrant alternativement, donne issue à une matière mu-

queuse et purulente au milieu de laquelle on distingue aisément la liqueur lacrymale, dont la sortie, par cette fistule, fait cesser le larmoiement. Dans certains cas rares, la matière se fait jour à travers le tissu cutané, à une distance assez considérable du grand angle. Quelquefois ce tissu est non ouvert, mais seulement soulevé par la matière épanchée; elle se dissipe par résolution, et l'ouverture invisible faite au sac, se cicatrise promptement. La peau peut être percée sur plusieurs points; mais bientôt il ne reste plus qu'une seule de ces ouvertures fistuleuses; dans tous les cas, la tuméfaction, qui s'est étendue du centre à la circonférence, diminue peu à peu depuis la circonférence jusqu'au centre. Lorsque la maladie est ainsi parvenue à son quatrième degré, le malade est ordinairement inquiété par les termes de fistule et de carie des os, et il craint de conserver pendant toute sa vie un écoulement visible au grand angle; ces inquiétudes ne tardent point à s'évanouir à l'aide des moyens les plus simples et par les efforts de la nature, lorsqu'ils ne sont pas contrariés. Sur cinquante cas de cette nature, à peine observe-t-on dans deux ou trois des désordres plus graves que ceux qui viennent d'être décrits. Dans les cas d'exception, c'est moins la maladie qui donne lieu à des accidens plus graves, qu'une complication dont elle n'est elle-même qu'un symptôme, comme, par exemple, lorsqu'une exostose, un fongus dans le sinus maxillaire, un polype des fosses nasales, une carie syphilitique, ou la pression exercée sur le canal nasal par une esquille d'os brisé, dans la fracture comminutive du nez, lui ont donné naissance. On conçoit alors que ce n'est pas la maladie, ou, pour parler plus exactement, le symptôme, mais sa cause qu'il faut attaquer. Assez souvent l'ægilops est suivi d'une diminution de la tumeur lacrymale, ou même du rétablissement spontané du cours des larmes. Je consigne ici une observation dont les détails font connaître les phénomènes les plus ordinaires de la maladie dans ses différens degrés (52) : c'est une des deux

---

(52) Un homme, âgé de trente-deux ans, d'un tempérament qui présentait tous les caractères de la prédominance bilieuse, fort adonné à l'étude, éprouva, en novembre 1805, des cuissons à l'œil droit, et un larmoiement incommode, sur-tout lorsqu'il travaillait très-avant dans la nuit. Cet épiphora subsista pendant les six premiers mois de 1806; il avait été tellement influencé par la constitution catarrhale qui régna en janvier et février, à Paris, que l'on avait cru devoir s'assurer, par une injection, de l'état des voies lacrymales : elle fut faite par le point lacrymal inférieur, et passa aisément à travers le canal nasal. Une légère phlegmasie des glandes de Meïbomius et de la conjonctive palpébrale, ne disparut entièrement qu'au retour du printemps; l'impression qu'elle avait laissée sur l'organe se dissipa peu-à-peu dans le cours de la belle saison; l'œil fut quelquefois un peu humide pendant la durée des trois hivers suivans.

En janvier 1810, le malade s'aperçut, au milieu d'un voyage assez long, entrepris à la suite d'un travail excessif, que l'œil recommençait à larmoyer, et il éprouva une augmentation graduelle de ce symptôme ; on s'assura, par une injection, que le canal nasal était obstrué. Les fréquens voyages du malade l'empêchèrent de s'en occuper, et il n'y fit attention qu'en 1813, lorsque le sac dilaté forma au grand angle une *tumeur* du volume d'un gros pois, qui se vidait dans les fosses nasales, lorsqu'il la pressait de haut en bas avec le doigt ; il la comprima plusieurs fois en ma présence, à quelques jours d'intervalle ; la matière qui sortait par la narine correspondante était visqueuse, quelquefois assez claire, et plus souvent mêlée de matières blanchâtres ou jaunâtres. Ses affaires et ses voyages l'empêchèrent de se soumettre aux injections ou à une opération. Il devint alors sujet à une céphalalgie qui fut attribuée au travail du cabinet et aux fatigues d'une vie active.

qui ont été citées par M. Gaultier-Claubry (Journal général de médecine, cahier de juillet 1818, page 97).

En 1815, la matière ne descendit plus qu'avec difficulté dans les fosses nasales; souvent même elle ne pouvait pas traverser le canal nasal, malgré le secours de la pression la plus forte.

En mars 1816, le passage fut entièrement intercepté; la tumeur prit peu-à-peu, dans l'espace d'une année, le volume d'une noisette de grosseur moyenne. Alors la céphalalgie cessa. Le malade vidait sur l'œil sa tumeur, par la pression, trois ou quatre fois par jour. En octobre, la matière, devenue purulente, sortit avec difficulté par les points lacrymaux; peu-à-peu la pression devint inutile et ne fit plus rien sortir; des douleurs s'établirent au grand angle; le malade fut mis à l'usage des boissons émollientes. Des hémorroïdes ayant paru pour la première fois, on appliqua des sangsues à la marge de l'anus, et le lendemain, six furent placées entre les deux sourcils, sur l'aile droite du nez et à la paupière inférieure. Le surlendemain de cette saignée, à la sortie d'un bain tiède, le passage redevint libre, après avoir été interrompu pendant six mois. Deux mois après, le malade ayant fait un long voyage, dans une saison froide, le canal nasal se referma; la tumeur qui avait diminué augmenta, des douleurs très-fortes annoncèrent la rupture du sac lacrymal, qui se fit le troisième jour, et fut suivie de celle de la portion correspondante du tissu cutané: il y eut par conséquent *anchilops*, et peu après *ægilops*. Le malade, éloigné de la capitale, fut saigné du bras; on introduisit dans l'ouverture fistuleuse du grand angle, une petite tente chargée de baume d'arcæus, dans huit grains duquel on avait incorporé deux grains de potasse caustique, afin, disait-on, d'élargir l'ouverture de l'abcès, et d'exciter par ce remède, en l'introduisant dans le sac, une suppuration capable de détruire les petits ulcères de sa surface. On fut obligé de renoncer promptement à ce moyen; il ne pouvait que nuire en excitant beaucoup d'irritation. Les cataplasmes émolliens, dont l'usage ne fut pas heureusement négligé, calmèrent bientôt les accidens. La cicatrice du sac et celle des tégumens étaient faites le quinzième jour, et la tumeur paraissait un peu diminuée. Elle se vidait aisément sur l'œil, par la pression; la

Je rencontre de temps à autre une tumeur lacrymale d'une nature particulière, qui ne se vide ni sur l'œil, ni dans les fosses nasales, lorsqu'on la presse. J. L. Petit en rapporte des exemples. J'ai été consulté en 1817 par

---

matière était redevenue simplement puriforme. En mars 1818, pendant trois jours, elle cessa de nouveau de se vider. Quelques moyens antiphlogistiques dissipèrent cet accident ; mais la tumeur parvint, dans l'espace de deux mois, au volume d'une grosse noisette, quoique se vidant aisément sur l'œil, et au mois de juin, le malade se détermina à recourir à des injections. La première fut faite par le point lacrymal inférieur ; elle fit sortir sur l'œil plus de dix gouttes d'une matière puriforme, ayant la consistance du blanc d'œuf mêlé à de la crème d'une couleur un peu jaunâtre : le sac fut rempli et vidé six à sept fois. L'injection du lendemain fit sortir une matière moins épaisse. Le changement fut encore plus avantageux lors de la troisième injection. Le malade avait reçu par la narine droite, une heure avant ces injections, une fumigation émolliente. Le quatrième jour, après avoir rempli le sac lacrymal, en y injectant de l'eau comme les jours précédens, je le comprimai avec le pouce de haut en bas, en employant tant de force, que le malade éprouva une douleur très-marquée, et, dans l'instant, la matière tomba par la narine. L'injection qui fut faite le lendemain, passa à l'aide d'une pression légère sur la tumeur ; la sixième passa encore plus aisément ; elles furent discontinuées le neuvième jour.

Le sac a repris peu-à-peu, dans l'espace de trois mois, sa capacité naturelle, sans le secours d'aucun moyen spécial, et la guérison a été complète. Le retour de la céphalalgie me détermina à faire établir au bras gauche un vésicatoire que le malade a conservé pendant près d'un an. Il n'avait éprouvé aucun ressentiment de son indisposition à la date du mois de mars 1821.

Cette observation, prise au milieu d'un très-grand nombre d'autres analogues, montre la maladie dans tous ses degrés. L'obstruction du canal nasal, d'abord incomplète, fut précédée d'un épiphora et suivie d'une tumeur lacrymale qui, peu-à-peu, prit du volume.

quatre malades qui présentaient ce cas assez rare ; la tumeur subsistait chez deux depuis plus de dix ans ; chez le troisième, depuis cinq ans ; et chez l'autre, depuis trois ans, sans augmentation ni diminution sensibles. L'un des deux premiers était M. H***, âgé de soixante-quatre ans, d'un tempérament nerveux, et dont la constitution avait été affaiblie par de nombreux chagrins. M. Alibert et M. Distel ont eu connaissance de ce cas singulier : la tumeur était de la grosseur de l'extrémité du doigt index ; depuis neuf ans elle ne s'était vidée ni sur l'œil, ni dans les fosses nasales. Elle n'a éprouvé aucune variation jusqu'à la mort de M. H***, arrivée deux ans après : l'œil ne larmoyait pas d'une manière appréciable, et le malade faisait peu d'attention à son incommodité, qui n'avait presque d'autre inconvénient que celui d'être visible. Ces tumeurs, d'une

---

Après en avoir fait sortir par la pression, dans les commencemens, une matière puriforme, on vit paraître, lorsqu'on la comprimait, du pus, produit de l'inflammation de la membrane muqueuse, dont le sac lacrymal et le canal nasal sont formés. Les propriétés irritantes de cette matière ayant lentement augmenté la phlegmasie des voies lacrymales, la pression devint inutile pour vider la tumeur, et elle parut disposée à s'ouvrir ; cette menace fut alors écartée par l'emploi des sangsues et des antiphlogistiques, mais, deux mois plus tard, elle eut lieu de nouveau et fut suivie de l'anchilops et de l'ægilops. L'introduction d'un médicament irritant, dans l'ouverture fistuleuse, dut être promptement abandonnée ; après la disparition des accidens qui accompagnèrent l'ægilops, la tumeur prit un très-fort accroissement, et cependant le simple procédé des injections détruisit sa cause. La suppression de l'espèce d'émonctoire que la nature s'était faite, donna lieu au retour de la céphalalgie qui fut utilement combattue par l'établissement d'un vésicatoire au bras.

espèce particulière, sont ordinairement du volume d'une grosse noisette; elles sont formées par une matière amassée dans le sac lacrymal, à la dose de plus de vingt gouttes. Si on opère dans l'intention de rétablir le cours des larmes, on obtient rarement la liberté du canal nasal; je me suis presque toujours contenté de les ouvrir. Depuis quelques années je conseille aux malades de les abandonner à la nature; ordinairement ils larmoient très-peu et n'éprouvent aucune douleur. Quand j'en ai ouvert une, il en est sorti de la matière purulente, jaune, mêlée de stries blanchâtres et verdâtres; elle s'est remplie d'une matière analogue, et j'ai été obligé de revenir à l'incision qui, chaque fois, donnait issue à une matière dont l'aspect était moins défavorable, et dont la sortie diminuait un peu le volume de la tumeur.

Ces tumeurs sont entretenues par le fluide lacrymal qui s'y insinue continuellement par les points lacrymaux, mais qui ne peut pas en sortir par la même voie, parce que probablement quelques légères productions morbides, situées dans les conduits lacrymaux entre le sac et les points lacrymaux, font l'effet de valvules qui s'opposeraient à son retour. La portion du fluide lacrymal qui vient se mêler à la matière amassée, est reprise par les absorbans, ce qui établit une espèce de circulation, et, du reste, la tumeur peut être considérée en quelque sorte comme une tumeur enkystée.

J'ai vu des tumeurs encore plus rares que celles dont je viens de parler. Les points lacrymaux étant *oblitérés*, la matière de ces tumeurs était le seul produit vicié des cryptes muqueux désorganisés du sac lacrymal et du canal nasal; les unes se vidaient dans les fosses nasales par la pression, les autres ne pouvaient être vidées; quelques-unes étaient accompagnées de beaucoup de larmoiement, d'autres de fort peu. J'en ai ouvert plusieurs, seulement pour diminuer leur volume.

Il faut éviter de confondre avec la tumeur lacrymale, un furoncle qui peut se former au grand angle comme sur toute autre partie du corps, et que l'on rencontre quelquefois auprès de l'œil, notamment dans le tissu cellulaire de la paupière inférieure. On s'est trompé et on se trompe encore tous les jours, en supposant que ce dépôt, formé au grand angle, doit recevoir le nom d'anchilops; qu'il peut abcéder et se dissiper, soit que la matière ait pénétré, soit qu'elle n'ait pas pénétré dans le sac lacrymal; et en le nommant *ægilops* pendant qu'il est ouvert. Beaucoup d'écrivains ont égaré l'opinion à ce sujet. Je répète que l'*anchilops* n'existe que lorsqu'une certaine quantité de matière amassée dans le sac lacrymal, irrite, distend ses parois, et fait effort pour le rompre : l'*ægilops* est la rupture du sac et de la peau, suite de l'inflammation occasionnée par cette distension. Lorsqu'elle se prépare, il y a, dans le plus grand nombre des cas, de fortes douleurs, sur-tout pendant les trois nuits qui la précèdent. Il est excessivement rare de rencontrer au grand angle, une tumeur qui n'ait pas son siège dans l'intérieur du sac lacrymal, dont le tissu n'est jamais attaqué, encore moins percé par l'inflammation sous-cutanée qui dans des cas extrêmement rares se forme sur ce point; j'ai à peine trois exemples d'exception; et, dans ces cas si peu communs, le désordre s'étend plutôt aux parties voisines qu'au sac lui-même, bien défendu dans sa position par un tissu cellulaire très-serré, comme il a été dit plus haut. Ce que la pratique m'avait

fait connaître se trouve conforme à ce qu'a dit Bichat :
« Ce qui ne doit pas nous échapper, c'est la différence
manifeste de vie qui existe entre le tissu cellulaire à lames
et à filamens, presque par-tout répandu, et le tissu uniquement filamenteux qui est extérieur aux surfaces muqueuses, aux vaisseaux sanguins et aux excréteurs ; différence d'où résulte la rareté des inflammations et des
tumeurs diverses de celui-ci. Il est souvent une véritable barrière où s'arrêtent les affections du premier,
barrière qui protège l'organe qu'il enveloppe. » (Anat.
gén. 1ère part. pag. 87).

Au reste, on connaîtra si le malade n'a vraiment
qu'un abcès situé hors du sac lacrymal, en réfléchissant
aux antécédens. Si l'œil était larmoyant depuis un certain temps, il sera peu nécessaire de pousser l'examen
plus loin ; la tumeur sera lacrymale. Heureusement l'hésitation n'aurait pas grand inconvénient ; et, quelque
soit le diagnostic, il suffit de prescrire un petit cataplasme émollient dès que la tension, la douleur et la
rougeur se manifestent. Lorsque l'on peut injecter un
des points lacrymaux, l'incertitude a bientôt cessé,
puisque l'injection ne passe point par les fosses nasales, si
la tumeur est lacrymale ; mais cela n'est pas toujours
facile, à cause de la tension des parties voisines, et
d'ailleurs le moment serait mal choisi pour cette tentative, sur-tout si la peau n'était pas encore ouverte ; car
on pourrait attribuer à l'injection, l'augmentation inévitable des accidens.

Avant d'indiquer les moyens de combattre les lésions
auxquelles les voies lacrymales sont sujettes, je dois
parler de la seringue et de la sonde d'Anel et du stylet
de Méjan.

Anel a imaginé une seringue dont la canule est en or, et un peu plus grosse qu'une soie de sanglier : avec cette seringue, on fait des injections, par les points lacrymaux, afin d'expulser les matières retenues dans le sac lacrymal, et de détruire l'obstruction du canal nasal, ou au moins de concourir à cette destruction.

Pour injecter, il faut se placer en face du malade, et renverser la paupière inférieure avec le doigt index de la main gauche ; on prend de la main droite la seringue, de manière que son corps soit placé entre le doigt index et le doigt du milieu, et que le pouce se trouve dans l'anneau de la tige du piston. On donne à cette main un point d'appui sur la joue, et l'on approche de la paupière la canule de la seringue, dans une direction exactement perpendiculaire au point lacrymal. Il suffit de l'introduire d'une demi-ligne ou environ ; en ne l'introduisant pas plus avant, on ne risque pas, si la paupière échappe par un mouvement brusque et involontaire du malade, d'irriter, d'excorier même la marge du point lacrymal au moment où il s'éloigne de la canule. J'ai vu de graves accidens survenir à la suite d'une aussi petite blessure. Un malade, en s'injectant lui-même, se blessa tellement, qu'il sortit du sang par le point lacrymal ; il fut à la veille de perdre les yeux par l'ophthalmie que cet accident lui occasionna. Si on pousse quelques gouttes d'eau sur l'œil avant de présenter la canule au point lacrymal, son introduction est facilitée par l'action érectile des points lacrymaux, qui jouissent de la faculté de se dilater un peu, lorsque l'œil est mouillé.

Anel a encore imaginé une sonde d'un si petit volume, qu'elle peut, étant introduite par un des points lacrymaux, passer de la paupière dans les fosses nasales, en traversant le sac lacrymal et le canal nasal; sa grosseur est la même que celle de la canule d'or de la seringue; cependant elle est un peu plus grosse à l'une de ses extrémités qu'à l'autre, ce qui lui donne une forme si légèrement conique, qu'elle semble, au premier coup-d'œil, égale dans toute son étendue; son extrémité inférieure est terminée par un renflement à peine sensible : Anel l'a destinée à détruire tout obstacle peu considérable qu'elle rencontrerait dans son passage.

On se sert plus aisément du stylet que lui a substitué Méjan. Il n'en diffère pas essentiellement. C'est un fil d'argent de quatre pouces de longueur; sa grosseur, comme celle de la sonde d'Anel, est proportionnée au diamètre des points lacrymaux. Il se termine, à l'une de ses extrémités, par une pointe obtuse; à l'autre, il est aplati et percé d'un petit trou qui peut servir à conduire un fil de lin dans les voies lacrymales. Pour introduire ce stylet par le point lacrymal de la paupière supérieure, on écarte de l'œil le bord de cette paupière avec le pouce; mais, s'il doit entrer par le point lacrymal de la paupière inférieure, on la renverse à l'aide de l'extrémité du doigt index d'une main. On prend ensuite avec l'autre main le stylet dont la pointe a été plongée dans de l'huile; après l'avoir introduit dans le point lacrymal supérieur ou inférieur, on le dirige vers le sac lacrymal, dans lequel on ne doit le faire pénétrer qu'en deux ou trois temps, en le retirant à chaque fois d'une demi-ligne environ, et en étendant la peau de la paupière du côté du petit angle. Lorsqu'on sent la paroi interne du sac lacrymal avec l'extrémité du stylet, ce qui prouve que sa pointe a pénétré dans cette cavité, on le relève en approchant du sourcil son extrémité opposée, et on l'enfonce lentement et doucement, de haut en bas, dans la direction du canal nasal, en prenant toujours bien garde de ne rien forcer. Il entre de quinze à dix-sept lignes chez les adultes, et sa pointe s'arrête sur le plancher du nez. Il est bon, lorsqu'on n'a pas encore fait cette opération délicate, d'avoir sous les yeux une représentation exacte des voies lacrymales. Quand on trouve une résistance trop marquée, il faut retirer le stylet d'une demi-ligne, d'une ligne, ou même de deux ou trois, selon le point auquel il est parvenu, avant de le pousser de nouveau vers l'obstacle. Pour préparer les parties à son passage, on peut l'introduire plusieurs fois dans le sac, à deux ou trois jours d'intervalle, avant de l'engager dans le canal nasal; si l'on n'a pas contracté quelque habitude de cette manœuvre, il est mieux, dans le plus grand nombre des cas, de s'en abstenir : *Primò non nocere.*

Les moyens suivans doivent être opposés aux différentes lésions que peuvent éprouver les voies lacrymales, avant et après la formation de la tumeur lacrymale.

Pour combattre l'épiphora, simple larmoiement sans obstruction du canal nasal, on recourt utilement à des applications réitérées de deux ou trois sangsues à la tempe, lorsque la phlegmasie est appréciable par quelques signes évidens ou rationnels; si elle n'existe plus, et que l'atonie qui lui a succédé soit la seule cause du larmoiement, il suffit d'employer à froid les infusions aqueuses légèrement astringentes de roses de Provins et d'écorces de grenades. Vers la fin, on ajoute à ces infusions un grain de sulfate de zinc sur deux onces de liquide, pour en étuver l'œil. Si un point lacrymal est effacé, il ne faut rien prescrire; celui qui subsiste suffit pour livrer passage à plus des trois quarts de la liqueur lacrymale, et l'incommodité qui en résulte dans les cas d'afflux considérable des larmes sur le globe, par exemple, lorsqu'il est exposé à un froid vif, n'est que passagère et peu remarquable. Si les deux points lacrymaux ont disparu, le cas est au-dessus des ressources de l'art. On a proposé de pratiquer alors une ouverture au sac lacrymal entre la paupière inférieure et le globe, près du bord externe de la caroncule lacrymale; mais les corps dilatans que l'on y introduirait, si nuisibles et si difficiles à maintenir dans un lieu où le plus petit corps étranger excite tant d'irritation, n'auraient pas l'effet d'empêcher l'incision du sac de se fermer aussitôt qu'ils seraient retirés, et, par conséquent, les larmes ne prendraient pas cette étrange route.

Lorsqu'il y a élargissement d'un point lacrymal, ou, ce qui est beaucoup plus rare, des deux points lacrymaux, le canal nasal est ordinairement obstrué, à moins que cette lésion ne soit due à une blessure. C'est en attaquant l'obstruction, qu'on obtient le resserrement des points lacrymaux; s'ils ont été divisés par une blessure, il faut s'efforcer de faire cesser le plus promptement possible l'irritation qui lui succède, par l'emploi des moyens antiphlogistiques, notamment en appliquant une sangsue à quelque distance de la blessure, et en revenant à cette application à plusieurs reprises. Si un des petits conduits lacrymaux est rétréci, et que le point lacrymal puisse admettre le stylet de Méjan, il faut le présenter plusieurs fois, à quelques jours d'intervalle, tenter à chaque fois, comme a fait J. L. Petit avec succès, et comme je l'ai fait après lui avec des résultats

variés, de forcer le passage, et d'injecter ensuite, en ne
poussant le piston de la seringue qu'avec une lenteur
extrème, parce que l'injection excite de la douleur lors-
quelle a été précédée de l'introduction du stylet. Si l'on
n'obtient aucun résultat après plusieurs essais, il est
inutile d'insister ; l'autre conduit peut suffire ; souvent
d'ailleurs celui qui paraît assez rétréci ou même oblitéré
pour refuser le passage à l'injection ou au stylet, conserve un peu de liberté qui lui permet d'exécuter une
partie de ses fonctions. Si les deux petits conduits lacrymaux sont rétrécis, et que le stylet ne puisse pas pénétrer par un des points lacrymaux dans le sac, il faut
revenir aux mêmes essais après quelques semaines. Si
l'on échoue définitivement, ou s'ils sont oblitérés, on
ne retirerait aucun fruit du procédé proposé par
Alexandre Monro, qui consiste à inciser le sac lacrymal, à percer avec une aiguille courbe enfilée d'un fil
ciré, le mamelon de la paupière où devrait se trouver
le point lacrymal, à la faire pénétrer dans le sac pour
la retirer par l'incision qu'on y aurait pratiquée, et à
y laisser le fil qui ferait l'office d'un séton, et formerait,
selon l'auteur, un conduit artificiel. On a proposé, il y
a dix ou douze ans, de former ce conduit avec un stylet
de fer rougi au feu. Le résultat de cette tentative ne
serait pas plus heureux. S'il y a élargissement du point
lacrymal ou du petit conduit dont il est l'orifice, quelques injections d'une petite quantité d'eau peuvent être
utiles ; et il faut sur-tout, comme dans toutes les maladies, songer à la fonction de l'organe, en s'occupant de
l'état du canal nasal, qui est ordinairement obstrué,
comme il a été dit plus haut.

Le premier degré de la maladie, c'est-à-dire, l'obstruction simple du canal nasal, est une incommodité très-commune. Souvent, une personne très-saine me parle avec indifférence, et par occasion, d'un larmoiement auquel elle n'a jamais fait beaucoup d'attention; je presse le sac lacrymal, en appuyant avec l'extrémité du doigt au-dessous du tendon du muscle orbiculaire des paupières, je vois sortir par les points lacrymaux, une goutte de sérosité, et j'apprends que cette petite incommodité subsiste depuis dix, vingt ou trente ans, que jamais la personne qui la porte n'a consulté, qu'elle n'en a jamais été sérieusement importunée, enfin qu'elle en est quitte pour essuyer son œil, quand il est exposé à l'impression d'un vent froid : je ne conseille autre chose que de baigner cet organe dans une œillère remplie d'eau. Je me borne à donner le même avis, lorsque je suis consulté pour un cas aussi simple, mais auquel la coïncidence d'une phlegmasie de la conjonctive, d'une petite tumeur à la paupière, ou de quelque autre maladie aussi peu importante, a imprimé un caractère passager, une fausse apparence de complication dont on redoute les suites. On peut aussi, dans ces cas, employer les injections. Il faut les faire avec de l'eau distillée, ou au moins avec de l'eau très-pure. J'ai essayé tout ce qui a été conseillé à ce sujet : rien ne m'a paru aussi convenable que l'eau. On doit la puiser avec la seringue dans un vase que l'on n'ait point agité depuis plusieurs heures, ou au moins la passer à travers un linge fin; le plus petit corps étranger à l'eau pouvant obstruer la canule de la seringue.

Les injections sont plus nécessaires, lorsque, la maladie étant parvenue au second degré, la tumeur lacrymale se manifeste au grand angle, et sur-tout quand elle occasionne une phlegmasie évidente des paupières. Si le

14

malade refuse de se soumettre à l'opération, alors très-indiquée, il faut faire des injections par un des points lacrymaux, tous les deux ou trois jours; le sac ne doit être rempli et vidé que cinq à six fois. Il suffit d'y entretenir de la propreté, en expulsant les matières dont la présence entretient la phlegmasie chronique (cause ordinaire de la maladie), et gêne l'exercice des forces vitales qui tendent sans cesse à tout rétablir dans l'ordre naturel. En général il faut rarement employer plus de la moitié du contenu de la seringue d'Anel; le but principal des injections étant de faire sortir du sac lacrymal les matières dont je viens de parler, dès que ce but est atteint, on ne ferait, en les prolongeant, que fatiguer inutilement. Les tumeurs les plus rebelles de ce genre sont celles qui se forment chez les enfans; cependant j'en ai guéri un grand nombre par de simples injections, et j'ai amélioré assez l'état de beaucoup d'autres, pour dissiper toute inquiétude.

Si le malade n'est pas en état de s'injecter lui-même; si, éloigné des secours de l'art, il ne peut pas se faire injecter, et s'il est réduit à consulter par écrit, il faut lui prescrire des moyens tirés d'une saine pratique, notamment, lorsque les émissions sanguines sont indiquées, l'application de quelques sangsues à la tempe et à la paupière inférieure, et lui conseiller de se baigner l'œil tous les jours, pendant trois ou quatre minutes chaque fois, dans une œillère remplie d'eau. Il pressera auparavant le sac lacrymal pour le vider, soit sur l'œil par les points lacrymaux, soit dans les fosses nasales, si le canal nasal conserve une partie de sa liberté. Cette pression, qui prévient le larmoiement, doit d'ailleurs être répétée plus ou moins dans le cours de la journée, selon l'afflux plus ou moins abondant du liquide lacrymal sur l'œil du malade. Lorsque cet afflux est peu remarquable, le larmoiement est léger, et les malades, qui s'abstiennent souvent de consulter, éprouvent très-peu le besoin de vider la tumeur.

Si les injections échouent, on doit, avant d'aller plus loin, aider leur action, en introduisant le stylet de Méjan, d'abord par un des points lacrymaux, ensuite par l'autre, jusque dans le sac, puis faire avec une lenteur extrême, alternativement par les deux points lacrymaux, une injection qui, une fois sur vingt peut-être, passe par la narine : c'est une tentative qu'il est bon de répéter quinze ou vingt fois en moins d'un mois. On ne doit pas toujours regarder le passage des injections ou des larmes, lorsqu'on l'obtient par ce procédé, comme le résultat de la destruction d'un obstacle matériel, qui aurait existé dans les petits conduits traversés par la sonde entre le sac et les points lacrymaux, car avant l'introduction de cette sonde, le mucus contenu dans le sac revenait librement sur l'œil à travers ces conduits, lorsque l'on exerçait une compression au grand angle ; mais l'eau passe alors dans les fosses nasales, parce que cette introduction opère une légère irritation qui change quelque chose à l'état du canal nasal.

Dans les differens degrés de la maladie, les moyens relàchans portés par la narine sous le cornet inférieur du nez, produisent très-souvent de bons effets, et on ne doit point en négliger l'emploi : telles sont les fumigations émollientes conseillées par Louis. Elles se font avec la fleur de guimauve, que l'on fait bouillir dans de l'eau, ou, ce qui vaut mieux, dans du lait. On a un entonnoir de fer-blanc qui s'adapte, étant renversé, à la cafetière dans laquelle on a préparé la décoction ; et, après avoir ajusté au tuyau de l'entonnoir un tube formé

14.

avec une carte à jouer ou la gomme élastique, on introduit ce tube dans la narine du côté où le canal est obstrué. Le malade reçoit la fumigation pendant cinq à six minutes; on lui fait ensuite aspirer par cette même narine, un mélange de parties égales de bouillon de veau et de suc de feuilles de bette.

On sent quelquefois avec l'extrémité du stylet introduit par le point lacrymal, que le sac a été détruit partiellement; la pointe du stylet porte alors sur l'os unguis mis à nu. Il ne faut pas se hâter de prononcer qu'il y a carie; les points dénudés de cet os se recouvrent peu à peu; et, dès que l'on a rétabli le cours des larmes, ou au moins que l'on a nettoyé avec soin ces parties, à l'aide des injections, les symptômes de l'affection primitive, de quelque nature qu'elle soit, se dissipent successivement. Il en est un assez rare qui cède le dernier, c'est une petite exostose que l'on ne peut reconnaître par le toucher que lorsqu'elle se manifeste au rebord orbitaire au-devant du sac lacrymal, et qui doit être souvent la cause plutôt que le symptôme de la maladie. Probablement, en effet, des exostoses fort petites se forment quelquefois à la surface du canal osseux qui renferme le canal nasal. Il doit en être alors plus ou moins rétréci ou même oblitéré, et le cours naturel de la liqueur lacrymale se rétablit, quand ces petites exostoses disparaissent.

Lorsque la tumeur lacrymale, parvenue à un certain volume, résiste aux injections et à l'emploi du stylet de Méjan, on doit se déterminer à opérer.

Nous devons à J. L. Petit la méthode qui est la base de presque toutes celles que l'on a imaginées depuis lui. On va la reconnaître aisément, malgré quelques modifications que j'y ai faites. Après avoir rempli d'eau

le sac lacrymal par un des points lacrymaux, à l'aide de
la seringue d'Anel, on tire légèrement les tégumens des
paupières vers le petit angle, et on plonge un bistouri
à cataracte dans le sac, immédiatement au-dessous du
tendon du muscle orbiculaire des paupières, auquel
l'extension de ce muscle, qui accompagne celle de la
peau, fait faire une saillie très-prononcée. Aussitôt après
cette ponction, qui par sa petitesse ne doit pas mériter
le nom d'incision, une certaine quantité de matière sort
ordinairement, mêlée avec du sang. Sa sortie prouve que
le sac a été ouvert; s'il reste du doute, on doit faire une
nouvelle injection par le point lacrymal, et, si le liquide
ne sort point par la plaie, y introduire la pointe du
bistouri, en la plongeant de nouveau hardiment de
haut en bas, de devant en arrière, et de dehors en
dedans, dans le canal nasal. Il est extrêmement rare
que le sac n'ait pas été ouvert du premier coup, pour
peu que le chirurgien ait déja fait cette opération plusieurs fois. On prend alors une sonde droite d'argent, de
quatre pouces de longueur, de la grosseur d'une sonde
à panaris, et dont la pointe ne soit pas très-aiguë. On la
porte dans le sac, de devant en arrière, en levant vers le
sourcil son extrémité opposée, qui est terminée par un
petit anneau, et en la poussant légèrement de haut en
bas. Si elle éprouve trop de résistance pour descendre,
on la retire et on lui en substitue une autre moins
grosse; si cette dernière se trouve encore trop forte, on
a recours à une autre plus faible, dont la grosseur est
seulement double de celle du stylet destiné à traverser
le point lacrymal. Elle entre aisément et assez librement, jusqu'à ce que sa pointe soit parvenue à l'obstruction du canal nasal; arrivée là, il faut souvent un effort
marqué pour lui faire franchir cet obstacle qui se trouve

assez ordinairement au-dessous de la moitié de l'étendue
du canal ; mais bientôt après, on sent qu'elle est arrêtée
par le plancher des fosses nasales. On la retire alors, et
on la remplace par un fil d'argent à pointe émoussée, de
la même grosseur, légèrement courbé dans son étendue,
de quatorze à dix-sept lignes de longueur, sans compter
celle d'un crochet par lequel se termine son extrémité
supérieure. Ce crochet doit avoir une longueur de cinq
à six lignes, parce qu'il survient ordinairement une tuméfaction pendant la durée de laquelle un crochet plus
court pourrait disparaître, en se plongeant dans l'ouverture pratiquée au tissu cutané et au sac lacrymal. S'il n'a
pas été possible de placer, au moment de l'opération,
un de ces fils d'argent, ou plutôt une de ces sondes à
crochet, d'une grosseur proportionnée au diamètre naturel du canal nasal, et qu'on ait été obligé de se borner à en introduire une d'un plus petit diamètre, on
la remplace, quelques jours après, par une plus grosse,
et on la change tous les deux jours, jusqu'à ce que l'on
soit parvenu à celle qui, par sa grosseur, remplissant le
canal nasal, est destinée à rester en place pendant quelque
temps : celle-ci doit avoir un crochet aplati, long seulement de deux lignes (*). Si l'on couvre le crochet de
la sonde d'une petite mouche de taffetas gommé, il faut
avoir soin, sur-tout pendant les quinze premiers jours,
de la placer de manière que les larmes qui sortent du
sac autour de ce crochet, puissent s'écouler au-dehors :
loin de gêner cet écoulement, il est bon de le favoriser,
en recommandant, pendant les premiers jours, au ma-

(*) Voyez, pour la représentation de la maladie et des instrumens,
les planches 14, 15, 16, 19, et 21, de mon *Traité des maladies des yeux.*

lade, d'humecter avec de l'eau tiède, trois ou quatre fois dans la journée, le crochet de la sonde. Le jour et le lendemain de l'opération, les petites portions de mucus et de liquide lacrymal que ces lotions font sortir, sont accompagnées d'un peu de sang resté dans le sac lacrymal. En supprimant cette issue, on verrait naître, dans les vingt-quatre heures, les accidens qui accompagnent la formation de l'ægilops.

L'opération faite, il faut injecter tous les jours de l'eau par le point lacrymal inférieur. Si l'injection passe dans les fosses nasales, la sonde étant en place, on peut la laisser pendant que l'on injecte, et même ne point l'ôter tant que dure le traitement. Si on ne peut faire passer l'injection qu'en ôtant la sonde, on doit la retirer tous les jours ou tous les deux jours, pour injecter par un des points lacrymaux ; si l'on préfère injecter par l'ouverture faite à la peau et au sac, on adapte à la seringue une canule un peu plus grosse. Lorsqu'on veut supprimer la sonde, la prudence exige qu'on la remplace pendant huit jours par un fil d'argent de la même grosseur, ployé à angle droit. Une de ses deux branches a quatre lignes environ de longueur, et l'autre six à sept ; la première a une pointe obtuse ; elle pénètre dans le sac lacrymal et non dans le canal nasal ; la seconde est fixée au-dehors à l'aide d'une mouche de taffetas gommé un peu large. On injecte tous les jours par le point lacrymal inférieur, et si l'injection cesse de passer dans les fosses nasales, on remet dans le canal nasal la sonde longue, et on l'y laisse pendant quinze jours, après lesquels on revient à un nouvel essai de la sonde courte, que l'on supprime elle-même, lorsque l'injection a passé pendant une semaine ou deux.

Dans les cas d'ægilops, on peut profiter de l'ouverture qui existe au tissu cutané et au sac, et introduire dans le canal nasal la sonde longue ; mais il y a un moment d'élection qu'il faut saisir ; si l'on se presse trop, on trouve beaucoup d'irritation, de sensibilité, de gonflement et de résistance ; si l'on attend trop long-temps, on ne peut plus pénétrer dans le sac, dont l'ouverture est alors cicatrisée. Pour l'entretenir, il faut placer le plus promptement possible, dans la plaie, la branche la moins longue de la sonde courte. Elle doit, dans ce cas, avoir cinq à six lignes de longueur, afin que sa pointe puisse pénétrer jusque dans le sac, malgré la tuméfaction des parties. On pousse ensuite, tous les jours, par un des points lacrymaux, une injection qui passe quelquefois dans les fosses nasales au moment ou l'on s'y attend le moins. Après quelques jours, et sans trop tarder, dans la crainte que cette petite sonde ne soit chassée du sac lacrymal, dont l'ouverture se cicatriserait ensuite promptement, on la retire, pour opérer comme on opérerait si l'on avait commencé par ouvrir, à l'aide du bistouri, la peau et le sac. Seulement, si l'on ne peut traverser le canal nasal en employant un effort modéré, on remet la sonde courte, et on recommence ces mêmes essais tous les deux ou trois jours ; la sonde longue finit assez ordinairement par descendre. Il n'est pas indispensable pour cela, que l'ouverture de la peau corresponde exactement à celle du sac lacrymal. Cette sonde doit être conservée environ deux mois. Les autres moyens dilatans, comme les grosses sondes creuses, coniques, armées d'un anneau, avaient l'inconvénient de laisser souvent au sac lacrymal et aux tégumens, une ouverture béante que l'on avait ensuite beaucoup de peine à fermer. J'ai été consulté pour une jeune fille qui en portait une de près d'une demi-ligne de diamètre. On lui avait laissé une sonde à anneau pendant neuf mois; un grand nombre de moyens avaient été inutilement tentés pour diminuer cette difformité. La sonde de plomb, qui a une tête plate, semblable à celle d'un clou, et dont se sert le professeur Scarpa, ainsi que celle de Ware de Londres, ont l'inconvénient de laisser au grand angle une tache noire apparente, lorsque leur séjour est prolongé. Les sondes d'argent elles-mêmes ne sont pas entièrement exemptes de cet inconvénient, quand on les laisse trop long-temps : on peut le diminuer beaucoup en employant des sondes d'or. Je dois dire ici, relativement à l'ouverture qui subsiste quelquefois après le traitement au sac et à la peau, que cette imperfection, en dernier résultat, est plus à souhaiter qu'à redouter, quand l'ouverture est si petite, qu'on l'aperçoit à peine. Elle sert à laisser échapper le fluide lacrymal, lorsqu'il abonde dans le sac, et que le canal nasal reste obstrué ou très-rétréci. On y trouve encore l'avantage que, si l'on veut faire plus tard la nouvelle tentative de désobstruer le canal nasal, cette ouverture, que l'on élargit en y plaçant des sondes d'une grosseur graduée, tient lieu d'une incision.

Si l'on rencontre dans le canal nasal un obstacle insurmontable, ce qui arrive très-rarement, après avoir employé inutilement pour le détruire un stylet délié et d'autres plus gros, il faut, sans insister davantage, se contenter de faire pénétrer dans le sac la petite branche de la sonde courte, et la faire garder jusqu'au moment où l'on se décidera à tenter de nouveaux essais. Si l'on croit devoir renoncer à rétablir le passage des larmes, on fait encore garder cette sonde courte pendant quelque temps, en avertissant le malade qu'il conservera un simple larmoiement. Dans ce cas, et même lorsqu'on est parvenu à rétablir la liberté du canal nasal, si le sac lacrymal a été très-dilaté, cet organe, qui ne jouit que d'une faible vitalité, reprend difficilement son diamètre naturel. On a proposé, pour le resserrer, de l'inciser, d'exciser même une partie de sa substance, ou d'y porter des caustiques. Lorsque le canal est resté partiellement libre, on s'est servi d'un bandage armé d'un tourniquet, destiné à exercer une compression capable de forcer les larmes à descendre dans les fosses nasales et de remédier à l'atonie du sac : ces procédés sont inutiles et nuisibles. Si le canal est libre, le sac reprend à la longue sa capacité naturelle, sans le secours d'aucun moyen spécial ; mais si le canal doit rester fermé, il faut faire porter, pendant plusieurs mois, la sonde courte, dont la petite branche pénètre dans le sac et empêche la liqueur des larmes de séjourner dans cette cavité, en favorisant sa sortie. Il suffit qu'elle ne puisse pas s'amasser et distendre le sac lacrymal, pour qu'il revienne lentement sur lui-même, et reprenne peu à peu son diamètre naturel. Ainsi donc, par ce procédé si simple, on obtient la disparition de l'inflammation chronique, de la tumeur, et même de l'ulcération, si elle existe ; il ne reste que l'obstruction du canal nasal ; mais le larmoiement qui en est l'effet, n'est qu'une incommodité légère ; les malades la supportent aisément. L'observation m'a d'ailleurs démontré que l'on appelle vulgairement guérison, après l'emploi de quelques autres méthodes, l'éloignement de la crainte imaginaire de la carie, la disparition de la tumeur lacrymale ou d'une phlegmasie plus ou moins visible des paupières, et la réduction de la maladie à une simple obstruction du canal nasal, dont ces symptômes étaient des effets. On a souvent tourné très-long-temps dans un cercle vicieux, pour revenir à-peu-près au point d'où l'on était parti. Le malade, qui a repris toute sa sécurité, se dit alors guéri, parce qu'il se trouve heureux, après les craintes qu'il avait conçues, d'être assujéti seulement à un léger larmoiement. J'ai fréquemment entendu dire : le consultant a été opéré de la fistule lacrymale, et il est bien guéri ; mais en pressant le sac avec le doigt, je voyais sortir des points lacrymaux une matière muqueuse, preuve certaine que l'on avait détruit des complications ou des effets, et non la source des accidens, c'est-à-dire, l'obstruction du canal nasal.

Foubert incisait le sac lacrymal, désobstruait le canal nasal, et y plaçait une canule d'or, sur laquelle il laissait l'incision se cicatriser. La canule descendait souvent plus ou moins dans le canal nasal, ou bien elle tombait dans les fosses nasales, après un trop court séjour ; et, dans les deux cas, le canal s'obstruait de nouveau. On trouve dans le Journal universel des sciences médicales, cahier d'octobre 1820, un exemple de succès obtenu malgré cette chûte prématurée, par M. le docteur Ravin, qui, en opérant une jeune femme, lui avait laissé, à son insu, dans le canal nasal, une des canules de Foubert. La semaine suivante, la canule étant tombée pendant la nuit, la malade, très-effrayée, avait manqué, disait-elle, en être étouffée, et, à la date de l'observation, la liberté du canal nasal subsistait depuis cinq mois. Les déplacemens prématurés de ces canules, m'avaient déterminé à en abandonner l'usage, comme je l'ai dit dans mon Traité des maladies des yeux, en faisant remarquer toutefois qu'elles m'avaient souvent réussi.

M. le professeur Dupuytren a perfectionné la canule de Foubert à un point qui ne laisse rien à desirer. J'emprunte la description de son procédé à M. de Froment, qui l'a donnée dans sa dissertation inaugurale sur la tumeur et la fistule des voies lacrymales, présentée à la faculté de médecine de Paris, le 12 février 1820.

« Les instrumens que ce professeur emploie, sont : 1° un simple bistouri droit, à lame étroite, mais un peu forte ; 2° une canule d'or de onze à douze lignes de longueur, de grosseur variable, suivant l'âge du malade, et ordinairement de celle d'une petite plume de corbeau, un peu courbée pour s'accommoder à la direction du canal nasal, de forme légèrement conique, taillée en biseau à son extrémité inférieure et offrant à son extrémité supérieure un rebord ou bourrelet pour l'empêcher de tomber du canal dans les fosses nasales : cette canule est armée d'un mandrin coudé très-mobile. Le malade étant assis, et ayant la tête fixée sur la poitrine d'un aide, l'opérateur tend, avec l'indicateur d'une main appuyée sur la partie externe de la paupière inférieure, la peau de la commissure interne des paupières, tandis qu'avec le bistouri qu'il tient de l'autre main, il incise la tumeur lacrymale un peu au-dessous du tendon du muscle orbiculaire ; il fait pénétrer ce bistouri dans le sac lacrymal ; il fait ensuite glisser la canule, armée de son mandrin, sur la lame du bistouri, et retire celui-ci à mesure qu'il engage la canule dans le canal nasal. Lorsqu'elle est enfoncée de manière que son extrémité supérieure, qui est évasée, soit parvenue à l'origine du canal nasal, il retire le mandrin. Alors, pour s'assurer qu'il a rouvert un passage aux larmes par le canal nasal, il ferme l'ouverture antérieure des fosses nasales, et fait faire au malade des efforts comme pour se moucher. On est assuré d'avoir réussi, quand, à l'aide de ces efforts, on voit sortir, par l'incision du sac lacrymal, des bulles de mucosité sanguinolente. Il fait ensuite moucher le malade, et si l'on voit à son mouchoir un peu de sang sorti par la narine correspondante à l'opération, la réussite est encore plus assurée. Il ne fait aucun pansement, et laisse la cicatrice se faire elle-même sur la canule ; cette cicatrice est ordinairement faite en quelques heures lorsqu'il n'y a que tumeur, et en quatre ou six jours lorsqu'il y a fistule. Les larmes ont alors repris leur route naturelle en passant par la canule, et le plus souvent la guérison est complète. »

Depuis la publication de mon Traité des maladies des yeux, j'emploie de préférence cette méthode. La sonde d'or, destinée à rester à demeure dans le canal nasal, n'occasionne aucune gêne ; et la plupart des malades ignoreraient sa présence, si l'on n'avait soin de la leur faire connaître. Il est très-important de proportionner sa longueur à celle du canal nasal, que l'on apprécie moins par la hauteur du sujet que par celle de sa tête, et il est bon de recommander au malade de ne pas se moucher avec force pendant les jours qui suivent l'opération, et d'appuyer un de ses doigts sur le sac lacrymal, s'il est forcé d'éternuer pendant le même temps, pour éviter le léger inconvénient d'un déplacement passager de la sonde, qui pourrait remonter un peu, mais que la plus petite pression exercée au grand angle remettrait promptement en place. La pointe très-obtuse du mandrin ne dépasse que d'une ligne et demie l'extrémité inférieure de la sonde. Il fait corps avec elle, et le tout forme, en quelque sorte, au moment de l'opération, un seul instrument très-propre à atteindre le double but qu'on se propose, savoir, de désobstruer le canal nasal, et d'y laisser une sonde en retirant le mandrin. Celui-ci est en fer, chaque sonde doit avoir le sien afin que ces deux instrumens soient ajustés ensemble aussi bien que possible, absolument comme l'est le trois-quarts dans la canule. S'il y a ægilops, et que l'ouverture de la peau ne corresponde pas à celle du sac, on peut, aussitôt que la tuméfaction est diminuée de moitié environ, plonger le bistouri au point désigné plus haut, et introduire le mandrin avec sa canule.

Lorsque cette opération est exécutée avec dextérité, et dans un cas auquel elle convienne, on est très-rarement obligé de retirer la sonde, extraction qui d'ailleurs laisse la liberté d'en placer une autre, ou peut même être suivie du rétablissement du cours naturel des larmes. Il est bien plus rare, par cette méthode que par toute autre, d'être obligé de revenir à un procédé opératoire.

Au reste, la méthode que j'ai décrite avant de parler de celle qui a été perfectionnée par M. le professeur Dupuytren, mérite de n'être point abandonnée, par exemple, lorsque les malades refusent absolument de porter pendant le reste de leur vie un corps étranger, dans la crainte peu fondée qu'ils conçoivent d'en éprouver quelque inconvénient à la suite de l'opération, et sur-tout après un certain nombre d'années. Les tâtonnemens auxquels la méthode dont il s'agit peut donner lieu, lorsqu'elle est exécutée par des mains qui ne sont point assez exercées, n'ont presque aucun inconvénient; il en résulterait au contraire de très-graves de ceux qu'entraînerait l'essai, ou, à plus forte raison, l'emploi d'une canule d'or trop longue, trop grosse, trop courte, ou d'un trop petit diamètre : j'en ai en ce moment plusieurs exemples sous les yeux.

Malgré l'utilité de ces procédés opératoires, quelque soit le volume de la tumeur et la gravité apparente des accidens, si les malades refusent absolument de se soumettre à l'opération, il suffit de leur prescrire des injections d'eau pure, qui écartent toutes complications. Bordeu a vu la liberté du canal nasal rétablie par le seul usage des douches avec les eaux Bonnes, faites à la source, sur une tumeur lacrymale dont une ouverture fistuleuse laissait échapper du pus. (Malad. chron., obs. CI). J'ai vu un grand nombre de fois un effet semblable produit par les seules douches, et même par les seules lotions faites avec de l'eau commune.

Les livres sont remplis de questions mal posées; ainsi on a dit : La carie des os étant souvent la suite de la fistule lacrymale, faut-il brûler l'os unguis, ou bien faut-il le percer ou l'enfoncer ? Tandis qu'il fallait demander : Lorsque le canal nasal est obstrué, l'os est-il mis à nu à peine une fois sur cent ? Lorsqu'il est mis à nu, y a-t-il carie une fois sur vingt? S'il y a carie, au lieu d'avoir recours aux méthodes douloureuses, ne peut-on pas tirer un meilleur, ou au moins un aussi bon parti, de l'opération la plus douce ? Et même dix-neuf fois sur vingt, les simples injections d'eau, faites par un des points lacrymaux ou par la fistule, s'il y a ægylops, ne donneront-elles pas un résultat plus avantageux ? Dans ces cas si rares, qu'ils forment des exceptions, de quelque manière que l'on agisse, est-il rare d'obtenir un passage libre des larmes dans les fosses nasales ? L'avantage qui en résulterait est-il trop indifférent, et l'inconvénient de sa suppression trop léger, pour que l'on doive tant tourmenter le malade à ce sujet? Les réponses à ces questions doivent être affirmatives. On remplira, au reste, les indications; on détruira, ou au moins on combattra la cause générale de l'obstruction du canal nasal, lorsqu'on croira la reconnaître dans l'affection d'un organe plus ou moins éloigné, ou dans l'altération de quelque système.

Souvent on soupçonne la carie sans fondement; j'ai des observations de la chûte de l'os unguis, sans qu'il y ait eu carie. J'ai vu un os unguis à peu près sain, sorti par la narine, chez un jeune homme auquel je faisais faire de simples injections d'eau pure, pour combattre une tumeur lacrymale attribuée à une cause syphilitique, et compliquée d'ulcération du sac lacrymal. Cet os était seulement un peu corrodé sur quelques points de son contour. Le canal est resté libre, ce que j'avais regardé pendant quelque temps comme un argument en faveur de la destruction de l'os unguis, par un procédé opératoire. Dans les cas rares où la carie existe, on est étonné du succès des moyens les plus simples.

Si l'on rencontre quelquefois des altérations de la vision après des blessures du nerf frontal, on ne doit pas être étonné que les douleurs et la destruction des filets de nerfs, occasionnées par la rupture du sac lacrymal, aient pu, dans des cas fort rares, affecter sympathiquement l'organe immédiat de la vue. Cette névrose aurait été probablement aussi ordinaire qu'elle est peu commune, si un filet de nerf d'un volume un peu considérable, comme le frontal, par exemple, eût passé sur le sac lacrymal en sortant de l'orbite : j'ai vu quelques amauroses occasionnées par la rupture du sac lacrymal.

Souvent des désordres qui paraissent excessifs, cèdent aux injections et à l'application faite, sur-tout pendant la nuit, d'un petit cataplasme émollient. Quelquefois on est obligé de toucher légèrement avec le nitrate d'argent, de petites fongosités qui sortent par l'ouverture fistuleuse de l'ægilops. Ce moyen agit plutôt comme puissant astringent, et comme apportant quelque changement à l'état de ces végétations, que comme escarotique. On ne manque jamais, par ce procédé, de les voir disparaître.

J'ai été consulté pour plusieurs fistules lacrymales cancéreuses ; les injections, qui ne pouvaient point guérir la maladie, m'ont toujours paru adoucir la situation des malades. J'ai vu des enfans scrofuleux porter pendant long-temps une tumeur lacrymale ; quelques-unes de ces tumeurs se sont ouvertes dix fois et plus, et les enfans en ont enfin été quittes pour un simple larmoiement, sans être trop marqués par les cicatrices répétées, suites de ces abcès. Quelquefois, à la vérité, la paupière inférieure s'est trouvée un peu écartée du globe ; mais j'ai vu plus rarement des désordres de ce genre produits par la maladie, que par un traitement mal dirigé.

Dans des cas peu communs, sans que rien ne l'indique, les points lacrymaux ne communiquent point, ou cessent, pendant le traitement, de communiquer avec le sac ; ce qui m'étonne, c'est que cette complication ne se rencontre pas plus fréquemment. Dans ces cas, à quoi serviront les efforts pénibles que l'on fera pour obtenir la liberté du canal nasal, ou pour pratiquer une route artificielle aux larmes à travers l'os unguis ?

J'ai essayé plus de cinquante fois, avec des succès variés, la plupart des méthodes que je vais rappeler en abrégé. Les progrès de la science doivent faire espérer qu'il n'en sera bientôt plus question que dans son histoire.

La compression de la tumeur lacrymale, recommandée par les Arabes, fut tirée d'un long oubli par Fabrice

d'Aquapendente. Il inventa, pour l'exercer, un bandage
que modifièrent successivement Platner, J. L. Petit, Ver-
duc, Dionis, Stahl et Heister. Le relâchement ou la dilatation du sac lacrymal n'étant pas la cause, mais l'effet de
la maladie, c'est-à-dire, de l'obstruction du canal nasal,
ce moyen est définitivement et justement retombé dans
l'oubli.

Méjan, après avoir passé, dans l'œil de son stylet, un
fil ou une soie, l'introduisait par le point lacrymal, et
en faisait pénétrer la pointe sous le cornet inférieur du
nez, à travers le canal nasal. Il portait ensuite dans la
narine une sonde cannelée, percée de trous; et lorsqu'en poussant son stylet, il en sentait la pointe engagée
dans un des trous de la sonde, il le retirait à l'aide de
cet instrument, et après lui le fil ou la soie qui servait
à tirer de bas en haut une mèche de coton ou de fil,
d'abord très-petite, ensuite par gradation, assez grosse
pour rendre au canal nasal son diamètre naturel. Cabanis le chirurgien, a imaginé pour saisir la pointe du
stylet, un instrument composé de deux petites palettes
d'argent, sillonnées à leur surface et percées de trous
qui se correspondent. On les introduit sous le cornet
inférieur du nez, et, lorsque la pointe du stylet s'y
trouve engagée, on les fait glisser un peu l'une sur l'autre
par le moyen de leurs tiges disposées de manière à permettre ce mouvement. Les trous dont elles sont percées
cessant alors de se correspondre, la pointe du stylet que
l'on y a engagée est saisie d'une manière assez ferme
pour que cet instrument puisse être tiré au-dehors.
La sonde cannelée, percée de trous est plus simple;
avec un peu d'habitude, on retire aisément le stylet, en
s'en servant, et même en employant un simple crochet

d'argent un peu aplati au point où il doit saisir le stylet. Je n'ai obtenu de résultats favorables de cette méthode, qu'en l'employant pour introduire par l'un ou l'autre point lacrymal un fil de lin ; il sortait par la narine, et on en plaçait les extrémités derrière l'oreille du malade, qui le faisait descendre chaque jour de la longueur de vingt lignes environ. Le fil ouvre quelquefois le petit canal lacrymal, en coupant sa paroi antérieure. Cet accident est de peu d'importance lorsqu'on obtient la liberté même partielle du canal nasal, tant il est vrai que tout dépend de cette liberté.

Bianchi proposa, en 1716, de désobstruer le canal nasal par son extrémité inférieure. Laforest, en 1739, y introduisit des sondes pleines et des sondes creuses par cette extrémité, il obtint des succès. Les sondes creuses étaient des espèces d'algalies d'argent qui restaient dans le canal pendant deux ou trois mois, et servaient à faire des injections.

Cabanis imagina de tirer, avec le fil de Méjan, sortant par la narine, une sonde flexible, semblable à celle de Laforest, et qu'il faisait ainsi monter dans le canal.

J.-L. Petit inventa son procédé que j'ai un peu modifié, comme on l'a vu plus haut.

Monro voulut que l'incision du sac fut étendue. Il portait dans le sac lacrymal, à travers un des points lacrymaux, un stylet délié avec lequel il faisait soutenir, par un aide, la paroi antérieure de cet organe, pendant qu'il y plongeait un bistouri. Il introduisait ensuite dans l'incision, une sonde cannelée, puis sur cette sonde, des ciseaux avec lesquels il ouvrait le sac dans toute son étendue. L'introduction du stylet était

15.

superflue ; le sac lacrymal, rempli d'eau par une injection, supporte aisément l'effort léger d'un bistouri, bien affilé, sans se vider. Quant à l'étendue de l'incision, elle était inutile et même nuisible.

Pouteau, craignant une cicatrice apparente, incisait le sac près du bord inférieur de la caroncule lacrymale, entre le globe et la paupière inférieure. Il introduisait par cette ouverture des sondes et des bougies : cette singularité n'a pas fait fortune.

Le séton de Méjan a été tiré par la narine et introduit plus heureusement dans le canal nasal, quand on s'est déterminé à pratiquer une incision au sac lacrymal, comme l'avait proposé Monro, pour donner passage au fil qui doit lui servir de conducteur, au lieu d'introduire ce fil par un des points lacrymaux. Lecat, en 1734, puis successivement Desault, Pamard et Jurine, imaginèrent différens procédés pour introduire à travers le canal nasal, par une incision faite au sac, et pour tirer de dessous le cornet inférieur par la narine, un fil ciré, une bougie très-déliée, un fil non ciré, une corde à boyau, un ressort de montre, enfin une aiguille d'or faisant ressort, et qui traverse une canule.

Le meilleur instrument pour le passage d'un fil, est le stylet de Méjan. On l'introduit à la faveur d'une ponction faite à la peau et au sac lacrymal ; on peut ensuite aller le chercher sous le cornet inférieur, soit avec les palettes de Cabanis, soit avec la sonde cannelée, percée de trous, soit avec un crochet d'argent aplati au point où il saisit le stylet près de sa pointe.

La méthode de J.-L. Petit, modifiée par Desault et Pamard, qui consiste à faire passer par le sac lacrymal et le canal nasal, un fil qu'on retire par la narine, et qui sert ensuite à y faire monter une mèche, est encore très-employée. Il est peu probable que l'on emploie long-temps ce procédé.

Lorsqu'il est impossible de faire passer une sonde par le canal nasal, ce qui est très-rare, et lorsqu'il y a carie à l'os unguis, ce qui n'est guère plus commun, faut-il ouvrir une route artificielle aux larmes ? Je répondrais affirmativement, si l'expérience ne m'avait pas désabusé de l'espoir que cette route pût le plus ordinairement rester ouverte après l'emploi d'une des méthodes imaginées pour obtenir ce résultat.

Les anciens portaient sur l'os unguis, à travers le sac lacrymal, un fer rouge, pour détruire une maladie dont ils ignoraient la nature : ils agissaient en aveugles. Probablement, à leur grand étonnement, ils ont obtenu, dans un petit nombre de cas, une guérison complète, lorsque la communication établie entre le sac lacrymal et les fosses nasales, par le cautère actuel, a subsisté, sans que les rétractions occasionnées par la cicatrice aient rétréci ou oblitéré les deux petits conduits lacrymaux, ceux-ci ayant continué à transmettre les larmes, de la surface de l'œil, dans le sac lacrymal, d'où elles passaient à travers l'ouverture pratiquée à l'os unguis. Dans les autres cas, l'œil a dû larmoyer ; mais n'eût-on réussi complètement qu'une fois sur cinquante, un succès était peut-être alors préconisé avec emphase, et peut-être aussi avait-on grand soin, comme on l'a vu depuis, de cacher les non-réussites. Combien, en général, on trouverait de méthodes opératoires, aujourd'hui abandonnées, après avoir été employées avec un succès apparent, même quelquefois avec un succès réel, par leurs inventeurs ! A la vérité, quelques-uns d'entre eux apportaient le plus grand soin à en tirer tout le parti possible, et les préféraient à d'autres meilleures, mais qui avaient à leurs yeux le tort impardonnable de n'avoir pas été inventées par eux, et d'être le résultat des veilles de leurs rivaux ? En médecine, les vanités d'auteurs n'ont que trop fréquemment nui à l'humanité. Je prie le lecteur qui voudra prononcer sur un point de doctrine, encore litigieux aux yeux de certains praticiens, de ne pas juger les méthodes dont je demande la proscription, d'après les promesses et les assertions de ceux qui les ont proposées; mais de chercher ce qu'elles ont de nuisible, dans les objections faites contre chacune d'elles, par les auteurs ou les partisans d'autres méthodes. Ainsi, le professeur Scarpa regarde comme inutile, dans presque tous les cas, la perforation de l'os unguis par le fer. « L'expérience, dit-il, démontre que la simple perforation de l'os unguis et de la membrane pituitaire, sans perte de substance de cette membrane, ne satisfait pas à l'indication, puisque, par la suite, ce point de perforation ne forme qu'une voie trop étroite pour la descente des larmes, et d'autant plus qu'elle se rétrécit par gradation *jusqu'à se fermer entièrement*. La carie vénérienne du palais n'en est-elle pas un exemple ? La portion cariée est-elle séparée, la bouche communique avec le nez par une ouverture qui peut admettre le bout du doigt; mais peu-à-peu le rétrécissement devient tel, qu'une plume à écrire ne passe que très-difficilement, et souvent cette ouverture disparaît en entier, au moyen du rapprochement de la membrane du palais divisée, mais non beaucoup corrodée, par l'ulcère qui accompagnait la carie de l'os

situé au-dessus. Si cette disposition a lieu dans ce cas
de maladie vénérienne, à plus forte raison, le resserrement de la membrane pituitaire sera-t-il remarquable
après une simple perforation avec le trois-quarts qui
aura servi pour traverser l'os unguis; de plus, les canules que l'on a proposées pour tenir constamment ouvert ce trou de la membrane pituitaire, au-delà de l'os
unguis, sont bien loin d'être un moyen sur lequel on
puisse compter, puisque ces instrumens, même les
mieux faits, *s'élèvent souvent, après un court espace de
temps, contre la paroi antérieure du sac, ou tombent
dans les narines plutôt qu'il ne faut, ou se remplissent
quelques mois après, d'une substance terreuse qui les ob-
strue et les rend inutiles.* La perforation et la séparation
de l'os unguis dénudé, la destruction d'une partie de la
membrane pituitaire dans le même endroit, sont les
seuls moyens vraiment efficaces, connus jusqu'à ce
jour, pour assurer aux larmes un écoulement libre du
sac dans le nez : pour cet effet, l'application du feu est
seule convenable à cette indication ». Suit le détail du
procédé à employer pour percer l'os unguis avec un
fer rouge dirigé à travers une canule (Tr. prat. des
mal. des yeux). De son côté, M. le professeur Boyer
dit : « Plusieurs praticiens dont l'opinion est d'un grand
poids, et, entre autres, M. Scarpa, donnent la préférence au cautère actuel. Ils se fondent sur ce que l'os
unguis et la membrane pituitaire qui couvre sa face
interne, perdant une portion de leur substance, l'ouverture est moins sujette à se fermer que celle qui résulte d'une simple perforation de ces parties avec un
instrument pointu; mais cet avantage est-il bien réel?
Je ne le pense pas; on peut faire à l'os unguis et à la

membrane qui le tapisse, avec un trois-quarts, une ouverture assez grande pour qu'elle ne se referme pas, après qu'on aura rendu ses bords calleux, par un *long usage des dilatans;* et dès-lors cette méthode mérite la préférence sur le cautère actuel, moyen qui effraie singulièrement les malades, *dont l'usage est fort douloureux, et peut déterminer les accidens les plus graves. D'ailleurs, il ne guérit pas toujours la maladie, et lorsqu'il la guérit, il laisse souvent un larmoiement incurable ».*

Ainsi, l'un de ces deux écrivains s'élève contre la perforation de l'os unguis par le fer, et l'autre blâme sa perforation par le feu. Malheureusement, chacun d'eux n'a raison que lorsqu'il nie l'efficacité du procédé qu'il rejette; celui qu'il préfère ne me paraît pas valoir mieux. Le professeur Scarpa veut que l'on proscrive la perforation de l'os unguis par le fer; et assurément, je suis en cela de son avis; mais j'ajoute que la tente de linge et le cylindre de plomb, que l'on introduit à travers l'ouverture pratiquée, soit par le fer, soit par le feu, la laisse presque toujours se rétrécir et se fermer. L'usage de la canule d'or ou d'argent, inventée par Woolhouse, que l'on a depuis assez souvent introduite dans l'ouverture pratiquée à l'os unguis, et que l'on vient de voir, plus haut, blâmée par Scarpa, n'a eu, à ma connaissance, qu'un petit nombre de succès.

Hunter inventa une canule ou un emporte-pièce, destiné à enlever une portion de l'os unguis, de forme ronde, et de plus de deux lignes de diamètre. Un point d'appui que fournissait une plaque de corne, introduite par la narine, facilitait l'action de l'instrument. On perfectionna l'emporte-pièce, en portant sur l'os unguis, à travers cette canule tranchante, un stylet mousse qui lui servait de conducteur. Manoury obtint quelque succès de cette méthode, il y a près de trente ans, en laissant une canule dans l'ouverture artificielle. On la croyait rejetée pour toujours, lorsque M. le docteur Nicod, chirurgien en chef de l'hospice Beaujon, lutta récemment avec persévérance contre tous les inconvéniens qu'elle entraîne, en l'employant pour une jeune malade à laquelle il est uni par les liens de l'amitié, et en combinant l'usage de l'emporte-pièce de Hunter avec la méthode suivant laquelle Scarpa cautérise l'os unguis. Il est résulté de cette combinaison que la maladie fut attaquée par la méthode de la perforation de l'os unguis, et, en même temps, par celle de sa destruction partielle au moyen du cautère actuel. M. Nicod fit exécuter avec soin la plaque de Hunter, en ayant égard à l'étroitesse de la partie supérieure de la voûte des fosses nasales et à la forme des narines du sujet. Il prit la sage précaution de l'introduire, à plusieurs reprises, quelques jours avant l'opération, pour habituer les parties à en supporter le contact. Dans l'espace d'un peu moins d'une minute, le sac lacrymal fut incisé ; l'emporte-pièce garni de son stylet mousse ou mandrin fut introduit sur la paroi interne du sac; ce stylet fut retiré ; la plaque de corne fut portée à travers la narine, derrière et au-dessous de l'os unguis, et fortement assujettie d'une main, tandis que de l'autre l'opérateur fit agir la canule tranchante ou emporte-pièce, en tournant et en pressant. Il parvint à enlever une pièce de forme régulière d'os unguis et de membrane pituitaire. Pour éviter les végétations du périoste de l'os unguis, il porta sur la plaque de corne, restée dans le nez, la canule de Scarpa, puis son cautère chauffé à blanc, qui parvint, à travers la canule, sur la plaque de corne, confiée à un aide ; la canule fut alors soulevée, de manière à mettre le cautère en contact immédiat avec la pituitaire, afin de détruire les lambeaux qui auraient pu flotter sur les bords de l'ouverture, et le cautère fut rapidement retiré. Quand la suppuration eut entraîné les escarres, on introduisit une bougie de gomme élastique pour entretenir l'ouverture pratiquée à travers l'os unguis. Le vingt-unième jour, l'usage en fut cessé, et la cicatrice extérieure était faite quelques jours après. La malade se trouva dans un état satisfaisant pendant *une* année. M. Nicod nous apprend, sans aucun détour, qu'après ce laps de temps, une nouvelle tumeur lacrymale eut lieu ; plusieurs gonflemens passagers du sac se manifestèrent dans l'espace de *quatre* années, après lesquelles la *tumeur* et la *fistule lacymale* reparurent successivement, et se dissipèrent enfin *spontanément*.

Madame Desnoyers, âgée de soixante-huit ans, consentit à se soumettre aux mêmes essais. Depuis le mois de juin 1816, date de l'opération, jusqu'à la publication du mémoire (1820), il n'y a pas eu le moindre signe de tumeur lacrymale. En 1819, la malade n'avait encore ni épiphora, ni inflammation chronique des conjonctives palpébrales ; mais, en 1820, ces phénomènes existaient aux deux yeux (Revue médicale, 2e livraison, 1re année, 1820). Le lecteur en inférera sans doute avec moi, que la tumeur lacrymale n'a pas reparu, parce que le sac lacrymal a été détruit, que les larmes n'ayant pas d'écoulement dans les fosses nasales, le but de l'opération n'a pas été atteint, et que le larmoiement s'étant étendu à l'autre œil, le désordre opéré d'un côté par le traitement, a amené, ce que j'ai vu arriver un nombre infini de fois, une obstruction du canal nasal du côté non opéré. Il serait arrivé pis, si madame Desnoyers avait eu temporairement, dans l'ouverture artificielle pratiquée à l'os unguis, une bougie de gomme élastique ou une canule, comme le sujet de la première observation. Je dis une bougie ou une canule; car M. Nicod rapporte qu'il se servit d'une bougie élastique pour entretenir l'ouverture faite à l'os unguis, et, deux pages plus bas, il parle d'une canule et non d'une bougie; j'ai vu tourmenter ainsi bien des malades, tantôt avec des bougies, tantôt avec des canules, après la perforation de l'os unguis, à-peu-près toujours inutilement. Il résulte des tentatives que M. Nicod a faites avec la plus extrême attention et les plus grandes précautions, que, si la perforation de l'os unguis par le feu ne vaut pas mieux que la perforation par le fer, la réunion de ces deux manières de le perforer donnera pour résultat à ceux qui voudront la tenter, une addition ou un total des graves inconvéniens de ces deux méthodes surannées. Entraîné par l'ascendant d'une grande autorité, M. Nicod admet comme une découverte importante l'erreur du professeur Scarpa, relative au flux palpébral, et il croit, avec ce célèbre chirurgien, que ce flux est la cause la plus fréquente de la tumeur lacrymale; il ajoute qu'en remontant aux causes de cette tumeur et de la fistule lacrymale, on trouve que rarement l'une et l'autre sont une maladie simple, c'est-à-dire, dépendante d'une inflammation chronique, qui n'ait point été produite par un vice connu des humeurs, qu'il est important d'appeler ailleurs le vice humoral, et que l'art n'est donc pas d'une importance si grande pour le traitement de la fistule lacrymale, puisque, jusqu'à présent, il n'a pas mieux guéri que la nature abandonnée à elle-même, tout en faisant souffrir beaucoup plus par des pansemens trop multipliés. C'est ce que je me suis efforcé de prouver, en d'autres termes, dans mon Traité des maladies des yeux. Quoique la conclusion que M. Nicod en tire paraisse trop générale, elle donne lieu d'espérer que de nouvelles réflexions le feront renoncer au projet qu'il annonce dans son mémoire, de recourir de nouveau à la perforation de l'os unguis, avec les modifications qu'il y a faites, c'est-à-dire, par le fer et par le feu, et qu'il reconnaîtra, dans toute son étendue, l'énergie avec laquelle la nature résiste aux effets de certains moyens nuisibles. « Où en serions-nous, dit Bordeu, où en seraient les malades, si la nature ne se réveillait dans toutes les maladies, et si elle n'excitait quelquefois une révolution victorieuse, sans se laisser distraire par un fatras de remèdes administrés sur la foi de nos pères et de nos maîtres, non moins bornés que nous (Rech. sur le tissu muq.). »

Les exemples de maladies des voies lacrymales passent si souvent sous mes yeux, que je me crois autorisé à donner ici le conseil de n'avoir recours qu'aux moyens indiqués plus haut comme étant les seuls qui soient utiles, et de renoncer à ouvrir aux larmes une route artificielle, lorsque la voie naturelle ne peut être rétablie, ce qui est extrêmement rare. J'obtiendrai aisément l'assentiment du lecteur, s'il veut bien se rappeler que presque toutes ces maladies sont dues à l'inflam-

mation chronique de la membrane dont les voies lacrymales sont formées, et que, par conséquent, les injections irritantes et les moyens douloureux, auxquels on
n'a que trop fréquemment recours, sont directement
nuisibles, en exaspérant cette phlegmasie, tandis que
la marche la plus simple est évidemment la plus convenable aux propriétés vitales de ces organes délicats.

Un grand nombre de malades refusent de se soumettre à tout procédé opératoire; j'insiste rarement
auprès d'eux pour changer leur détermination, et souvent je consens alors à donner quelque chose à l'expectation. J'ai vu un si grand nombre de fois la tumeur
lacrymale disparaître avec l'obstruction du canal nasal,
que je conseillerais encore de n'employer d'abord, pour
combattre cette affection, que des moyens très-simples,
ne serait-ce que pour courir la chance d'une heureuse
terminaison naturelle. Je citerai ici l'exemple, pris au
milieu de beaucoup d'autres, d'une jeune personne
âgée de dix-huit ans; elle avait un petit commencement
de dilatation du sac, et un larmoiement abondant, qui
dataient d'un an; les injections ne passaient pas; elle
désirait l'opération; le jour pris, au moment où je me
préparais à la faire, elle perdit courage, et refusa de
la supporter. Six ans après, j'eus occasion de la voir;
elle me dit que, conformément à mon conseil, elle
s'était bornée à se baigner l'œil dans de l'eau matin
et soir, et que, depuis quatre ans, il avait cessé de
larmoyer : je lui fis une injection, je trouvai le canal
libre.

Récapitulons : dans le traitement de l'ægilops, les
anciens ne cherchaient qu'à dessécher un ulcère. Ils ne
savaient d'où provenaient les liqueurs muqueuses qui

en sortaient. Archigènes d'Apamée, au rapport de Galien, y faisait couler du plomb fondu. Celse conseille l'emploi du même moyen ou celui du cautère actuel. Morgagni et Anel ont fait connaître la structure des voies lacrymales ; J.-L. Petit a indiqué ce qu'il faut faire pour détruire l'obstruction du canal nasal, source constante de la tumeur lacrymale. On a donné le nom d'*épiphora* à un larmoiement qui n'est dû à aucune lésion des voies lacrymales, et qui reconnaît ordinairement pour cause, une phlegmasie latente de la glande lacrymale, de ses conduits excréteurs et de la conjonctive, ou un relâchement de ces parties, résultat de l'inflammation. En cas de doute, il suffit de faire une injection par un des points lacrymaux, pour connaître si les voies lacrymales sont libres. Le larmoiement peut avoir pour causes, dans des cas peu communs, l'élargissement, le rétrécissement ou la disparition des points ou des petits conduits lacrymaux. Ordinairement, il est dû à un rétrécissement du canal nasal, vers son embouchure, sous le cornet inférieur du nez. Presque toujours, cette espèce d'oblitération, soit qu'elle n'existe que dans cette partie du canal sur un seul point, soit qu'elle s'étende à d'autres points de son étendue, est le résultat d'une phlegmasie chronique de la membrane dont il est formé, phlegmasie qui rétrécit son calibre en épaississant ses parois. La plus petite exostose dans le canal osseux qui le contient, une fongosité, suffisent pour le rétrécir plus ou moins.

Le premier degré de la maladie consiste dans la simple obstruction du canal nasal ; le second degré, dans la dilatation du sac, qui lui succède quelquefois,

et forme la tumeur lacrymale. Si une forte irritation
s'oppose à ce que la matière, amassée dans le sac,
puisse être vidée sur l'œil, par la pression, la maladie
est parvenue au troisième degré. Ordinairement, il
est suivi très-promptement du quatrième, lorsque cette
matière, continuellement augmentée par l'accumulation
du fluide lacrymal, rompt enfin le sac lacrymal, et se
répand dans le tissu cellulaire ambiant.

Pour combattre l'épiphora, il faut détruire sa cause;
quelques applications de sangsues sont utiles, s'il y a
irritation; si le produit seul de cette irritation, le relâchement, est la cause de ce symptôme incommode,
les infusions froides, un peu astringentes, suffisent
pour le faire disparaître.

Pourvu que l'un des points lacrymaux puisse admettre
la petite canule d'or de la seringue d'Anel, des injections doivent être faites dans tous les cas de lésion des
voies lacrymales. Elles suffisent seules pour guérir plus
de la moitié des tumeurs lacrymales, lorsque la pression fait passer dans les fosses nasales la matière qu'elles
contiennent. Dans ces cas, et même lorsque le passage
naturel est interrompu, il faut, après avoir rempli
d'eau le sac, appuyer fortement avec le doigt, sur la
tumeur qu'il forme, pour tâcher de faire traverser le
canal nasal par la liqueur amassée. Le degré de force de
cette pression, doit être augmenté par gradation, non-
seulement de jour en jour, mais encore pendant que
l'on injecte, c'est-à-dire, après chaque injection; car il
faut en faire plusieurs de suite.

Lorsqu'il s'agit du premier degré de la maladie, on
peut se contenter de prescrire l'immersion de l'œil matin
et soir, dans de l'eau distillée, à la température d'une

chambre habitée. Si la pression avec le doigt fait sortir, sur l'œil, une ou deux gouttes de matière limpide, un peu visqueuse, il faut, avant le bain oculaire, vider le sac lacrymal , à l'aide de cette pression. Quand la quantité de la matière est de trois à quatre gouttes, ce qui ne saurait avoir lieu sans qu'il y ait un commencement de dilatation du sac, ou une tumeur lacrymale, plus ou moins visible ; quand la matière sur-tout, au lieu d'être limpide et visqueuse, commence à devenir plus épaisse et à présenter des stries blanchâtres et jaunâtres, symptômes qui accompagnent fréquemment ce degré de la maladie, il faut recourir aux injections. Elles peuvent suffire pour pallier la maladie, même lorsqu'on n'en obtient pas la liberté du canal nasal; elles écartent ordinairement les complications et rendent promptement à la matière exprimée par la pression, sa limpidité première. Elles procurent ces avantages, quoique la tumeur soit déja parvenue à un volume considérable, sur-tout lorsque l'on insiste sur l'emploi des moyens généraux. Un exutoire est alors souvent très-indiqué, particulièrement chez les enfans. Si l'on se détermine à rétablir le cours naturel des larmes, on introduira d'abord le stylet de Méjan par un des points lacrymaux, et, en cas d'insuffisance de ce moyen, on emploiera un des procédés opératoires décrits plus haut et désignés comme les seuls réellement utiles.

Lorsqu'une subite irritation s'oppose à ce que la tumeur puisse être vidée par la pression, lorsque des douleurs s'établissent au grand angle et s'étendent par irradiations autour de l'orbite, la maladie est parvenue à son troisième degré, et il y a *anchilops*. Pendant les

trois jours que dure la crise, il est nécessaire de prescrire l'application d'un cataplasme émollient, l'usage de
boissons antiphlogistiques et une diète modérée. Si on
est consulté quand on peut encore raisonnablement espérer d'empêcher la rupture du sac lacrymal, en dissipant l'irritation qui la prépare et qui se manifeste
quelquefois avant l'établissement des fortes douleurs, il
faut faire appliquer des sangsues à la tempe ou derrière
l'oreille, du côté affecté : elles peuvent, dans quelques
cas, remplir l'indication. On doit les faire appliquer à la
vulve ou à la marge de l'anus, si une menstruation
difficile ou la suppression d'un flux hémorroïdal est au
nombre des causes de la crise qui se prépare. Plus
tard, les saignées, qui semblent indiquées par des douleurs souvent très-fortes, ne produisent aucun effet
sensible; il suffit alors de prescrire la diète et les cataplasmes émolliens. Rien ne contribue autant à prévenir
la rupture du sac lacrymal, ou à en adoucir les accidens, qu'un séjour de vingt-quatre ou de quarante-huit
heures, au lit et dans l'obscurité; on diminue ainsi
l'afflux des larmes sur l'œil. Si la tuméfaction est considérable et la rupture inévitable, on peut faire, au
grand angle, une petite incision qui contribue à dissiper la tension et les douleurs, en donnant un peu
plutôt issue à la matière.

Le quatrième degré de la maladie, ou *l'ægilops*,
c'est-à-dire, l'ouverture fistuleuse par laquelle se termine
en peu de jours l'anchilops, ouverture qui donne une
issue continuelle aux matières dont était formée la tumeur lacrymale, ne réclame d'abord que l'emploi des
cataplasmes émolliens. Après cinq ou six jours, on
peut les remplacer par une petite mouche de taffetas

enduite d'emplâtre brun (onguent de la mère). L'ouverture fistuleuse et la tuméfaction disparaissent d'autant plus vîte, que l'on supprime plus promptement ces applications, afin de laisser à l'air un accès libre sur les parties malades. Il est indispensable d'attendre que la tuméfaction et l'irritation soient diminuées, pour employer les injections et faire les tentatives indiquées plus haut, comme applicables aux cas d'ægilops.

Quand on délivre un malade, d'une tumeur lacrymale, il est important de ne pas perdre de vue que, s'il est exposé à des rechûtes avant la terminaison de sa maladie, il peut encore éprouver des récidives après son rétablissement ; que, dans certains cas, sur-tout lorsque la maladie était déja ancienne, la nature s'est fait, du siège de cet écoulement, une espèce d'émonctoire ; que les voies lacrymales ont été, en quelque sorte, converties en un organe excréteur, et qu'il serait imprudent de ne pas suppléer ; au moins pendant quelque temps, à la maladie, par une phlegmasie chronique analogue, établie sur un autre point, par exemple, par un vésicatoire et par quelques autres précautions capables de combattre les causes qui avaient donné lieu à la tumeur lacrymale, si on en connaît d'évidentes. Lors même que l'obstruction du canal nasal est un accident primitivement local, ce qui est très-ordinaire, l'écoulement puriforme ou purulent peut encore être devenu consécutivement une excrétion morbide nécessaire à l'économie. Mes journaux de pratique contiennent un grand nombre d'exemples de remplacement de la tumeur lacrymale par une autre maladie. Ces exemples me paraissent des argumens sans réplique contre l'opinion des médecins qui regardent comme presque toujours inutile la prolongation d'un exutoire, tandis que la nature s'en fait à elle-même qui subsistent, soit très-long-temps, soit même toujours, et prennent une nouvelle activité, chaque fois que le besoin s'en fait sentir. En finissant cet article, je sortirais de mon sujet, si je signalais les désordres qui arrivent souvent, lorsque, par la négligence du médecin ou du malade, une affection chronique, même légère, se trouve guérie, sans que les suites de cette guérison soient observées avec soin : trop fréquemment, on ne fait que l'échanger contre une maladie plus grave.

16.

CHAPITRE V.

MALADIES DE LA CORNÉE.

Les effets de l'ophthalmie sur les diverses parties de l'appareil de la vision, peuvent, comme je l'ai fait remarquer (page 4), se borner à un seul ou s'étendre à plusieurs tissus, soit simultanément, soit consécutivement, ce qui est plus ordinaire. C'est ainsi que, dans le cours de quelques ophthalmies très-graves, on remarque successivement une vive irritation suivie d'inflammation de la conjonctive; l'apparition d'un point blanchâtre dans son tissu, au-devant de la cornée; l'extension de ce point à la première lame et ensuite aux autres lames de cette membrane, ce qui constitue la pustule ou l'abcès; un hypopion ou épanchement purulent qui résulte de cet abcès, si la matière se fait jour au-dedans, ou un ulcère de la cornée, si elle se fait jour au-dehors; la procidence ou hernie de l'iris à travers l'ouverture que cet abcès produit quelquefois à la cornée, ouverture qui peut rester fistuleuse; le staphylôme de la cornée, désorganisée par l'inflammation; celui de la sclérotique; un albugo ou un leucoma; un rétrécissement de la pupille, si la phlegmasie s'est étendue aux membranes internes du globe, et spécialement à l'iris, etc. etc.

Les maladies de la cornée, dont une grande partie
vient d'être indiquée, et qui méritent, par leur gravité,
de fixer l'attention du praticien, ne l'affectent pas toujours isolément. Les unes s'étendent jusqu'à l'iris, comme
lorsqu'il y a hernie de cette membrane, et les autres
envahissent en même temps la conjonctive : tels sont les
pustules, les ulcères, le pterygion et les phlyctènes.

Lorsque les phlyctènes paraissent au-devant de la cornée, quelques auteurs les attribuent à cette membrane,
quoiqu'elles appartiennent plus spécialement à la conjonctive, ce qui m'a déterminé à en parler plus haut
(page 110). Tous les désordres dont la cornée peut être
le siège se rallient aisément au phénomène de l'inflammation, spécialement au passage du sang dans les capillaires lymphatiques, soit qu'il les dilate seulement, soit
qu'il les rompe. Plus souvent une irritation aiguë ou
chronique développe leurs faisceaux, en les disposant,
selon son degré et sa nature, à la suppuration, à l'induration blanche, à l'ulcération, en un mot, à la désorganisation et à la dégénérescence.

Pustule ou abcès de la cornée.

La pustule de la cornée a beaucoup d'analogie avec
celles qui se forment à la peau. Ces dernières sont un
produit de l'inflammation et de l'épanchement sous l'é-
piderme, d'une matière purulente, d'où résultent des
petites tumeurs circonscrites. Les recherches de Bichat
ont prouvé que l'organisation du tissu malade imprime

(*) Voyez la pl. 23, fig. 2, et la pl. 24, fig. 1 et 2, de mon *Traité
des maladies des yeux.*

en général aux maladies un caractère particulier. Aussi existe-t-il une différence entre les pustules du tissu dermoïde, et celles qui se forment, soit dans la partie de la conjonctive qui recouvre la face convexe de la cornée, soit dans l'épaissseur de cette dernière membrane. Cette différence ne doit pas étonner, si l'on se rappelle que, dans les solutions de continuité de celle-ci, ainsi que dans celles des cartilages, par exemple, c'est la gélatine seule qui est exhalée, comme c'est la seule fibrine dans celles des muscles, etc.

On trouve le plus communément le siège des pustules de la cornée à l'union de cette membrane avec la sclérotique : il est rare et plus dangereux qu'elles se forment à son centre. Dans certains cas peu nombreux, ces petits abcès paraissent formés dans l'épaisseur de la conjonctive, au-devant de la sclérotique. La rougeur qui les entoure alors, constitue l'ophthalmie angulaire (page 107). La sensibilité très-exaltée, et une chaleur vive, annoncent le séjour du sang dans les vaisseaux capillaires de la conjonctive qui passe sur la cornée. On doit attendre alors la formation d'une très-petite tache blanche tirant légèrement sur le jaune, difficile à apercevoir le premier jour, principe quelquefois d'une phlyctène, et presque toujours d'une pustule. A l'aide de la loupe, et même à l'œil nu, on distingue ordinairement un ou plusieurs petits vaisseaux capillaires rouges, qui passent, de la conjonctive, jusqu'à la tache récemment formée. Lors même qu'on n'en aperçoit aucun, on peut être assuré que cependant il en existe. En effet, si l'on porte sur la petite tache la pointe d'une lancette, on en voit sortir un peu de sang, ce qui ne serait point arrivé, si cette tentative avait eu lieu avant que la vivacité de l'inflammation eût fait franchir au sang les limites qui lui ont été assignées.

Dans le plus grand nombre de cas, le siège de la pustule dont il s'agit n'est pas dans la cornée même. Lorsqu'on est appelé à temps, ou même lorsque le malade n'a eu recours à aucun moyen nuisible, on trouve, presque toujours, l'abcès formé seulement dans la lame déliée de la conjonctive qui revêt la cornée, ou à peine au-dessous, de manière à n'intéresser que superficiellement la lame externe de cette dernière membrane ; il n'en résulte qu'une saillie peu appréciable, et rarement alors le danger est très-grand. Il devient extrême quand le dépôt, ayant lieu dans l'épaisseur de la cornée, forme une tumeur dont on distingue aisément la saillie en examinant l'œil latéralement. La matière peut alors se dessécher et former un albugo, ou, en amincissant la cornée, donner naissance à un staphylôme. Elle peut encore, en la perçant, occasionner une hernie de l'iris, ou enfin, en se faisant jour dans la chambre antérieure, donner lieu à un hypopion ou épanchement de pus entre l'iris et la face concave de la cornée.

Les pustules que l'on rencontre tous les jours dans la pratique, se développent plus souvent chez les enfans que chez les adultes. Produites par l'irritation, elles l'augmentent à leur tour, et elle est généralement plus marquée dans la partie de la conjonctive qui les avoisine. Il est plus ordinaire de ne trouver qu'une seule pustule, que d'en remarquer plusieurs formées à-la-fois ou à peu de jours d'intervalle sur la même cornée. Quelquefois la teinte blanchâtre que la conjonctive prend au-devant de la cornée, est située tout auprès de l'union de la sclérotique avec la cornée, notamment vers le bord inférieur de cette dernière membrane, où elle affecte la forme d'une portion de cercle. La pustule, quelle que soit sa forme, est convertie vers le troisième ou quatrième jour, en un ulcère plus ou moins superficiel. La portion de la conjonctive ou de la cornée, frappée d'une espèce de cautérisation par la vivacité de l'inflammation, s'exfolie, et la régénération des parties détruites commence aussitôt dans les cas simples: la cicatrisation se fait ensuite peu à peu.

On peut donc pronostiquer hardiment, à l'apparition d'une pustule de la cornée, si elle est un peu marquée, qu'une légère excavation à-peu-près transparente ne tardera pas à lui succéder, et qu'elle diminuera ensuite peu-à-peu et disparaîtra, pourvu que les efforts de la nature qui, dans ce cas, trouve en elle-même des ressources, ne soient pas contrariés. On peut mettre au nombre des moyens les plus capables d'entraver sa marche, les collyres employés à une température trop élevée, les cataplasmes, et l'insufflation prématurée de substances trop irritantes. Quelques pustules sont accompagnées d'une vive douleur; d'autres, d'une douleur très-légère.

L'indication spéciale qu'elles présentent est de diminuer l'inflammation qui leur a donné naissance. On la remplit en employant les moyens indiqués plus haut (pag. 20 et suiv.), aussitôt qu'elles commencent à paraître. On peut même les prévenir, quand on a l'habitude de prévoir leur prochaine formation, d'après le degré de l'irritation, la nature de la cause qui la détermine, l'âge, le sexe, le tempérament du sujet et l'examen des antécédens. Dans leur principe, l'analogie des pustules de la cornée avec les aphthes, a été remarquée par le professeur

Himly de Brunswick. Lorsqu'elles ont un caractère ca-
tarrhal, il croit que c'est la même affection que les
aphthes du canal intestinal, de la couronne du gland,
ou d'autres continuations très-amincies de la peau. Il a
fait cette remarque au milieu d'une esquinancie épidémique, pendant laquelle des aphthes se formaient non-
seulement sur la muqueuse gutturale, mais encore sur
la conjonctive, au-devant de la sclérotique et de la
cornée.

Quant aux moyens extérieurs, doit-on faire l'ouverture de tout dépôt, soit de sérosité formant phlyctène,
soit de matière puriforme ou purulente formant pustule? Ce serait un moyen avoué par la saine pratique,
si l'irritation plus ou moins considérable qui accompagne
toujours à un certain degré ces sortes de dépôts, n'ap-
portait pas un obstacle souvent insurmontable à l'exécution de cette légère et facile opération ; mais c'est déja
beaucoup d'obtenir du malade, qui souffre avec une
difficulté extrême l'impression de la lumière, qu'il laisse
examiner l'état de son œil. La première condition re-
quise pour l'exécution de l'incision, serait une extrême
légèreté dans la main, et une grande habitude d'exécuter les opérations les plus délicates. L'œil s'agite pro-
digieusement, lorsqu'il existe un abcès dans la cornée.
Si, dans un mouvement brusque du globe, la pointe
de la lancette ou du bistouri piquait quelque partie voi-
sine de l'abcès, l'inconvénient qui en résulterait ne tar-
derait pas à se manifester par l'accroissement de l'irritation et de l'effet de cette irritation, auquel on avait
dessein de remédier. Heureusement la maladie parcourt
fort bien ses périodes, sans qu'on ait recours à cette
opération.

Si l'on se détermine à faire une incision, il faut au moins choisir un moment favorable, par exemple, l'instant où l'irritation paraît diminuée ou suspendue. Aussitôt après l'opération, l'inflammation augmente passagèrement; mais après la sortie de la matière, même lorsqu'elle est due aux seuls efforts de la nature, les douleurs s'apaisent promptement.

Quelque complet que soit en apparence le rétablissement de la cornée après les abcès dont elle a été le siège, il reste toujours une certaine différence d'organisation dans sa texture. C'est à cette imperfection réelle, quoique non apparente, et à la diminution qui en résulte, dans la vitalité de la cornée, déja naturellement si peu considérable, que l'on doit attribuer le retour d'accidens analogues auxquels l'œil reste exposé pendant assez long-temps. Si les traces sont apparentes, l'œil est plus exposé à ces récidives, et si la maladie a laissé de profondes empreintes, elle se reproduit à la plus légère occasion (53).

---

(53) Un homme, âgé de trente-six ans, d'un tempérament bilieux, chez lequel l'ophthalmie était héréditaire, avait, depuis son enfance, quelques petits ulcères à la marge des paupières de l'œil droit. Plusieurs ophthalmies revenues dans l'espace de cinq ans, à différens intervalles, avaient diminué le ressort des points lacrymaux. Les mamelons, au milieu desquels ils sont percés, étaient affaissés. Pendant la durée de chaque ophthalmie, il se formait un petit dépôt au centre de la cornée. Il était accompagné d'une forte irritation; il s'ouvrait, et souvent l'ulcère qui lui succédait n'était pas encore cicatrisé, lorsqu'une nouvelle ophthalmie donnait lieu au même accident. Le malade vint à Paris; il avait été attaqué de fièvres de différens caractères; l'ophthalmie qu'il éprouvait avait succédé à une fièvre tierce peu rebelle. La pustule

Ulcère de la cornée.

L'ulcère de la cornée (*), plus ou moins étendu et plus ou moins superficiel, peut être l'effet d'une déperdition de substance occasionnée par une cautérisation ou par l'action d'un corps étranger tranchant ou piquant (Voy. chap. IX). Il est beaucoup plus ordinairement la suite inévitable de la pustule de la cornée (pag. 248), et il paraît lorsque cette pustule s'ouvre, en mettant fin à la douleur presque intolérable que le malade rapporte au point qui en est le siège, douleur qui semble alors ne prendre un accroissement subit, que parce que la nature augmente localement l'activité des forces vitales, pour expulser la matière nuisible, qui pourrait, en séjournant, percer le reste d'une membrane si mince et déja entamée par l'abcès. Lorsque les ulcères de la cornée sont peu visibles, on les aperçoit plus aisément en examinant l'œil un peu de côté; ils présentent, comme les pustules qui les précèdent, quelque analogie avec les aphthes. Ils sont de la même nature que les petits abcès ulcérés des parties très-amincies et tendues de la peau,

---

centrale de la cornée s'était formée, et peu après, ouverte pendant la route; l'ulcère qui la remplaçait n'avait qu'une demi-ligne d'étendue. M. Lendormi, médecin à Amiens, avait fait ouvrir un cautère au bras gauche. Un vésicatoire derrière l'oreille, quelques minoratifs, la section de plusieurs vaisseaux dilatés sur la conjonctive près de la cornée, l'usage d'une infusion de fleurs de sureau avec addition d'un gros de miel rosat par demi-septier, ont mis fin aux retours périodiques de cette ophthalmie.

(*) Voy. pl. 23, fig. 3 ; pl. 26, fig. 2 et 3, de mon *Traité des maladies des yeux.*

qui recouvrent la langue, les lèvres, le bout des mamelles ou le gland. On remarque des variétés dans la forme, l'étendue, la profondeur, les apparences et la gravité de l'ulcère de la cornée, comme on en distingue dans l'intensité et les causes de l'ophthalmie qui lui a donné naissance, et dans la marche qui a été suivie par l'abcès dont il a été précédé. Celui qui est très-superficiel est ordinairement prompt à disparaître. Il y en a toutefois qui, même peu étendus et à peine visibles, tant ils sont peu profonds, subsistent fort long-temps sous l'influence d'une très-vive irritation, qui n'est pas toujours accompagnée d'une extrême rougeur de la conjonctive.

Le cardinal Maury, âgé de soixante ans environ, très-replet, d'un tempérament bilieux et sanguin, fort adonné à la lecture, éprouva, sans cause, soit générale, soit particulière, facile à apprécier, une ophthalmie à l'œil gauche, qui dura pendant les mois d'août et de septembre 1813, et donna naissance à une pustule presque invisible de la cornée. Elle fut suivie d'un ulcère si petit, qu'il fallait le chercher avec soin pour l'apercevoir. L'inflammation n'avait jamais été considérable ; mais ce petit ulcère fut rebelle, diminua et augmenta à plusieurs reprises, rendit pénibles les fonctions de cet œil, même celles de l'autre, pendant deux mois, et ne disparut entièremen qu'à la fin de l'année. Des boissons antiphlogistiques, le régime, un vésicatoire derrière l'oreille gauche, et quelques purgatifs, furent à-peu-près les seuls moyens auxquels je pus avoir recours, le malade ayant refusé de se soumettre à toute émission sanguine.

Les ulcères de la cornée sont plus rebelles lorsqu'il existait, avant leur formation, une prédisposition à l'ophthalmie, par des altérations de tissu dans un œil ou dans les deux yeux, produits d'anciennes ophthalmies, et lorsque ces organes sont sujets à des récidives de cette maladie. Quelques-uns de ceux qui sont formés sous l'influence d'une altération du système lymphatique, ne semblent se cicatriser d'une manière incomplète que pour reparaître à plusieurs reprises (54).

Les ulcères de la cornée présentent une variété remarquable ; les uns paraissent enduits d'une matière blanchâtre semblable à de la craie mouillée, et ont les bords légèrement baveux ; les autres ont leurs bords très-nets, et leur fond a la même transparence que les parties saines de la cornée. Celui qui est situé au bord supérieur de cette membrane se cicatrise avec beaucoup de difficulté, parce qu'il est presque toujours à l'abri de l'utile action de l'air, et sans cesse humecté par la liqueur de la glande lacrymale, dont les conduits excréteurs s'ouvrent, comme on sait, à la face interne de la paupière supérieure, très-peu au-dessus du siège de cet ulcère. Il forme quelquefois une portion de cercle, lorsqu'il se trouve près du bord supérieur de la cornée.

---

(54) Un militaire, âgé de cinquante-deux ans, d'une forte constitution, était sujet aux dartres depuis sa naissance. La paume des mains en était particulièrement le siège. Il eut, à l'œil gauche, une ophthalmie qui donna naissance à un abcès de la cornée. Cet abcès fut suivi d'un ulcère de près de trois lignes de longueur, sur deux lignes environ de largeur, qui subsista pendant plusieurs mois, après la cessation de l'ophthalmie ; il diminuait et augmentait de largeur alternativement, et ne disparut tout-à-fait que par l'usage assidu des moyens indiqués par la diathèse dartreuse.

Le pronostic des ulcères superficiels de la cornée n'est point fâcheux, soit qu'ils succèdent à une pustule, ce qui arrive si fréquemment chez les enfans, soit qu'ils ayent été occasionnés par l'action d'une substance acide ou alcaline, ou par celle du feu, soit qu'un corps étranger ait excorié cette membrane. Souvent, dans ces différens cas, la cornée est intacte, et la partie de la conjonctive qui la recouvre a seule souffert. Il en est cependant qui peuvent augmenter en largeur et en profondeur, et dont il est important de surveiller la marche, lorsque la cause externe ou interne à laquelle ils sont dus a un certain degré de gravité. Ces derniers, et ceux qui succèdent à un abcès de la cornée, profond, étendu et formé pendant la durée d'une ophthalmie aiguë très-grave, percent quelquefois cette membrane, fournissent une issue à l'humeur aqueuse, donnent naissance à une fistule de la cornée, à la protubérance de cette membrane, connue sous le nom de staphylôme, à la hernie de l'iris à travers la solution de continuité de la cornée, et souvent à la sortie des humeurs du globe, suivie de l'atrophie de cet organe. J'ai dit, plus haut, que ce funeste résultat n'était que trop souvent le rapide effet de l'ophthalmie puriforme des nouveau-nés, et de l'ophthalmie blennorrhagique.

Après avoir essayé un très-grand nombre de fois l'emploi du nitrate d'argent et de tous les topiques conseillés par les auteurs, j'ai reconnu que les moyens dirigés contre l'ophthalmie qui a donné lieu à l'abcès dont l'ulcère est la suite, sont les seuls utiles pour le combattre; les fibres rongées de la cornée se régénèrent naturellement : il suffit d'écarter tout ce qui pourrait troubler le travail de la nature. Je ne prescris pour collyre qu'une infusion légère de fleurs de sureau ou de mélilot, avec addition d'un demi-gros de miel rosat pour un demi-septier, et je conseille de ne pas tourmenter les enfans, lorsqu'ils refusent de se laisser faire ces lotions, parce qu'on leur nuirait plus en les faisant pleurer qu'on ne leur serait utile en les forçant à employer ce collyre, ou tout autre analogue. L'emploi de tous les collyres plus actifs est directement contre-indiqué, et notamment celui des collyres dessicatifs; l'abus même des plus simples est encore nuisible, comme l'abus du lavage dans les plaies des diverses parties du corps.

Hypopion.

L'hypopion (*) est l'épanchement d'une matière purulente ou d'une certaine quantité de lymphe concrescible, entre l'iris et la cornée. Dans le premier cas, la matière est le produit d'un abcès ouvert à l'intérieur, qui, presque toujours, a son siège entre les lames de la cornée; et, dans le second, elle est fournie, sous forme d'exsudation, par la membrane séreuse qui revêt la face concave de la cornée et tapisse problablement les deux chambres de l'humeur aqueuse. Si l'abcès formé dans le tissu de la cornée s'ouvre a l'extérieur, il en résulte un ulcère.

On a donné le nom d'empyème de l'œil à l'hypopion, lorsqu'il est porté à un degré tel, que le pus se trouve non-seulement devant, mais encore derrière

---

(*) Voyez les planches 29, fig. 1, 2, 3; 30, fig. 1, 2, 3; 31, fig. 1, de mon *Traité des maladies des yeux.*

l'iris, et qu'il est fourni par des abcès situés à la face
postérieure de cette membrane, et même au-delà de
son cercle externe, à la face interne de la sclérotique.

Un degré violent d'ophthalmie, une blessure, une
contusion, la goutte, la syphilis, les scrofules, en un mot,
tout ce qui dérange la circulation dans les capillaires
du globe de l'œil, peut donner lieu à cet épanchement,
sans même que l'inflammation soit facilement appréciable à l'extérieur. Il est dû le plus ordinairement à
ce que l'inflammation des membranes externes s'étend
aux membranes internes du globe. Je vois bien moins
souvent l'hypopion causé par la violence de l'ophthalmie que par les fautes de régime, par l'application de topiques nuisibles, tels que les cataplasmes,
les pommades irritantes, les collyres actifs, employés
à une température élevée, qui préparent de plus la
rupture de la cornée (55), et sur-tout par l'emploi

---

(55) Un jeune garçon, âgé de dix ans, d'un tempérament lymphatique, eut une ophthalmie à l'œil droit, pendant le cours de
laquelle deux abcès se formèrent dans l'épaisseur de la cornée; l'un
s'ouvrit en dehors et fut suivi d'un ulcère; l'autre s'ouvrit à l'intérieur et donna lieu à un hypopion. On appliqua, sur cet œil, un
cataplasme de blanc d'œuf battu avec de l'alun. Une heure après
cette application, l'irritation et la douleur parurent augmentées,
et je trouvai, le soir, l'iris appliquée à la face concave de la cornée, qui avait été rompue vers son centre. Cette ouverture resta
fistuleuse pendant cinq à six jours; le globe ployait alors sous le
doigt qui le comprimait légèrement; elle se cicatrisa sans l'emploi
d'aucun moyen spécial, et par les seules ressources de la nature.
Quant à l'ulcère situé tout auprès, il fut plus de deux mois sans
être entièrement cicatrisé. Quelques jours après cette rupture,
l'ophthalmie s'étendit à l'œil gauche, qui fut vivement irrité pendant deux jours. L'œil droit a conservé une cicatrice visible au
centre de la cornée, et ses fonctions en sont gênées.

des vomitifs, pendant la période d'augmentation de l'ophthalmie aiguë grave. L'effet des soulèvemens de l'estomac n'est jamais douteux, lorsqu'il y a déja un commencement d'épanchement. On le voit parfois augmenter pendant que le malade vomit, comme on le voit diminuer pendant que le sang coule de la saphène ou de la jugulaire. Durant la période d'accroissement d'une ophthalmie, même peu grave en apparence, si le malade se plaint d'une grande difficulté à supporter l'impression de la lumière, qu'une forte douleur à l'œil et à la tête se joigne à ce symptôme, et que l'on aperçoive un point blanc entouré d'un nuage dans la cornée, cette membrane peut, d'un moment à l'autre, être ouverte dans toute son épaisseur et donner issue à l'humeur aqueuse, ou l'abcès annoncé par ces symptômes peut s'ouvrir dans la chambre antérieure, sans que la totalité de l'épaisseur de la cornée soit percée. Les signes qui annoncent la formation de l'hypopion, sont les mêmes que ceux qui accompagnent le dernier degré de l'ophthalmie aiguë grave. Les paupières sont tuméfiées; la rougeur, la tuméfaction de la conjonctive, annoncent que les fluides ont franchi leurs limites naturelles; la chaleur est brûlante; la douleur, qui s'étend de l'œil à tout le trajet du nerf frontal, est insupportable. Lorsque l'hypopion commence à se former, on aperçoit, à la partie inférieure de l'iris, une petite quantité de matière, d'un blanc jaunâtre, formant une portion de cercle; c'est le premier degré de la maladie, auquel on a donné le nom d'*onyx*, à cause de sa ressemblance avec cette tache blanche que l'on voit à l'origine des ongles. C'est heureusement à ce degré que le plus grand nombre des hypopions se bornent, surtout lorsque l'on emploie en temps utile les moyens convenables, et que l'on s'abstient des remèdes contre-indiqués, spécialement des topiques qui sont alors à-peu-près tous nuisibles. Quand la matière continue à s'épancher, elle approche bientôt de la pupille qu'elle ne tarde pas à dépasser; c'est notamment pour empêcher qu'elle puisse, à travers cette ouverture, altérer la transparence de la capsule du cristallin, que l'incision de la cornée est quelquefois nécessaire. Souvent il y a une liaison sympathique entre l'ophthalmie interne qui donne naissance à l'hypopion, et une douleur à la tête (56).

---

(56) Une femme, âgée de quarante ans, dont le système nerveux était très-irritable, avait sur la cornée de l'œil gauche une tache qui datait de l'enfance. Depuis quelques années, cet œil était sujet à des inflammations périodiques, moins fréquentes lorsqu'elle habitait la campagne. Dès le premier jour d'une de ces récidives, la cornée s'ulcéra, et il se fit un épanchement au bas de la chambre antérieure, d'où résultait un *onyx*, d'une ligne environ de hauteur dans son milieu. Elle voyait les objets comme s'ils avaient été couverts d'un nuage. Tourmentée par des insomnies et une forte céphalalgie, elle éprouvait vers l'occiput des tiraillemens qu'elle rapportait au péricrâne, et qui répondaient à l'œil. Le dixième jour, je fis passer un séton à la nuque. La matière de l'épanchement fut graduellement résorbée; l'ulcère diminua en étendue et en profondeur dans les dix jours suivans, et la céphalalgie cessa. Seulement, quinze jours après l'établissement du séton, un point du sommet de la tête, lorsqu'on le comprimait, répondait encore à l'œil, auquel cette compression causait une douleur dont on ne sera point étonné, si on se rappelle la distribution du nerf frontal, fourni par la première branche de la cinquième paire des nerfs cérébraux, et combien de filets sont donnés par cette paire de nerfs aux différentes parties de l'organe de la vision

Lorsqu'il est lymphatique ou puriforme, on le voit quelquefois remplir la presque totalité de la chambre antérieure, et la résolution s'en fait lentement, mais complètement. J'ai vu la matière se former et se dissiper alternativement un assez grand nombre de fois, chez le même sujet, et la vue se rétablir, même lorsque les yeux avaient été gravement affectés (57). La

---

(57) Madame de Rosily, âgée de quarante-six ans, d'un tempérament plus bilieux que sanguin, d'une constitution affaiblie par la variole qu'elle avait eue à l'âge de vingt-six ans, vint de Nantes à Paris pour consulter mon père. A la suite de la variole, elle avait éprouvé, pendant trois ans, des ophthalmies qui s'étaient succédé, et avaient laissé deux taches sur la cornée de l'œil gauche et une protubérance de la cornée du droit, vers sa partie supérieure. Ce dernier resta cependant le plus fort et le plus utile à la malade, malgré cette grave altération de tissu. Elle n'éprouvait encore aucun autre dérangement dans la menstruation, qu'une anticipation sur les époques de l'écoulement périodique, lorsqu'à la suite d'une application suivie à des ouvrages d'agrément, elle éprouva à la joue et aux gencives une légère fluxion, qu'elle négligea. Deux mois après, elle ressentit subitement de la chaleur à la tête et de la douleur à l'œil droit, dont la conjonctive s'enflamma. Une purgation, quoique douce, augmenta l'intensité de l'ophthalmie. L'application d'un cataplasme de pomme cuite parut rendre plus terne la cornée de cet œil, sans que la protubérance de sa partie supérieure éprouvât aucun changement. Le quatrième jour, l'apparition de l'écoulement périodique fut accompagnée d'une augmentation des accidens. Un abcès se forma entre les lames de la cornée, vers sa partie inférieure. Il se dissipa assez promptement par résolution, reparut avec les menstrues à l'époque suivante, et disparut encore. Deux jours après, un autre fut formé, par suite d'une augmentation de l'ophthalmie, que l'on attribua à une variation subite dans la température de l'atmosphère, sous l'influence de laquelle un grand nombre d'affections diverses des membranes muqueuses s'étaient développées. On appliqua un vési-

matière de l'hypopion, épanchée entre l'iris et la cornée, peut être aisément distinguée de celle qui s'épanche entre les lames de cette dernière membrane. Dans le premier cas, elle s'amasse, à raison de sa pesanteur, à la partie la plus déclive de l'œil, en sorte

---

catoire au bras; un nouvel abcès parut, et précéda cette fois le retour de l'ophthalmie. Elle fut vive et accompagnée de douleurs qui s'étendirent dans le côté droit de la tête. Une forte réaction accéléra le mouvement circulatoire, .a malade eut la fièvre. L'application de douze sangsues à la marge de l'anus parut suivie d'une diminution de l'opacité de la cornée. Mais lorsque cette membrane eut recouvré une certaine transparence, on s'aperçut que la vue de cet œil était affaiblie depuis la dernière ophthalmie, que l'iris était un peu jetée en devant, et que la pupille avait été légèrement rétrécie. A l'apparition suivante des menstrues, l'inflammation reparut avec l'abcès. Cette fois, il s'ouvrit dans la chambre antérieure, et donna lieu à un hypopion, ou plutôt à un onyx, qui disparut et se reproduisit jusqu'à dix fois dans l'espace de trois mois, sous l'influence du même nombre de rechutes de l'ophthalmie. L'épanchement venait de paraître de nouveau, lorsque la malade se décida à venir à Paris. Il augmenta pendant le voyage; son diamètre vertical était de près de trois lignes, et le lendemain de l'arrivée de la malade, il cachait presque entièrement la pupille. Je désirais inciser sur-le-champ la cornée. Mon père écouta les détails qui furent donnés, et dit qu'il fallait attendre au lendemain. Le jour suivant, seize heures après, à huit heures du matin, nous trouvâmes l'épanchement tellement diminué que son diamètre vertical n'avait plus que deux tiers de ligne. Ce type dangereux d'apparition et de disparition de l'épanchement fut détruit avec peine; la privation absolue du vin produisit un bon effet. Le traitement consista dans une application de ventouses scarifiées à la nuque, dans l'administration d'un purgatif à l'approche de chacune des deux époques suivantes de la menstruation, et dans l'usage du quinquina : la vue resta un peu affaiblie.

que le pus se réunit, par exemple, vers le bord externe de la cornée de l'œil droit, si, cet œil étant le siège de l'épanchement, le malade se trouve couché sur ce côté; dans le second cas, elle est immobile. On reconnaît ordinairement l'existence de l'épanchement, en examinant l'œil dans une direction latérale.

Il est bien difficile de faire connaître, dans un livre, les cas où il faut inciser la cornée, pour donner issue à la matière épanchée, et ceux, beaucoup plus nombreux, où l'on peut non-seulement se dispenser de cette opération, mais encore où il faut s'en abstenir. L'expérience seule peut faire connaître clairement si l'on doit y avoir recours, et le moment le plus favorable pour l'exécuter. Dans cette circonstance, comme dans beaucoup d'autres, le tact le plus exercé suffit à peine pour mettre le médecin à l'abri des plus dangereuses erreurs. S'il ne s'agit que de diminuer des douleurs violentes, et d'obtenir l'atrophie du globe, dans le cas d'empyème, lorsqu'on juge l'œil perdu sans ressource, il y a moins à hésiter; mais combien il faut d'attention pour porter avec certitude un pronostic si souvent mal fondé! Au reste, même dans les cas malheureux où il ne peut exister aucun doute à ce sujet, les moyens généraux, notamment les saignées du pied et les cataplasmes émolliens, sont presque toujours préférables pour atteindre ce but. Quant aux douleurs auxquelles on veut alors mettre fin, en provoquant la suppuration du globe, elles sont, à la vérité, difficiles à supporter, mais elles ne tardent pas à diminuer, lorsque le traitement est sagement dirigé, notamment quand le malade se soumet pendant quelques jours à une diète austère, par exemple, au bouillon de veau pour toute nourriture.

La matière épanchée se fraye quelquefois une issue à travers la cornée dont elle détermine la rupture ; l'œil conserve le plus ordinairement sa forme, après cet accident qui est nécessairement suivi de cicatrice apparente de la cornée et souvent d'altération du tissu de l'iris (58). Quelques auteurs ont cru que cette terminaison était une indication d'inciser la cornée ; mais cette rupture spontanée ne peut servir de règle pour

---

(58) Un homme, âgé de quarante-un ans, bien constitué, sédentaire par habitude, venu d'Orléans à Paris, nous consulta M. Andry et moi. Nous lui trouvâmes un hypopion, suite d'une violente ophthalmie ; la matière s'élevait jusqu'au milieu de la chambre antérieure. Le lendemain de notre première visite, elle se fraya une issue, en déterminant la rupture de la cornée, dans sa partie moyenne, entre son bord inférieur et son centre, lieu le plus ordinaire de ces ruptures. M. Andry avait témoigné, le premier jour, le désir que la cornée ne fût pas incisée, et avait cité l'exemple d'un malade, au sujet duquel un ancien praticien lui avait dit : *il faut tâcher de ne pas ouvrir la cornée*. Elle n'avait pas été ouverte, et le malade avait guéri. J'avais adopté d'autant plus aisément l'avis de M. Andry, que tout se préparait pour une ouverture spontanée. Le malade retourna à Orléans, dès que la chambre antérieure parut exempte d'épanchement ; la cicatrice était faite, et la vue fort trouble. Nous lui avions fait appliquer un vésicatoire à la nuque, et des sangsues à la marge de l'anus. Il avait été purgé deux fois.

Voici l'extrait d'une lettre qu'il m'adressa trois mois après : « .... mes yeux larmoyent de temps à autre ; j'ai parfois des « douleurs aux globes ; celui qui a été malade est toujours couvert « d'une tache blanchâtre ; cependant je la crois moins épaisse ; « je distingue à la lumière du jour quelques objets ; mais je ne « vois pas assez pour me conduire sans le secours de l'autre œil ». Six mois après il avait gagné quelque chose ; la cornée est restée fort trouble.

le traitement de l'hypopion, comme l'a dit le professeur Scarpa, qui blâme indistinctement, dans tous les cas d'hypopion, l'incision de la cornée.

Lorsque, la matière ayant été expulsée spontanément par une rupture de la cornée, il y a affaissement de cette membrane et fistule, je m'abstiens de porter sur le point où elle se trouve un crayon de nitrate d'argent. Entraîné par de graves autorités, j'en ai fait usage, mais je n'ai jamais vu de résultats favorables de ce procédé, soit qu'il ait été employé par moi, soit qu'il l'ait été par d'autres.

Le jeune praticien éprouve beaucoup d'incertitudes pour se déterminer à donner ou à ne pas donner issue par une incision à la matière épanchée entre la cornée et l'iris. Ses incertitudes redoublent soit qu'il consulte les auteurs, soit qu'il ait recours aux lumières de ceux de ses collègues qui l'ont précédé dans la carrière de l'expérience. Non-seulement, en effet, les auteurs diffèrent entre eux sur ce point de doctrine, mais on n'est pas même d'accord dans les consultations; les uns veulent que la cornée soit incisée, les autres s'y opposent. Chacun juge la question d'après les résultats qu'il a obtenus, ou dont il a eu occasion d'être témoin (59). Quant à moi, j'ouvre quelquefois la cor-

---

(59) Je fus appelé en consultation avec M. Becquet, pour un homme robuste, âgé de quarante-cinq ans, d'un tempérament sanguin, attaqué, depuis huit jours, d'une ophthalmie aigue grave, portée au degré du chémosis : malgré quatre saignées du pied et l'application de douze sangsues, faite à la marge de l'anus, il éprouvait des douleurs si aiguës, qu'il s'était précipité vers son secrétaire pour y prendre un pistolet et se tuer. Son chirurgien,

née (page 270), et d'autres fois je m'en abstiens, même dans des cas où, au premier examen, cette opération semble indispensable (60). Voici quelques règles à ce sujet, tirées de ma pratique, à défaut d'accord dans les opinions des auteurs.

Il faut s'efforcer de prévenir la formation de l'hypopion, par les moyens généraux, pendant la période d'accroissement de l'ophthalmie, notamment par les saignées

---

craignant un second accès de désespoir, désirait que la cornée fut incisée, afin de faire cesser les douleurs, en donnant issue au pus amassé, qui était fourni par un abcès situé dans l'épaisseur de la cornée. M. Becquet, dont j'adoptai l'avis, dit que l'irritation était trop forte, que la sortie du pus que l'on voyait serait suivie immédiatement d'un nouvel amas; qu'il n'était pas encore temps d'inciser la cornée; qu'il ne serait indispensable de recourir à cette opération que dans le cas où le pus s'élèverait au niveau de la pupille, parce que, lorsqu'il franchissait ce point, il rendait presque toujours trouble la capsule du cristallin. Une saignée de la jugulaire, faite sur-le-champ, diminua subitement l'irritation et les douleurs. Le pus fut résorbé peu-à-peu, et la vue rétablie, à un peu de faiblesse près.

(60) Un homme, âgé de quarante-cinq ans, d'une constitution athlétique, d'un tempérament sanguin, eut à l'œil gauche, en janvier 1814, une ophthalmie qui parvint promptement au degré du chémosis, et donna lieu à un épanchement purulent; la chambre antérieure en fut presque entièrement remplie. La publication d'un ouvrage estimé, qui coûta au malade, pendant sa convalescence, des recherches pénibles, l'ayant beaucoup fatigué, il eut plusieurs rechutes. Pendant les deux premiers mois de la maladie, on pouvait presque toujours apercevoir plus ou moins de matière entre l'iris et la cornée. Cette dernière membrane ne cessa pas d'être d'un blanc de lait dans toute son étendue, pendant plus de six mois. Ce n'était que sur un point un peu moins opaque que l'on pouvait examiner l'état de la chambre antérieure.

du pied. S'il est formé, on doit insister sur l'emploi de
ces mêmes moyens, tenir le malade à la diète, et ne pas
trop se presser d'inciser la cornée, dont l'affaissement
passager interrompt l'action des capillaires absorbans
du globe, et dont l'incision augmente, du moins passagèrement, l'inflammation et la disposition à un nouvel
épanchement. Avant de se déterminer à l'incision, il
faut examiner le degré de vitalité resté à la cornée ;
quelquefois cette membrane est tellement tombée
dans l'atonie, par suite des accidens qui ont précédé
l'hypopion, que l'opération compromettrait l'art sans
avantage pour le malade, et sans empêcher la suppuration du globe. Si l'on se décide pour l'incision, elle
doit avoir les deux tiers au moins de l'étendue de celle
que l'on pratique pour extraire la cataracte, et être faite
à-peu-près au même point de la cornée. Enfin il y a
moins à balancer à l'exécuter, lorsque la cause de l'inflammation de l'œil, avant de lui donner naissance, a
occasionné dans d'autres parties des abcès qui se sont
ouverts. J'incise la cornée, quand la formation de la
matière a précédé l'établissement de douleurs très-vives ;
lorsque surtout elles ont lieu par irradiations, qui
semblent partir du globe et s'étendre de ce point aux

Les seuls bains de l'œil, dans l'eau de Balaruc, ont suffi pour
dissiper presque entièrement cette opacité de la cornée. L'usage
en fut commencé, lorsque, vers le troisième mois, la matière
cessa de s'épancher et disparut entièrement. Le malade répétait
souvent que son œil se trouvait à l'aise et se plaisait dans ce bain.
Après neuf mois d'emploi de ce remède, il lisait assez aisément
de cet œil, et la tache, réduite à une très-petite étendue, n'é-
tait plus que centrale : en juin 1817, il n'en restait qu'une légère
trace.

bords de l'orbite, au front, au sommet de la tête, et à d'autres parties; quand, en un mot, on peut soupçonner que la présence de la matière, formant corps étranger, est la cause la plus active de l'irritation, qui l'augmente à son tour. Je m'abstiens, au contraire, presque toujours de cette opération, ou au moins je la diffère quand l'épanchement paraît être, en quelque sorte, la crise de la céphalalgie et des douleurs qui avaient eu lieu par élancemens aux environs de l'orbite, et je dirige tout le traitement contre l'ophthalmie, cause de ces symptômes; elle continue à donner naissance à de nouveaux épanchemens de matière, lorsqu'on a opéré prématurément. Pour satisfaire aux indications, les saignées du pied tiennent le premier rang; viennent ensuite celles de la jugulaire, les applications de sangsues à la paupière inférieure, à la tempe ou derrière les oreilles, les vésicatoires à la nuque ou entre les épaules, les laxatifs, les lavemens purgatifs, la diète, d'abord austère, et tous les autres moyens antiphlogistiques. C'est surtout lorsque l'ophthalmie a produit un hypopion, que l'on a occasion de vérifier combien est fondé cet aphorisme, déjà cité, du père de la médecine : *lippientem alvi profluvio corripi, bonum.* Cependant il faut attendre, pour saisir cette indication, que l'irritation soit diminuée; quelquefois elle est peu considérable, sur tout lorsque l'épanchement est dû spécialement à l'emploi de topiques nuisibles. L'œil ne doit être étuvé qu'un petit nombre de fois dans la journée, à l'aide d'un linge fin ou d'une éponge douce, avec une décoction de laitue ou une infusion de fleurs de mauve, presque froide : le malade ne se servira pas d'une œillère pour le baigner. Il faut lui procurer de bonnes nuits, recourir même à de nouvelles saignées du pied, si elles paraissent indispensables pour remplir cette indication, le sommeil étant une cause, comme une annonce d'amélioration; conseiller des promenades à pied ou en voiture, en engageant le malade à les faire lorsque le soleil est près de se coucher, si l'œil est très-sensible à l'impression de la lumière. Le choix des alimens doit être scrupuleux, les mauvaises digestions donnant toujours lieu à une augmentation de l'épanchement. Si le malade ne peut pas sortir, il faut le faire passer plusieurs fois par jour, d'une chambre dans une autre, et entretenir, avec le plus grand soin, l'action de la peau, en la garantissant également d'un froid trop vif et d'une chaleur trop forte. Une chambre très-échauffée, comme il a été dit plus haut, est pernicieuse, et, souvent même, la cause la plus active qui s'oppose à la guérison. On ne fera pas de conversation bruyante auprès du malade, qui doit très-peu parler. Il est de la plus grande importance d'écarter de lui tout sujet de trouble, et que l'œil éprouve plus ou moins l'action bienfaisante de l'air, collyre auquel je me borne souvent, en conseillant d'ailleurs l'usage d'un peu d'eau commune. Il est aisé de concevoir qu'il ne s'agit ici que d'une action modérée de l'air, et non de l'impression d'un vent piquant et froid dont il faudrait mettre l'œil à l'abri, en le couvrant d'une compresse. Je mets les promenades au nombre des moyens les plus efficaces à employer pour donner de l'action au système absorbant, répandre plus également les liquides dans les systèmes vasculaires, et la sensibilité dans le système nerveux, diminuer l'inflammation de l'œil, faciliter les digestions, distraire le malade, le disposer au sommeil, et, au total, améliorer sa santé. C'est, en effet, au rétablissement de la santé que tient essentiellement la guérison de l'hypopion ; il faut donc exclure du traitement ce qui pourrait occasionner quelque trouble général ou particulier, comme les pansemens trop actifs des vésicatoires, les douches sur l'œil, etc. C'est surtout chez les enfans, que l'on voit promptement augmenter la maladie, par le trouble qu'occasionnent, dans l'action des vaisseaux absorbans du globe, la douleur qui résulte, par exemple, d'un vésicatoire pansé d'une manière non méthodique, et les pleurs qu'elle leur arrache (pag. 100).

Je m'aperçois que je multiplie les répétitions ; ici, elles étaient indispensables. A mesure que j'écris cet ouvrage, destiné aux élèves et aux praticiens qui n'ont pas encore trouvé un grand nombre d'occasions de traiter des maladies des yeux, je vois mieux les deux écueils que je cherche à éviter : l'un, de tomber trop fréquemment dans des répétitions désagréables pour le lecteur, lors même qu'elles sont utiles, et auxquelles nous ne sommes point accoutumés en France ; et l'autre, de ne pas mettre à leur place des détails qui font souvent la partie la plus importante et la plus essentielle d'un article. Il faut être précis ; mais il faut être clair et surtout ne rien omettre. Le médecin qui, souvent, trouve avec peine le temps nécessaire pour consulter un ouvrage de pratique, doit avoir sous la main, sans être assujetti à une recherche fatigante, tout ce qui est relatif au point de doctrine qu'il éprouve le besoin d'éclaircir.

Lorsque l'hypopion devient chronique, et qu'après la disparition de l'ophthalmie qui lui a donné naissance, la matière reste stationnaire, j'évite encore ou je retarde l'incision de la cornée, et je m'attache à rendre de l'action aux capillaires absorbans de l'œil, spécialement par

l'emploi des moyens tirés de l'hygiène et de la diététique.

Il y a beaucoup de cas où, après avoir incisé la cornée,
on reconnaît que cette opération pouvait être évitée,
par exemple, lorsque la matière, très visqueuse, ne sort
pas. A la vérité, on peut quelquefois choisir le moment
où l'on n'éprouvera pas cet échec, la consistance de la
matière éprouvant des variations assez remarquables,
selon les points qui la fournissent, le degré de l'inflammation, et l'ancienneté de l'épanchement ; mais cette
partie du diagnostic n'est pas toujours facile. J'avoue que
j'y ai été trompé plus d'une fois. J'ai vu sur les deux
yeux des mêmes sujets, la matière sortir d'un œil,
aussitôt après l'incision, et ne pas sortir de l'autre, quoique l'opération eût été faite avec les mêmes précautions,
et dans des circonstances qui paraissaient de même
nature que celles qui avaient déterminé à opérer le
premier œil (61). Quoique la matière ne sorte point,

---

(61) Je fus appelé, le trois octobre 1812, pour le jeune Macé,
âgé de quinze ans, de stature grêle, très-adonné à l'étude, fils du
directeur des messageries du faubourg Saint-Denis. Il avait, depuis
huit jours, une ophthalmie à l'œil gauche, accompagnée de difficulté à supporter l'impression de la lumière, de céphalalgie,
de douleurs à l'œil, par crises, de larmoiement, et d'anorexie ;
je trouvai du pus épanché dans la chambre antérieure de l'œil,
et un dépôt en forme de nuage entre les lames de la cornée,
occupant plus de la moitié de l'étendue de cette membrane. Ces
symptômes ayant paru presque subitement, j'avertis les parens
qu'il y avait du danger, non-seulement pour cet œil, mais encore
pour l'autre qui commençait à s'affecter. Je proposai un traitement
si actif qu'ils hésitèrent ; cependant, le même jour, à quatre
heures, le jeune homme me fut amené. Je trouvai que tous les
accidens avaient augmenté d'intensité depuis le matin. Je lui fis

les vaisseaux, développés dans l'épaisseur de la cornée ,
ont été du moins incisés et dégorgés ; mais cet avantage
est plus que balancé par l'accroissement de l'irritation ,
et par l'inconvénient plus grand de donner à la nature
un surcroît de travail, en obligeant, pour ainsi dire, la
vitalité de ces parties délicates, toutes en action pour la
résorption de la matière épanchée, à opérer en outre la
cicatrisation. Enfin je vais dire, comme je le dois, ma
pensée toute entière. Il m'a paru que, dans un très-
grand nombre de cas, où l'on a obtenu un heureux

---

sur-le-champ une saignée de la jugulaire ; un quart-d'heure après,
je lui passai un séton à la nuque (Il avait déja un vésicatoire à
chaque bras). Je le laissai reposer une demi-heure, après laquelle
j'incisai la partie inférieure de la cornée : la matière sortit. Il
éprouva un soulagement subit, et eut une bonne nuit. La maladie, commencée à l'œil droit, présenta les mêmes symptômes
que celle de l'œil gauche, mais à un degré inférieur. Le vingt
du même mois, j'incisai la cornée de l'œil droit ; la matière
muqueuse , presque transparente, que l'on voyait au-devant de
l'iris, et qui remplissait le tiers inférieur de la chambre antérieure , ne sortit point : il s'écoula fort peu d'humeur aqueuse.
Je m'abstins de porter la curette dans la plaie faite à la cornée,
et je me contentai de l'effet qui se trouvait produit par l'incision
de cette membrane; dès le lendemain la résorption de la matière épanchée commença ; le séton fut remplacé, un mois après,
par un cautère qui ne fut supprimé qu'en mai 1814. La cornée
de chaque œil resta partiellement trouble. Lorsque, plusieurs
mois après, le malade commença à pouvoir lire, il fut obligé
de se servir de verres convexes du n° 8. Je l'ai vu, le huit mai
1816 , lire avec des verres du n° 14. Un an après , on remarquait
encore , dans quelques parties de chaque cornée, un trouble
presque imperceptible. Ensuite, ce ne fut plus qu'à l'aide de la
loupe que l'on pouvait en trouver quelques traces. La vue s'est
enfin entièrement rétablie.

résultat de l'incision de la cornée, les capillaires absorbans du globe, n'ayant point été assez désorganisés
pour qu'il en résultât un véritable danger, l'œil se
serait rétabli sans le secours de l'opération. Quand,
au contraire, l'incision a échoué, on a pu accuser la
gravité des accidens, qui aurait suffi pour entraîner la
perte de l'organe ; j'en ai inféré que, dans les cas d'hypopion, sans négliger toujours le procédé de l'incision,
on devait plus compter sur l'emploi d'un traitement
général, que sur ce moyen particulier.

Fistule de la cornée.

La fistule de la cornée est une solution de continuité
de cette membrane, à travers laquelle l'humeur aqueuse
s'écoule au dehors, à mesure qu'elle se régénère, ou
par intervalles. On peut voir, après la sortie de cette
humeur, ployer le globe sous le doigt, en exerçant
sur lui une légère pression, à travers une des paupières.
Cette expérience, que l'on ne doit pas répéter inutilement, et l'absence de l'humeur aqueuse, font connaître
l'existence d'une des plus graves altérations de tissu que
l'œil puisse éprouver. Pendant la durée de la pression,
on voit constamment la pupille s'alonger un peu, et
l'iris, la cornée, même la sclérotique, former quelques
plis (*).

On trouve dans les auteurs la description de deux
espèces de fistules de la cornée; les unes qui, selon
eux, ont leur siège dans l'épaisseur de la cornée,
et s'ouvrent à la face externe ou à la face interne

(*) Voyez pl. 35, fig. 1, de mon *Traité des maladies des yeux.*

de cette membrane, mais qui ne la percent pas entièrement, ont reçu le nom de fistules borgnes ou incomplètes ; ces auteurs consentent à les regarder comme
peu communes. Les autres, et ce sont *les seules
que l'on rencontre dans la pratique*, percent la cornée
de part en part ; elles peuvent être sinueuses, et avoir
alors une certaine étendue, ou bien elles sont très-
droites, par conséquent fort courtes, et n'ont de longueur
que l'épaisseur de cette membrane, qui se trouve percée
d'une manière directe, ou, si l'on veut, en ligne plus
ou moins perpendiculaire à sa surface. Si l'on rencon-
trait un ulcère sinueux que l'on fut tenté de prendre
pour une fistule incomplète, il ne faudrait pas y faire
une injection, comme on l'a conseillé ; il faudrait
encore moins y insinuer une sonde cannelée, et
l'ouvrir avec un bistouri étroit, qu'elle dirigerait. Une
expectation de deux ou trois jours suffirait pour que
l'on vît disparaitre la prétendue fistule, à laquelle, par
la marche naturelle de la maladie, succéderait un
ulcère simple.

La fistule peut être, en quelque sorte, intermit-
tente, c'est-à-dire que ses bords se rapprochent assez,
par un commencement de cicatrisation, pour que l'humeur aqueuse soit retenue dans le globe, et s'éloignent
ensuite de manière à laisser sortir cette liqueur, ce qui
a lieu alternativement, dans certains cas, pendant plusieurs jours ou même plusieurs semaines. Cet écoulement
répété s'oppose au rétablissement complet de la circulation ; il met les diverses parties de l'œil dans un état
d'affaissement qui nuit à leur nutrition, et provoque la
diminution de leur volume, au point de donner lieu à
l'atrophie du globe. A l'instant où la fistule s'ouvre de

nouveau, le malade en est averti par un petit bruit, suivi de l'écoulement de l'humeur aqueuse; il faut lui recommander de remarquer soigneusement ce qui a donné lieu à cet accident, et d'éviter, pendant les jours suivans, tout ce qui pourrait le renouveler. Lorsque, par une heureuse terminaison, la fistule de la cornée est enfin cicatrisée, la pupille reste quelquefois ronde, et il ne se fait aucune adhérence entre l'iris et la cornée (62). Plus souvent la pupille reste allongée pour toujours, par l'adhérence que ces deux membranes contractent ensemble. L'iris sert alors de moyen d'occlusion de la fistule, au moment où elle se cicatrise. La fistule de la cornée peut reconnaître pour causes,

---

(62) Mon père a traité avec le célèbre Desault, en 1792, un homme, âgé de quatre-vingt-quatre ans, d'un tempérament nerveux, qui avait une fistule à la partie latérale externe de la cornée de l'œil droit, suite d'un abcès auquel une ophthalmie très-longue et fort grave, avait donné naissance; l'humeur aqueuse s'échappait par intervalles, et le doigt faisait alors ployer le globe (*). Malgré l'âge avancé du malade, cette fistule se cicatrisa enfin, après s'être ouverte un grand nombre de fois, dans l'espace de deux mois. Le globe reprit sa fermeté naturelle et la pupille redevint ronde. Aussitôt après, un furoncle se forma au bas de l'épaule droite, près de la colonne vertébrale et prit promptement le caractère d'anthrax. Desault le fit couvrir de cataplasmes émolliens arrosés d'eau végéto-minérale; la cicatrice ne se fit qu'avec difficulté, la peau ayant été détruite dans une grande étendue. L'ophthalmie avait été combattue par de petites saignées, des applications de sangsues, et un vésicatoire à la nuque. Le malade, entièrement rétabli, a joui d'une bonne santé, jusqu'à sa mort arrivée un an après. L'œil seulement était resté faible.

(*) Voyez pl. 35, fig. 1, de mon *Traité des maladies des yeux.*

une plaie pénétrante de cette membrane, l'action d'une
substance caustique ou celle du feu. Elle succède presque
toujours à un ulcère, suite lui-même d'un abcès occasionné, soit par une de ces causes externes, soit, ce
qui est le plus ordinaire, par une ophthalmie aiguë
grave. Tous ces accidens prennent un caractère dangereux, si l'ophthalmie, qui en est la source, s'est développée, et à plus forte raison persiste à l'état chronique,
sous l'influence de certaines diathèses spéciales. Quand
l'iris se présente et sort à travers la fistule, ou même
lorsque, sans sortir, elle contracte des adhérences avec
les bords de cette ouverture, elle en devient, comme je
l'ai dit, une espèce d'obturateur, par un effort heureux
de la nature, et elle s'oppose à la sortie ultérieure de
l'humeur aqueuse, ce qui infirme la pratique de ceux
qui cautérisent la partie saillante, dont la destruction
donne lieu à de nouvelles effusions de cette liqueur, en
reproduisant la fistule de la cornée (63). Ces attouche-

---

(63) J'ai donné des soins, en 1812, à un jeune homme âgé de dix-
huit ans, d'une bonne constitution, qui partageait sa confiance
entre son chirurgien et moi. A la suite d'une ophthalmie aiguë
légère, il avait eu un petit abcès qui avait percé la cornée de
l'œil droit ; l'iris, en sortant à travers cette fistule, formait une
petite tumeur que le chirurgien avait touchée avec le nitrate
d'argent, pour en prévenir l'accroissement ; il en était résulté
une diminution de la tumeur, mais le globe était mou, et il
y avait une fistule à la cornée. Je conseillai de renoncer à l'emploi du caustique, de n'avoir même recours à aucun topique,
et d'abandonner la maladie aux efforts de la nature. L'iris servait, en quelque sorte, de bouchon, et l'œil redevint tendu,
mais quelquefois une petite portion de cette membrane faisait
saillie et l'humeur aqueuse s'échappait de temps à autre. Le ma-

mens avec le nitrate d'argent doivent être rangés parmi les causes qui entretiennent et renouvellent les fistules de la cornée ; mais elles reconnaissent pour cause beaucoup plus ordinaire l'emploi de topiques contre-indiqués pendant la durée de l'abcès qui les a précédées. Elles se forment sur-tout lorsqu'on a fait couvrir l'œil malade avec des compresses imbibées de collyres relâchans, ou qu'on a abusé, soit des cataplasmes émolliens, soit des bains oculaires dans des collyres d'ailleurs indiqués, mais employés trop long-temps, ou à un degré de chaleur trop considérable pendant la durée des abcès de la cornée. J'ai rejetté de ma pratique, dans le traitement de presque toutes les maladies aiguës du globe, l'usage de l'œillère ; je n'aime point même, en général, l'immersion de l'œil. Ceux qui interrogeront leurs malades à ce sujet, les trouveront tous d'accord avec moi. Étuver avec une éponge très-fine, ou avec un linge, est bien préférable ; c'est surtout dans les cas d'abcès que l'abus de l'œillère nuit, d'une manière directe, en diminuant le ton, l'élasticité, en un mot, la vitalité de la cornée,

---

lade, qui craignait l'augmentation de cette hernie de l'iris, obtenait de son chirurgien qu'il la touchât avec le nitrate d'argent. Quand il venait me voir, la tumeur ayant été touchée la veille, l'œil ployait sous le doigt. Quand elle n'avait pas été touchée depuis plusieurs jours, elle avait un peu plus de volume, mais l'œil était tendu. L'humeur aqueuse était régénérée, et la face antérieure de l'iris éloignée de la face concave de la cornée, excepté vers le point où elle était adhérente au bord de la petite ouverture à travers laquelle elle faisait saillie de temps en temps. Le malade, ayant fini par suivre mon conseil, il a pu se servir de cet œil, dont la pupille est seulement allongée vers la cicatrice de la cornée à laquelle elle est restée adhérente.

et en préparant l'injection pathologique des vaisseaux capillaires, comme on prépare le succès des injections anatomiques, en plongeant certaines parties dans l'eau chaude, pour faire parvenir plus exactement la matière de ces injections dans les derniers vaisseaux.

Le pronostic de cette maladie est toujours très fâcheux, lorsqu'elle se prolonge. Quand elle est passagère, elle entraîne rarement la perte de la vue.

L'art ne peut presque rien pour combattre la fistule de la cornée; comme il ne s'agit que de la régénération des parties détruites, la nature y pourvoit constamment, lorsque son travail n'est pas troublé, soit par l'emploi des moyens nuisibles, soit par des dérangemens de la constitution, ou enfin par la durée de l'inflammation, cause de la fistule. On ne saurait apporter trop de soins pour combattre ces causes perturbatrices; et, quand on a le bonheur de les écarter, on voit communément l'ouverture fistuleuse se fermer, et le globe, tendu de nouveau, reprendre sa fermeté naturelle.

S'il existe des traces évidentes d'inflammation, il faut recourir à des émissions sanguines; mais si, après qu'elle a cessé, l'atonie prolonge la durée de la fistule, on doit prescrire au malade l'usage d'alimens en petite quantité, et contenant beaucoup de sucs nourriciers, sous un petit volume, tels que le gibier non faisandé, le pigeon, le mouton; on peut lui permettre de boire un peu de vin vieux. Il est très-utile, pour obtenir la cicatrice de la fistule, de laisser l'œil libre, et de l'exposer à l'action d'un air tempéré, pendant la durée de quelques promenades peu prolongées, à pied ou en voiture, et répétées dans la journée. Il évitera tout ce qui pourrait accélérer beaucoup la circulation, comme une agitation morale, une marche forcée, l'exercice du cheval, ou une digestion pénible.

Ptérygion ou *onglet* (*).

Le ptérygion ou onglet est l'épaississement variqueux d'une partie de la conjonctive, tant sur la sclérotique que sur la cornée. La partie épaissie de cette membrane devient mollasse. Il semble qu'elle ait été macérée; la forme qu'elle affecte a quelque ressemblance avec l'extrémité d'une aile d'oiseau, ou avec un ongle long et étroit, ou enfin avec le fer d'une flèche. *Non cooperit oculum, nisi in formam sagittæ.* (FORESTUS). La consistance de cette espèce de fausse membrane varie, depuis une densité à-peu-près égale à celle qui est naturelle à la conjonctive, jusqu'à une fermeté semblable à celle d'un cartilage un peu ramolli. Sa forme est à-peu-près triangulaire; sa base est ordinairement à l'angle interne. On en voit très-peu à l'angle externe; plus rarement encore, elle s'avance vers la cornée, soit de la partie supérieure, soit de la partie inférieure du globe. C'est une complication des plus rares, que de rencontrer deux ptérygions s'avançant vers le centre de la cornée, l'un du grand et l'autre du petit angle. Si cette membrane est entièrement couverte, on appelle la maladie *Pannicule.* Lorsqu'on croit l'observer, dans des cas heureusement peu communs, on peut reconnaître, par un examen attentif, qu'il s'agit moins d'un ou de plusieurs ptérygions, que des suites d'une inflammation qui a donné lieu à une dégénérescence de toute ou de presque toute la conjonctive. L'accroissement

---

(*) Voy. pl. 40, de mon *Traité des maladies des yeux.*

du ptérygion est très-lent; j'ai donné des soins à des
malades chez lesquels il n'avait fait aucun progrès apparent, depuis six, huit et dix ans. Il n'a point mis
d'obstacle très-sensible à l'exercice de la vision jusqu'à
la fin de la vie de certains sujets, auxquels j'avais épargné
l'opération, plusieurs années auparavant, à cause de leur
grand âge, et dans la ferme persuasion que la maladie
ne ferait pas de progrès plus rapides. Il avance bien
plus lentement sur la cornée qu'au devant de la sclérotique, ce qui est dû à la laxité de la conjonctive, qui
revêt cette dernière membrane, et à son union intime
avec la cornée. On le trouve quelquefois aux deux yeux.

La portion de la conjonctive qui recouvre la cornée
a subi un épaississement marqué dans les points occupés
par le sommet du ptérygion, tandis que la base, ou la
partie qui correspond à la sclérotique, n'a occasionné
aucune augmentation sensible d'épaisseur à la portion de
la conjonctive qui en est le siège. Son épaisseur, sa
consistance et son étendue présentent, en général,
beaucoup de variétés : il y en a de coriaces qui offrent
la résistance du parchemin; quelques autres sont d'une
nature presque cartilagineuse; le plus souvent, en pressant latéralement la conjonctive, on s'aperçoit que
cette membrane est seule affectée; quelquefois on peut
à peine la déplacer sur le globe, et le tissu cellulaire,
situé au dessous, est également malade. Ses plis se
confondent avec ceux de la conjonctive, lorsque l'œil,
affecté se tourne vers la base du ptérygion. Cette membrane accidentelle s'étend, au contraire, avec la conjonctive, quand l'œil se tourne du côté opposé. Ce qui
prouve que cette maladie est due à un développement
pathologique de vaisseaux très-déliés, c'est qu'on en voit
un très-grand nombre qui se porte directement depuis

la base du ptérygion jusque vers le centre de la cornée : leur grande quantité lui donne presque toujours une teinte un peu rouge ; une phlegmasie, même légère, les rend plus visibles.

Lorsque le ptérygion se forme à l'angle interne, et j'ai dit que c'était son siège le plus ordinaire, il semble étroitement uni au repli sémi-lunaire de la conjonctive ; quelquefois sa base environne la caroncule lacrymale. Il ne gêne pas la vue tant que son sommet n'est pas parvenu au point de la cornée, qui correspond à une demi-ligne environ de la marge pupillaire de l'iris. Mais aussitôt qu'il dépasse cette marge, il nuit à-peu-près également à la vision, soit qu'il ait une certaine épaisseur, soit qu'il en ait peu, et même quand l'angle formé par sa pointe ou son sommet sur la cornée, est plus aigu qu'obtus.

Le ptérygion ne se forme, en général, que chez les sujets déjà avancés en âge ; on le rencontre rarement chez les jeunes gens, et, si quelques enfans en ont présenté les apparences, il a été facile de reconnaître qu'il s'agissait moins d'un véritable ptérygion que d'une excroissance aplatie.

Il est bien difficile, peut-être même impossible, dans l'état actuel de la science, de connaître la cause qui donne naissance à cette dégénérescence vasculaire d'une portion de la conjonctive. Le professeur Scarpa en a donné l'explication la moins défectueuse qui ait été proposée jusqu'ici. Elle satisfait au premier examen, mais elle laisse quelque chose à désirer. Selon cet habile chirurgien, le ptérygion est de la même nature que le nuage de la cornée et l'ophthalmie chronique variqueuse, accompagnée de relâchement et d'épaississement de la conjonctive. Il regarde le degré seul auquel la maladie est parvenue, comme établissant une différence entre ces trois affections qui consistent, d'après son opinion, dans un état variqueux des vaisseaux de la conjonctive, et dans un certain degré de relâchement et d'épaississement de cette membrane. Le ptérygion n'est donc, selon lui, sur la cornée, que la conjonctive dégénérée par l'effet d'une ophthalmie chronique, en une tunique épaisse et opaque. Il est très-vrai que le ptérygion est une dégénérescence de la conjonctive, au-devant de la sclérotique et de la cornée ; mais si cette dégénérescence était uniquement l'effet d'un état variqueux des vaisseaux de cette membrane, comment en trouverait-on qui ne sont précédés ni accompagnés d'aucune inflammation, soit aiguë, soit chronique, des autres parties de la conjonctive ? S'il ne s'agissait que d'une inflammation de quelques faisceaux capillaires devenus variqueux, la maladie ne prendrait pas toujours une forme à-peu-près semblable. Je répète cependant que cette explication est la moins défectueuse qui ait été donnée. Au reste, connaissons-nous le mécanisme de l'accroissement naturel de nos divers organes ? Pourquoi vouloir deviner celui des productions contre nature qui s'y développent, lequel, sans doute, tient aux mêmes lois (Bichat, Traité des membranes, art. 7) ? Le professeur Scarpa a enlevé des ptérygions aussi aisément sur la cornée que sur la conjonctive de plusieurs sujets morts, étant affectés de cette maladie; il a remarqué que le ptérygion laissait, dans le lieu qu'il occupait, la cornée parfaitement à nu, et évidemment dépouillée de cette enveloppe que lui fournit naturellement la conjonctive devenue transparente; et, au-delà du siège du ptérygion, il ne lui est jamais arrivé de pouvoir dépouiller la cornée de son tégument naturel.

Il ne faut pas confondre avec le ptérygion, des excroissances, soit charnues, soit d'une nature presque cartilagineuse, qui ont leur siège sur la conjonctive ou sur la cornée, ou en partie sur l'une, et en partie sur l'autre de ces membranes ; elles adhèrent aussi quelquefois à la face interne de l'une des paupières ; il est facile de les distinguer du ptérygion, parce qu'elles ont plus d'épaisseur, notamment sur la cornée ; elles sont irrégulières, et n'affectent pas la forme triangulaire ; enfin, on ne peut pas les enlever aisément avec une pince, tandis qu'à l'aide de cet instrument, on saisit le ptérygion, et on le soulève facilement de la surface de la cornée.

Les collyres, soit secs, soit liquides, que l'on conseille ordinairement contre le ptérygion, m'ont toujours paru inefficaces. Je ne connais contre cette maladie que l'opération ; cependant, lorsque les malades ont absolument refusé de s'y soumettre, j'ai vu quelquefois les attouchemens avec le nitrate d'argent, faits à de longs intervalles, en arrêter les progrès ; on peut, par exemple, toucher, dans le cours de chaque mois, trois ou quatre fois, à un ou deux jours d'intervalle.

Lorsque le ptérygion n'atteint pas encore la cornée, il suffit d'en enlever un tiers ou la moitié, vers son milieu, au moyen d'un coup de ciseaux, dans le sens de son étendue en longueur, c'est-à-dire à-peu-près depuis son sommet jusqu'à une ligne environ de sa base ; lorsqu'il s'étend sur la cornée, il faut le soulever, en le saisissant à une ligne de son sommet, le tirer jusqu'à ce qu'un léger bruit avertisse qu'il s'est détaché de la lame celluleuse et mince qui l'unissait à la cornée, et l'exciser avec des ciseaux, le plus près possible de cette membrane, dans la direction de son sommet à sa base (64).

On a mal-à-propos nommé ptérygion adipeux une petite tumeur graisseuse qui a son siège sur la con-

---

(64) Un homme, âgé de quarante-trois ans, d'une bonne constitution, avait, depuis plusieurs années, à chaque œil, un ptérygion qui s'étendait depuis la caroncule lacrymale jusque sur la cornée ; leurs progrès avaient été très-lents, la pointe de chacun d'eux était parvenue à distance égale du bord de cette membrane et de son centre. J'en fis l'opération de la manière suivante : je saisis le ptérygion à l'aide d'une pince à disséquer, au point où il passait sur la cornée, et j'enlevai, d'un coup de ciseaux, la partie soulevée ; j'en ôtai ensuite, par le même procédé, et toujours dans la direction de ses vaisseaux, une seconde portion. Le reste fut détruit par la suppuration et disparut peu-à-peu ; les cicatrices furent à peine visibles, la vue n'en fut point affaiblie. Les ophthalmies dont le sujet de cette observation était périodiquement affecté, ne reparurent point, et, dix-huit ans après, cet état s'était soutenu sans interruption.

En opérant un ptérygion coriace et ancien, qui s'étendait de deux lignes, sur la cornée, je passai entre lui et cette membrane la lame d'une lancette un peu large, et bien tranchante dans toute l'étendue de ses deux bords. Elle fut introduite verticalement, de bas en haut, sous le ptérygion, à trois lignes de son sommet, vers lequel le tranchant de l'instrument fut dirigé de manière que, l'incision étant terminée, toute la partie du ptérygion qui couvrait la cornée en fut séparée ; je l'enlevai d'un coup de ciseaux, et de quatre autres coups je retranchai une grande partie de la base restée au-devant de la sclérotique. Je touchai trois fois très-légèrement, dans le cours de la semaine suivante, avec le nitrate d'argent, et le rétablissement ne tarda pas à être complet. Il resta sur la cornée une cicatrice blanchâtre, mais moins étendue que ne l'était la maladie ; l'état de la vue de cet œil fut amélioré.

jonctive, et s'étend quelquefois sur la cornée (*). Rien
n'est si facile que de la détruire : il suffit de passer
dessous une lancette, que l'on fait sortir, en incisant,
par une des extrémités de la tumeur, et, après l'avoir
ainsi détachée en partie, d'en enlever le plus possible,
au moyen d'un coup de ciseaux courbes sur le plat. La
suppuration détruit le reste, que l'on touche, si cela
paraît nécessaire, deux ou trois fois dans l'espace de
cinq à six jours, avec le nitrate d'argent. C'est par ce même
procédé qu'il faut détruire des tumeurs de consistance
plus ou moins mollasse, qui ont leur base sur la conjonctive ; il convient encore pour attaquer celles qui,
sous une apparence charnue ou cartilagineuse, se
forment non-seulement sur la sclérotique, mais même
sur la cornée. Les attouchemens avec le nitrate d'argent,
précédés ou non, selon l'indication, de l'emploi des
ciseaux, sont encore bons pour faire disparaître des
tumeurs sans consistance, de la conjonctive, qui succèdent quelquefois à des inflammations ; le plus ordinairement, on peut se dispenser d'y toucher, ou du
moins attendre, en prescrivant des moyens généraux :
quelquefois, deux coups de ciseaux très - superficiels,
donnés de huit en huit jours, les font disparaître peu-
à-peu.

Staphylôme.

Le staphylôme est la protubérance totale ou partielle,
soit de la cornée, soit de la sclérotique (**). Si la pro-

(*) Voy. pl. 39, fig. 2 et 3, de mon *Traité des maladies des yeux*.

(**) Voyez les pl. 57, fig. 3; 58, fig. 1, 2, 3; 59. fig. 1 : 60,
fig. 1, 2, 3; 61, fig. 1; 63, fig. 1

tubérance est uniforme, elle représente assez bien une portion d'un grain de raisin ; si elle est inégale, elle a quelque ressemblance avec partie d'une grappe de très-petits grains. Le nom de staphylôme appartient spécialement aux dilatations de la cornée qui, après avoir perdu plus ou moins de son épaisseur, forme une ou plusieurs élévations, dans lesquelles l'humeur aqueuse et l'iris sont poussées par la pression répétée des muscles du globe, et par l'arrivée continuelle des sucs fournis aux humeurs de cet organe. On a donné aussi ce nom aux protubérances que forme plus rarement la sclérotique, et même à la sortie d'une portion de l'iris, à travers une solution de continuité de la cornée. Il vaut mieux nommer, avec Galien, cette dernière lésion, *procidence de l'iris*.

Pour étudier la nature du staphylôme, dont la formation a lieu d'après des lois pathologiques analogues à celles qui donnent naissance à l'anévrysme, on peut prendre la vessie d'un animal, la remplir d'eau, et, après en avoir lié l'orifice, détruire dans un point plus ou moins étendu, et par un procédé quelconque, une portion des couches membraneuses dont elle est composée ; on la pressera ensuite, et on verra une protubérance à l'endroit affaibli. Si donc un abcès, une blessure, ou toute autre cause d'affaiblissement local, comme l'abus des topiques relâchans, une ophthalmie chronique, un épanchement lymphatique ou purulent entre ses lames, a privé la cornée de son élasticité naturelle, en diminuant la force de sa texture dans un ou plusieurs points de son étendue, il existe une des conditions requises pour la formation d'un staphylôme. Une autre cause plus active de la dilatation partielle ou totale de la cornée ou de la sclérotique, est la rupture de l'équilibre entre l'action des vaisseaux absorbans du globe, et celle des vaisseaux qui lui fournissent ses humeurs transparentes. Ces dernières, apportées sans cesse et non reprises dans une juste proportion, font, par leur afflux continuel, un effort constant dont l'effet est d'autant plus marqué de dedans en dehors, que la puissance absorbante est plus affaiblie. Plus le sujet est jeune, plus il est exposé à cette maladie, à la suite des abcès qui se forment dans la cornée, à cause de la laxité, de la mollesse et de l'épaisseur de cette membrane pendant les premiers temps de la vie. Scarpa a remarqué que, dans les injections fines de la tête, si la matière injectée s'extravase en trop grande abondance dans le globe de l'œil, la cornée, comprimée d'arrière en avant, se soulève sensiblement vers les paupières, dans un cadavre d'enfant, effet qu'on n'observe pas dans les yeux des adultes. Quelquefois la cornée forme plusieurs protubérances. Plus souvent, la tumeur ne paraît que sur un seul point. Dans ce dernier cas, le staphylôme se trouve ordinairement dans l'étendue de la moitié inférieure de cette membrane. Lorsqu'elle devient très-proéminente, la sclérotique peut participer à la dilatation. Il y a alors staphylôme de la cornée et de la partie antérieure de la sclérotique amincie, qui se trouve évasée en proportion de l'étendue acquise par la cornée. Quelques-unes de ces tumeurs acquièrent graduellement un tel volume, qu'elles ne peuvent plus être recouvertes par les paupières : la maladie est alors une véritable hydropisie de l'œil, ou *hydrophthalmie*. On a donné aussi, à cet accroissement excessif du globe, le nom d'œil de bœuf, ou *buphthalmie*. La cornée, dans certains cas, disparaît presque entièrement, ou du moins devient tellement opaque, qu'on en discerne à peine les traces.

L'occasion se présente de temps à autre, d'observer des globes trop gros, dont la cornée est augmentée d'un quart, de moitié, et même du double de son étendue naturelle. (*) Sa convexité s'est ordinairement accrue dans la même proportion. Le plus communément, cette anomalie de structure est congéniale. La vision a lieu plus qu'on ne serait tenté de le croire, et elle se conserve. J'ai vu une petite fille âgée de neuf ans, bien constituée, qui avait apporté en naissant cette conformation. Les cornées avaient sept lignes de diamètre. L'enfant voyait de l'œil gauche, à se conduire librement; elle ne distinguait rien du droit, dont la pupille n'était cependant pas plus dilatée que celle de l'autre œil. Chaque pupille avait une ligne et demie de largeur à un jour vif, et les iris ne jouissaient que d'un mouvement très-faible. J'ai été consulté par un étudiant en droit, âgé de vingt et un ans, de haute stature, d'une bonne constitution; il avait eu, six ans auparavant, une ophthalmie qui resta toujours légère, mais dont la durée fut prolongée par les fatigues de l'étude; la rougeur de la conjonctive ne fut jamais très-forte. Il nommait la maladie qu'il avait éprouvée *une fluxion d'humeurs aqueuses et âcres.* Elle avait été suivie d'un long et rebelle épiphora, ou écoulement d'une liqueur lacrymale abondante et viciée. La cornée de cet œil, sans faire plus de saillie, était d'un cinquième plus grande que celle de l'autre œil, et le globe avait augmenté de volume dans la même proportion. Il en

---

*) Voyez pl. 61 , fig. 3 . de mon *Traité des maladies des yeux*

voyait assez bien depuis le milieu jusqu'au déclin du jour. Avant l'ophthalmie, ses yeux ne présentaient aucune différence; l'accroissement de la cornée s'était manifesté graduellement; l'œil est resté dans le même état.

La cornée peut se déformer sans beaucoup perdre de sa transparence; ce genre de staphylôme est rare. Quelques-uns sont si légers dans leur principe, que les aberrations de la vue sont alors attribuées à toute autre cause. Le malade, malgré une protubérance assez marquée de cette membrane, voit quelquefois de manière à étonner : mais il a toujours à craindre que son infirmité n'augmente. Ordinairement, le centre seul de la cornée est un peu soulevé; quelquefois, vue de côté, elle présente une courbure assez semblable à celle de l'extrémité d'une éllipse, au lieu de figurer à-peu-près un segment de sphère, comme dans l'état naturel (*). Quelques dilatations transparentes de la cornée ont été précédées, accompagnées, ou suivies, d'inflammation; d'autres en ont toujours été exemptes (65).

(*) Voyez pl. 57, fig. 1, de mon *Traité des maladies des yeux*.

(65) Une jeune personne, d'une faible constitution, âgée de quinze ans, qui paraissait à peine en avoir douze, et chez laquelle le tempérament lymphatique dominait, eut à l'œil droit, en avril 1819, une légère ophthalmie qui fut attribuée à une application prolongée de la vue, sur-tout à quelques promenades que la malade avait faites, exposée au soleil et la tête découverte. On s'aperçut, le troisième jour, que la cornée formait une certaine saillie, sans avoir perdu de sa transparence d'une manière remarquable. Je la vis le huitième jour; la rougeur de la conjonctive était légère, le centre de la cornée était élevé d'une ligne et demie en pointe obtuse. Cette membrane

Dans les staphylômes, la cornée perd de son épaisseur. Quelques exceptions, que l'on a notées, avaient
rapport à des dégénérations squirreuses, plutôt qu'à de
simples staphylômes. Dans un cas de cette nature,
Richter, de Göttingue, a trouvé que cette membrane
avait la consistance d'une excroissance cartilagineuse.
Beer, de Vienne, en a rencontré une qui était si dure et
si épaisse, qu'il eut de la peine à y faire pénétrer le bistouri. Dans quelques cas, la cornée est tellement amincie
au point protubérant, qu'à la moindre ophthalmie, qui
développe toujours des vaisseaux sanguins que l'on peut
suivre à l'œil nu jusqu'à ce point, elle s'ouvre avec des
douleurs par crises, autour de l'orbite, accompagnées
d'hémicrânie. L'humeur aqueuse, dont l'effort occasione chacune de ses crises, s'échappe pendant leur

---

était devenue un peu terne au sommet du cône qu'elle formait.
Le plus souvent, ce n'est qu'avec le temps que la transparence
s'altère dans ce point de la cornée. La jeune malade n'éprouvait aucune douleur. M. Moucourrier, médecin de la famille,
dirigea l'emploi des moyens que je prescrivis. Ils furent tous
tirés de la classe des antiphlogistiques. On appliqua trois fois des
sangsues à la tempe et à la paupière inférieure. L'œil a perdu,
dans l'espace de deux mois, la faible rougeur qu'il avait contractée ; la cornée a conservé sa forme conique ; la vue n'est
pas entièrement nulle, et la difformité est peu apparente, malgré
le léger défaut de transparence du sommet du cône que forme
la cornée. Au moment où j'écris (mars 1821), une tumeur enkystée, du volume d'une grosse noisette, existe depuis un mois
dans le tissu cellulaire de la paupière supérieure de l'œil droit ;
l'œil n'a pas rougi ; le cône que forme la cornée n'a pas été
augmenté. J'abandonne la tumeur enkystée aux efforts de la nature, n'osant employer contre elle aucun moyen, à cause de
l'état de la cornée.

durée; sa sortie procure un soulagement passager au malade; mais elle se régénère promptement, pour sortir de nouveau pendant la crise suivante. Le plus ordinairement, cette variété du staphylôme se termine par une ophthalmie qui parvient au degré du chémosis, et est suivie de l'atrophie du globe (66).

Quand la cornée, encore saine, au moins dans une partie de son étendue, forme une protubérance, ce staphylôme n'a jamais lieu sans qu'il y ait dans le tissu de

---

(66) **M. C.*****, officier d'infanterie, âgé de trente-quatre ans, d'un tempérament sanguin, avait eu, dans son enfance, une ophthalmie qui lui avait laissé, à la suite de plusieurs abcès, la cornée de l'œil gauche tachée et partiellement désorganisée vers son bord inférieur. La pupille était allongée, et la partie inférieure de l'iris adhérente à la cornée; il voyait peu de cet œil, mais il n'en avait presque pas souffert depuis vingt-cinq ans, même au milieu des fatigues de la guerre, lorsqu'au commencement de 1814, il devint sujet à de violentes crises d'irritation, pendant lesquelles la partie malade de la cornée se tuméfiait. Quelques heures après, elle donnait issue à l'humeur aqueuse dont la sortie mettait fin à la crise qui revenait jusqu'à huit ou dix fois de suite dans la même semaine, et à la plus légère occasion. Souvent, impatienté par la douleur, il introduisait la pointe d'une épingle à la partie inférieure, tuméfiée et ramollie de la cornée, pour évacuer l'humeur aqueuse. Deux fois cette membrane avait été incisée à Paris; le bistouri ne lui avait causé aucune douleur. Il me demanda, en février 1815, de lui faire la même opération, qui, suivie cette fois d'un régime exact, rendit son état plus supportable. En 1818, une crise violente excita une ophthalmie qui fut portée au degré du chémosis, et suivie de l'atrophie du globe. Je prescrivis une saignée du pied, la diète austère, seulement pendant les premiers jours, et l'application de cataplasmes faits avec le lait et la mie de pain.

cette membrane, même dans sa partie saine, des vaisseaux dilatés qui sont continus à ceux de la conjonctive, s'ils sont superficiels, et à ceux de la sclérotique, s'ils sont profonds. Ils admettent, même lorsqu'ils ne sont pas visibles, la partie rouge du sang, dont la sortie a lieu aussitôt que l'on porte sur la cornée, la pointe ou le tranchant d'un bistouri.

Le staphylôme de la cornée prend divers aspects chez les différens sujets, et change d'apparence, dans certains cas, chez le même malade. Ces variétés tiennent au plus ou au moins d'amincissement de cette membrane, et aux altérations de la teinte de l'iris, qui communique çà et là différentes nuances à la cornée désorganisée, protubérante, et plus ou moins parsemée de vaisseaux devenus sanguins. La couleur la plus commune de ce staphylôme, porté à un degré élevé, est celle d'un blanc perlé, interrompu par quelques taches bleuâtres, qui indiquent les points de la cornée les plus amincis.

La cause la plus ordinaire du staphylôme de la cornée est un abcès formé entre les lames de cette membrane, pendant le cours ou à la suite d'une ophthalmie. La cornée est d'autant plus aisément désorganisée, que l'ulcère qui succède à cet abcès a plus d'étendue, de profondeur et de durée. Lorsque la protubérance est partielle, la pupille est plus ou moins allongée de ce côté, vers lequel l'iris est poussée. Dans les commencemens des protubérances de la cornée, un épanchement lymphatique peut avoir lieu entre les lames de cette membrane, et se dissiper, malgré la désorganisation qu'elle commence à éprouver; mais le rétablissement de la transparence est long et difficile à obtenir, et il n'est pas toujours complet. Dans quelques cas, la cornée amincie et distendue se rompt spontanément, et l'œil s'atrophie : on peut, en général, regarder comme favorable cette terminaison qui dispense d'une opération (67).

Le staphylôme de la sclérotique, et par conséquent de la choroïde appliquée à sa face interne (*), a lieu lorsque la première de ces deux membranes, étant désorganisée, dans un ou plusieurs points de son étendue, perd sa forme naturelle, et présente une ou plusieurs protubérances. Il est souvent occasionné par une contusion ou une blessure; souvent aussi il a lieu après le staphylôme de la cornée, par suite de la désorganisation que souffre alors le globe, dont les vaisseaux absorbans ont perdu la plus grande partie de leur vitalité. La sclérotique diminuant graduellement d'épaisseur dans l'état

---

(67) Une petite fille, âgée de six ans, lymphatique, avait l'œil gauche désorganisé depuis deux ans, à la suite d'une violente ophthalmie ; la cornée, trouble et parsemée de vaisseaux variqueux, faisait une saillie de plus de trois lignes, et l'enfant éprouvait des ophthalmies fréquentes, accompagnées de douleurs au globe et de céphalalgie. L'opération avait été ajournée depuis plus d'un an , lorsque la jeune malade eut une récidive pendant la durée de laquelle je m'aperçus que la partie antérieure du globe augmentait assez de volume pour faire croire qu'elle s'ouvrirait ; ce qui arriva enfin un matin au réveil de l'enfant : la cornée, excessivement amincie, se rompit, et les humeurs de l'œil sortirent. La petite malade avait peu souffert au moment de l'évènement ; les douleurs qu'elle ressentait depuis le commencement de cette dernière ophthalmie , disparurent subtement ; l'application de cataplasmes émolliens facilita l'atrophie du globe.

(*) Voyez pl. 62 , fig. 3, de mon *Traité des maladies des yeux*

19

naturel, depuis sa partie postérieure jusqu'à son union avec la cornée, c'est à sa partie antérieure qu'elle est plus sujette à être dilatée : cependant cet effet peut être produit dans un point où elle est plus épaisse, et échapper à l'œil de l'observateur (68).

Dans certains cas d'hydrophthalmie, lorsque la cornée et la sclérotique sont dilatées sur tous leurs points, les douleurs sont nulles ou au moins rares et supportables, notamment lorsque la maladie, parvenue à un état chronique, devient stationnaire ; dans d'autres cas, elles sont presque intolérables, et reviennent par accès, qui

---

(68) Une femme, âgée de soixante ans, d'une faible constitution, avait l'œil gauche atrophié depuis plusieurs années, à la suite d'une ophthalmie ; elle se plaignait de voir avec peine de l'œil droit, et de ne pouvoir plus lire ; les mouvemens alternatifs de l'iris étaient fort ralentis. Cette femme ayant succombé à une péripneumonie, je fis avec précaution l'ouverture de l'orbite droite, dans l'intention d'examiner l'état du nerf optique, depuis son entrée dans cette cavité jusqu'à son insertion au globe, et je trouvai une protubérance de la sclérotique à sa partie inférieure latérale externe. La figure 3 de la planche 64 de mon Traité des maladies des yeux, la représente avec la plus grande exactitude. On apercevait la teinte noire de la choroïde à travers la sclérotique amincie, et, en examinant la cornée, on voyait l'intérieur du globe, un peu éclairé par la lumière qui traversait la sclérotique et la choroïde décolorées et affaiblies dans cette partie de leur étendue. Je disséquai cet organe avec la plus grande attention ; la sclérotique avait perdu de son épaisseur naturelle au point où elle formait une protubérance ; la partie de la choroïde qui en recouvrait la concavité avait pâli, et sa structure était altérée ; la rétine était amincie et désorganisée dans la portion de son étendue, qui correspondait à la protubérance ; tout annonçait une désorganisation prochaine et complète, qui aurait eu probablement lieu, même dans le cas

sont suivis d'augmentation du volume du globe, et accompagnés de céphalalgie dont on se rend aisément compte en songeant que la dure-mère, à son passage du crâne dans l'orbite, se partage en deux feuillets, dont l'un s'unit au périoste orbitaire, et l'autre se confond avec la sclérotique, et que cette dernière membrane résiste énergiquement à tout effort dilatant par la fermeté de son tissu, et par l'entrecroisement de ses fibres, varié dans une multitude de directions : la rétine, d'ailleurs, est nécessairement alors fortement comprimée.

Lorsque la protubérance de la cornée ou de la sclérotique est portée à un certain degré, on la reconnaît aisément; mais quelques-unes sont si peu apparentes dans leur principe, qu'on ne les aperçoit qu'à l'aide d'un examen attentif. Le rare staphylôme transparent de la cornée est si peu appréciable quand il commence, que, lorsqu'on le reconnaît enfin, en examinant l'œil latéralement, il paraît être plutôt une variété de structure que le commencement d'une maladie réelle. Il ne faut pas confondre avec la protubérance de toute l'épaisseur de la cornée, ou le vrai staphylôme de cette membrane, une élévation que l'on remarque quelquefois à sa surface, élévation due à un épanchement formé dans son

---

où ce staphylôme caché n'aurait pas fait de progrès ultérieurs. Je me suis rappelé plusieurs fois cette observation d'anatomie pathologique, lorsque j'ai été consulté pour quelques-unes de ces affections équivoques de l'organe de la vision, qui présentent une telle incertitude quand on veut en établir le diagnostic, qu'on ne sait si l'on doit les ranger dans la classe des névroses ou dans toute autre classe de maladies. Il est probable que l'on croit quelquefois avoir à combattre une amaurose, tandis qu'il s'agit d'un amincissement suivi de protubérance de quelque partie latérale ou postérieure non visible de la sclérotique.

épaisseur, et dont Aëtius avait fait une variété du staphylôme. S'il y a eu lésion de la cornée ou de la sclérotique par cause externe; si un abcès a détruit, dans une certaine étendue, plusieurs lames de la première de ces deux membranes, sur tout s'il n'est pas encore cicatrisé, on aperçoit souvent, avec un peu d'attention, une protubérance commençante, dont on doit s'efforcer de prévenir le développement, en traitant avec soin les restes de l'inflammation. On distingue le staphylôme de la sclérotique, d'un dépôt formé entre cette membrane et la conjonctive, à la teinte noirâtre que présente la tumeur dans le premier cas. Si le staphylôme est dû à une contusion, l'accroissement de la protubérance fait bientôt cesser toute espèce de doute relatif à sa nature.

Le staphylôme de la cornée et celui de la sclérotique tendent, en général, à augmenter; beaucoup subsistent pendant un grand nombre d'années, sans donner lieu à aucune douleur; lorsqu'il en survient, elle est, dans quelques cas, excessive, et se reproduit le plus ordinairement par crises. Il y a lieu de croire qu'elle est due à l'inflammation d'un ou de plusieurs filets des nerfs ciliaires, ou à celle de la rétine. Quand il existe un staphylôme à la cornée ou à la sclérotique, non-seulement on doit prescrire des précautions pour mettre l'œil malade à l'abri des accidens de tout genre, et conseiller de ménager l'autre, mais encore, lorsqu'il arrive à l'œil affecté le plus petit échec, il faut redoubler de surveillance, et craindre qu'il n'y ait une tendance à la désorganisation. En effet, dans ces cas, un coup même léger, qui aurait peu d'inconvénient pour un œil sain, suffit souvent pour faire augmenter la protubérance. Rarement la maladie prend le caractère des fongus hématodes, des tumeurs carcinomateuses, ou des excroissances cancéreuses. Quelques-unes de ces terminaisons sont dues à certaines prédispositions individuelles; d'autres n'auraient point eu lieu si l'on s'était abstenu de porter intempestivement le bistouri dans l'œil staphylomateux.

Le but qu'on doit se proposer dans le traitement de cette maladie est de faire cesser les douleurs, et de diminuer le plus possible la difformité; pour l'atteindre, l'application de l'instrument est souvent indispensable. Le praticien prudent ne doit cependant y recourir qu'après en avoir pesé mûrement les avantages et les inconvéniens. Les méthodes auxquelles on a eu successivement recours à différentes époques, sont presque toutes capables de procurer, dans le plus grand nombre de cas, le résultat qu'on se propose d'obtenir, en combattant les staphylômes de la cornée et ceux de la sclérotique, dont la thérapeutique est à-peu-près la même; la nature tend à compléter la désorganisation du globe, commencée par une opération même imparfaite, et elle l'achève aisément pour peu qu'elle soit secondée. Voilà pourquoi une diminution du volume de cet organe, devenu staphylomateux, a été souvent l'heureux effet d'une contusion qui avait occasionné une rupture de la membrane dilatée. Aussi il convient, avant de se déterminer à l'opération, de gagner du temps, en employant la diététique et les palliatifs, dans l'espoir d'obtenir, des seuls efforts de la nature, une terminaison favorable par une rupture spontanée. L'opération peut être évitée ou retardée dans le plus grand nombre de cas, et alors cette maladie ne demande point de traitement spécial. On est très-embarrassé lorsque l'on croit

indispensable d'opérer un enfant; les parens se déterminent toujours à prendre plusieurs avis qui s'accordent
rarement. L'expectation est heureusement d'autant plus
applicable à cette maladie, qu'elle se manifeste dans
un âge plus tendre.

Les bandages compressifs, même les plus simples,
ont des inconvéniens qui doivent les faire rejeter dans
le traitement de presque toutes les maladies de l'œil.
Cependant je réussis quelquefois à réprimer la saillie de
la tumeur, à mettre fin aux douleurs périodiques, et à
diminuer la difformité, sans provoquer l'atrophie du
globe, en faisant une petite incision dans la partie la
plus affaiblie et la plus saillante, et en appliquant un
bandage destiné à en retarder la cicatrisation. Ce bandage est composé de compresses graduées au nombre
de quinze ou vingt, selon que le rebord orbitaire est
plus ou moins saillant; des bourdonnets de charpie très-
petits, placés entre les compresses, forment avec elles
un moyen de compression, qui agit sur la partie incisée dont la saillie doit être réduite; on serre un
peu tous les jours (69). J'ai prolongé l'incision jusqu'à
la tumeur formée par la sclérotique, lorsque la saillie
s'était étendue à cette membrane.

------

(69) M. de J.***, bien constitué, qui remplit aujourd'hui des
fonctions importantes dans l'administration des ponts et chaus-
sées, se donna, à l'âge de quinze ans, un coup de canif
dans le centre de la cornée de l'œil gauche. L'iris fut piquée; les
accidens devinrent très-graves; une ophthalmie violente désorganisa
l'œil, dont la cornée devint opaque et s'éleva peu-à-peu en forme
de cône; des douleurs très-fortes revinrent périodiquement, et
donnèrent naissance, dans le courant de l'année suivante, à des
espèces de phlyctènes qui se formaient sur la partie la plus

Quelquefois il arrive que ce bandage, destiné à conserver la forme de l'œil, provoque l'atrophie lentement et sans douleur; cette terminaison ne peut être regardée comme malheureuse. J'emploie souvent, pour l'obtenir, ce moyen, soit seul, soit précédé d'une incision, en plaçant ensuite le point de compression de manière à rendre la cicatrisation impossible, soit enfin en appliquant le bandage, lorsqu'une de ces

---

saillante de la cornée staphylomateuse, et ne disparaissaient que pour se montrer de nouveau pendant la durée de chaque crise. Ces accidens empêchaient ce jeune homme de se livrer à la moindre occupation ; plusieurs applications de sangsues et un traitement antiphlogistique éloignèrent d'abord et firent enfin disparaître l'inflammation chronique et les crises périodiques. Deux ans après, il éprouva des récidives ; non-seulement des phlyctènes nouvelles se formaient sur la cornée désorganisée, mais encore sa forme conique se changea peu-à-peu en une autre inégalement sphérique et bosselée, et les crises, sans être très-violentes, devinrent tellement importunes au malade, que ses parens obtinrent de lui qu'il se soumettrait à une opération. M. de J.*** avait alors vingt ans ; il consentit à l'ablation totale de la cornée, avec un petit cercle de la sclérotique ; mais il ne voulut point que l'opération fût confiée à l'action de l'instrument à ressort dont je parlerai plus bas. Je passai un bistouri en arrière de la cornée, dans la sclérotique que je traversai depuis le petit jusqu'au grand angle, en entrant et en sortant à une ligne de la première de ces deux membranes; je me disposais à continuer l'opération, lorsque M. de J.*** s'y refusa, tout en convenant que l'incision avait été peu douloureuse. Les sollicitations les plus pressantes ayant été inutiles, je plaçai sur-le-champ le bandage ; il le conserva pendant deux mois, et l'œil, réduit à une forme à-peu-près régulière, est devenu beaucoup moins choquant. M. de J.*** n'en a jamais souffert depuis douze ans, époque de l'opération, et il a pu, aussitôt après le traitement, se livrer sans fatigue au travail du cabinet.

petites ruptures spontanées, si fréquentes, a eu lieu,
et pendant qu'il existe une fistule à la cornée, quand,
en un mot, le globe est encore mou. Si, dans ce dernier cas, la rupture a été accompagnée d'une forte irritation, le bandage n'est pas toujours facile à supporter,
et l'on est quelquefois forcé d'y renoncer, ou d'en suspendre l'usage jusqu'à ce que l'œil soit remis dans son
état habituel ; on y revient alors après avoir pratiqué
une incision dans la protubérance ; mais les malades ne
réclament ordinairement les secours de l'art que lorsqu'ils éprouvent des accidens.

Si la cornée est peu déformée et peu protubérante,
quoique tachée ; si les douleurs se font sentir par accès,
et si les malades désirent vivement conserver une partie
du globe, afin d'éviter l'usage d'un œil d'émail, j'ai
quelquefois recours à une incision demi-circulaire à la
partie inférieure de la cornée, et je me contente d'enlever avec des ciseaux une petite portion du lambeau
formé dans cette membrane par l'incision. Ordinairement les humeurs s'écoulent lentement par la fistule
artificielle qui en résulte ; pendant qu'elle se retrécit,
la vie abandonne peu-à-peu les parties internes du
globe qui s'atrophie, mais rarement assez pour que le
malade éprouve le besoin de porter un œil d'émail.
Une simple compresse fixée sur le front par une bande
circulaire, et qui ne gêne point les mouvemens des
paupières, suffit pour tout pansement, comme elle
suffit dans presque tous les cas où l'on croit devoir
abriter un œil malade, même après l'emploi d'un procédé opératoire (70).

____

(70) Une couturière, âgée de vingt-un ans, d'un tempérament

Lorsqu'on se détermine à provoquer l'atrophie du globe, on obtient souvent le plus grand succès en incisant seulement la tumeur. Pour exécuter cette opération, il faut plonger un bistouri dans la sclérotique, à une ou deux lignes du bord externe de la cornée staphylomateuse, et faire sortir sa pointe du côté opposé, à la même distance du bord interne de cette membrane, en tenant l'instrument de manière à ce que le

---

nerveux, avait perdu l'œil gauche depuis trois ans, à la suite d'une violente ophthalmie, pendant le cours de laquelle la cornée était devenue le siège de plusieurs abcès, et avait été altérée dans sa texture. Cet œil était sujet à des fluxions légères qui revenaient périodiquement ; elles étaient souvent douloureuses, et l'empêchaient, même après leur disparition, de se servir de l'autre œil. Il en vint une si forte, que la cornée tachée et déformée, parut plus protubérante ; l'œil s'enflammait à la plus légère occasion, et la malade ne passait pas plus de huit jours sans éprouver des rechutes qui duraient peu, mais laissaient des traces ; la vue était entièrement perdue. Elle desira mettre fin à cet état pénible, et ce fut alors que j'employai, pour la première fois, le procédé dont je me sers depuis dans des cas analogues, procédé qui a ce grand avantage, qu'il est exempt de douleurs fortes, et qu'il conserve assez la forme du globe, pour dispenser de recourir à l'usage d'un œil d'émail. Les douleurs que la malade éprouvait étaient violentes ; on voyait des vaisseaux variqueux qui passaient dans la cornée. Je fis avec un bistouri à cataracte, au bas de cette membrane, une incision de la même forme, mais moitié plus petite que celle qui est nécessaire pour extraire le cristallin. J'emportai, avec des ciseaux courbes sur le plat, un peu de la partie inférieure du lambeau de la cornée, excision de laquelle il résultait une petite fistule à cette membrane. Il sortit un huitième environ du corps vitré qui, ainsi que d'autres parties du globe, avait commencé à se désorganiser. L'opération fut peu douloureuse. Je fis couvrir, pendant quatre jours, l'œil opéré, de charpie imbi-

plat de la lame soit parallèle à l'horizon; on couvre
ensuite l'œil d'un cataplasme fait avec le lait et la mie
de pain, pour favoriser la suppuration et la sortie des
humeurs du globe. Quelquefois cet organe se remplit
de nouveau au lieu de s'atrophier, et la tumeur reparaît; il arrive aussi que les membranes internes font
saillie à travers les lèvres de la plaie. Cet accident n'est
pas très-rare à la suite de la simple excision du sommet
du staphylôme, procédé conseillé par Celse, et qui,
dans ces derniers temps, a été et est encore le plus
usité. On se débarrasse, à la vérité, des espèces d'excroissances qui en résultent, en les touchant avec le
nitrate d'argent, et par l'emploi des cataplasmes émolliens ; mais cet accident prolonge le traitement, et
n'a pas toujours une terminaison favorable. On l'évite
en enlevant la cornée avec un cercle de la sclérotique,
d'une ligne de largeur environ. Pour exécuter cette
ablation, on emploie un bistouri dont la lame a la
forme et une dimension double de celle d'un bistouri
à cataracte. On plonge cet instrument dans la sclérotique, à une ligne de distance ou environ du bord
externe de la cornée; on traverse vivement pour faire
sortir la pointe à pareille distance du bord interne, en

---

bée d'eau végéto-minérale, puis d'un cataplasme de mie de pain
et de lait pendant quinze jours. L'œil diminua lentement de
volume; la malade ressentit quelques douleurs sourdes. L'autre
œil fut très-irrité pendant un mois, et incapable de la plus légère
occupation. Six semaines après l'opération, l'œil gauche n'était
plus rouge; il était sans douleurs et diminué d'un tiers, la
cicatrice paraissait faite sans apparence d'atrophie ultérieure, et
la jeune malade n'a pas eu besoin d'un œil d'émail..

dirigeant le tranchant de manière qu'un demi-cercle de la sclérotique, d'une ligne environ de largeur, reste uni à la partie inférieure de la cornée que l'on saisit ensuite avec des pinces à disséquer, et que l'on enlève en employant des ciseaux courbes sur le côté; on tâche de prendre aussi, par en haut, un peu de la sclérotique. Ce procédé n'excite des douleurs remarquables qu'au moment où l'on fait agir les ciseaux : on doit lui donner la préférence, lorsque l'on n'a pas un instrument semblable à celui dont je me sers. Cet instrument, destiné d'abord à commencer l'opération de la cataracte, est celui de M. Guérin, corrigé par M. Dumont. On sait que la lame, destinée à ouvrir la cornée, se visse à une tige; que cette tige, ainsi armée, est introduite dans une boîte dont elle est chassée par la vive action d'un ressort qu'une détente met en jeu. Je l'ai fait exécuter dans des proportions triples avec des lames et des anneaux de différentes largeurs. J'applique l'anneau de l'instrument sur le globe; la lame, proportionnée à l'étendue du staphylôme, glisse rapidement sur cet anneau, à travers lequel l'organe déformé fait saillie. Deux lames et deux anneaux me suffisent pour tous les cas. J'étends autour de l'anneau, du côté par lequel il doit être appliqué sur le globe protubérant, un cordon plus ou moins aplati de cire ramollie, qui ne permet à la tumeur de faire saillie à travers l'anneau qu'autant qu'il est nécessaire pour que la lame puisse retrancher, en passant, la partie qu'on lui abandonne. Deux petites pointes placées sur le bord de l'anneau, à la partie opposée à celle par laquelle la lame pénètre, entrent un peu dans la tumeur, et forment un obstacle à ce que le globe soit chassé du côté du grand angle, mouvement qui serait d'ailleurs empêché par la légère pression qu'on doit exercer sur l'œil avec l'instrument au moment où l'on appuie le doigt sur le bouton qui fait partir la détente. Depuis que j'emploie ce procédé, je remarque que le moignon de l'œil est plus égal, qu'il est moins sujet à l'inflammation chronique, et qu'il jouit d'un mouvement très-libre, qui se communique à l'œil d'émail. L'inflammation se prolonge rarement au-delà du quinzième jour, et ne donne jamais lieu à ces adhérences et à ces excroissances qui, après un laps de temps plus ou moins long, finissent souvent par priver le malade du triste avantage de pouvoir porter un œil artificiel.

M. P***, qui occupe aujourd'hui une des places les plus importantes dans la direction de l'instruction publique, avait, depuis quinze ans, un œil dont la cornée était devenue trouble et très-protubérante, à la suite d'une blessure faite par un canif. Il fut le premier pour lequel j'employai cet instrument. Le passage de la lame ne lui causa point de douleur remarquable, et il n'en éprouva que peu à la suite de l'opération; l'œil d'émail qu'il porte reçoit du moignon un mouvement très-sensible.

J'ai opéré, par ce procédé, une des filles de M. D***, chirurgien, à Passy, près Paris. A genoux devant sa fille, le père lui tenait les mains. Les apprêts de l'opération avaient un peu effrayé la malade, âgée de dix-sept ans; elle ne voulut pas se laisser couvrir l'œil sain, et, de cet œil, elle vit, au moment où la lame venait de passer, que sa cornée amputée était tombée sur un des yeux de son père : me pardonnera-t-on d'avoir remarqué, et sur tout de dire ici que la jeune personne partit d'un éclat de rire? Elle portait un œil d'émail vingt-cinq jours après.

Je vois quelquefois, après le passage de la lame, la membrane hyaloïde se remplir de lymphe sanguinolente, et le corps vitré faire saillie entre les paupières. Je ne touche pas à cette tumeur lorsqu'elle ne gêne point pour placer un cataplasme. Si elle est très-volumineuse, j'attends pendant une demi-heure; alors quelques coups de ciseaux, donnés au corps vitré, dont les cellules communiquent entre elles, en procurent la diminution, et on couvre le reste avec un cataplasme. Il m'est arrivé plusieurs fois, avant de recourir à l'emploi des ciseaux, d'attendre le quatrième, le cinquième et même le sixième jour, et d'emporter entièrement, au niveau des paupières, la portion saillante du corps vitré; la suppuration détruit le reste.

On peut, dans la pratique, réduire, sous le rapport thérapeutique, à trois classes, les staphylômes de la cornée et ceux de la sclérotique. La première comprend les staphylômes transparens de la cornée, qui sont au-dessus des ressources de l'art, et les protubérances qui n'ont d'autre inconvénient que celui de la difformité; l'expectation leur est applicable; dans la seconde classe, doivent être mises toutes celles qui nuisent par des douleurs, soit habituelles, soit périodiques : pour en délivrer les malades, il faut enlever la cornée avec un cercle de la sclérotique, d'une ligne ou environ de largeur, et appliquer des cataplasmes émolliens; les staphylômes de la troisième classe seront ceux au sujet desquels les malades refusent de prendre un parti décisif; on peut alors employer l'incision ou l'excision partielle qui ont été indiquées plus haut, et l'application d'un bandage.

Albugo ou *tache de la cornée*, vulgairement, *Taie*.

L'albugo (*) succède souvent aux pustules ou abcès de la cornée. Lorsque la violence de l'ophthalmie ayant affaibli ou même détruit les vaisseaux absorbans, la matière n'a pu être résorbée, cette membrane en reste infiltrée; il n'est pas rare que certains points de son étendue en soient rendus plus ou moins saillans. L'infiltration peut être partielle ou totale, profonde ou superficielle, uniforme ou inégale. La couleur de l'albugo, qui est en général d'un blanc mat, est rarement égale. Il paraît moins blanc dans les points où il est moins épais. Il peut être tellement léger qu'il laisse aisément distinguer les couleurs de l'iris et l'état de la pupille; ce degré, lorsqu'il est uniforme, est connu sous le nom de *nuage* de la cornée. M. Jourdan regarde avec raison cette distinction comme purement illusoire. (Diction. des Sc. méd. *Albugo*.)

Plus de la moitié des taches qui paraissent avoir leur siège dans la cornée n'existent que dans le tissu de la lame subtile de la conjonctive, qui recouvre cette membrane, ou immédiatement au-dessous, à la surface de la cornée. La plupart sont la suite de pustules, cependant, quelques-unes doivent leur naissance à un épanchement lymphatique qui n'a été précédé d'aucune irritation appréciable. Sous l'influence d'une forte inflammation, les ramifications de quelques vaisseaux

---

(*) Voy. pl. 27, fig. 2 : 28, fig. 1 et 2; 32, fig. 1, de mon *Traité des maladies des yeux*.

déliés cèdent quelquefois à l'effort du sang et en admettent assez pour devenir visibles. Quelques-uns se
déchirent, d'où résultent de petits épanchemens plus
ou moins étendus, qui peuvent porter obstacle à la
vision. La conjonctive, qui jouit comme la peau d'une
grande vitalité, en est aisément et promptement débarrassée; mais les engorgemens qui se forment dans
la cornée, et dont le siège est plus profond entre ses
lames élastiques, unies entre elles par un tissu fibreux
très-court et très-serré, résistent bien plus long-
temps aux efforts de l'art et à ceux plus puissans de la
nature.

Dans des cas extrêmement rares, on ne remarque,
avant l'apparition de l'albugo, ni inflammation, ni
même dilatation de quelques vaisseaux isolés. Cette
opacité de la cornée, sans inflammation apparente,
paraît occasionée quelquefois par le travail de la dentition (71). On la rencontre aussi chez des adultes, moins

---

(71) Nous fûmes appelés en consultation, M. Boyer et moi,
par M. Double, le trois décembre 1820, pour une petite fille
âgée de sept ans et demi, chez laquelle la prédominance du
système lymphatique était indiquée par une disposition de famille, par des cheveux blonds, des yeux bleus, une peau
blanche, et un léger engorgement des glandes maxillaires, qui
avait eu lieu à diverses reprises, mais que M. Double avait vu
disparaître aisément. En juillet 1819, on avait aperçu subitement,
sur la cornée de l'œil droit, un petit albugo central qui ne fut
pas précédé de la plus légère rougeur, de la plus faible irritation, du plus imperceptible larmoiement, ni même de la plus
petite quantité de chassie entre les cils. Toutes les parties visibles
de l'œil restèrent dans l'état le plus sain, et entièrement semblables à celles de l'œil gauche. M. Double vit disparaître, en
quelques mois, cet albugo, par le seul usage d'une poudre con-

rarement chez les femmes que chez les hommes (72).

posée de sucre candi et de tuthie. En janvier 1820, le même œil fut attaqué d'une ophthalmie qui prit promptement un caractère chronique ; l'albugo reparut. L'enfant porta au bras gauche un vésicatoire pendant quatre mois, et fut assujettie à quelques précautions générales, dirigées contre l'état présumé du système lymphatique. L'ophthalmie cessa ; l'usage du collyre sec fut repris, il produisit d'abord un bon effet, l'albugo disparut presque entièrement ; mais il revint par intervalles, et cependant le remède fut exactement employé par la mère elle-même. Vers la fin d'octobre, le travail de la seconde dentition commença, et deux dents incisives de la mâchoire inférieure tombèrent ; on ne remarqua pas la moindre inégalité dans la santé de l'enfant. En novembre, l'albugo doubla d'étendue et devint plus opaque, sans que cette augmentation eût été précédée par l'inflammation, même la plus faible. Depuis la fin de février, on n'en avait point non plus aperçu la plus petite apparence, malgré l'usage du collyre sec, qui avait à peine quelquefois occasioné un peu de gonflement passager aux marges palpébrales. Nous trouvâmes que l'albugo occupait le centre de la cornée, et couvrait plus de la moitié de cette membrane ; il était peu épais, et laissait encore apercevoir l'état de la pupille et la couleur de l'iris. Le résultat de la consultation fut que l'on pratiquerait au bras gauche un cautère qui serait conservé jusqu'au milieu de l'été de 1822, et même au-delà ; que l'enfant prendrait de l'elixir de gentiane et le sirop antiscorbutique, dont les prescriptions seraient variées de mois en mois ; qu'on reprendrait l'usage du collyre sec, en y ajoutant un peu de sulfate de zinc ; qu'on l'emploierait pendant quinze jours, qu'on l'abandonnerait pendant le même espace de temps, en continuant alternativement ; enfin, nous avertîmes que la maladie serait longue.

(72) Une femme, âgée de quarante-huit ans, de petite taille, d'un tempérament spasmodique et sanguin, était sujette à une céphalalgie habituelle. Elle se réveilla un matin ne voyant presque plus de son œil droit, dont la cornée était couverte, vers

Lorsqu'une injection anatomique d'eau pure ou de mercure a bien réussi, la transparence de la cornée en est altérée, et c'est un phénomène très-curieux. J'ai vu quelquefois un effet qui ne peut pas lui être littéralement comparé, à cause des différences qui existent entre les tissus vivans et les tissus morts, mais qui, toutefois, présente avec lui quelque analogie: c'est une espèce d'injection lymphatique, plus ou moins intense, qui survient tout-à-coup dans des cas excessivement rares. Elle ne diffère de celle que le sujet de l'observation précédente a éprouvée, que par l'uniformité du nuage qui en résulte (73).

---

son centre, d'un albugo qui s'était formé pendant la nuit, sans que la conjonctive présentât la moindre rougeur. Cette infiltration lymphatique, était presque superficielle. Aussitôt après qu'elle eut paru, la céphalalgie diminua. Une saignée du bras, une purgation avec l'eau de Balaruc et une once de sulfate de magnésie, un vésicatoire à la nuque et l'usage de bouillons antiphlogistiques ont diminué peu-à-peu cette maladie de la cornée, dont le siège plus spécial était la partie de la conjonctive qui la recouvre. Elle a disparu peu-à-peu dans l'espace de deux ou trois mois.

(73) Une femme, âgée de trente-huit ans, jouissait d'une bonne santé lorsqu'elle apprit une nouvelle dont elle fut affectée au point qu'elle tomba dans des convulsions qui se manifestèrent d'abord aux bras, s'étendirent à toutes les parties, sur-tout à la tête, et furent de la plus grande violence. Après avoir duré six à sept minutes, elles cessèrent tout-à-coup; mais la malade tomba dans un tel affaiblissement, qu'on la crut près de sa fin. Elle ouvrit enfin les yeux et n'aperçut aucun objet. Les cornées étaient infiltrées et blanchâtres au point d'obscurcir la pupille et les couleurs de l'iris (*); la malade fut promptement saignée

(*) Voy. pl. 25, fig. 2, de mon *Traité des maladies des yeux*

Le tissu de la cornée étant lâche chez les enfans, cette membrane est disposée à l'albugo; mais aussi, les absorbans ayant chez eux beaucoup d'activité, elle recouvre plus aisément et plus promptement sa transparence que chez les adultes, et l'on obtient, par des moyens très-simples, des guérisons inespérées, lorsqu'auparavant il n'en a été employé aucun qui soit directement contraire. Malheureusement, les premiers essais sont souvent dirigés par une routine aveugle.

Lorsque la cornée d'un œil est le siège d'un albugo récent ou même ancien, et qu'une ophthalmie, fût-elle légère, se déclare à l'autre œil, on doit la combattre avec soin, et se rappeler que, si la cornée de ce dernier s'affecte, il est à craindre qu'elle ne devienne

---

du pied; le lendemain, les cornées étaient moins troubles; elle entrevoyait, mais à travers un brouillard épais; la conjonctive de chaque œil était extrêmement tuméfiée; cette tuméfaction était œdémateuse, il n'y avait point de rougeur. On appliqua une douzaine de sangsues auprès des yeux. Le surlendemain une violente céphalalgie, notamment entre les deux sourcils, augmentait au plus léger mouvement de la tête et des yeux. L'impression de la lumière était insupportable. Les cornées avaient repris presque toute leur transparence, et la malade voyait assez pour reconnaître les assistans, comme à travers un léger brouillard. Les conjonctives étaient encore tuméfiées, et toujours exemptes de rougeur. La peau du visage était rouge, un peu tendue; elle présentait, sur quelques points, des boutons semblables à ceux d'un érysipèle dartreux. Le pouls était plus élevé que la veille, sans être très-fréquent.

Après plusieurs alternatives de rechutes et d'amélioration, la malade, malgré un peu de rétrécissement des pupilles et quoique les cornées soient restées un peu troubles, a vu d'une manière assez satisfaisante, mais sa convalescence a duré plusieurs mois.

le siège de désordres graves, tant par sympathie, que par suite des dispositions du sujet et des causes de la maladie, qui, restant ordinairement les mêmes, produisent fréquemment des effets semblables. Les causes de l'albugo sont presque toujours les mêmes que celles de l'ophthalmie (page 6), notamment l'abus des cataplasmes et des collyres employés trop chauds; en un mot, tout ce qui peut déterminer l'afflux des humeurs dans les capillaires de l'œil, en favorise la formation et en prolonge la durée. Plus il est situé vers le centre ou la moitié inférieure de la cornée, plus il s'oppose au libre exercice de la vision. Il la gêne moins lorsque la lumière est modérée, parce qu'alors la pupille, en se dilatant, peut admettre un plus grand nombre de rayons lumineux, qui y pénètrent autour de l'albugo.

Il ne faut pas donner ce nom au cercle d'un blanc bleuâtre, que l'on voit au bord de la cornée des vieillards; il y en a qui sont fort larges, sur-tout à leur partie supérieure.

Le diagnostic de l'albugo n'est pas très-difficile à établir. En examinant l'œil avec attention, dans plusieurs directions, on le distingue de l'hypopion, qui est un épanchement de matière amassée au bas de la chambre antérieure de l'humeur aqueuse. Dans cette dernière maladie, la matière présente une ligne droite à son bord supérieur, et dans sa totalité, un segment de cercle, tandis que dans l'albugo celle qui est épanchée entre les lames de la cornée, reconnaissable ou non par une saillie, présente de l'irrégularité dans son étendue.

En portant le pronostic de l'albugo, on ne doit point oublier que toute phlegmasie, même la plus légère, l'augmente toujours, et qu'en prescrivant à des sujets

affectés d'albugo d'une certaine étendue d'éviter avec
soin l'ophthalmie, cause presque générale de cette maladie, on peut leur laisser l'espoir qu'ils ne tomberont
pas dans la cécité (74). Le pronostic doit être d'autant

---

(74) Mademoiselle Guinault d'Auxerre, âgée de sept ans, avait
joui d'une bonne santé jusqu'au huit juin 1764, époque à laquelle
elle eut une variole confluente, compliquée de fièvre due à la
présence de vers dans le canal alimentaire. Vers le dixième jour,
le cerveau s'affecta; elle eut du délire et des convulsions, qui
s'étendirent aux muscles des globes. Ses parens la crurent morte.
L'enfant avait, pendant tous ces accidens, une diarrhée. Elle
rendit un ascaride lombricoïde. Le danger étant dissipé, on s'aperçut, le 17 juillet, qu'un dépôt avait eu lieu dans la cornée de
l'œil gauche, vers sa partie inférieure; bientôt il s'étendit jusqu'à sa partie supérieure, et cette membrane tomba en suppuration. Le même jour, on avait remarqué que l'œil droit était
devenu le siège d'une violente ophthalmie, et que plusieurs
phlyctènes paraissaient sur la cornée de cet œil. La jeune malade, dont l'œil gauche s'atrophiait, fut amenée à Paris et traitée
par mon père. Il la fit saigner deux fois du pied, en deux jours;
il lui fit prendre du petit lait qui fut rendu souvent purgatif, par
l'addition d'un sel neutre, et lui retrancha toute nourriture solide.
Elle retourna à Auxerre le 15 septembre. Pendant les deux mois
suivans, plusieurs ophthalmies eurent lieu à l'œil droit. Deux
petites taches, qui étaient restées à la partie inférieure de la cornée, devenaient alors plus visibles. L'œil gauche s'atrophia complètement. Un furoncle qui s'était formé à l'une des cuisses, et
qui avait abcédé, était presque entièrement cicatrisé vers le milieu de novembre. L'écoulement excité par l'action du garou,
derrière les oreilles, était abondant. Des bains de l'œil droit,
dans l'eau de Balaruc, rendirent à la cornée presque toute sa
transparence; mais cet œil resta toujours un peu faible. Mademoiselle Guinault est venue me consulter, le 22 avril 1816,
cinquante-et-un ans après avoir été traitée par mon père.
La cornée avait été un peu troublée par des ophthalmies qui
revenaient assez souvent depuis huit ans. On voyait encore des

plus réservé, que l'albugo est plus compact, plus étendu, plus ancien et plus saillant, que la cornée est d'ailleurs plus désorganisée, que les autres membranes du globe ont été plus altérées, que le sujet a éprouvé plus de récidives d'ophthalmie, et que ses dispositions générales sont plus défavorables. Lorsque l'inflammation existe encore, il est prudent, quelque graves que soient les accidens dont la cornée est le siége, de suspendre le pronostic, et de ne pas perdre de vue l'étendue des ressources de la nature. Il n'est pas rare qu'un pronostic fâcheux et précipité soit démenti, et ce n'est qu'après plusieurs erreurs de ce genre, qu'on reconnaît combien il est imprudent de déclarer sans ressource

---

traces de la dernière qui s'était déclarée dans le cours d'une éruption de pustules érysipélateuses, sur la poitrine, les bras et les cuisses, commencée le 20 décembre 1815, et terminée dans le mois de février suivant. La cornée était couverte d'un léger nuage, à-peu-près uniforme, qui avait l'apparence d'une couche de poussière fine ; la pupille était un peu irrégulière et gênée dans ses mouvemens alternatifs de contraction et de dilatation, ce qui prouvait que la phlegmasie s'était étendue aux lacis vasculaires de l'iris. Deux ans après, une ophthalmie plus marquée que les précédentes, troubla la partie inférieure de la cornée, et décida la malade à se soumettre à la cautérisation sincipitale. Elle fut pratiquée avec un cautère chauffé à blanc, le 18 juillet 1818, par M. Gondret. La vue sembla un peu améliorée trois jours après. Le 31 du mois suivant, l'opacité parut diminuée, et la malade se retrouva, comme au moment où j'écris, dans son état accoutumé, c'est-à-dire qu'elle éprouvait, à la plus légère occasion, une ophthalmie plus ou moins marquée, plus ou moins longue, qui a rarement lieu sans que la vue ne soit un peu diminuée pendant sa durée et même après sa disparition.

les yeux, par exemple, d'un enfant dont les cornées semblent entièrement désorganisées.

Le traitement le plus méthodique de l'albugo récent est celui de l'ophthalmie, qui en est la cause la plus ordinaire. On tente quelquefois d'en enlever une partie, en détruisant avec le bistouri une ou deux lames de la cornée. Ce procédé est également réprouvé par la saine théorie et par la saine pratique (75). Je conseille de n'employer aucun moyen spécial contre les albugo superficiels, récens, peu étendus, et qui semblent avoir

---

(75) Le 4 février 1782, mon père fut appelé pour assister à une opération de ce genre. Madame de Saint-H.***, âgée de trente-un ans, d'un tempérament nerveux, d'une constitution frêle, avait un albugo très-étendu à la cornée de l'œil gauche, produit d'une violente ophthalmie. Il paraissait la cause de récidives fortes, fréquentes et accompagnées de douleurs auxquelles on crut pouvoir mettre fin en enlevant une ou deux lames de la cornée qui fut, de plus, scarifiée, ainsi que la conjonctive, au-devant du globe et à la face interne des paupières. On donna plus de cent coups de bistouri, et l'opération, qui excita beaucoup de douleurs, dura plus d'un quart-d'heure. On fit une saignée du pied ; l'œil, moins difforme, resta dans un état passable pendant huit ans, après lesquels la cornée devint peu-à-peu protubérante ; ce staphylôme donna lieu à des douleurs habituelles, si insupportables, qu'après plus d'un an de délai, l'homme de l'art, qui avait fait la première opération, se détermina, sur la demande réitérée de la malade, à enlever, en juin 1792, par une incision circulaire, la cornée avec une portion de la sclérotique qui se trouva partiellement squirreuse. La malade fut assujettie à l'usage d'un œil d'émail. Je lui ai donné des soins, neuf ans après, pour une ophthalmie de l'autre œil. Elle éprouvait le plus grand regret d'avoir demandé, en 1782, qu'on lui fît l'abrasion de la cornée, qui, plus tard, avait rendu indispensable la seconde opération.

déja diminué par la seule action des absorbans. Plus de la moitié de ceux pour lesquels on consulte se trouvent dans cette classe. Quant aux albugo anciens, sans rejeter entièrement l'usage banal des pommades mercurielles (*) et des collyres secs, tels qu'un mélange de parties égales de sucre candi, de tuthie et de calomélas, je ne connais dans ma pratique, quand je crois devoir les attaquer, que les moyens suivans : 1° les bains de l'œil dans une œillère remplie d'eau de Balaruc naturelle; l'œil doit rester ouvert dans ce bain pendant quatre, cinq, et quelquefois dix minutes, selon l'étendue, l'épaisseur et l'ancienneté de l'albugo; ce collyre n'excite aucune irritation. On peut aussi conseiller l'usage de l'eau de mer, mais sans lui donner aucune préférence sur l'eau de Balaruc, et prescrire l'une ou l'autre, selon que les malades sont plus à portée de se la procurer. Souvent je remarque autant d'effet de l'usage de l'eau commune, dans deux livres de laquelle on a fait fondre un ou deux gros de muriate de soude. 2° De légères scarifications, faites à deux ou trois jours d'intervalle, avec une lancette, à la face interne de la paupière inférieure; il suffit que la conjonctive qui la revêt soit super-

----

(*) **M. Cadet de Gassicourt** a donné dans le cahier d'avril 1821, du Journal de pharmacie, la recette suivante de la pommade de Desault :

R. *Præcipitati rubri, oxidi plumbi, tuthiæ, aluminis usti, ana drachmam unam; muriati hyperoxidati mercurii, grana duodecim. Supra porphyriten probè immisceantur unguento rosato, vel cerato non loto. Huic compositioni rubedo, si arridet, concilietur addendo cinnabaris unciam unam.*

Desault a voulu laisser de la latitude pour la quantité d'onguent rosat ou de cérat. La quantité la plus ordinaire du cinabre est d'un demi-gros par once de pommade.

ficiellement entamée, et qu'il sorte deux ou trois gouttes
de sang ; 3° l'excision de quelques vaisseaux au-devant
du globe, avec une portion de la conjonctive, exécutée
de la manière suivante : on fait assujettir les deux paupières par un aide ; on soulève, avec une petite pince
à disséquer, une portion de la conjonctive, et on l'enlève d'un coup de ciseaux courbes sur le plat ; après
cette opération très-simple, dont il faut toutefois s'abstenir lorsqu'elle n'est pas directement indiquée, il suffit
de tenir l'œil couvert pendant le reste de la journée,
avec une compresse sèche qu'on ôte le soir au moment
du sommeil, pour ne plus la remettre ; 4° enfin, lorsque
l'albugo forme une certaine saillie, on peut pratiquer,
avec un bistouri à cataracte, deux ou trois petites incisions dans son étendue, en évitant de percer toute
l'épaisseur de la cornée ; aussitôt après, on fait baigner
l'œil dans de l'eau de Balaruc un peu tiède, et on en continue l'usage les jours suivans. L'albugo dans lequel l'œil
armé d'une loupe n'apercevait pas de vaisseaux rouges,
donne du sang au moment où l'on fait sur lui une de
ces légères et utiles scarifications, qu'il ne faut cependant pas prodiguer. On ne doit y recourir que lorsque
l'irritation est entièrement dissipée, et que l'ophthalmie
à laquelle l'albugo est dû a complètement disparu.

Lorsqu'on se détermine à exciser, avec une portion
de la conjonctive, quelques vaisseaux que l'on peut
suivre à l'œil nu jusque sur la cornée dans l'albugo,
il faut s'attacher à les enlever tous ; car si on en laisse
un seul, comme leurs troncs lient des anastomoses avec
leurs ramifications, le sang passe de ces troncs dans les
subdivisions qu'il dilate, et après quelques jours on en
voit presqu'autant, au point qu'on serait tenté de croire

que ce sont les mêmes, si l'on n'était guidé dans cet examen par l'anatomie pathologique.

Le nom de *leucoma* (*) a la même signification que celui d'albugo ; il a désigné long-temps et les taies de la cornée, et la cicatrice de cette membrane ; on l'a ensuite réservé pour indiquer cette dernière altération de tissu, et comme cette distinction a été marquée par la nature, puisqu'il existe en effet des opacités et des cicatrices, qu'il est facile de confondre, il y a apparence qu'elle subsistera. Le leucoma est une cicatrice de la cornée ; il a donc été toujours précédé d'une solution de continuité dans le tissu de cette membrane, soit que cette lésion ait été superficielle, étant due à un ulcère, soit qu'elle ait été profonde, lorsque la cornée a été rompue par un abcès ou divisée par une blessure. On distingue le leucoma de l'albugo, en ce qu'il est ordinairement d'un blanc luisant, tandis que l'albugo est d'un blanc *non luisant, comme de craie*, selon l'expression de Maître-Jan. Une cicatrice ne pouvant pas plus être effacée sur la cornée que sur toute autre partie, le leucoma est incurable, et il présente, pour le reste de la vie du sujet, une tache plus ou moins opaque ; mais presque toujours le tissu même de la cicatrice, sur-tout dans les premiers mois de son existence, est pénétré et environné d'une petite quantité de lymphe extravasée, qui cède quelquefois à la longue, à l'action des absorbans ; on peut tenter de hâter sa disparition par l'emploi des moyens qui viennent d'être indiqués comme utiles dans le traitement de l'albugo ; la cicatrice elle-même, dans certains cas, prend avec le temps un peu de transparence.

(*) Voyez pl. 31, fig. 2 et 3, de mon *Traité des maladies des yeux*.

CHAPITRE VI.

DES MALADIES DE L'IRIS.

On peut considérer comme des maladies particulières à l'iris, la hernie qu'elle forme dans certains cas, l'iritis ou son inflammation spéciale, l'abcès qui en est quelquefois la suite, le rétrécissement ou l'occlusion de la pupille, dus à la même cause, et l'élargissement de cette ouverture. Il semble naturel de traiter, à la fin de ce chapitre, des ressources offertes par l'art, pour remédier à l'une des plus graves lésions de cette membrane, l'occlusion de la pupille.

Procidence de l'iris (*).

Cette hernie se manifeste par une petite tumeur noirâtre. On lui a donné long-temps le nom de staphylôme, aujourd'hui réservé aux protubérances de la cornée ou de la sclérotique. Elle ne peut exister sans avoir été précédée par un abcès ou par une blessure qui a ouvert la cornée. Si les bords de l'ouverture sont restés

---

(*) Voyez les planches 32, fig. 2 et 3 ; 33, fig. 1, 2, 3 ; 34, fig. 2, de mon *Traité des maladies des yeux.*

écartés, si une turgescence des membranes internes du globe pousse en avant l'iris, cette membrane fait saillie à travers la cornée; mais s'il n'y a aucune tension dans l'intérieur du globe, l'iris ne se présente point, le plus ordinairement, quoiqu'il y ait ouverture fistuleuse produite par un abcès, ou division accidentelle de la cornée.

Les anciens ont inventé, pour désigner les divers degrés de la saillie de l'iris, différens noms qui ne font que surcharger la science et la mémoire. L'iris ne peut faire saillie à travers la cornée, ou même contracter une adhérence avec la face postérieure de cette membrane, sans qu'il existe un allongement de la pupille vers ce point. Cet allongement est nul ou presque nul, lorsque la saillie, au lieu d'être due à la sortie d'une partie de l'iris, n'est occasionée que par une petite portion d'humeur aqueuse qui soulève, dans le fond d'un ulcère de la cornée, sa dernière lame, avec la membrane de l'humeur aqueuse, ou même celle-ci seulement, lorsque toutes les lames de la cornée ont été détruites. Cette dernière tumeur est transparente et a l'apparence d'une phlyctène.

Si la sclérotique a été ouverte, par une blessure, en même temps que la cornée, la choroïde fait saillie comme l'iris. Après la disparition de la tumeur, la sclérotique reste souvent plus ou moins protubérante, et conserve une teinte bleuâtre, parce que son tissu, étant aminci, laisse apercevoir un peu la couleur noire de la choroïde. Je donne actuellement des soins, ainsi que M. Kergaradec, à un élève du collège d'Amiens, âgé de dix ans, qui se frappa, en 1817, avec la pointe d'un couteau, la partie inférieure de la cornée de l'œil

droit, à son union avec la sclérotique : les deux membranes furent ouvertes, il y eut procidence de l'iris.
La portion saillante s'atrophia, et la pupille est restée,
pour toujours, extrêmement allongée vers ce point. La
sclérotique présente une saillie d'une teinte bleuâtre,
du volume et de la forme à peu près de la moitié d'un
grain de chènevis. La vision de cet œil était assez
bonne, malgré cette lésion organique ; elle a été affaiblie par plusieurs ophthalmies. La dernière fut plus interne qu'externe, et donna de graves inquiétudes.

Lorsqu'il y a procidence de l'iris, la portion étran-
glée entre les bords de l'ouverture de la cornée, s'a-
trophie et se perd peu-à-peu ; mais, pendant que les
fibres rongées de cette dernière membrane se régénèrent, la petite tumeur herniaire sert en quelque
sorte de tampon, et s'oppose à la sortie de l'humeur
aqueuse, si nécessaire dans le globe pour le rétablissement de la circulation qui doit réparer les désordres
susceptibles de guérison. La sortie de l'iris, occasionée par une blessure très-grave ou par un abcès fort
étendu, est souvent suivie de la fonte du globe, qui
a lieu sans qu'il soit nécessaire d'employer aucun
moyen relatif à la hernie elle-même.

Les causes les plus ordinaires de la procidence de
l'iris sont : les blessures pénétrantes de la cornée, les
abcès qui ont leur siége entre les lames de cette membrane, et sur-tout les moyens thérapeutiques employés
mal-à-propos pour les combattre, tels que les cataplasmes émolliens, les immersions de l'œil dans les collyres soit relàchans, soit d'une température trop élevée,
et en un mot, tout ce qui peut troubler le travail de la
nature, seule capable de régénérer les portions détruites des fibres de la cornée.

On excise ordinairement l'iris plus ou moins près de la surface de la cornée, et l'on a immédiatement recours à l'action d'une substance astringente, souvent même au nitrate d'argent, que l'on emploie quelquefois sans excision préalable, à laquelle on ne recourt que lorsque la tumeur est déja ancienne.

Je peux affirmer que tout ce qui produit en pareil cas de l'irritation, est nuisible, que l'on ne doit point s'arrêter à combattre localement la procidence de l'iris, qu'il suffit de diriger avec soin tous les efforts nécessaires contre les causes qui ont donné naissance à cet épiphénomène, et que les efforts de la nature, lorsqu'ils ne sont pas contrariés, suffisent pour le faire disparaître dans l'espace d'un mois, quelquefois un peu moins, d'autres fois un peu plus, selon sa situation, son volume et la gravité des causes qui l'ont fait naître.

D'après un grand nombre d'observations de procidence de l'iris, que j'ai recueillies, lorsque la sortie d'une portion de cette membrane a été considérable, et que l'issue de la maladie a été malheureuse, on n'aurait point eu plus de succès, en employant un des moyens usités, ou un de ceux auxquels on a renoncé depuis long-temps. Pour moi, une guérison obtenue par l'application du nitrate d'argent, comme on en a quelques exemples, est une guérison obtenue malgré l'emploi de ce caustique. La nature résiste avec tant d'énergie à l'action des moyens nuisibles! Malheureusement les occasions de faire cette réflexion ne se présentent que trop souvent.

Iritis.

L'*iritis* ou l'inflammation de l'iris, a été considéré

comme une maladie particulière ; on a prétendu qu'il reconnaissait presque toujours pour cause une affection syphilitique ; mais l'iris ne s'enflamme jamais sans que l'inflammation s'étende plus ou moins à la choroïde, même à d'autres membranes internes du globe, et d'ailleurs on rencontre cette dangereuse phlegmasie chez des sujets qui ne peuvent être soupçonnés d'avoir été affectés de syphilis (Voy. pag. 118 un exemple d'iritis arthritique) ; il est cependant vrai que l'ophthalmie syphilitique constitutionnelle porte fréquemment son action sur les membranes internes du globe, comme il a été dit plus haut (page 85), tandis que celle qui est due à la seule suppression ou diminution d'un écoulement blennorrhagique, agit d'abord d'une manière spéciale sur la conjonctive ; je ne pourrais entrer ici dans de plus grands détails, sans répéter ce que j'ai dû dire en traitant de l'ophthalmie interne (page 114).

Abcès de l'iris.

L'*abcès* de l'iris (*) est un accident grave, mais qui cède cependant à un traitement dirigé sagement et en temps utile. A l'aide de la loupe, on peut connaître le moment où il s'ouvre, en donnant issue à une petite quantité de matière purulente qui s'amasse au bas de la chambre antérieure, entre l'iris et la cornée, pour y former un *onyx* presque imperceptible, premier degré de l'hypopion qui dans ce cas augmente rarement d'une manière sensible. (Voy. ci-dessus pag. 255.)

---

*) Voyez pl. 37, fig. 2, de mon *Traité des maladies des yeux.*

Élargissement de la pupille.

Cette maladie de l'iris, qui consiste dans un élargissement morbide de la pupille, était mal connue, lorsque mon père fit à ce sujet des recherches théoriques et pratiques (*).

L'élargissement morbide de la pupille doit être distingué en *idiopathique* ou *essentiel*, et en *sympathique* ou *symptomatique*.

La dilatation symptomatique est une suite de la faiblesse des ébranlemens provoqués par les rayons de lumière dans la rétine, soit que la faiblesse provienne d'une affection de cette membrane, soit qu'elle dépende de quelque altération particulière des différens milieux que les rayons doivent traverser pour y parvenir. Quoique l'on ne soit point d'accord sur la nature des agens qui font toujours rétrécir la pupille proportionnellement à la vivacité des rayons lumineux et à la disposition de l'organe immédiat de la vue, on peut cependant assurer que la contraction de la pupille est toujours une suite nécessaire des ébranlemens causés par la lumière aux fibres de cet organe. C'est ce qui est démontré par l'expérience. Elle nous apprend que plus l'œil est sensible, comme il arrive dans les dispositions sthéniques de la rétine et les inflammations des membranes internes, plus la pupille se contracte à un degré égal de lumière; que moins cet organe est sensible, comme il arrive dans presque toutes les amauroses, plus elle reste dilatée.

(*) Essais et obs. de méd. de la société d'Édimbourg, tom. I.

Elle peut encore conserver de la dilatation, quoique la rétine soit bien disposée, si les humeurs ou les membranes que les rayons de lumière ont à traverser pour y parvenir, sont troubles ou opaques, de manière qu'elles s'opposent à leur passage, et qu'il n'en parvienne qu'une petite quantité au fond de l'œil. Cette petite quantité ne pourra ébranler que faiblement les fibres de l'organe, d'où s'ensuivra une moindre contraction de la pupille.

Ce n'est point de cette dilatation sympathique ou symptomatique qu'il doit être ici question.

L'élargissement idiopathique de la pupille a reçu le nom de *mydriase*. Dans cette maladie, la pupille est dilatée et immobile ; elle reste dans cet état, à quelque degré de lumière qu'on expose l'œil, quoique les rayons parviennent sans obstacle sur la rétine, et que la communication soit libre entre cette membrane et le cerveau. Les objets, dans certains cas, paraissent plus petits. et toujours ils sont vus d'une manière confuse.

Si la lumière parvient sans obstacle jusqu'au fond de l'œil, il s'ensuit non-seulement que les humeurs sont transparentes, ce qui a été reconnu par ceux des médecins grecs qui ont parlé les premiers de cette maladie, mais encore qu'elles ont leurs formes naturelles. S'il en était autrement, les rayons de lumière souffriraient, en les traversant, des réfractions irrégulières, et ne parviendraient pas sans obstacle sur la rétine.

La cause de l'élargissement ne se trouvant ni dans les humeurs, ni dans la rétine ou le nerf optique, doit donc résider dans l'iris même, ou dans les parties destinées à lui communiquer la sensibilité d'où résultent ses mouvemens ; c'est là ce qui caractérise particulièrement la dilatation idiopathique de la pupille, et ce qui la distingue de celle qui n'est que symptomatique.

Il résulte d'un examen attentif des différens cas de mydriase, que cette maladie est toujours due à une lésion des nerfs ciliaires, soit que la cause de cette lésion se trouve au point où ils s'épanouissent dans le tissu de l'iris, comme lorsque la mydriase est la suite d'une contusion ; soit qu'elle se trouve sur leur trajet, entre la sclérotique et la choroïde, ou dans l'épaisseur même de la première de ces deux membranes, qu'ils parcourent sur une longueur de deux ou trois lignes, au nombre de six ou sept, auprès du nerf optique, en quittant le ganglion ophthalmique qui les fournit. La lésion peut encore avoir lieu dans ce ganglion même, ou dans le trajet des nerfs dont il est composé.

On est d'abord surpris que les sujets attaqués de cette maladie ne voient les objets que d'une manière confuse, puisque la rétine et le nerf optique sont en état de transmettre au cerveau les ébranlemens que la lumière leur fait éprouver. L'étonnement cesse quand on réfléchit qu'il doit arriver aux yeux de ceux qui en sont attaqués ce qui arrive à tous les yeux sains lorsque, d'un lieu très-obscur, où la pupille se trouve très-dilatée, on les expose subitement à une lumière trop vive. Dans le premier instant, les yeux sont éblouis et ne peuvent distinguer aucun objet ; ils n'aperçoivent d'abord qu'une grande clarté dont ils sont frappés d'une manière incommode, et à laquelle succède quelquefois l'apparition des principales couleurs, telles que le rouge, le jaune et le bleu, qui paraissent ordinairement l'une après l'autre, selon que les ébranlemens imprimés par la lumière aux fibres de la rétine perdent de leur force. Cet état d'éblouissement dure jusqu'à ce que l'organe se trouve dans la situation convenable pour supporter aisément l'impression d'une lumière vive, et une des conditions essentielles est que la pupille se rétrécisse au point de n'en laisser passer qu'une quantité proportionnée au degré de sensibilité de la rétine. Cela est si vrai, que, jusqu'à ce que le rétrécissement ait lieu, on est obligé de fermer les yeux.

Par la même raison, si l'élargissement de la pupille est considérable, une trop grande quantité de rayons lumineux étant introduite dans l'œil, on conçoit qu'il en résulte une sorte d'éblouissement, et que la vision se fasse d'une manière confuse ; ce qui le prouve, c'est qu'une lumière un peu vive excite alors de la douleur qui oblige à chercher les ténèbres. Si la dilatation est extrême et dure long-temps, la cécité peut en être la suite. On sait que l'éblouissement entraîne souvent la perte de la vue. Si la dilatation est moins grande, les malades pourront distinguer les gros objets ou les couleurs prononcées, d'une manière à la vérité confuse et proportionnée au degré de dilatation de la pupille et à l'intensité de la lumière : je dis à l'intensité de la lumière, parce qu'ils voient toujours mieux le matin et le soir qu'au milieu du jour, et mieux à une lumière modérée qu'à une très-grande.

Les signes diagnostiques de cette maladie sont les suivans : la pupille est dilatée et reste dans cet état, à quelque degré de lumière qu'on expose l'œil ; elle paraît noire comme dans l'état naturel, preuve toujours certaine de la transparence des humeurs ; l'iris est entièrement immobile. En examinant l'œil avec attention, et sous différens points de vue, on aperçoit quelquefois dans la pupille un léger brouillard ou nuage ; mais ce nuage est plus uniforme , plus étendu et plus profond que celui qu'on remarque au cristallin quand il commence à se cataracter. Il disparaît même ou change de situation , selon les différens mouvemens que l'observateur fait faire à l'œil du malade ; ce qui prouve que ce brouillard apparent dépend uniquement de quelques rayons lumineux réfléchis de l'intérieur de l'œil, qui s'échappent au travers de la pupille à raison de sa trop grande dilatation. Quand on fait regarder les malades par un petit trou percé, par exemple, dans une carte à jouer, non-seulement ils supportent plus facilement la lumière, mais ils distinguent mieux les objets.

Ainsi la dilatation idiopathique de l'iris constitue essentiellement la mydriase. Cette affection , toujours accompagnée de confusion dans la perception des objets, est, dans un certain nombre de cas seulement, accompagnée d'un symptôme qui a été remarqué par les médecins grecs et nié par quelques modernes ; je l'ai rencontré chez le tiers à-peu-près des personnes que j'ai traitées de cette maladie. Parmi les anciens , Oribase paraît être le premier qui ait parlé de ce singulier phénomène ; il dit que dans la mydriase les objets paraissent *plus petits*. Aëtius a fait la même remarque ; il décrit cette affection en peu de mots, mais ce qu'il en dit ne permet pas de douter qu'il n'ait eu occasion de l'observer plusieurs fois. Paul d'Ægine, en parlant de la mydriase, a copié Oribase ; les différences légères que l'on remarque dans les versions latines paraissent dues aux traducteurs. Actuarius, le dernier parmi les Grecs qui ait fait mention de la dilatation idiopathique de la pupille, a dit au contraire que, dans cette maladie, tous les objets paraissaient plus grands. D'où peut donc venir cette contradiction ? Il faut nécessairement supposer qu'Actuarius n'a jamais eu occasion d'observer la mydriase, et qu'il a regardé comme impossible que les objets parussent plus petits lorsque la pupille est très-dilatée, parce que rien n'indique la nécessité de ce symptôme ; ou il faut se déterminer à dire que c'est une faute du traducteur, ainsi que l'a prétendu Menjot qui assure avoir lu le contraire dans un manuscrit faisant partie de la riche bibliothèque de Mentel, médecin de la faculté de Paris. Actuarius paraît avoir entièrement pris d'Oribase ce qu'il dit au sujet de cette maladie, et il en résulte un nouveau degré de vraisemblance en faveur de cette dernière opinion.

Galien a remarqué que l'emploi extérieur des remèdes préparés avec l'opium ou d'autres stupéfians produisait une dilatation passagère de la pupille. Je suis étonné que l'on n'ait pas songé, pendant plus de seize siècles, à employer un moyen dont je tire un parti si avantageux dans ma pratique. (Voyez pages 123, 124 et 334.)

Il est facile de distinguer la mydriase de la dilatation de la pupille due à une affection de la rétine. Dans ce dernier cas, la vue est diminuée et souvent à-peu-près nulle; dans le premier, le malade, comme il a été dit, peut voir les petits objets, souvent même lire, en se servant d'une carte percée d'un petit trou : on en infère alors aisément que l'iris seule est affectée.

Je n'ai jamais vu et je n'ai pas connaissance que personne ait observé la mydriase aux deux yeux, quoique j'aie pris à ce sujet les informations les plus scrupuleuses. Cette particularité la distingue éminemment de l'amaurose. J'en ai inféré que presque toujours la cause qui gêne les fonctions des nerfs ciliaires, a son siège dans le globe.

J'ai vu, mais rarement, la mydriase suivie d'amaurose, même après la guérison (76). On sera étonné que cet effet ne soit pas plus fréquent, quand on réfléchira à la situation des nerfs qui concourent à former le ganglion ophthalmique et à celle des nerfs optiques.

Les causes de la mydriase sont les mêmes que celles de l'amaurose. On guérit plus aisément la première que la dernière de ces maladies. Par une espèce de

---

(76) J'ai traité et guéri, en juin 1804, d'une mydriase à l'œil droit, M. le comte de Schimmelpenninck, âgé de quarante ans, fort replet, d'un tempérament lymphatico-sanguin. La dilatation de la pupille était telle que l'on ne voyait presque plus l'iris ; le rétablissement fut cependant complet. Un an après, il s'aperçut que sa vue s'affaiblissait. Ses occupations, qui ne lui laissaient aucun repos ni le jour ni la nuit, ne lui permirent pas de faire attention à cette nouvelle maladie. Des amauroses se déclarèrent, et, lorsqu'il m'appela à La Haye, en février 1806, elles étaient complètes. Les pupilles, également dilatées, offraient une largeur que j'évaluai à la moitié à-peu-près de celle que présentait la pupille de l'œil droit, au commencement de la mydriase dont il avait été attaqué ; toutes deux étaient immobiles. Dans des consultations auxquelles fut appelé M. Gramm, chirurgien de Rotterdam, on convint d'employer les moyens les plus énergiques. Aucun ne fut négligé. Le quinzième jour du traitement, il y eut une amélioration sensible; les iris reprirent un peu de mouvement. Le malade aperçut les couleurs et quelques gros objets, mais, au bout de quinze autres jours, il fut évident que ces amauroses étaient incurables.

confusion de termes, malheureusement si peu rare, des guérisons de mydriase ont été prises pour des guérisons d'amaurose.

Il résulte de mes observations que sur neuf de ces maladies sept marchent, même sans traitement, vers la guérison, qui est ordinairement suivie d'un léger affaiblissement de la vue; on ne fait qu'accélérer un peu cette terminaison, par l'emploi des moyens convenables, sur-tout de quelques excitans extérieurs (77). Je vois le plus communément la mydriase, quand elle n'a pas pour cause une contusion ou une blessure très-grave, diminuer de moitié dans l'espace des six pre-

---

(77) J'observai avec soin, il y a quatre ans, deux malades, tous deux bien constitués, qui me consultèrent dans le cours du même mois pour une mydriase caractérisée. L'un, ouvrier, se refusa à toute espèce de traitement; j'eus même beaucoup de peine à obtenir de lui qu'il se soumettrait à mon examen de temps à autre. Le second demanda à être traité; je lui fis établir à la nuque un vésicatoire, qui fut entretenu au-delà de trois mois. J'eus recours à des vomitifs, à l'usage de diverses eaux minérales, à plusieurs moyens excitans employés extérieurement, et à un régime austère. Ce traitement dura cinq mois, après lesquels le malade se borna à continuer l'usage local de quelques remèdes. A la fin du huitième mois, tous deux en étaient à-peu-près au même point de guérison. Leur pupille était rétrécie de plus de moitié, et ils commençaient à distinguer les petits objets sans le secours d'un carton percé. Dès le troisième mois, ils supportaient assez aisément l'impression de la lumière naturelle ou artificielle. Ils ont encore gagné depuis; mais, vers le vingtième mois, il leur restait un peu de dilatation de la pupille, et la vue n'était pas aussi bonne que celle de l'œil sain. L'iris avait recouvré un certain degré de liberté dans ses mouvemens de contraction et de dilatation. Je regardai alors leur état comme fixé.

miers mois, même lorsqu'on n'a employé aucun moyen
pour la combattre. Ce qui en reste alors ne disparaît
qu'avec beaucoup plus de difficulté et de lenteur,
comme je l'ai observé chez une des premières actrices
du Théâtre-Français ; quelquefois elle ne se dissipe
point entièrement. Je l'ai vue céder à moitié, dans
l'espace de quatre mois, par l'emploi à-peu-près seul
des moyens extérieurs, chez une femme âgée de vingt-
huit ans, dont la santé était en si mauvais état que
je ne pus avoir recours à aucun remède énergique.
La pupille se resserra un peu dans le cours de l'année
suivante, et elle conservait quelque dilatation, lorsqu'une prompte diminution des forces vitales conduisit
la malade à la mort.

J'ai vu le rétablissement complet, même après une
contusion; mais ces terminaisons heureuses de la mydriase
occasionée par une lésion externe, sont très-rares.

Un homme, âgé de vingt ans, bien constitué, eut
l'œil droit atteint d'une pierre. La pupille fut subitement dilatée ; les douleurs étaient vives. Les saignées,
la diète, des instillations excitantes entre les paupières,
et des frictions exercées sur le globe, ont rétabli complètement les fonctions de l'organe. Je donnerai à l'article
Contusions, chap. IX, un exemple de désorganisation
du globe, qui fut précédée d'une mydriase formée à
l'instant même d'une contusion de la même nature,
mais probablement plus forte.

La mydriase, comme je l'ai dit plus haut, a une
tendance naturelle vers une terminaison heureuse,
dès le moment de son apparition ; et ce n'est pas la
seule maladie dont on pourrait, après un examen
attentif, confier la guérison aux seuls efforts de la

nature, en supprimant l'emploi de certains moyens accrédités par une routine aveugle. Cependant il ne faut pas inférer de ce qui vient d'être dit, que l'on ne doive rien faire pour combattre la mydriase. Si je l'ai vue souvent se dissiper peu-à-peu d'elle-même, d'une manière plus ou moins satisfaisante, et en paraissant céder à quelques remèdes inutiles, quelquefois même nuisibles, il y a aussi des cas où elle annonce un commencement de congestion cérébrale. Elle fut probablement un signe de cette nature, chez M. de Schimmelpenninck. On doit d'abord chercher à connaître où réside sa cause : recherche qui présente autant de difficulté que dans l'amaurose. S'il était probable que les filets de nerfs qui concourent à former le ganglion ophthalmique fussent affectés dans l'intérieur du crâne, soit à leur origine, soit dans leur trajet, il faudrait avoir recours aux moyens indiqués contre l'amaurose dont la cause réside dans l'encéphale. Si on présumait l'existence d'un petit tubercule, ou de tout autre point d'engorgement dans l'intérieur de l'orbite, près du ganglion ophthalmique, on emploierait une partie de ces mêmes moyens; et si les nerfs ciliaires fournis par ce ganglion paraissaient seuls lésés, soit parce qu'ils seraient comprimés dans l'épaisseur de la sclérotique, par suite d'une altération de tissu, soit parce qu'ils éprouveraient quelque lésion au point où ils se trouvent entre cette membrane et la choroïde, on ne prescrirait l'usage intérieur d'aucun moyen; on aurait seulement recours extérieurement à quelques excitans, spécialement à l'électricité que j'emploie plus utilement contre la mydriase que contre l'amaurose. Je me contente de la faire agir sur l'œil, tenu fermé d'abord, et ensuite ouvert les jours suivans. L'étincelle électrique, simplement dirigée vers le globe par un conducteur, doit avoir une longueur telle, que l'œil en supporte aisément l'impression, par exemple, quatre à cinq lignes. L'emploi du galvanisme présente le même résultat, c'est-à-dire qu'après une centaine d'étincelles, la pupille se resserre pendant une ou deux minutes. Le resserrement est plus considérable si l'on exerce, aussitôt après, quelques frictions sur le globe, avec une petite lime d'argent, et qu'on les fasse suivre, sans aucun intervalle, de l'instillation, entre les paupières, d'une liqueur âcre, telle qu'une forte infusion aqueuse de tabac faite à froid. Le larmoiement est abondant; le nerf lacrymal et les filets qui fournissent à la conjonctive étant excités par ces trois moyens employés presque simultanément, l'ébranlement se communique aux nerfs ciliaires, et on voit constamment la pupille se rétrécir au point de reprendre, en grande partie, son diamètre naturel. Le malade est alors en état de lire à l'œil nu et conserve cette faculté pendant une ou deux minutes, après lesquelles la pupille revient à son état de dilatation précédent, en conservant toutefois quelques traces du rétrécissement passager qu'on a obtenu.

Si j'étais obligé d'opter entre l'emploi des moyens généraux les plus héroïques et le seul usage des trois moyens extérieurs que je viens d'indiquer, je n'hésiterais pas un moment; j'ai vu plus d'effet réel de ces derniers que des premiers. On peut encore prescrire d'exposer l'œil à l'action d'un collyre volatil, tel que le baume de Fioravanti, et d'exercer des frictions avec de l'eau-de-vie de lavande, autour de l'œil et derrière l'oreille du même côté.

Des recherches ultérieures nous apprendront, peut-être, pourquoi cette maladie, qui se forme tout-à-coup, commence à diminuer dès les jours suivans; pourquoi on ne la voit qu'à un seul œil; et pourquoi, après la guérison, elle ne se forme point à l'autre œil, comme l'amaurose qui passe si souvent d'un côté à l'autre.

Rétrécissement de la pupille.

Le rétrécissement de la pupille peut être incomplet *(myosis)*, ou complet *(synizesis)*. On ne doit voir dans cette maladie qu'une lésion plus ou moins grave du tissu très-vasculaire de l'iris. Elle reconnaît pour cause la plus ordinaire l'inflammation aiguë de cette membrane, et, dans certains cas, un ou plusieurs abcès qui en sont les effets. Quelquefois elle est due à une inflammation chronique de l'iris; on dirait d'autres fois qu'il s'agit plutôt d'une espèce d'injection légère, presque invisible, d'une phlegmasie pour ainsi dire lymphatique qui engorge lentement les capillaires déliés et innombrables de l'iris, d'où résulte d'abord la diminution, puis la disparition de l'ouverture pupillaire.

Je laisse à de plus habiles le soin de rechercher le degré d'analogie qui existe entre les inflammations de l'iris et celle de l'organe pulmonaire; entre l'oblitération de la pupille subite ou lente, visible à travers la cornée, occasionée par les premières, et l'oblitération invisible plus ou moins prompte des cellules du poumon, occasionée par les dernières; enfin, entre les adhérences par lesquelles les unes unissent la marge pupillaire, si éminemment vasculeuse, de l'iris, avec la capsule du cristallin, membrane séreuse, et les adhérences par lesquelles les autres lient le tissu du poumon à la plèvre, membrane de la même classe (Voy. page 116).

Les adhérences de la marge pupillaire de l'iris avec la capsule du cristallin ne sont pas toujours faciles à apercevoir. Un œil perçant et très-exercé est quelquefois indispensable pour les reconnaître. Cependant la difficulté diminue beaucoup lorsqu'on est mis sur la voie de leur existence; si on la soupçonne, il est nécessaire d'examiner l'état de l'iris à un jour favorable et à plusieurs reprises. Les examens superficiels dans ce cas, comme dans tant d'autres, ont été une source de graves erreurs.

La diminution du diamètre de la pupille est quelquefois un symptôme d'une névrose du nerf optique ou de la rétine. Alors l'affection nerveuse est ordinairement sthénique; et l'excès de la sensibilité donne lieu à ce rétrécissement, espèce d'effort de la nature, destiné à écarter le trop grand nombre de rayons lumineux, nuisibles par leurs impressions sur des parties qui sont affectées de phlogose ou dans un état de spasme.

Au commencement d'une ophthalmie aiguë grave, le resserrement très-marqué de la pupille annonce qu'il y aura chémosis. Elle conserve encore dans cet état la faculté de se dilater et de se contracter un peu par l'absence et la présence alternatives d'une lumière vive.

Lorsque la cause du rétrécissement de la pupille est une phlegmasie chronique des membranes internes du globe, il existe un danger continuel d'augmentation, sur-tout à chaque récidive ou à chaque récrudescence de la maladie. Les sujets qui ont la pupille plus ou moins rétrécie ont assez communément un peu d'opacité dans le cristallin, et plus ordinairement à sa capsule seule (78). Ils voient mieux lorsque la lumière est modérée, parce qu'une vive clarté augmente encore ce rétrécissement. Cependant, pour qu'ils distinguent passablement les objets, il leur faut un jour pur; ils voient beaucoup plus mal lorsque le ciel est nébuleux.

Je ne connais pas d'effet plus certain et plus subit que celui qui est produit alors par l'instillation de quelques gouttes d'une solution aqueuse d'extrait de belladone, lorsque les adhérences ne sont pas trop fortes (pag. 123). Il faut d'ailleurs, pendant l'usage de ce remède, employer les moyens généraux qui peuvent concourir à combattre la cause de la maladie. Souvent on n'est consulté qu'après l'entière disparition de la phlegmasie, ou la guérison des blessures qui ont occasioné le rétrécissement de la pupille. Dans ces cas, je vois ordinairement l'usage local de la belladone, répété de quatre en quatre jours pendant un an et plus, élargir la pupille, sinon complètement, au moins assez pour améliorer l'état de la vue. Si le rétrécissement est très-marqué, si plusieurs points de la marge pupillaire de l'iris sont adhérens à la capsule du cristallin, s'il existe quelques points d'opacité vers le centre de cette capsule ou du corps lenticulaire qu'elle renferme, l'effet est moins assuré; mais, en insistant, on finit par obtenir quelque amélioration. Les malades sont tous soulagés par

---

(78) Une femme, âgée de quarante-six ans, d'un tempérament sanguin, sujette à des douleurs rhumatismales, aimant la lecture avec passion, éprouva, à l'œil gauche, un iritis qui céda difficilement aux saignées et aux autres moyens que mon père employa pour le combattre. La marge pupillaire de l'iris con-

l'usage de besicles vertes, garnies de taffetas de la même couleur. La teinte des verres doit tenir le milieu entre la plus claire et la plus foncée.

Opération de la pupille artificielle.

Je dois rappeler ici succinctement ce que j'ai dit sur les changemens que l'inflammation fait éprouver à l'iris (pag. 116), et j'invite le lecteur à se représenter la structure de cette membrane.

Lorsqu'une phlegmasie envahit les lacis vasculaires si déliés de l'iris, un épanchement de lymphe en plus ou moins grande quantité, selon le degré de la phlogose, peut avoir lieu, et produire les effets suivans : la

---

tracta et conserva une adhérence avec la capsule du cristallin. La malade voyait voltiger devant cet œil des mouches dont le nombre augmenta, seize ans après, en 1809. L'œil, fatigué par des lectures assidues, était légèrement rouge ; mais on s'apercevait aisément que l'inflammation était plus interne qu'externe. Les parties encore libres de la marge pupillaire de l'iris paraissaient près de contracter de nouvelles adhérences, et on remarquait même un peu de rétrécissement et de nuage dans la pupille. Les petites mouches parurent augmentées ; une saignée de la jugulaire éloigna le danger, cependant la malade, âgée alors de soixante-deux ans, me dit, quelque temps après son rétablissement, que, depuis la saignée de la jugulaire, ses mouches lui paraissaient plus noires. J'ai examiné cet œil, en juin 1816, la vue en était presque nulle ; de nouvelles adhérences rétrécissaient la pupille au point que son diamètre était diminué de plus de moitié. La capsule du cristallin avait perdu quelque chose de sa transparence naturelle. L'autre œil offrait une partie de ces symptômes, mais la malade en voyait assez bien. A la suite de violentes douleurs de rhumatisme, la colonne vertébrale s'était fortement courbée en devant.

face postérieure de l'iris contracte des adhérences avec le corps ciliaire ou avec la capsule du cristallin. La pupille se rétrécit d'une manière irrégulière, ou se ferme entièrement. Si le cristallin a été extrait ou abaissé, la matière de l'exsudation qui a lieu à la marge pupillaire agglutine le bord de l'iris aux débris de la capsule, et fait croire, en se coagulant sous une apparence blanchâtre, que ces débris sont opaques. La couleur de l'iris change dans la totalité et plus souvent dans une seule partie de son étendue, vers le centre. Cette membrane bombe en rétrécissant la chambre antérieure et en s'approchant de la cornée. Enfin sa surface devient inégale et raboteuse dans les parties qui ont été, d'une manière plus marquée, le siége de la phlegmasie, tandis qu'elle conserve son apparence naturelle dans les autres, surtout vers le bord externe. Si l'altération qu'elle a éprouvée dans sa texture s'est étendue jusqu'à cette dernière partie, le corps ciliaire a participé ordinairement à la maladie, et le globe a éprouvé un commencement de désorganisation. L'iris peut être adhérente à la cornée sur un ou plusieurs points, lorsqu'elle a fait hernie à la suite de l'extraction de la cataracte ou d'une solution de continuité de la cornée, due, soit à un abcès, soit à une blessure. Dans un grand nombre de cas, il existe un état variqueux plus ou moins marqué des capillaires tant sanguins que lymphatiques du globe. Quelquefois la cornée est tachée ou couverte de cicatrices. Le cristallin est souvent opaque ; et, s'il a été extrait ou abaissé, sa capsule a le plus ordinairement perdu sa transparence. Une diathèse particulière, comme la syphilitique, la scrofuleuse, l'arthritique, etc., peut compliquer l'état de l'œil. Enfin, on peut rencontrer la réunion de deux, de trois ou d'un plus grand nombre des lésions que je viens d'indiquer, et c'est ce qui avait rendu si difficile le choix définitif d'une méthode unique pour tous les cas où l'établissement d'une pupille artificielle paraît indiquée.

On doit à Cheselden l'idée et l'exécution de la première pupille artificielle ; Morand vit opérer ce grand chirurgien. Il incisa l'iris au moyen d'une aiguille un peu plus large que celle dont il se servait pour abattre la cataracte ; elle ne coupait que par un de ses bords. Après l'avoir plongée dans la sclérotique, à une demiligne de son union avec la cornée, il lui fit traverser les deux tiers de la chambre postérieure, et la poussa au travers de l'iris qu'il coupa en travers, en retirant l'instrument. Il résulta de ce mouvement une incision horizontale, formant une pupille oblongue, plus large dans son milieu qu'à ses extrémités.

Les Allemands ont proposé d'inciser la cornée près de son bord supérieur et de diviser l'iris vers ce point. Il y a plus de vingt ans que j'ai employé ce procédé pour la première fois (*). Je crois l'avoir imaginé ; je n'ai pas connaissance qu'un autre l'ait proposé avant moi. On a opéré depuis, en Allemagne, en portant à travers l'iris un petit crochet après avoir incisé la cornée, en tirant ensuite la première de ces deux membranes hors de la chambre antérieure, pour en emporter un lambeau avec des ciseaux. Mais ceux-mêmes qui ont proposé ce procédé ont avoué qu'il ne peut être employé quand

____

(*) Je lus le 15 juin 1800, à l'Institut, l'observation consignée dans le tom. III. pag. 426, de mon Traité des maladies des yeux, et dans le Journal-Général de médecine, etc., tom. VIII, pag. 321.

l'iris est tendue et adhérente à la cornée ; en effet, la portion tirée se romprait plutôt que de sortir de la chambre antérieure. On a remarqué que l'iris ayant été détachée du ligament ciliaire, et la pupille s'étant fermée à la suite de cet accident, le malade a vu par l'ouverture formée entre le bord externe de l'iris et le ligament ciliaire. La première fois que j'observai cet effet, il était dû à une vive percussion occasionée par une fusée ; le malade voyait assez de l'œil affecté, pour se conduire. Plusieurs fois j'ai vu le cristallin opaque sortir pendant l'opération de la cataracte, en produisant un semblable décollement ; et, dans quelques-uns de ces cas, la vue a subsisté par cette ouverture accidentelle.

Mademoiselle de Chambellan avait depuis dix-sept ans, à l'œil droit, une cataracte qui avait contracté de si fortes adhérences, que, pendant l'opération que je fis en présence de Sabatier, le cristallin, au lieu de sortir par la pupille, détacha l'iris du ligament ciliaire à sa partie inférieure ; je facilitai sa sortie par cette ouverture : il en résulta une pupille en forme de croissant par laquelle mademoiselle de Chambellan a vu très-bien, la pupille naturelle étant restée trouble, et l'autre œil lui étant inutile depuis long-temps (*). Sabatier cite ce fait dans son traité de médecine opératoire.

Schmidt avait commencé par ouvrir la cornée, partiellement staphylomateuse ; puis il avait saisi l'iris vers son bord externe, avec des pinces déliées, pour la détacher du ligament ciliaire en la tirant (et je doute que le succès ait couronné cette tentative), lorsqu'il vit cette

---

(*) Voyez pl. 43, fig. 1, de mon *Traité des maladies des yeux*.

membrane détachée de ce ligament par un coup de fouet, et trouva moyen, à peu près en même temps que Scarpa, de reproduire cet effet en employant une aiguille qui diffère peu de celle du professeur de Pavie. Il s'en servait, dans les cas d'occlusion de la pupille, en perçant la sclérotique, traversant la chambre postérieure, et dirigeant l'extrémité de l'instrument vers le bord interne de l'iris, de manière à ce que la face concave en fût tournée vers la face postérieure de cette membrane et la face convexe vers le cristallin ou vers la membrane hyaloïde, si ce corps avait été extrait ou abaissé. La pointe de l'aiguille étant parvenue à un quart de ligne environ du cercle ciliaire, il la poussait à travers l'iris dans la chambre antérieure où il la voyait à travers la cornée. Par un mouvement qu'il imprimait au manche, il tirait l'iris vers la partie inférieure et postérieure du globe, et insistait jusqu'à ce que le grand bord de cette membrane lui parût suffisamment détaché du cercle ciliaire. Il retirait alors l'aiguille avec les mêmes précautions que l'on emploie pour la retirer après la dépression du cristallin. Dans cette méthode, les douleurs sont toujours très-vives au moment où l'on détache le bord de l'iris, à cause de la rupture des nerfs ciliaires. Les vaisseaux de l'iris donnent en même temps du sang, mais il est promptement résorbé.

Depuis que j'ai attiré l'attention sur l'opération de la pupille artificielle en publiant ma méthode, on a beaucoup écrit à ce sujet, et on a essayé un très-grand nombre de procédés. Je n'ai rien trouvé dans les écrits postérieurs au mien, publiés, soit en Allemagne, soit en France, qui m'ait donné la tentation de m'écarter du plan que j'ai adopté. Je continue à inciser la cornée

et je pratique ensuite une incision à l'iris : j'ai la conviction que, dans les cas où je n'ai pas réussi, toute
autre méthode aurait également échoué. On rend aujour-
d'hui la vue à des aveugles qui étaient, avant l'époque
où j'élevai la voix en leur faveur, dans un état si
désespéré, qu'on ne songeait pas même à faire la moindre
tentative pour les en tirer. Le premier auquel je fus
assez heureux pour rendre la vue, fut M. Sauvages (*),
celui qui, de tous peut-être, présentait le moins d'espoir
de succès. Lorsque j'ai opéré un œil à peu près aussi
désorganisé que le sien, j'ai toujours trouvé que le
cristallin avait diminué d'étendue, et que les rayons
lumineux avaient pu par conséquent, après la formation d'une pupille artificielle, passer entre le bord de
ce corps et le cercle ciliaire. Quand, la chambre antérieure et la cornée étant intactes, j'ai craint que le
cristallin n'eût conservé son étendue naturelle, je l'ai
extrait par l'ouverture faite à l'iris ; mais j'ai toujours
obtenu plus de succès en plaçant la pupille artificielle
vers le grand bord de cette membrane, que vers son
centre. Dans les cas très-graves, où il y a eu un commencement d'atrophie du globe, indiqué à la fois par
une diminution du volume de la cornée, et par une
diminution d'étendue de la chambre antérieure, on
trouve peu de vestiges des procès ciliaires ; lorsqu'ils
existent à-peu-près dans leur intégrité, la portion
correspondante à la pupille artificielle se trouve détruite
avec la petite portion d'iris que l'on enlève, ou du moins
elle est assez divisée pour qu'il subsiste une pupille

(*) Voyez pl. 46, fig. 1, de mon *Traité des maladies des yeux.*

artificielle, si l'on se contente d'opérer une simple division dans cette membrane.

Pour les détails circonstanciés relatifs à ma manière d'opérer lorsqu'il est nécessaire de former une pupille artificielle, la nature de ce précis m'oblige à renvoyer à mon Traité des maladies des yeux ceux de mes lecteurs qui desireront connaître dans un certain détail les différens cas où l'on peut être obligé d'ouvrir une nouvelle route aux rayons lumineux, lorsque la route naturelle n'existe plus. Aidé par l'examen des planches et par la lecture des observations, que je ne saurais transcrire ici, même en les abrégeant, parce que, pour être entendues, elles ne sauraient être séparées des figures, celui qui se proposera de former une pupille artificielle, en suivant la marche que j'ai tracée, sera peut-être encore obligé d'y apporter quelque modification, tant les cas qui exigent cette opération délicate présentent de variétés. Je pense que ce que j'en ai dit ici, suffira pour en donner une idée générale. Cette opération surpasse en délicatesse et en difficultés toutes celles que réclament les maladies des yeux, et elle ne peut être pratiquée que par des mains très-exercées. Je dois ajouter que, lorsque le malade voit encore assez pour se conduire, même avec peine, et sur-tout si on lui a procuré ce faible avantage par une première opération, un praticien prudent évitera d'opérer, dans la crainte trop fondée d'éteindre le peu de vue qui reste.

CHAPITRE VII.

DES MALADIES DU CRISTALLIN

Je vais traiter, dans ce chapitre, des filamens voltigeans, de la cataracte, de la myopie, et de la presbytie.

Filamens ou *nuages voltigeans.*

Les filamens et nuages voltigeans sont très-communs. Sans éprouver aucun dérangement dans leur santé, plus de la moitié des sujets de tout âge, aperçoivent souvent à leur insu, faute d'y avoir fait attention, des petits atòmes plus ou moins nombreux, visibles seulement sur un fond très-éclairé, et qui ont, selon moi, leur siège entre le cristallin et la capsule, dans cette liqueur mucoso-séreuse, connue sous le nom d'humeur de Morgagni, dont quelques petites portions, sans perdre de leur transparence, acquièrent une densité, une pesanteur et une réfringence plus considérables. Ce sont les *imaginations perpétuelles* de Maître-Jan. Ces taches paraissent comme des filamens ondoyés, des brouillards légers, des petits duvets de coton, des points très-petits qui nagent lentement dans l'atmosphère, des globules, de petits rubans qui forment des espèces de nœuds, de petites portions de gomme à demi-dissoute dans l'eau; une légère différence de transparence les fait à peine distinguer du fond de l'air, lorsqu'on les examine dans un ciel serein.

Trop souvent on confond ces nuages avec les taches fixes, par rapport à l'axe optique, qui, causées très-fréquemment par des affections partielles du nerf optique ou de la rétine, sont ordinairement des signes précurseurs d'amaurose, notamment lorsqu'elles sont récentes, et qu'elles prennent de l'accroissement. Les médecins sur-tout s'inquiètent lorsqu'ils aperçoivent subitement ces fantômes légers, qui cependant ne méritent pas même le nom d'incommodité ; j'en ai une foule de preuves parmi lesquelles j'apporterai les suivantes : le célèbre Sabatier en avait été fort inquiété dans sa jeunesse ; il a gardé ces nuages pendant toute sa vie, sans qu'ils aient éprouvé aucun changement, soit dans leur nombre, soit dans leurs formes. M. G..., jeune médecin, reçu à la faculté de Montpellier en 1815, en était effrayé au point d'être, depuis un an, dans un état voisin du marasme, lorsqu'il vint me consulter. M. D***, médecin en chef de l'Hôtel-Dieu de Sens, vint à Paris sans avoir pu prendre aucun aliment depuis trois jours, par suite de la terreur que lui inspiraient un grand nombre de ces nuages qui lui avaient apparu tout-à-coup. J'éprouvai une vive satisfaction, en tranquillisant subitement, et pour toujours, un confrère estimable qui depuis onze ans les aperçoit sans aucune augmentation ni diminution, comme il les apercevra pendant toute sa vie, sans en éprouver la moindre gêne. M. le docteur Reveillé-Parise rapporte que, ces nuages ayant commencé à lui apparaître pendant la durée d'une ophthalmie par cause externe, il en fut alarmé au point d'attendre, pendant plusieurs années, la cataracte ou l'amaurose. M. le docteur C***, de Bar-le-Duc, vint à Paris, en décembre 1818, fort effrayé par leur apparition, et en partit tranquillisé dans une seule conférence, bien décidé à renoncer aux moyens héroïques, auxquels la terreur l'avait obligé de se soumettre. Actuarius écrivait à Joseph Racendita (*) : « Sans doute vous connaissez leurs formes, vous qui en avez vu voltiger devant vos yeux, au point de redouter des cataractes, parce que cette dernière maladie présente dans son origine des symptômes assez semblables; mais j'avais coutume de vous consoler : en effet, vous les aperceviez depuis long-temps, tandis que ceux qui doivent être suivis de cataracte augmentent promptement. »

En réfléchissant au nombre considérable de médecins instruits et de physiciens habiles qui à ma connaissance ont été inquiétés par ces nuages voltigeans, mon étonnement fut extrême, lorsque au milieu des recherches les plus attentives je découvris que, sur cent personnes de tout âge prises au hasard, souvent beaucoup plus de cinquante voient un nombre plus ou moins considérable de ces petits fantômes sans en avoir jamais parlé. Un homme d'un très-grand savoir me disait récemment en examinant la planche LXV de mon Traité des maladies des yeux, qu'il en avait toujours vu, et qu'il croyait que chacun apercevait ces sortes de nuages : cette planche les rend au naturel. Il arrivera certainement un grand nombre de fois que le lecteur de cet article quittera le livre, et, en regardant un nuage à plusieurs reprises, apercevra quelques-uns de ces petits filamens, de ces légers nuages ou globules qu'il ignorait jusque-là apercevoir, ou auxquels il n'aura pas encore donné une

---

(*) De spir. animali ad Jos. Racenditam, lib. ı, c. XII.

certaine attention ; s'il interroge plusieurs personnes ,
en les invitant à élever les yeux vers un nuage, il
obtiendra souvent pour réponse : J'ai toujours vu cela...
Est-ce que chacun n'en voit pas ?

Combien il arrive souvent que l'on conçoit des inquiétudes non fondées pour sa santé, à l'occasion de
symptômes aussi peu importans que les filamens voltigeans, et qui tourmentent cependant l'imagination en
faisant naître, sinon un mal réel, au moins la peur du
mal, fléau redoutable et trop fréquent! Ces terreurs
imaginaires naissent souvent à l'occasion de quelque
accident qui semble former une complication, et souvent
des hommes non étrangers à la connaissance de la structure du corps humain, mais qui ne se sont pas fait une
idée assez exacte de notre organisation et de ses ressources dans les désordres auxquels elle est exposée ,
sont les premiers à s'affecter de légères anomalies qui
ne méritent pas même qu'on leur donne un moment
d'attention.

Les nuages voltigeans montent lorsqu'on porte les
yeux vers un endroit élevé ; si alors on regarde fixement
cet objet , et qu'il soit blanc ou au moins fort éclairé, on
voit descendre ces corpuscules avec lenteur au-dessous
de l'axe optique, et on ne les aperçoit plus pendant tout
le temps que les yeux restent fixés sur le même objet ; mais,
au moindre mouvement de ces organes, ils quittent le
lieu où leur pesanteur les avait amenés , et on les voit de
nouveau. De tous ces nuages voltigeans , ceux qui ont
la forme d'un filament ou d'un tube de verre ployé
en différens sens, sont les plus faciles à distinguer pour
les personnes qui les aperçoivent. Ces filamens ont des
mouvemens vagues qui leur sont communiqués par ceux

du globe. Tantôt ils se contournent, d'autres fois ils s'étendent, puis dans un autre mouvement de l'œil ils se ploient à certains points de leur étendue qui sont toujours les mêmes, et ces variations paraissent sur-tout distinctes lorsqu'ils passent en descendant devant l'axe optique. Le plus souvent il y en a deux ou trois plus apparens que les autres; mais il y en a ordinairement beaucoup d'autres plus petits, moins visibles, et une grande quantité de globules, les uns isolés, les autres réunis en groupes, qui tombent mêlés avec les filamens, à la manière d'une pluie très-fine, lorsque, après avoir élevé les yeux, on les fixe, par exemple, sur une muraille blanche ou sur un nuage; car la présence d'une certaine quantité de lumière est nécessaire pour que l'ombre de ces petits corps puisse être distincte sur la rétine, parce qu'ils n'ont point d'opacité, et parce que, leur densité étant à peu de chose près la même que celle du reste de la liqueur dans laquelle ils nagent, ils tranchent peu sur sa transparence. Il y a aussi quelquefois des espèces de petites grilles qui semblent nager dans un liquide; quelques-unes sont plus pesantes, et descendent avec plus de vîtesse: les filamens sont légers, ils descendent les derniers; on leur voit des globules dont le milieu est un peu obscur, et qui présentent assez bien l'apparence de très-petites bulles faites avec l'eau de savon.

On voit peu ces nuages voltigeans dans un lieu médiocrement éclairé. Le soir à la lumière on est obligé pour les voir de les chercher avec beaucoup d'attention et à plusieurs reprises, sur un papier blanc : ils ne paraissent alors que comme de petites portions de fumée à peine sensibles. En tenant les yeux à demi-clos, on les aperçoit un peu dans la flamme d'une bougie ; on les voit encore, mais d'une manière peu distincte, en élevant les yeux vers le ciel, à un très-grand jour et à plusieurs reprises, sans les ouvrir. Ils paraissent plus brillans, et on les voit bien plus aisément en fermant les yeux à moitié, lorsqu'on les cherche en plein air, dans un ciel couvert de nuages blancs, ou dans un autre lieu très-éclairé. On les aperçoit d'une manière bien distincte dans le brouillard, dans le reflet de l'eau, et sur la neige. Le plus ordinairement on en voit des deux yeux, quelques personnes cependant n'en aperçoivent que d'un seul. Ces petits nuages se dirigent toujours vers le bas de l'œil, lorsqu'on regarde un objet élevé, comme il a été dit plus haut ; si l'on tourne la face contre la terre, et si on les examine, par exemple, entre les jambes, sur un sol blanc ou très-éclairé, la position des yeux étant alors différente, au lieu de se diriger vers la partie inférieure de l'œil, ils se rassemblent vers l'extrémité de l'axe optique, où on les examine plus aisément. Si l'on regarde le ciel en inclinant un peu la tête en arrière, étant couché sur le dos en plein air, ils prennent leur direction du côté du front qui est alors la partie basse, au lieu de se diriger du côté des pieds. Ces atômes voltigeans sont d'une petitesse extrême ; cependant ils doivent paraître avoir une certaine étendue, parce qu'ils sont au-devant du cristallin. Cette lentille ayant la propriété de grossir les objets, on ne doit apercevoir que très-peu et fort confusément ceux qui se trouvent derrière elle. Plus on éloigne le plan sur lequel on les examine, plus leur diamètre paraît augmenter. Tel filament qui, vu sur une feuille de papier blanc très-éclairée, paraît avoir à peine un sixième de ligne de diamètre, et deux pouces de longueur, semble avoir deux lignes de diamètre et plus d'un pied de long lorsqu'on l'examine en face d'une muraille blanche éloignée de vingt ou trente pieds. Ces phénomènes sont faciles à expliquer, à l'aide des lois que la lumière suit dans ses mouvemens, lois que je ne pourrais rappeler ici sans sortir de mon sujet.

Tous ceux qui voient ces nuages voltigeans n'en rendent pas un compte aussi détaillé ; ceux même qui les ont observés avec le plus d'exactitude ne sont parvenus qu'après un an ou deux, et quelquefois plus, à les diriger, pour ainsi dire, à volonté et à amener dans l'axe optique tel filament par tel mouvement de l'œil, afin de l'examiner avec plus d'attention. Quelque longs que soient ces détails, ils ne paraîtront pas superflus au grand nombre de ceux qui sont inquiétés par ces mouches volantes. Une expérience, due à La Hire, jette du jour sur les différens phénomènes que présentent ces taches mobiles ; elle consiste à recevoir, sur un papier ou sur un linge blanc, les rayons du soleil, à travers un carreau de verre dans lequel il se trouve quelques-uns de ces grains, de ces bouillons ou de ces filets qu'on y voit si communément et qui font, malgré leur transparence, une réfraction différente de celle des autres parties du verre ; ces grains, ces bouillons et ces filets paraissent sur le linge ou le papier, comme les corpuscules dont nous nous occupons paraissent sur la rétine. On a inutilement cherché pendant long-temps leur nature ; je possède une lettre autographe de Sauvages, adressée à mon père, dans laquelle ce savant professeur témoigne le plus vif desir d'être éclairé à ce sujet *. Les uns ont attribué ces phénomènes à l'insensibilité de quelques filets du nerf optique, d'après Willis (*Quoniam nervi optici filamenta quædam obturantur. Cerebr. anat. cap. XXI*), ou à l'engorgement de quelques vaisseaux de la rétine devenus variqueux (*Vitio partium retinæ a vasis sanguiferis nimium tensis contectarum.* Pitcairn. *Theoria morborum oculi*, pag. 14). Les autres, sentant que ces explications sont défectueuses, que ces corpuscules, qui passent, repassent, s'élèvent, s'abaissent, qui nagent distinctement dans un fluide, seraient fixes s'ils étaient causés par l'insensibilité de quelques filets du nerf optique ou par l'engorgement de quelques vaisseaux de la rétine, devenus variqueux, ont placé leur siège dans l'humeur aqueuse, comme La Hire et Leroi. D'autres, enfin, ont cru avec Morgagni (*Advers. anat. LXXV*), que ces apparences étaient occasionées, dans certains cas, par des stries que formait sur la cornée l'humeur lacrymale épaissie. C'est à l'atonie de quelques filets du nerf optique que le plus grand nombre des gens de l'art attribue aujourd'hui ces nuages volans. Quelques personnes objectent en vain que, s'ils étaient dus à l'une ou à l'autre de ces causes, ces corpuscules seraient fixes et ne paraîtraient pas nager ; on répond qu'ils sont fixes, en effet, et qu'ils ne paraissent changer de place que parce que les yeux exécutent des mouvemens presque imperceptibles, alors même qu'on cherche à les tenir immobiles. Cette réponse satisfait le grand nombre,

---

(*) Voyez mon *Traité des maladies des yeux*, tom. III, p. 407.

mais non les gens instruits, qui savent bien que ces corpuscules descendent lorsque les yeux sont fixés sur un objet situé à une certaine élévation. Leroi (Hist. de l'Académie royale des Sciences, année 1760) rapporte qu'une personne inquiétée par ces nuages voltigeans, consulta tous les oculistes qui furent aussi peu d'accord sur le lieu qu'ils occupaient dans le globe, sur leur nature, et sur la cause qui leur avait donné naissance, que sur les remèdes à employer. Il propose d'ouvrir la cornée pour évacuer l'humeur aqueuse, dans laquelle il plaçait, avec beaucoup d'autres physiciens, le siège de ces corpuscules; des opinions connues, c'était la plus plausible, puisqu'ils paraissent distinctement nager dans un fluide. Afin qu'il ne pût rester aucun doute à ce sujet, j'ai ouvert la cornée pour donner issue à l'humeur aqueuse; et, dès le lendemain de cette légère opération, ceux qui s'y étaient prêtés ont aperçu les mêmes filamens et les mêmes globules, sans qu'il y en ait eu un seul de moins : parmi eux, M. l'abbé B.***, qui était alors et qui est encore aujourd'hui professeur à l'Athénée des arts de Paris, aurait remarqué le plus léger changement, s'il en fût survenu.

Je me crois autorisé à placer le siège de ces corpuscules dans l'humeur de Morgagni, dont quelques petites portions, sans rien perdre de leur transparence, acquièrent une densité, une pesanteur et une réfringence plus considérables. On sait que cette liqueur, ainsi appelée du nom du célèbre anatomiste qui l'a observée avec le plus d'exactitude, environne le cristallin ; elle est parfaitement transparente, et, quoiqu'elle soit en très-petite quantité, les portions qui acquièrent une certaine densité, étant d'une ténuité extrême, peuvent se mouvoir librement dans une aussi petite quantité de liquide. Quelques anatomistes ont révoqué en doute l'existence de cette humeur, mais on peut la démontrer aisément en plongeant la pointe d'une lancette dans le cristallin d'un œil de mouton, après avoir enlevé la cornée, écarté l'iris et essuyé à plusieurs reprises, avec un linge fin, la capsule du cristallin; il sort aussitôt une goutte d'une liqueur limpide que l'on ne trouve pas toujours d'une manière également marquée; elle perd de sa fluidité après la mort, et il paraît qu'elle diminue de quantité à mesure que l'on avance en âge. On ignorait généralement la mobilité de ces nuages voltigeans; Maître-Jan était dans l'erreur commune, et les croyait fixes; cependant il a dit que leur rapport avec ces imaginations qui précèdent les cataractes, lui faisait conjecturer que c'était un vice de quelques-unes des fibres qui composent les pellicules extérieures du cristallin, ou bien une dilatation des veines répandues dans sa membrane; ce sage écrivain est un de ceux qui ont le plus approché de la vérité.

J'ai dit, et je ne saurais trop répéter, que l'on ne confond que trop souvent ces taches voltigeantes avec celles qui sont fixes par rapport à l'axe optique, et qui, causées presque toujours par des engorgemens du nerf optique ou de la rétine, sont ordinairement des signes précurseurs d'amaurose; celles-ci exigent de l'attention, tandis que celles qui font le sujet de cet article, n'en demandent aucune. Elles ne m'ont pas paru être causées ni entretenues, comme on l'a cru, par l'application immodérée de la vue; elles sont congéniales chez la plupart des personnes qui les aperçoivent. En interrogeant des enfans de cinq ou six ans, on apprend souvent qu'ils en voient ; un enfant de cinq ans et demi m'a récemment donné des renseignemens très-détaillés sur ce qu'il appelle *ses petits serpens* qu'il s'amuse quelquefois à regarder descendre dans le ciel. Ce ne sont pas les personnes chez lesquelles ces taches voltigeantes sont congéniales, qui en sont inquiétées ; ce sont celles qui les aperçoivent subitement.

Le seul moyen que l'on doive opposer à leurs vaines inquiétudes, est de tranquilliser leur imagination et de leur apprendre que ces nuages volans, qui augmentent quelquefois très-lentement pendant les premières années qui suivent leur apparition, subsistent pendant le reste de la vie, sans qu'on en éprouve aucune incommodité ; qu'ils ne demandent aucun remède, ni même aucune espèce de précaution, et que, l'esprit une fois tranquillisé, on les oublie au point de ne les plus voir qu'en les cherchant ; à moins qu'on ne se trouve en plein air, où ils paraissent toujours d'une manière plus sensible, mais sans occasioner aucune gêne. J'ai fréquemment occasion d'observer que, les confondant avec des taches fixes et d'une autre nature dont j'ai parlé plus haut, on assujettit les personnes qui en sont vainement alarmées, à des remèdes superflus et souvent nuisibles ; rarement une semaine entière s'écoule sans que je sois obligé de faire abandonner un moyen inutile, tel, par exemple, qu'un séton passé dans l'intention de combattre cette prétendue maladie. Je connais un grand nombre de personnes chez lesquelles ces nuages voltigeans se sont manifestés il y a trente, quarante ans et plus, sans que leur nombre ou leurs formes aient éprouvé le plus léger changement; une d'elles, qui cultivait l'art du dessin avec le plus grand succès, dans sa première jeunesse, dessina soigneusement, il y a plus de cinquante ans, les nuages voltigeans qu'elle aperçut alors subitement; pas un de ces corpuscules n'a éprouvé le plus petit changement de configuration.

Cette remarque pourrait fournir matière à des considérations générales relatives à un point de physiologie : toutes les parties des corps animés se trouvent-elles renouvelées après un certain nombre d'années ? Je ne pourrais adopter que la négative, au moins en ce qui concerne ces portioncules d'une des liqueurs du globe de l'œil, dans la certitude où je suis qu'elles subsistent dans le même état pendant plus d'un demi-siècle. Depuis un certain nombre d'années, la multitude des personnes qui m'ont consulté pour ces taches volantes, n'a fait que me confirmer dans mon opinion. Je fus consulté par une dame qui était fermement persuadée que les fantômes voltigeans qu'elle apercevait depuis peu, devaient la conduire à la cécité; je trouvai chez elle vingt personnes, parmi lesquelles sept déclarèrent en voir depuis un grand nombre d'années, sans en avoir jamais parlé : une jeune personne ajouta qu'elle s'amusait souvent à les voir descendre dans un ciel couvert de nuages blancs.

Cataracte ou *opacité du cristallin.*

La cataracte est l'opacité du cristallin. Les anciens regardaient ce corps comme l'organe de la vision, et la cataracte comme une membrane formée par le desséchement d'une eau épaisse située entre lui et l'iris. Ils croyaient que l'aiguille dont ils faisaient usage abaissait cette pellicule opaque. La thérapeutique chirurgicale de cette maladie est parvenue graduellement au point où nous la voyons, par les méditations de quelques hommes de génie et par les applications heureuses qui en ont été faites à la pratique.

Si on veut réfléchir attentivement à la structure du cristallin, à son isolement dans sa capsule, à la petite quantité de lymphe ou humeur de Morgagni qui l'environne, et à la nature de son enveloppe, on expliquera aisément les phénomènes que présente cette maladie pendant et après sa formation ; tout médecin qui réfléchira attentivement à la structure du globe de l'œil, trouvera, quel que soit alors le système adopté pour expliquer la nutrition du cristallin, que l'interruption de cette nutrition est la cause immédiate de la cataracte.

Les causes externes de la cataracte sont connues ; les blessures qui entament la capsule du cristallin, les percussions qui détruisent la circulation dans ces parties si délicates, en un mot tout ce qui peut changer les rapports du cristallin dans le globe, détruisent sa transparence (79). Une chute produit quel-

(79) Un enfant, âgé de douze ans, jouissait d'une bonne

quefois le même effet. J'ai été consulté par un homme bien constitué, âgé de quarante-cinq ans, qui, trois mois auparavant, était tombé, une chaise sur laquelle il était monté s'étant brisée sous lui. Quelques jours après, il commença à voir voltiger de légers nuages devant son œil droit, et, le mois suivant, il en aperçut autant devant le gauche ; je trouvai une cataracte déja visible à l'œil droit, et deux petits points opaques dans le cristallin de l'œil gauche.

On ne connaît pas aussi bien les causes internes de la cataracte ; quand elle se forme, dans des cas très-rares, à la suite d'une ophthalmie interne du globe, il n'est pas probable qu'elle soit le produit d'une inflammation du cristallin ; ce corps paraît trop peu susceptible de contracter une irritation : mais l'inflammation des membranes internes de l'œil agit alors sur la capsule du cristallin, et, par suite, la nutrition de ce corps est troublée. Quand elle se forme spontanément, on l'attribue à des travaux for-

---

santé. Il fut blessé par une ronce qui piqua la cornée un peu au-dessus de son centre. La vision fut troublée pendant deux jours. Le malade, qui n'éprouvait pas la moindre douleur, dit alors qu'il distinguait les objets. On resta en conséquence dans une parfaite sécurité, lorsque, neuf jours après, on s'aperçut que la pupille était immobile ; on vit sur le cristallin un point blanc qui ne répondait point à la blessure de la cornée, et deux autres points grisâtres qui paraissaient en occuper le centre. Ces derniers blanchirent, se confondirent avec le premier, et le cristallin devint opaque. Le douzième jour, il parut une légère inflammation sur la conjonctive. Elle augmenta assez pour exiger l'emploi des saignées, des pédiluves et des antiphlogistiques : l'enfant a conservé une cataracte.

cés, à l'éclat du feu chez les serruriers, au rhumatisme, à la goutte, à la gale, aux dartres, ou à quelque autre affection générale. Ce que j'ai vu dans ma pratique ne m'a pas paru confirmer ces assertions, et j'ai trouvé indifféremment la cataracte dans toutes les classes et dans tous les états ; l'âge seul m'a paru une cause réelle de cette maladie. La cataracte spontanée se forme presque toujours chez des sujets âgés de plus de soixante ans, et les chances pour le succès de l'opération sont moins favorables lorsqu'elle paraît beaucoup avant cet âge. Les maladies sont d'autant plus dangereuses qu'elles sont moins conformes à l'âge (*Hipp.*).

Lorsque la cataracte commence à se former, les malades croient voir voltiger dans l'air des fragmens de toile d'araignée, des ailes de mouches, des nuages légers que l'on distingue de ceux dont il a été question dans l'article précédent, en ce qu'ils sont fixes par rapport à l'axe optique, et qu'ils conservent, par conséquent, le même rapport avec l'objet que l'on examine, au lieu de paraître descendre comme les autres, avec lesquels on les confond tous les jours, au grand détriment des consultans. Lorsque la cataracte est un peu plus avancée, les caractères d'un livre semblent se mêler, et la lecture devient impossible; le malade aperçoit un nuage entre l'œil affecté et l'objet vers lequel il le dirige.

Il faut, dans le principe de la maladie, examiner avec beaucoup d'attention, et à un jour très-favorable, l'œil malade, afin de ne pas errer dans le diagnostic de cette maladie, qui est alors très-difficile à distinguer de l'amaurose commençante. S'il reste de l'incertitude, on la fait cesser en instillant entre la paupière inférieure et le globe de l'œil, quelques gouttes d'une solution aqueuse d'extrait de belladone ; la pupille, en se dilatant une demi-heure après, pour trois ou quatre jours, permet d'examiner presque toute l'étendue du cristallin.

Peu de semaines après les premiers symptômes par lesquels la cataracte se manifeste, son existence cesse ordinairement d'être douteuse ; on aperçoit derrière la pupille, un nuage dont la circonférence est moins visible que le centre ; il devient de plus en plus facile à distinguer ; quelquefois il représente des petites barres grisâtres ; après quelques mois, l'opacité est augmentée en étendue et en intensité, et enfin la pupille paraît entièrement grise ou blanche, surtout lorsqu'elle est contractée. Le cristallin se tache quelquefois de manière à justifier le nom de cataracte *arborisée*, que l'on a donné à la variété de la maladie qui en résulte. D'autres fois son bord conserve long-temps de la transparence, et le malade voit passablement, lorsque la lumière est assez modérée pour que la pupille puisse se trouver dans un certain degré de dilatation. Un des signes diagnostiques les plus évidens de la maladie, lorsqu'il est encore difficile de la reconnaître, même à l'aide de la loupe, c'est que le malade voit fort mal lorsqu'il est placé en face d'une fenêtre très-éclairée, tandis qu'il voit beaucoup mieux lorsqu'il tourne le dos au côté par lequel la lumière pénètre dans la chambre où l'expérience a lieu.

La cataracte est quelquefois de famille. J'ai opéré un jeune aveugle de naissance qui avait trois frères aveugles plus jeunes que lui, dont les cataractes étaient aussi congéniales.

On dit ordinairement que la cataracte est **mûre** lorsqu'elle a la couleur d'une perle, et que, par son opacité complète, elle ôte entièrement la vue au malade. On la regarde alors comme ayant acquis une grande consistance ; on dit au contraire qu'elle n'est pas parvenue à sa maturité, quand elle est d'une couleur laiteuse et qu'elle n'ôte pas au malade la faculté de distinguer les objets : celle-là passe pour être molle. Quelques auteurs ont prétendu qu'elle l'est toujours lorsqu'elle commence, et qu'elle acquiert graduellement de la dureté en se formant. L'expérience prouve que l'ancienneté de la maladie n'influe pas sur la consistance du cristallin, et que c'est une erreur de croire qu'il devienne plus dur à mesure qu'elle fait des progrès ; ce que je dis est si vrai, que certaines cataractes très-anciennes sortent avec l'apparence d'un fragment de gelée, et s'allongent en passant à travers la pupille, tandis que d'autres qui ne datent pas d'une année ont à-peu-près la fermeté naturelle au cristallin. On trouve des cataractes de couleur perlée sans consistance, tandis qu'on est étonné de la fermeté de quelques autres qui, étant d'un blanc de lait, avaient été regardées comme n'ayant point encore acquis leur maturité. Presque toutes ont dans leur centre un noyau de forme à-peu-près lenticulaire, plus dur et d'une couleur plus obscure que le reste du cristallin. On pourrait peut-être en conclure que l'opacité et l'endurcissement de ce corps, commence dans son centre ; mais presque toujours lorsque la cataracte se déclare, on remarque dans la pupille un nuage répandu assez uniformément.

La cataracte n'a pas toujours réellement la couleur qu'on lui voit avant de l'extraire ; souvent alors on trouve une couleur ambrée à celle qui avait la couleur d'une perle. Les diverses nuances que la cataracte prend, non-seulement chez les différens individus, mais encore chez le même sujet, à diverses époques de sa formation, sont dues aux reflets de lumière occasionés par la capsule, qui conserve presque toujours sa transparence naturelle. Elles ne sont, au reste, relativement au diagnostic et au pronostic, que d'une faible utilité, à moins qu'il ne s'agisse d'une teinte verdâtre ou jaunâtre qui, réunie à la diminution ou à l'abolition des mouvemens de l'iris, annonce la maladie incurable connue sous le nom de glaucôme.

J'ai extrait, sur-tout chez quelques sujets très-avancés en âge, des cristallins dont la nuance jaune-d'ambre était beaucoup plus prononcée qu'elle ne l'est ordinairement ; quelques-uns étaient même noirâtres, et parmi ces cataractes d'une teinte peu ordinaire, il en est qui en ont pris une encore plus foncée, soit en séchant, soit par leur séjour dans l'alcool, sur-tout lorsque le flacon avait été long-temps débouché ; mais je n'ai jamais rencontré celle qui a été désignée, par quelques auteurs, sous le nom de cataracte noire. Jusqu'à ce que je l'aie trouvée, je dirai à quelques observateurs d'ailleurs fort estimables : Vous avez probablement vu un de ces cristallins noirâtres, sorti après une opération laborieuse, et dont la teinte paraissait plus foncée, parce qu'il était tout couvert par la matière noire de la face postérieure de l'iris. Bordeu, dans des cas qui lui paraissaient douteux, demandait : Où avez-vous vu ? comment avez-vous vu ? de quel droit croyez-vous avoir vu ? qui vous a dit que vous avez vu (*Rech. sur les crises, XI*) ? La vérité est que les Allemands ayant donné, d'après quelques anciens médecins, le nom de cataracte *noire* à l'amaurose, cette confusion de langage a fait naître l'erreur contre laquelle je proteste ici. Quand Locke voulut remonter à la véritable source des erreurs, il la trouva dans l'emploi vicieux des mots.

Le pronostic est en général consolant, et on peut promettre au malade un rétablissement complet après l'opération, lorsqu'il n'a pas d'autre maladie. La cataracte se forme le plus ordinairement dans l'espace de deux années, mais il n'y a rien de certain à cet égard. J'ai vu les unes rester stationnaires pendant plus de vingt ans, et les autres, déja formées à la vérité en grande partie, devenir complètes en peu de jours, même en une nuit.

Souvent le cristallin des enfans fond en place, lorsqu'il est devenu opaque par suite d'une piqûre ou de toute autre blessure qui n'a pas d'ailleurs désorganisé les vaisseaux de l'intérieur du globe. J'ai donné des soins à une petite fille âgée de sept ans qui avait eu la cornée et la capsule du cristallin ouvertes par une pointe de ciseaux. Le cristallin a été peu-à-peu absorbé, et il faut que l'œil soit exposé à une lumière un peu vive, pour que l'on aperçoive une petite barre blanche transversale à la partie inférieure de la pupille; l'enfant peut distinguer de cet œil les petits objets, à l'aide d'un verre à cataracte. J'ai vu, mais plus rarement, cette heureuse terminaison, même lorsque la blessure avait eu lieu après l'époque de la puberté. Dans quelques cas extrêmement rares, le cristallin devenu opaque descend spontanément derrière l'iris, et la vue se trouve rétablie.

Des observations authentiques prouvent que cette maladie, déja reconnaissable par des signes non équivoques, a paru céder à l'action du mercure, à celle du suc ou de la poudre de cloportes, et à d'autres moyens que l'on regardait comme doués d'une vertu incisive et capable de donner, comme on disait alors, de la fluidité à la lymphe. Les uns ont nié ces guérisons, les autres les ont affirmées, et aujourd'hui même les sentimens sont partagés relativement à la curabilité de la cataracte. Je vois souvent dans une pupille une opacité reconnaissable, même pour un œil peu exercé, rester stationnaire pendant une et même plusieurs années; nul doute que dans un cas semblable le médecin et le malade croiront aisément à l'influence du traitement. J'ai vu, mais beaucoup plus rarement, une opacité déja très-visible disparaître, et le malade, privé de la faculté de lire, en recouvrer l'usage. La maladie a toujours alors consisté, suivant moi, dans un léger engorgement de la capsule, et ce sont là, je crois, les occasions qui ont fait regarder l'opacité déja visible du cristallin comme susceptible d'être utilement attaquée par des remèdes internes et externes. Je les regarde comme également inutiles contre la cataracte, même commençante, non encore visible, et je pense que ceux qui croient l'avoir arrêtée dans son principe, n'ont eu affaire qu'à ces filamens voltigeans dont j'ai découvert le premier la nature (page 342).

Il y a beaucoup de maladies qui s'arrêtent dans leurs progrès, et même qui diminuent ou disparaissent naturellement, les unes sans l'emploi d'aucun remède, les autres en paraissant céder à l'action de quelques moyens fort inutiles, souvent même nuisibles. On en compte un grand nombre de cette espèce parmi celles qui affectent l'organe de la vision : à l'aide de la crédulité des malades, elles fournissent un aliment à la cupidité et au charlatanisme.

En recueillant des observations nombreuses, j'ai reconnu, contre l'opinion commune, que l'ancienneté de la cataracte n'est pas une cause d'adhérence de ce corps ou plutôt de sa capsule, avec l'iris; la plus legère phlegmasie interne est bien plus capable de produire cet effet, beaucoup plus rare qu'on ne le croit. C'est donc inquiéter inutilement les malades, que de leur annoncer cette complication comme menaçante, s'ils tardent à se soumettre à l'opération (80).

----

(80) M. Lefévre, âgé de soixante-dix-sept ans, d'un tempérament spasmodique et sanguin, avait reçu, à l'âge de sept ans, un coup sur l'œil droit; il s'y était formé une cataracte. On avait desiré la faire abattre, lorsqu'il eut atteint l'âge de vingt ans; mais elle fut jugée alors adhérente et hors d'état d'être opérée. Une blessure, causée par un éclat de bois, lui fit perdre l'œil gauche. Deux heures après, je trouvai le cristallin et une partie du corps vitré engagés entre les paupières, de manière à ne laisser aucun espoir de conserver même la forme du globe. Je fis couvrir l'œil d'un cataplasme de mie de pain et de lait, qu'on renouvela six fois par jour. M. Lefévre fut saigné du pied et mis à une diète modérée. Six semaines après, je fis l'extraction du cristallin de l'œil droit, qui était opaque depuis soixante et dix ans. Je n'ai pas trouvé la plus faible adhérence. La vue a été rétablie au point que M. Lefévre vaquait assidûment, et comme avant son accident, aux affaires de son gendre, M. Lemoine, architecte très-employé.

J'ai été appelé à Bruxelles, au mois de mai 1806; j'y ai opéré de la cataracte aux deux yeux, M. Morel, quincaillier,

Dans certains cas rares, l'iris conserve de la mobilité,
quoique la rétine soit insensible (81) ; et dans d'autres

âgé de quatre-vingt-douze ans, de forte constitution. Il avait le
cristallin de l'œil gauche opaque depuis quatre-vingts ans, par
l'effet d'un coup de balle qu'il avait reçu à Toulouse, lieu de
sa naissance. Cette cataracte n'était point adhérente, mais elle
avait pris la consistance de la corne. Il vit très-bien de l'œil
droit, et très-peu du gauche, dont la pupille resta un peu
terne. Elle avait eu de la peine à se dilater, pour laisser passer
ce corps solide, dont le volume paraissait d'autant plus considérable que les cornées du malade étaient naturellement très-
petites.

(81) J'ai opéré un homme, âgé de soixante-huit ans, de faible
constitution, qui avait l'œil gauche atrophié. Le droit était
encore sensible à l'impression de la lumière, l'iris avait conservé
une partie de sa mobilité, le cristallin était opaque. Cette amaurose imparfaite et la cataracte dataient à-peu-près d'un an. Le
corps vitré n'était point désorganisé, et l'extraction du cristallin
fut faite aisément. A la levée de l'appareil, le malade ne vit
point ; l'œil était très-sain en apparence. L'iris conservait encore
quelque mobilité six mois après, mais la vue ne se rétablit
point ; et l'amaurose étant devenue complète, tous les remèdes
furent inutiles.

J'ai opéré un aveugle de naissance, âgé de vingt ans, d'un
tempérament lymphatique et d'une haute stature. Les pupilles
étaient très-mobiles avant l'opération, et cependant les rétines
se trouvèrent paralysées. Après la sortie des cataractes, qui
étaient laiteuses, et dont la matière s'écoula promptement, le
malade ne distingua rien ; ce ne fut qu'au bout de plusieurs
mois qu'il vit assez pour se conduire. Il a pu depuis vaquer aux
soins de l'agriculture, mais n'a jamais pu distinguer les petits
objets. J'ai trouvé plusieurs cas analogues chez des aveugles de
naissance. On doit être très-réservé dans le pronostic de ces
sortes de cataractes, même lorsque les apparences sont favorables.

aussi peu communs, l'iris ne donne aucun signe de sensibilité à l'impression de la lumière, quoique l'organe immédiat de la vue en conserve plus ou moins (82).

---

(82) Madame Tillet, fermière à Ogne, près Nanteuil-le-Haudouin, âgée alors de cinquante ans, d'un tempérament lymphatico-sanguin, vint à Paris, en 1794, pour consulter mon père. L'œil droit était attaqué d'une amaurose imparfaite; le résultat du traitement fut un rétablissement très-incomplet de la vue de cet œil. Deux ans après, il se forma une cataracte. Plusieurs gens de l'art conseillèrent unanimement de ne point opérer. La pupille de cet œil avait conservé un peu de dilatation; l'autre était très-sain. Le cristallin de ce dernier se troubla au commencement de 1815. La cataracte était à moitié formée, lorsqu'elle vint me demander, en juillet de la même année, de tenter quelque chose pour l'œil droit, dont la cataracte, compliquée d'amaurose imparfaite, datait de vingt-un ans. L'iris était presque immobile. Je l'opérai le 6 août. L'incision de la cornée faite, le cristallin descendit derrière l'iris. Le corps vitré avait perdu de sa consistance; il en sortit un flot. Une légère pression, faite avec l'extrémité du doigt *medius* de la main gauche, sur la paupière inférieure et la partie correspondante du globe, fit paraître le cristallin derrière la pupille. J'introduisis jusqu'à sa face postérieure la pointe d'une aiguille crochue, et, par un mouvement de bascule imprimé à l'instrument, je la fis sortir de la pupille, et j'entraînai le corps opaque, à-peu-près comme on ôte un noyau de l'intérieur d'une cerise, avec la pointe d'une épingle; il sortit encore une petite quantité du corps vitré. Pour éviter une nouvelle perte de cette humeur, je ne permis point à la malade de faire l'essai de sa vue qui, dix jours après, se trouva faible; mais dans le cours de l'année, elle avait tellement gagné par l'exercice, qu'au moment où j'écris, madame Tillet n'éprouve aucun désir de recouvrer l'usage de l'autre œil, dont la cataracte est entièrement formée. Cependant sa vue n'a pas tout-à-fait la force que semblerait annoncer l'état de son œil

Lorsque dans un de ces cas douteux une cataracte se forme, le pronostic en est extrêmement incertain. Si on se détermine à tenter l'opération, on doit à la confiance du malade et à l'honneur de l'art, l'aveu bien prononcé que l'on ne peut répondre du résultat; quelquefois une amaurose se déclare avant ou après l'opération (83). Une complication moins rare est celle qui

---

(83) M. Précourt, âgé de vingt-cinq ans, d'un tempérament lymphatique, fut opéré, par extraction, à l'Isle-de-France, d'une cataracte de l'œil gauche. A la suite de cette opération, le globe, après les douleurs les plus vives, devint staphylomateux. Le malade vint à Paris. Dans une consultation qui eut lieu entre M. Alibert et moi, il fut reconnu que l'on pourrait extraire une cataracte qu'il avait à l'œil droit. Au moment de déterminer le jour de l'opération, le malade éprouva un refroidissement subit après une marche forcée. Le lendemain, l'œil était rouge, larmoyant et douloureux, la pupille d'une largeur triple, la rétine complètement paralysée, et il ne restait plus d'espoir de rétablir la vision.

Madame B.***, épicière à Molliens, près Grand-Villiers, d'une constitution faible et nerveuse, fut opérée heureusement par extraction, de la cataracte à l'œil droit, à l'âge de trente ans. Peu après, la vue de cet œil se perdit par une amaurose, maladie qui, au bout de quatre ans, se manifesta également à l'œil gauche. Elle vint à Paris. Je lui fis subir un traitement dont le résultat fut le rétablissement de la vue de ce dernier œil. Elle en vit pendant deux ans, après lesquels il se forma une cataracte, qu'on reconnaissait aisément pour être évidemment molle. Elle était protubérante, et poussait l'iris dans la chambre antérieure; la pupille avait peu de mobilité; je craignis que la rétine ne se fût affectée de nouveau; mais il parut, par le résultat, que la protubérance seule de la face antérieure du cristallin était cause de la diminution de la mobilité de l'iris; car la vue fut parfaitement rétablie, lorsqu'en juin 1806 j'en eus fait l'extraction; sa surface antérieure était liquéfiée, ce qui formait une

provient des effets d'une ophthalmie interne. Il faut

cataracte en partie laiteuse; j'eus besoin de beaucoup d'attention pour éviter de toucher l'iris, en pratiquant l'incision de la cornée.

On voit dans cette observation d'un cas rare, une amaurose précédée d'une opération heureuse de cataracte; une amaurose formée à l'autre œil, guérie, et suivie d'une cataracte molle, et quelques autres particularités que j'ai cru utile de faire connaître.

M. L.***, âgé de cinquante ans, de petite stature, d'un tempérament sanguin, robuste et bien constitué, eut, en 1809, une amaurose à l'œil droit. On lui passa un séton à la nuque; il prit vingt fois l'émétique dans l'espace d'une année, et on ne négligea aucun des autres moyens indiqués. Quelques résultats favorables furent obtenus; la vue revint assez pour que M. L.*** pût lire en approchant le livre très-près. En 1812, il se forma, à cet œil, une cataracte; malgré le peu de probabilité de succès qu'elle présentait, je consentis à en faire l'extraction. L'opération fut faite en avril 1813. Le corps vitré était sain; la pupille parut moins mobile après l'opération qu'elle ne l'était avant; cependant le malade vit assez de cet œil pour se conduire seul. Il avait un commencement de cataracte à l'œil gauche. A mesure qu'elle augmentait, la vue de l'œil opéré s'améliorait, enfin M. L.*** était en état d'en lire, d'une manière à la vérité imparfaite, lorsque je lui fis l'extraction de cette dernière cataracte, le 15 mai 1816, en présence de M. Montaigu, médecin de l'Hôtel-Dieu, ami et médecin de M. L***. Depuis le rétablissement de la vue de ce dernier œil, celle du droit est restée à-peu-près la même. Je n'avais point traité M. L.***, en 1809, de son amaurose, et je n'ai pas su précisément jusqu'à quel point la rétine fut alors affectée.

M. Devicque, ancien chef de bureau au ministère de la justice, âgé de soixante-six ans, d'un tempérament bilieux-sanguin, fut traité avec succès, en février 1816, par M. Brisset, d'une attaque d'apoplexie survenue à la suite d'un chagrin vif et de longue durée. Cette attaque fut remarquable par la perte presque totale de la vue, de l'ouie, et sur-tout de la mémoire. Le

donc toujours, avant de se déterminer à opérer, de-

---

malade recouvra, par gradation, l'usage complet de l'un et de l'autre sens, tandis que la mémoire revint plus lentement, en sorte qu'il reconnaissait à peine les lettres, lorsqu'il vit assez pour les distinguer, et qu'il fut obligé, dans le commencement de son rétablissement, d'apprendre à épeler, puis il ne tarda pas à savoir lire, excepté certains mots; il éprouvait la même difficulté à écrire. La santé de M. Devicque, et les deux sens qu'il avait eu si fortement altérés, étant complètement rétablis, le souvenir de quelques mots, même des plus usités, lui manquait encore; il ne prononçait quelques autres que fort mal, par exemple, au lieu de dire ma *mémoire*, il prononçait ma *mémère*, en se plaignant de la trouver souvent en défaut.

Vers le mois d'août 1817, lorsqu'il ne restait plus de traces apparentes de l'attaque d'apoplexie, quoique M. Devicque eût conservé un vésicatoire au bras pendant un an, et qu'il eût pris d'ailleurs toutes les précautions indiquées, la vue de l'œil gauche commença à baisser; il s'y forma une cataracte compliquée d'opacité de la capsule qui ne fut complète qu'en juin 1820. J'en fis l'extraction en présence de M. Brisset; elle se trouva caséeuse, et je fus obligé d'en laisser quelques petits fragmens avec des débris opaques de la capsule, dans la crainte de trop fatiguer un organe affaibli à un si haut degré par la maladie cérébrale, dont nous redoutions une récidive qu'aurait pu déterminer l'émotion excitée par l'opération. Une cataracte de la plus mauvaise nature, compliquée d'adhérences nombreuses de a marge pupillaire de l'iris à la capsule du cristallin, existait à l'œil droit depuis douze ans; elle avait été tellement influencée par l'affection du cerveau, qu'elle présentait peu d'espoir de succès; j'en fis cependant l'extraction; mais le malade n'a recouvré la vue que de l'œil gauche, l'absorption ayant détruit, dans l'espace de quelques semaines, les petites portions du cristallin que j'avais cru devoir laisser dans la pupille de ce dernier œil. Quelques débris très-blancs de la capsule sont encore visibles au moment où j'écris (mai 1821), et cependant M. Devicque occupe un emploi qui l'oblige à travailler chaque jour pendant plus de huit heures.

mander au malade s'il n'a pas éprouvé une inflammation, même légère en apparence (84).

On a établi pour règle que l'opération ne doit pas
être pratiquée lorsqu'un seul œil est affecté ; on s'est
fondé sur ce que le malade ne verrait pas aussi bien
de l'œil opéré que de l'œil sain. Le premier en effet,
ayant besoin d'être aidé par un verre convexe, ne pourrait pas agir avec le second, simultanément et d'une
manière égale. Cette règle serait inattaquable, si l'on était
sûr que le second œil dût rester intact ; mais il arrive
rarement qu'une cataracte de cause interne se borne à
affecter un seul œil ; comme elle passe presque toujours
à l'autre plus ou moins promptement, ce dernier, après
l'opération, éprouve le besoin d'un verre convexe, et
ce moyen artificiel sert alors aux deux yeux. On peut,
au reste, ne point opérer tant qu'il y a un œil sain ;
mais il est bon de le faire aussitôt que le second s'affecte, pour que le malade ne tombe pas dans la cécité.

Les deux yeux étant en état d'être opérés le même
jour, on a demandé s'il était plus avantageux de prendre
ce parti que de remettre la seconde opération après le

---

(84) En 1811, je traitai d'une ophthalmie interne à l'œil
gauche de madame de Barrairon, épouse du directeur-général des
domaines et de l'enregistrement, âgée de quarante-neuf ans,
grande, forte et bien constituée. La pupille prit une forme
ovale et on crut d'abord à l'existence d'une amaurose imparfaite. Le traitement fut assez heureux. Cependant des cataractes
se formèrent dans le cours des deux années suivantes ; j'en fis
l'extraction le 2 mai 1814. La cataracte de l'œil gauche s'était
formée la dernière. Cet œil n'a pu servir pour la lecture que
deux ans après l'opération. L'exercice a enfin procuré son entier
rétablissement.

rétablissement du premier œil? Avant de répondre il faut distinguer. La double opération est plus avantageuse à celui qui l'exécute; elle augmente pour lui l'espoir de rendre la vue au malade, et s'il n'est pas sûr de sa main, il voit sa réputation à l'abri, car il est extrêmement rare que les deux yeux succombent après une opération aussi simple, lorsqu'elle a été exécutée selon les règles connues. Mais il est, je pense, plus avantageux pour le malade de n'être opéré que d'un œil à-la-fois, parce qu'en opérant les deux yeux, on voit quelquefois, après l'opération, des accidens, survenus d'abord à un œil et bornés à ce seul organe pendant plusieurs jours, s'étendre enfin à l'autre par sympathie. Je dois ajouter, pour étayer l'opinion que j'ai adoptée, qu'en opérant un seul œil, on recommande au malade de se coucher sur le côté opposé, et que les larmes passent alors plus aisément dans les fosses nasales par les voies lacrymales. Cette situation est tellement favorable, que je vois souvent des malades intelligens opérés par extraction attribuer leur guérison au soulagement qu'elle leur a fait éprouver. Or, quand on a opéré les deux yeux, on ne peut la prescrire en faveur d'un œil qu'aux dépens de l'autre, sur lequel la liqueur lacrymale, dont la sécrétion est alors si abondante, demeure plus long-temps, macère la cornée, sur-tout les lèvres de l'incision, et s'oppose à leur réunion. C'est un précepte très-important que celui de faire coucher le malade sur le côté opposé à celui de l'œil opéré, ou, lorsqu'on opère les deux yeux, de le faire coucher sur le côté opposé à celui de l'œil qui paraît le plus près de devenir le siège de quelques accidens. Lorsque j'opère par extraction un œil affecté d'un larmoiement dont la cause est l'obstruction du canal nasal, je recommande au malade de rester assis sur son lit pendant les premières vingt-quatre heures, pour faciliter la sortie des larmes. J'ai tenu note d'une trentaine de cas de ce genre dans lesquels le résultat a été heureux; j'ai eu aussi des non-réussites; en général, je redoute cette complication. On peut, au reste, opérer les deux yeux au même instant, quand le malade le desire vivement, et que tout fait présager le succès.

Lorsque le premier œil a été opéré sans succès par dépression, je suis dans l'usage d'opérer l'autre par extraction. Si au contraire l'emploi de cette dernière méthode n'a pas été heureux, je déprime le cristallin de l'autre œil; en procédant ainsi, je ne remarque presque jamais une influence nuisible de la première opération sur la dernière.

Quand après un examen attentif on a reconnu que la cataracte peut être opérée, le chirurgien doit se déterminer pour l'une des deux méthodes usitées. Elles consistent à déplacer le cristallin devenu opaque; ou l'enlève par l'une, et on le déprime par l'autre en le portant à la partie inférieure du globe.

Je m'abstiendrai de parler de la *kératonyxis*, ou de la dépression de la cataracte que l'on exécute en faisant pénétrer l'aiguille à travers la cornée, parce que je ne crois pas que ce procédé mérite d'être préféré. J'en avais jugé autrement, et j'ai rapporté des exemples de succès obtenus en l'employant (*); mais j'ai reconnu depuis que la réussite aurait été probablement plus complète par la méthode de l'extraction. L'aveu que je

---

(*) Journal-général de méd., tom. XVIII, pag. 285.

fais ici prouve que je n'élève à ce sujet aucune récla-
mation. Je n'ai cependant pas renoncé à employer la
kératonyxis lorsqu'il s'agira d'opérer un très-jeune enfant.

On peut considérer comme une modification de la
kératonyxis, la méthode, assez usitée depuis quelques
années en Angleterre, et anciennement connue, qui consiste à pénétrer soit à travers la cornée, soit à travers
la sclérotique, avec une espèce de petit couteau extrêmement étroit, dont la pointe sert à diviser le cristallin
sans le déplacer. L'absorption le fait ordinairement disparaître, comme le dit M. William Adams dans un
écrit qu'il a publié récemment; mais cette disparition
n'a lieu qu'après plusieurs semaines et quelquefois plusieurs mois. Ce procédé pourrait être employé à défaut
d'habitude suffisante de l'extraction ou de la dépression, sur-tout si on pouvait juger par avance que la
cataracte fut laiteuse ou caséeuse.

Un moyen de prévenir les accidens qui peuvent résulter
de l'opération, c'est de ne point négliger de préparer
le malade lorsque cette précaution paraît indiquée; une
saignée faite la veille ou la surveille suffit ordinairement pour en assurer le succès. Il est encore utile d'interdire au malade, pendant les huit jours qui précèdent
l'opération, le vin, les ragoûts, et tout ce qui peut produire de l'irritation ou accélérer la circulation; il doit
alors vivre de légumes et autres alimens rafraîchissans.
Quelques onces d'un mélange de sirop de fleurs de pêcher et d'huile d'amandes douces, données à deux jours
de distance, produisent toujours un bon effet. Il faut
éviter d'opérer pendant les grandes chaleurs, pendant
les grands froids, et au milieu d'une constitution épidé-

24.

mique qui donnerait naissance à de nombreuses affections des membranes muqueuses.

Opération de la cataracte par extraction.

La méthode par extraction consiste à inciser la cornée
et à détruire la partie antérieure de la capsule du cristallin, pour obtenir la sortie de ce corps devenu opaque.
Les instrumens que j'emploie pour opérer par cette
méthode, sont : un bistouri, un kystitome, la curette
de Daviel, et quelquefois une aiguille à coudre emman-
chée, terminée par un petit crochet (*). Le bistouri
dont je me sers est celui de Lafaye, auquel j'ai fait subir
quelques modifications; déja on avait rendu son tranchant plus convexe; le mien a ceci de particulier, que
son bord supérieur est tranchant, jusqu'à la distance
de deux lignes et demie de la pointe. La moindre variation devient importante, lorsqu'il s'agit d'opérer sur
une aussi petite étendue ; j'ai trouvé que le prolonge-
ment de ce tranchant rendait plus facile l'exécution d'une
grande incision, qu'il est toujours avantageux d'obtenir.
Le choix d'un bon instrument bien acéré et bien tranchant est de la plus grande importance; il doit être
mince, et toutefois il faut que sa pointe soit assez ferme
pour ne pas ployer au moment où elle pénètre dans la
cornée. Un point essentiel est que la largeur de la
lame soit telle, que l'humeur aqueuse ne s'écoule qu'au
moment où la cornée a été incisée par l'effet seul de
son introduction, et sans qu'on ait été obligé de la re-

____

(*) Voy. pl. 14, fig. 4, 5, 7, et planche 15, fig. 6, de mon *Traité
des maladies des yeux.*

tirer. Mon kystitome n'est autre chose qu'un bistouri à cataracte très-étroit, courbé sur le plat ; ses bords ne sont tranchans que jusqu'à une ligne de sa pointe.

L'opération doit être faite auprès d'une fenêtre très-éclairée, mais munie de volets ou au moins d'un rideau d'étoffe épaisse, au moyen duquel on puisse aisément diminuer la vivacité de la lumière à l'instant où l'on sollicitera la sortie du cristallin à travers la pupille ; une lumière trop vive agirait encore sur l'iris malgré l'état d'affaissement où est alors cette membrane, et ferait un peu contracter la pupille. S'il y a d'autres fenêtres dans l'appartement, elles seront exactement couvertes, de manière à ne laisser pénétrer aucun rayon de lumière.

Il est très-important de faire connaître au malade que les clignotemens des paupières sont extrêmement nuisibles, 1° pendant la rapide incision de la cornée ; 2° pendant la destruction de la partie antérieure de la capsule ; 3° pendant les pressions très-légères que l'on doit exercer avec le pouce sur le globe, à travers la paupière supérieure, pour provoquer la sortie de la cataracte. Ces clignotemens, toujours accompagnés de mouvemens du globe, font alors rentrer le corps opaque ; il sort avec la plus grande facilité, lorsqu'on peut obtenir du malade qu'il n'agite point son œil pendant quelques secondes : ces mouvemens nuisent encore beaucoup pendant l'emploi de la curette.

Pour exécuter cette opération, il faut être assis sur une chaise d'une hauteur ordinaire ; le malade qui écarte et allonge les jambes, doit être assis sur une chaise plus basse, et dans une position telle que la lumière vienne de côté sur l'œil à opérer ; on couvre l'œil opposé avec une compresse contenue par une bande. S'il s'agit, par exemple, d'opérer l'œil gauche, le chirurgien doit poser son pied droit sur un tabouret ou tout autre corps solidement fixé, et de la hauteur à-peu-près de la chaise sur laquelle est assis le malade. Il relève avec le pouce la paupière supérieure, et, après avoir poussé légèrement en arrière le sourcil et la peau située au-dessus, il présente à un aide intelligent le bord de cette paupière, que celui-ci fixe contre le rebord orbitaire à l'aide du doigt médius et de l'index de l'une de ses mains, en n'employant que le degré de force nécessaire, et il appuie en même temps contre sa poitrine la tête du malade, en lui passant son autre main sous le menton. Le chirurgien abaisse aussitôt, en la renversant en dehors, la paupière inférieure avec l'index de sa main gauche, et porte le doigt médius sur le globe, entre la cornée et la caroncule lacrymale, en invitant le malade à tourner son œil vers la fenêtre qui se trouve du côté de l'œil à opérer. Il prend le bistouri comme on prend une plume à écrire, et cherche à l'angle externe de l'œil, un point d'appui solide sur la tempe et la joue du malade. Il est bon d'attendre dans cette position quelques secondes, notamment si le malade agite excessivement son œil; mais dès que l'on trouve un moment favorable, et que le globe se présente dans une situation telle à-peu-près qu'on peut la desirer, il faut, sans tarder, plonger le bistouri dans la cornée, à un tiers de ligne de distance de la sclérotique, une ou deux lignes au-dessus de l'extrémité externe du diamètre horizontal de la cornée, et traverser la chambre antérieure, dans un plan parfaitement parallèle à l'iris, pour faire sortir la pointe de l'instrument à l'extrémité opposée de la cornée, de manière que cette membrane soit incisée dans la moitié de sa circonférence, et plutôt un peu plus que moins. Une incision faite ainsi un peu obliquement, est plus vîte cicatrisée que celle que l'on ferait en dirigeant le bistouri dans une ligne droite et parallèle à l'horizon, direction qu'on ne doit lui donner que dans les cas où l'œil étant très-enfoncé dans l'orbite, la partie supérieure externe du rebord orbitaire ne permet pas de placer l'incision obliquement.

A l'instant où le bistouri sort de la cornée, l'aide qui a déja commencé à assujettir d'une manière un peu moins ferme la paupière supérieure, la laisse descendre à moitié, et l'abandonne tout-à-fait au moment où le bistouri sort entièrement de la chambre antérieure, de façon que le bord de la paupière paraît en quelque sorte pousser en tombant le dos de la lame du bistouri.

Aussitôt l'incision terminée, j'introduis mon kystitome dans la chambre antérieure, de manière que sa pointe soit tournée vers le lambeau de la cornée qu'il soulève, et que sa face convexe glisse sur l'iris. Dès que la pointe de l'instrument est parvenue vis-à-vis la pupille, je la dirige en arrière, par un mouvement de rotation que je fais exécuter au manche, en même temps que je la plonge superficiellement dans la capsule du cristallin, pour déchirer plus ou moins cette membrane, autant que le permet l'agitation de l'œil. Il ne m'est pas arrivé une seule fois de blesser l'iris avec cet instrument ; à peine est-il retiré, que la plus légère pression exercée sur la partie supérieure du globe, à travers la paupière, suffit pour que le cristallin présente son biseau inférieur et tombe sur la joue.

Lorsque l'agitation est extrême, je préfère à mon

kystitome celui de Lafaye, dont je pousse la lame deux, trois ou quatre fois dans la pupille, en changeant autant que possible à chaque coup son inclinaison, afin que la partie antérieure de la capsule soit hachée, et ne puisse pas faire obstacle à la sortie des débris de la couche extérieure du cristallin, soit que cette sortie doive avoir lieu naturellement, soit qu'elle doive être le fruit de l'introduction de la curette. Ten Haaff coupait souvent en passant, selon son expression, la capsule du cristallin ; il en résultait à cette membrane une section demi-circulaire, de la même forme que celle de la cornée, qu'il terminait sans s'arrêter. La prudence exige que l'on s'abstienne de cette manœuvre moins utile que brillante ; elle semble au reste plus difficile qu'elle ne l'est en effet, et je l'ai employée presque toujours jusqu'au moment où j'ai imaginé mon kystitome.

Le cristallin ne sort pas toujours aussi facilement que je viens de le dire. Cet inconvénient est quelquefois dû à l'étroitesse de la pupille, qui le plus souvent ne forme qu'un léger obstacle que la plus faible pression exercée sur le globe surmonte aisément. Le cristallin est rarement retenu par l'adhérence de sa capsule à l'iris ; mais dans la presque-totalité des cas, si le cristallin ne sort pas, ou ne sort que difficilement, c'est parce que l'incision est ou trop petite ou mal placée, ou parce qu'elle présente à-la-fois ces deux fâcheuses imperfections, dont chacune suffit pour prolonger le reste de l'opération et donner naissance aux plus graves accidens. Le cristallin en quelque sorte exprimé ne sort alors qu'à l'aide de pressions réitérées ; il laisse derrière lui sa couche extérieure, allonge la pupille, déchire quelquefois l'iris et l'entraîne toujours dans la plaie qui se trouve d'autant plus rétrécie par la présence de cette membrane. Je suis certain que sur vingt yeux perdus après l'opération de la cataracte par extraction, plus des deux tiers auraient été conservés, si l'incision placée convenablement avait eu une ligne de plus de longueur. Le chirurgien qui fait une incision trop petite peut difficilement introduire le kystitome destiné à ouvrir et à déchirer la capsule ; il éprouve la plus grande difficulté à retirer les débris laissés par le cristallin, et il y en a précisément d'autant plus à ôter que la sortie de ce corps a été plus difficile. Si cependant le cristallin est adhérent à la face postérieure de l'iris, je passe quelquefois entre lui et cette membrane la curette déliée dont se servait Daviel pour cet usage; d'autres fois je préfère me servir de la pointe de mon kystitome (85). Le premier de ces

---

(85) M. le maréchal-de-camp Pâris, âgé de soixante-huit ans, de forte constitution, avait été opéré sans succès d'une cataracte à l'œil gauche. L'extraction du cristallin avait été suivie d'accidens inflammatoires qui, en s'étendant à l'œil droit et jusqu'à ses membranes intérieures, avaient donné naissance à quelques adhérences entre le bord libre de l'iris et la capsule du cristallin, notamment à la partie inférieure de la pupille. Je fis l'extraction de la cataracte de l'œil droit au mois de juin 1816. L'incision de la cornée exécutée, je fis passer, entre la capsule et le bord de l'iris, à la partie inférieure de la pupille, la pointe de mon kystitome, en le dirigeant moins vers l'iris que vers la capsule qui fut ouverte par ce mouvement. Le cristallin sortit aisément et laissa la pupille fort noire ; elle n'a conservé aucune irrégularité.

J'ai trouvé des adhérences de la marge pupillaire de l'iris à la capsule, plus prononcées aux deux yeux de mademoiselle Lassus, âgée de soixante-dix-neuf ans, d'un tempérament nerveux, d'une

deux instrumens convient lorsque l'œil s'agite fortement; le second me paraît préférable, quand le malade
tient son œil tranquille. Si le cristallin adhérait soit à
sa propre capsule, soit au corps vitré, Richter conseille
de l'ébranler en le piquant avec une aiguille emman-
chée; je n'ai jamais eu besoin de recourir à ce procédé.

Lorsqu'on trouve réunie à des adhérences du cristallin une telle étroitesse de la pupille, qu'on ne puisse

---

constitution affaiblie par un régime austère, sœur de l'ancien membre de l'Académie royale de Chirurgie. En lui faisant, en mai 1818,
l'extraction de deux cataractes, j'éprouvai beaucoup de difficulté
à détruire ces adhérences par le même procédé. L'opération dura
plus de cinq minutes à l'œil gauche et le fatigua beaucoup. Cependant la vue de cet œil devint très-bonne quelques semaines
après, ainsi que celle du droit.

M. l'abbé C.***, âgé de soixante-neuf ans, d'un tempérament
sanguin, prêtre habitué depuis vingt-cinq ans de la paroisse
Saint-Roch, avait eu des ophthalmies internes, arthritiques; elles
étaient revenues périodiquement pendant plusieurs années; de
petites adhérences s'étaient formées aux deux yeux entre le bord
libre de l'iris et la capsule du cristallin, qui était devenue
opaque dans les points correspondans à ces adhérences; ces points
étaient peu étendus. J'annonçai que les cristallins perdraient
leur transparence, ce qui arriva deux ans après. L'opération devint inévitable. Pour en assurer le succès, je fis instiller dans
chaque œil, deux fois par semaine, pendant plus d'un an,
quelques gouttes d'un mélange d'eau et d'extrait de belladone.
Les pupilles se dilataient chaque fois pendant deux ou trois
jours; le resultat de ces efforts répétés fut une telle diminution des petites adhérences, qu'elles furent détruites, au moment de l'opération, par le seul passage des lentilles à travers
les pupilles. La vue de M. l'abbé C.*** a été bien rétablie, cependant il lui resta quelques petites traces d'opacité dans chacune
des pupilles qui ne recouvrèrent jamais une rondeur parfaite.

obtenir la sortie de cette lentille, il faut inciser l'iris comme le faisait Daviel, en dirigeant l'incision de la circonférence de cette membrane à la marge pupillaire, procédé qui n'est pas toujours suivi de succès ; l'atrophie du globe ou l'oblitération complète de la pupille peut en être la suite.

Un accident grave qui survient quelquefois pendant l'opération la mieux exécutée, est l'écoulement d'une portion plus ou moins considérable du corps vitré, avant ou après la sortie du cristallin. Dans le premier cas, lorsqu'un mouvement brusque et spasmodique des muscles du globe a fait sortir un flot de corps vitré, je saisis le cristallin à l'aide du petit crochet dont j'ai parlé, afin d'éviter une plus grande perte de cette humeur ; cette perte aurait lieu, si on pressait alors le globe, afin de faciliter la sortie du cristallin qui se plonge alors dans le corps vitré. Ces contractions si nuisibles des muscles de l'œil occasionent la sortie d'une partie de l'humeur vitrée, lorsque l'aide chargé d'assujettir la paupière supérieure en appuie trop fortement la marge contre le bord orbitaire, notamment sur le tronc ou sur quelques ramifications du nerf frontal, ou lorsqu'il ne suit point avec cette paupière la lame du bistouri, de manière à l'abandonner aussitôt que l'instrument est sorti de la chambre antérieure. Ces agitations convulsives peuvent encore déterminer l'écoulement de l'humeur vitrée à l'instant où le cristallin franchit la pupille. Dans ces différens cas, s'il sort plus de la moitié de cette humeur, l'atrophie du globe en est la suite ordinaire. Si la perte est peu considérable, elle ne nuit point au succès de l'opération, et même on remarque que les douleurs sont alors très-légères ; mais il est toujours prudent d'éviter cet inconvénient, et pour cela il faut s'abstenir de tout ce qui peut faire contracter les muscles de l'œil.

Après la sortie du cristallin, on doit examiner attentivement la pupille, et enlever avec soin les petits fragmens de mucus que ce corps a laissés. Il y en a d'autant plus que la maladie était plus récente. Certains fragmens transparens qui restent, lorsque la couche extérieure du cristallin n'était pas encore devenue opaque, ne sont pas toujours faciles à apercevoir au premier examen (86). Sharp ne voulait pas que l'on introduisît la curette

---

(86) M. T.***, chirurgien résidant de la maison royale de Saint-Denis, âgé de soixante-neuf ans, d'un tempérament nerveux et sanguin, avait une cataracte complète à l'œil droit, et une incomplète au gauche. Il me demanda de lui faire l'opération aux deux yeux, quoique la moitié extérieure de la lentille fût encore transparente et la vue de cet œil passable, lorsque la faiblesse de la lumière permettait à la pupille de se dilater. Quelques amis, très-éclairés, avaient beaucoup insisté auprès de M. T.*** pour que l'opération fût faite par dépression. J'avertis que je ne pourrais employer la dépression que du côté droit, mais qu'il fallait extraire le cristallin de l'œil gauche, puisque le malade se refusait positivement à attendre son entière opacité. Je commençai par faire cette extraction. La pupille parut noire ; cependant ayant remarqué que la lentille, dont le centre seul était opaque, n'avait pas son volume naturel, je portai la curette sous la cornée, et j'ôtai un fragment assez considérable de la couche extérieure du cristallin, à travers lequel M. T.*** avait bien vu les petits objets ; mais il les vit plus distinctement après. Il se décida sur-le-champ à me demander, pour l'œil droit, l'emploi de la même méthode vers laquelle il savait que je penchais. L'opération fut aussi heureuse, et il serait difficile de trouver quelqu'un opéré de la cataracte qui vit plus distinctement des deux yeux que mon estimable collègue.

dans l'œil, après la sortie du cristallin, tant il redoutait l'irritation qui résulte en effet, dans certains cas, de cette introduction qu'il regardait d'ailleurs comme superflue. Beaucoup d'opérateurs insistent au contraire sur ce procédé, jusqu'à ce que la pupille soit entièrement nette et que le malade ait vu distinctement. On doit adopter pour règle de passer légèrement la curette à deux ou trois reprises entre l'iris et la cornée, lorsque l'on aperçoit des débris d'un certain volume, et de ne la passer qu'une seule fois, quand la vision n'est gênée que par une portioncule de mucus évidemment destinée à disparaître par l'absorption (87).

---

(87) Un homme, âgé de cinquante-neuf ans, bien constitué, avait été opéré sans succès, par extraction, de la cataracte à l'œil gauche, qui s'atrophia; il me dit qu'après la sortie du cristallin on avait été obligé d'introduire la curette à six ou sept reprises pour enlever des débris de ce corps, qui obstruaient la pupille. Je lui fis l'extraction d'une cataracte qu'il avait à l'œil droit, et, craignant le même résultat, je ne passai qu'une seule fois la curette sous la cornée, pour ôter seulement un fragment assez apparent de la couche extérieure du cristallin. Il distingua aussitôt les objets; cependant la pupille n'était pas d'un noir bien franc, et il était facile de voir qu'il y avait encore un peu de mucus. L'extrême agitation de l'œil me fit prendre le parti de confier quelque chose à l'action des absorbans. Le septième jour, un peu de mucus gênait la vision; cette gêne fut plus marquée un mois après. Ensuite l'œil s'éclaircit graduellement, et, sans jouir d'une vue excellente, le malade vaquait à ses affaires. Six mois après, on voyait dans la pupille ce qui était resté de mucus situé sous un pli transparent de la capsule. Cette matière s'élevait à la partie supérieure de la pupille lorsque le malade dirigeait son œil vers un objet élevé, et, lorsque cet organe était sans mouvement, on voyait ce nuage blanchâtre descendre lentement pour remon-

Lorsque la section de la cornée est suffisamment grande, il est rare que la pupille soit embarrassée par des débris remarquables du corps opaque, qui sort en entier et le plus souvent conserve sa forme naturelle. Depuis qu'au moyen de mon kystitome je puis à mon gré détruire, sans aucun risque et dans une grande étendue, la partie centrale de la capsule du cristallin, avant d'extraire ce corps, je n'éprouve que bien rarement le besoin d'introduire plus d'une fois la curette. C'est en effet cette partie antérieure de la capsule, qui le plus souvent, en reprenant sa place par son élasticité naturelle, après la sortie du cristallin, met à l'abri de l'action de la curette le peu de mucus qu'il laisse après lui, et oblige à introduire plusieurs fois cet instrument, ce qui fatigue beaucoup l'organe, et souvent sans atteindre le but qu'on se propose. Richter a vu que dans ce cas les débris laissés dans la pupille après d'inutiles tentatives, fondaient ordinairement. Maître-Jan dit : « Pour l'ordinaire ils diminuent et disparaissent dans la suite. » Des auteurs plus anciens ont fait cette remarque.

Si l'on voit à la capsule des points opaques, il faut en saisir les lambeaux avec des petites pinces, les ex-

---

ter au moindre mouvement du globe vers un point élevé. Le malade voyait monter et descendre ce qu'il appelait son ombrage ; quand l'œil était immobile, il le voyait descendre ; ce qui prouve, contre l'opinion d'auteurs recommandables, que les filamens qui paraissent voltiger devant les yeux d'un grand nombre de personnes, descendent effectivement comme ils semblent le faire lorsque les yeux sont fixes et sans mouvement pendant quelques instans.

traire en les tirant doucement, et les abandonner, s'ils tiennent trop. Souvent je me contente alors d'introduire à plusieurs reprises, dans la pupille, le kystitome de Lafaye, en lui donnant différentes directions.

Après l'incision de la capsule, si le cristallin est mou, soit dans toute son épaisseur, soit seulement à sa surface, il sort assez facilement dans le plus grand nombre des cas, en laissant derrière l'iris sa couche extérieure, et souvent sans qu'on soit obligé de comprimer le globe. Dès qu'il est sorti, il faut, pour en retirer les débris, porter à plusieurs reprises, sous la cornée, la curette de Daviel.

J'ai vu sortir quelquefois le cristallin opaque renfermé dans sa capsule qui avait conservé sa transparence (88); c'est un cas si rare que des chirurgiens qui avaient pratiqué assez souvent l'opération de la cataracte, ont regardé cet évènement comme impossible : Richter l'a observé quatre fois.

Si une grande habitude a permis de reconnaître avant

---

(88) Mademoiselle Andrieux, de Soissons, âgée de trente-huit ans, d'une constitution débile et dont le système nerveux était très-irritable, avait deux cataractes. L'extraction de celle de l'œil gauche ne présenta rien de particulier. Lorsque l'incision de la cornée du droit fut pratiquée, un mouvement convulsif des muscles du globe occasiona une déchirure assez étendue à la partie inférieure de l'iris, dans laquelle on vit le bord inférieur du cristallin. Je pressai légèrement la partie supérieure du globe, et le corps opaque sortit contenu dans sa capsule qui était intacte et avait conservé sa transparence. La pupille naturelle s'oblitéra ; mademoiselle Andrieux vit par la nouvelle pupille, mais non pas aussi bien que de l'autre œil. (Voyez l'observation analogue de mademoiselle de Chambellan, page 338).

l'opération l'opacité de la capsule, cas très-rare, il faut détruire avec soin la partie antérieure de cette capsule avant la sortie du cristallin. Le succès de l'opération en dépend (89). Cette complication qui a précédé quel-

---

(89) J'ai opéré, de la cataracte à l'œil droit, M. Baron, juge au tribunal civil d'Amiens, âgé alors de soixante-deux ans, d'une haute stature et de constitution pléthorique. On voyait sur la capsule du cristallin de cet œil une tache centrale dont j'avais fait le dessin (*) avant que ce corps fût devenu opaque. Après l'incision de la cornée, je lançai plusieurs fois dans la pupille, autour de la tache, la pointe du kystitome de Lafaye, selon la méthode que j'ai adoptée pour ces cas particuliers. La pointe de la lame n'excédait la gaîne que d'un peu moins d'une demi-ligne. Le cristallin étant sorti, le point blanc central resta dans la pupille ; mais avec de petites pinces je le saisis, et comme il ne tenait que par très-peu de points, à cause des incisions faites avec le kystitome , il fut extrait dès le premier essai.

La planche 3, figure 39, de mon Traité des maladies des yeux, représente (pour la pupille seulement) l'œil de M. Baron, dessiné un mois après l'opération. On voit dans la pupille trois barres blanches.

A la fin du quatrième mois, un nuage général obstrua la pupille, et la vue s'éclipsa pendant quelques semaines, après lesquelles le nuage commença à s'éclaircir. Il disparut peu-à-peu, la pupille redevint nette ; mais elle conserva quelques traces d'opacité qui n'ont pas empêché M. Baron de jouir d'une bonne vue.

J'opérai de la cataracte aux deux yeux, par extraction, il y a deux ans, en présence de M. Loiseleur-Deslongchamps, madame de S.***, sa parente. Je trouvai, après la sortie du cristallin de l'œil gauche , que la capsule était opaque, complication que je n'avais pas aperçue ; mais comme heureusement elle tenait très peu, j'en fis aisément l'extraction, à l'aide d'une pince. Il n'en est resté aucune trace.

(*) Voy. pl. 22', fig. 2, de mon *Traité des maladies des yeux.*

quefois l'opacité du cristallin, est toujours le produit d'une ophthalmie interne, souvent peu appréciable.

Aussitôt que le cristallin est sorti et que l'on a passé très-légèrement deux ou trois fois la curette entre la cornée et l'iris, il faut, sans permettre un trop long essai de l'organe opéré, laisser tomber du front, sur chaque œil, une compresse de linge extrêmement fin, retenue par une bande si lâche, que le malade puisse, si on le lui permettait, entr'ouvrir l'œil en levant la compresse. Peu d'heures après, le léger engorgement qui survient l'en empêche assez. Il doit porter, lorsqu'il en éprouve le besoin, une petite éponge fine au grand angle de l'œil, pour absorber la sérosité qui n'est point reprise assez vîte par les points lacrymaux ; il trempe cette éponge dans une tasse d'eau animée de quelques gouttes d'alcool ; ce mélange ne doit pas être employé chaud, mais à la température de la chambre. Souvent je mets fin à des accidens qui ont une apparence de gravité, en faisant supprimer, le lendemain de l'opération, la bande et les compresses, et en laissant l'œil libre, à condition que le malade se tiendra dans une profonde obscurité. Mon usage constant est de ne jamais provoquer l'ouverture des paupières, j'attends toujours que le malade ouvre spontanément l'œil opéré, ce qui a lieu ordinairement du septième au dixième jour, quelquefois du quatrième au septième.

Des douleurs très-fortes sont souvent accompagnées d'accidens fort légers ; d'autres fois les douleurs sont peu marquées, et la cornée tombe en suppuration. Le malade ressent le plus souvent, quelques heures après l'opération, une douleur assez vive qui dure une heure ou deux, et disparaît pour se faire sentir de nouveau dans le cours de la nuit pendant le même intervalle, après lequel elle se dissipe, même lorsque la rougeur de l'œil augmente; quand il y a des accidens, la douleur est plus forte pendant la durée des nuits; dans certains cas, ils ne se manifestent que du quatrième au septième jour : aussi ne doit-on, qu'après ce dernier terme, se relâcher des précautions indiquées. La cicatrice de la cornée est faite le second ou le troisième jour de l'opération; elle paraît d'abord blanche, légèrement gonflée et grossière, mais elle éprouve un tel changement avec le temps, qu'elle ne laisse presque aucune trace. Lorsque la phlegmasie est portée à un degré inquiétant, on en diminue l'intensité par l'application des vésicatoires à la nuque ou derrière les oreilles. J'ai été quelquefois consulté pour des ophthalmies rebelles qui avaient succédé à des opérations de cataracte bien faites, et j'ai cru reconnaître que ces accidens venaient de ce qu'on avait couvert l'œil trop long-temps, et de ce qu'il avait été comprimé.

J'ai l'habitude de faire pratiquer, lorsqu'il n'y a pas de contre-indication, une saignée du pied, quelques heures après l'opération, ou de faire appliquer des sangsues sur l'un des pieds. Le malade éprouve, aussitôt après, un calme qui est le présage assuré de la réussite. Cette saignée provoque le sommeil, souvent nul ou fort agité, sur-tout pendant la première nuit. Je m'abstiens de faire saigner les sujets faibles et ceux dont le système nerveux est très-irritable. Je fais donner de trois en trois heures, en commençant aussitôt après l'opération, une tasse de bouillon de veau ou de poule, et, dans les intervalles, une tasse de décoction légère de chiendent, édulcorée avec un sirop acidule. Une demi-

once de sirop diacode en deux doses, à deux heures
d'intervalle, dans la nuit qui suit l'opération, procure
du sommeil; si le malade s'endort et qu'il n'y ait aucune
tension spasmodique, on peut supprimer la seconde
dose, et quelquefois même les deux. Le surlendemain,
le bouillon de veau est remplacé par un léger bouillon
de bœuf; mais s'il y a de l'irritation, je fais continuer
l'usage du bouillon de veau. Tout ce qui peut, en portant de l'activité dans la circulation, exciter de la chaleur dans l'œil opéré, doit être soigneusement évité,
sur-tout pendant les premiers jours. Une garde exercée
et attentive est très-utile pour faire observer le régime
prescrit. Le troisième jour, je permets une petite quantité de soupe que l'on augmente le quatrième; on peut
donner des légumes le cinquième et le sixième, de
la volaille le septième, ainsi que dans le cours des
trois ou quatre jours suivans. Le malade ne doit reprendre sa nourriture ordinaire que par gradation,
en choisissant scrupuleusement ses alimens jusqu'à ce
qu'il supporte sans aucune difficulté l'impression de la
lumière.

On n'a point encore atteint le but qu'on se proposait
quand on a bien exécuté l'opération et pris les soins
que je viens d'indiquer. Il reste encore à exercer une
surveillance non moins importante, en combattant les
symptômes qui peuvent survenir; un traitement mal
dirigé donne souvent lieu aux désordres les plus graves.
Le premier symptôme qui peut se manifester est une
inflammation de l'œil, qu'il ne faut pas confondre avec
les douleurs temporaires dont il vient d'être question,
et qui se font plus ou moins sentir dans presque tous
les cas. Si cette inflammation est violente et longue, elle

peut détruire entièrement la vision ; moins forte et passagère, elle peut encore la troubler plus ou moins, mais toujours d'une manière inquiétante ; en sorte qu'il est mieux
de prévenir cette phlegmasie que d'avoir à la combattre. On ne doit pas toujours attribuer cette inflammation et les accidens qui en sont la suite, à la méthode
employée ; il est facile de reconnaître qu'ils sont trop
souvent dus à la négligence de celui qui a fait l'opération , soit qu'il ait pu les prévenir ou les faire promptement cesser, soit qu'il ait consenti à opérer des malades mal disposés , soit enfin que l'opération n'ait pas
été faite avec la légèreté nécessaire. Presque tous les
symptômes qui se manifestent aussitôt après, font assez
connaître qu'ils sont dus à l'éréthisme du système nerveux.
Ainsi il arrive souvent que le malade éprouve une langueur, une tristesse inexplicables pour lui ; il ressent
des coliques ou des tensions douloureuses dans différentes parties du corps ; il est ébranlé par des horripi-
lations ; l'œil opéré s'agite violemment sous la compresse
qui le couvre ; une petite fièvre est suivie d'inflammation de l'œil, et paraît être plutôt l'effet de l'irritation nerveuse que de l'inflammation de l'œil ; le degré
de la phlogose est proportionné à celui de la fièvre
dont elle a été précédée. Ce mouvement fébrile, qui
se déclare presque toujours la nuit , est léger la
première , un peu plus fort la seconde, et très-marqué la troisième, avec douleur à l'œil, chaleur et anxiété : l'inflammation se manifeste ordinairement après
ce troisième accès ; mais quelquefois la douleur de
l'œil se déclare aussitôt après le premier. Il est certain que plus les accidens du système nerveux sont
nombreux et graves , immédiatement après l'opération,

plus la fièvre et la phlegmasie qui la suivent ont d'intensité. Un moyen assuré d'empêcher le développement
de ces symptômes alarmans est de prévenir l'irritation
nerveuse, ou de la faire promptement cesser.

Il est quelquefois facile de reconnaître la cause de
l'irritation du système nerveux, lorsque les malades
tourmentés par l'appréhension d'un défaut de succès,
et agités pendant les jours qui précèdent l'opération
par des craintes toujours croissantes, sur-tout à son
approche, ne s'y soumettent que pâles, tremblans, et
près de perdre connaissance, ce qui arrive à quelques-
uns, même avant qu'on ait pratiqué l'incision de la
cornée; Richter a entendu parler d'une femme qui expira pendant l'opération. Aussi les accidens sont-ils plus
fréquens chez les sujets d'une constitution irritable,
d'un tempérament et d'une ame faibles, chez ceux sur-
tout qui ne parlent de l'opération qu'avec effroi. Il
m'arrive souvent de faire assister ces malades timides à
une ou plusieurs opérations de cataracte, la veille du
jour ou le jour même qu'ils doivent la subir; cette précaution les tranquillise, et produit sur eux un effet tel,
qu'ils se laissent opérer avec le plus grand calme. J'ai
toujours regardé la grande confiance du malade dans
celui qui doit l'opérer, comme le gage le plus assuré
du succès. Au reste, moins le malade est timide, plus
il y a d'espoir d'un heureux résultat; moins il montre
de résolution, plus la chance est hasardeuse. Par une
conséquence naturelle, il arrive plus souvent des accidens aux femmes qu'aux hommes, à la suite de l'opération. Non-seulement les sujets fortement constitués
que l'on regarde comme plus disposés à l'inflammation,
n'éprouvent pas une plus forte irritation, mais encore
les accidens sont moins graves chez eux, tandis qu'ils

le sont beaucoup plus chez les malades d'une constitution débile. On est étonné de la facilité avec laquelle
se rétablissent certaines femmes de la classe indigente,
adonnées aux boissons spiritueuses, qui portent souvent
sur leur visage des preuves évidentes des excès auxquels
elles se livrent, et qui ressemblent à des hommes par
leur habitude extérieure.

Après le succès le plus complet, il survient quelquefois des symptômes qui inquiètent le malade, mais qui
souvent n'ont aucune suite. Parmi ces symptômes, on
remarque différentes anomalies de la vision, notamment
une légère altération dans la forme et la couleur des
objets, qui subsiste jusqu'à ce que l'organe soit fortifié
par le temps et l'exercice.

Il arrive quelquefois que la pupille est allongée vers
le bord inférieur de la cornée, lorsque l'opération a
été suivie d'une procidence de l'iris. Cette procidence
a pour cause la plus ordinaire une compression exercée
par une bande trop serrée; elle peut être l'effet d'une
contusion, ou de la manière dont l'incision de la cornée
a été exécutée, soit relativement à une forme vicieuse
qu'on lui aura donnée, soit par rapport au point de
cette membrane où elle aura été pratiquée. On ne reconnaît en général cet accident que plusieurs jours
après l'opération, lorsque la petite portion d'iris ayant
séjourné pendant un certain temps entre les lèvres de la
plaie, s'y trouve déjà collée. L'œil présente alors presque
toujours l'aspect suivant : la pupille allongée par en bas
est située au-dessous du centre de l'iris ; la partie inférieure de cette membrane, formant une espèce de pli,
sort de la cornée à travers l'incision dont les lèvres sont
écartées l'une de l'autre et présentent l'apparence d'une
petite tumeur. La plaie est au reste presque toujours

bien cicatrisée dans les autres points de son étendue,
et la chambre antérieure de l'humeur aqueuse est ordinairement remplie de cette humeur. Si on essaie de
repousser l'iris dans l'œil, on la trouve d'une consistance plus ferme que dans son état naturel, moins
sensible, et tellement agglutinée aux marges de l'incision de la cornée, qu'on ne saurait l'ébranler. La portion saillante de l'iris est d'abord un peu sensible au
mouvement des paupières, mais bientôt elle éprouve
sans douleur, l'action de l'air, même celle d'un instrument avec lequel certaines personnes peu exercées
essaient, comme il vient d'être dit, de la repousser dans
la chambre antérieure. L'irritation et le larmoiement
qui accompagnent la procidence de l'iris, tiennent moins
à la sensibilité de la portion sortie de cette membrane,
qu'au tiraillement éprouvé par les nerfs ciliaires. Je suis
dans l'usage de ne rien prescrire contre cette hernie, soit
qu'elle succède à l'opération de la cataracte (90), soit
qu'elle provienne de toute autre cause (Voy. ci-dessus

---

(90) **M.** l'abbé Quignon, âgé de soixante-dix ans, très-replet
et d'une constitution lymphatique, avait deux cataractes complètes depuis un an. Je lui fis l'extraction de celle de l'œil droit
en présence de **M.** Lebreton, chirurgien-accoucheur, qui m'apprit le lendemain que notre opéré, entraîné par son zèle ardent
pour les fonctions de son ministère, s'était livré, dans les vingt-
quatre heures de l'opération, à des applications de l'esprit qui
avaient beaucoup fatigué l'œil opéré. La cicatrice, non encore
consolidée, se rouvrit et donna passage à l'iris qui, le dixième
jour après l'opération, formait une tumeur du volume d'un
grain de chénevis. Elle grossit d'un tiers environ pendant les
huit jours suivans, parce que la rougeur de la conjonctive augmenta; puis elle diminua peu-à-peu; il n'y en avait plus de
traces au bout de six semaines. La pupille resta un peu allongée, mais la vue n'en fut pas moins bonne.

page 319). La tumeur formée par l'iris diminue peu-à-
peu, et la cicatrice imparfaite de l'incision de la cornée,
grossière d'abord et comme béante, éprouve par gradation un tel changement, qu'à peine on en aperçoit
les vestiges. Le malade en est quitte pour la très-légère
difformité qui résulte d'un allongement peu marqué de
la pupille, allongement qui, loin de nuire à la vision,
facilite souvent cette fonction. Dans un petit nombre
de cas, après la disparition de la hernie, les objets
paraissent d'abord sous des formes qu'ils n'ont pas réellement, mais ce symptôme ne tarde pas à disparaître.

Une phlegmasie interne qui s'étend à l'iris, fait
quelquefois rétrécir la pupille (91). J'ai dit plus haut
(page 124), que l'instillation de quelques gouttes d'une
solution aqueuse d'extrait de belladone remédiait puissamment à ce dangereux rétrécissement, auquel on ne

---

(91) Madame Dausse, âgée de cinquante-cinq ans, d'un tempérament bilieux, était aveugle depuis six ans, pendant lesquels
elle avait essayé, sans aucun relâche, tous les moyens qu'on lui
avait indiqués pour fondre, disait-on, au moins une de ses deux
cataractes. Ce fut sur-tout l'œil *gauche* auquel elle fit éprouver
le plus assidûment l'impression de divers moyens irritans, notamment pendant les années 1814, 1815, et les premiers mois
de 1816. Je lui fis l'extraction de ses deux cataractes en août
suivant. M. Brisset voulut bien lui donner quelques soins à la
suite de ces deux opérations. La vue fut d'abord très-bonne des
deux yeux; le *gauche* resta cependant un peu rouge pendant
un mois, après lequel cette phlegmasie, devenue chronique,
s'étendit au tissu de l'iris; la pupille devint irrégulière, mais
sur-tout plus étroite, et un nuage se développa peu-à-peu dans
la cornée, au point de cacher la pupille et de priver madame
Dausse de la vue de cet œil. Aucun moyen spécial n'a été employé pour combattre cette maladie qui s'est dissipée peu-à-
peu, et madame Dausse en voyait très-bien au bout de six mois.

connaissait autrefois d'autre remède que la tentative
incertaine d'une ouverture dans l'iris, procédé que l'on
est obligé d'employer quand l'occlusion est déja ancienne.

Dans des cas rares, le cristallin opaque passe à travers
la pupille dans la chambre antérieure; il faut l'en retirer par une incision faite à la cornée. Je l'ai vu dans
certains autres cas, encore moins communs, passer devant l'iris et repasser à travers la pupille, pour se plonger
dans le corps vitré désorganisé. Lorsque l'on croit devoir en faire l'extraction, pour mettre fin à ces changemens de situation, toujours fort douloureux pour le
malade, il est difficile de compter sur la conservation
de la forme du globe, à cause de la désorganisation
du corps vitré qui s'écoule en grande partie aussitôt
après l'incision de la cornée; cet écoulement rend extrêmement difficile l'extraction du corps opaque; afin
de diminuer la difficulté, il faut saisir, pour opérer, le
moment où il se trouve entre l'iris et la cornée.

Opération de la cataracte par dépression.

Avant que l'opération de la cataracte par dépression fût
parvenue au point de perfection auquel nous la voyons,
je n'abaissais le cristallin qu'avec quelque répugnance,
et seulement dans des cas de complications, par exemple,
lorsque les voies lacrymales étaient obstruées, les paupières malades, ou lorsqu'il y avait des taches sur la
cornée, que l'incision de cette membrane aurait pu
augmenter. Maintenant je fais moins de difficulté de
déprimer le cristallin opaque, et j'ai étendu le nombre
de cas où j'emploie cette méthode; je m'y détermine

quelquefois lorsque le globe est très-enfoncé dans l'orbite, ou la cornée très-petite ; quand l'œil a éprouvé autrefois des phlegmasies, ou qu'il existe une céphalalgie habituelle (92), souvent même sur un simple desir

---

(92) M. Crou , médecin de l'Hôtel - Dieu de Sens , m'a adressé, dans l'été de 1816, M. Audebert, tisserand à la Chapelle-Champigny , madame Bourgoin, mademoiselle de Bournonville. Le premier, M. Audebert, âgé de soixante ans, d'un tempérament sanguin, était resté aveugle depuis six ans, parce qu'il avait mal interprété ce qui lui avait été dit, qu'il fallait ne pas voir pour être opéré ; il avait entendu qu'il était indispensable de ne pouvoir plus même apercevoir la lumière. On lui avait annoncé que, par l'effet de ce long délai, ses cataractes avaient contracté des adhérences, notamment la plus ancienne qui datait de huit ans ; et on lui conseillait la dépression, à cause de la petitesse des pupilles. Je ne trouvai aucune adhérence en faisant l'extraction de ces cataractes, qui fut heureuse et suivie du prompt rétablissement de la vue.

Madame Bourgoin, de Sens, âgée de soixante-dix-sept ans, d'un tempérament lymphatique, avait des cataractes. Elle était sujette, depuis deux ans, à une violente céphalalgie qui ne lui laissait que peu de repos. Lorsqu'elle augmentait, la malade ne pouvait dormir qu'assise sur son lit. Cette phlegmasie habituelle des membranes du cerveau, qui existait antérieurement au mois de février 1814, avait été beaucoup augmentée à cette époque, par un saisissement violent.

M. Vial, ancien chirurgien de l'Arsenal, avait connu le tempérament de la malade à une époque où elle habitait Paris. Son opinion fut que l'opération par extraction présenterait moins de chances de succès pour le rétablissement de la vue de madame Bourgoin, que l'opération par dépression, opinion qu'il fonda sur le dérangement que la santé de la malade avait éprouvé par suite d'une affection bilieuse dont elle fut attaquée à son arrivée à Paris, et pendant le cours de laquelle il venait de lui donner des soins. Je me rangeai à cet avis, et je déprimai le cristallin de l'œil gauche, le seul qu'il s'agissait d'opérer. Cette

» du malade, et toujours, quand il s'agit d'un enfant,
» qui est ordinairement plus ou moins indocile, et chez
» lequel la cataracte est presque constamment molle ou
» laiteuse. Il m'arrive fréquemment de déprimer le cris-
» tallin à un œil et de l'extraire à l'autre. J'exhorte ceux

---

opération, exécutée en quinze secondes, en présence de M. Vial,
n'excita pas la plus légère douleur; la pupille resta noire. Aussitôt après, madame Bourgoin distingua les plus petits objets,
et n'eut pas d'inflammation à l'œil pendant les huit premiers
jours; mais la céphalalgie augmenta vivement, et le paroxisme
dura trois semaines avec insomnie. Une légère phlegmasie se déclara à l'œil opéré pendant la seconde et la troisième semaine,
et n'eut aucune suite. La vue est tellement rétablie, que madame
Bourgoin ne songe point à se faire opérer de l'autre œil.

Mademoiselle de Bournonville, âgée de soixante-et-un ans,
d'une constitution affaiblie par diverses maladies, aveugle depuis
un an, par des cataractes, avait un albugo sur la cornée de
l'œil droit, suite de la variole qu'elle avait eue dans son enfance. Cet œil était sujet à des ophthalmies légères qui revenaient de deux mois en deux mois depuis un an.

Elle est retournée à Sens le vingtième jour de l'opération que
je lui fis, par extraction, à l'œil gauche, et par dépression au
droit : elle voit encore aujourd'hui des deux yeux, cependant
mieux de l'œil gauche que du droit, à cause de l'albugo dont
l'étendue égale celle d'une lentille de grandeur moyenne.

Au mois de juillet 1816, j'ai opéré, par extraction, à l'œil
gauche, et par abaissement au droit, madame M.***, âgée de
quatre-vingt-deux ans, de constitution faible et nerveuse, dont
le pouls était intermittent, peut-être par un commencement
d'ossification des vaisseaux. Elle avait eu, cinquante ans auparavant, une tumeur lacrymale qui s'était ouverte après les plus
violentes douleurs, et n'avait obtenu qu'un rétablissement imparfait. Le canal nasal était obstrué et l'œil toujours mouillé
de larmes, ce qui me détermina à préférer l'opération par dépression de ce côté. Tout se passa bien d'abord : l'œil gauche,

qui commenceront à pratiquer cette opération à se rendre familières l'une et l'autre méthode, pour se mettre en état d'exécuter la dépression, au moins dans certaines occasions, notamment, comme je l'ai dit plus haut, lorsque l'extraction aura été faite sans succès au premier œil. Mais en thèse générale, mon opinion est que l'extraction est préférable, et que, lorsque rien n'indique spécialement la dépression, il faut extraire.

---

opéré par extraction, était en bon état le dixième jour; mais une phlegmasie interne, établie dans le droit dès le troisième jour de l'opération, augmenta d'intensité et s'étendit au gauche, accompagnée d'une céphalalgie qui ôtait le sommeil à la malade. La pupille de l'œil gauche s'est fermée en grande partie; celle de l'œil droit l'a été entièrement; et malgré les remèdes que son grand âge a permis d'employer, la malade **est restée** dans un état voisin de la cécité.

M. Jacques Pellecat, de Honfleur, ancien marin, âgé de soixante-dix ans, d'un tempérament lymphatico-nerveux, vint me trouver au Havre, où j'avais été appelé en avril 1813. Il desira être opéré par dépression; l'opération fut simple et heureuse. Malgré mon conseil, il retourna par mer à Honfleur quarante-huit heures après. La vue était déja bonne. Une commotion qu'il éprouva dans le bâtiment, la lui fit perdre subitement: il se trouva aveugle en débarquant. M. Flahault, chirurgien en chef de l'Hôtel-Dieu de Honfleur, et parent du malade, m'écrivit que les cataractes étaient remontées et obstruaient complètement les pupilles. Nous laissâmes passer le reste de l'année, parce que M. Pellecat fut long-temps malade, et j'allai à Honfleur l'opérer. Le cristallin, à chaque œil, suivit le bistouri. A peine l'incision de chaque cornée était-elle terminée, que la lentille opaque tomba sur la joue. La vue de M. Pellecat est très-bonne des deux yeux.

J'ai presque toujours remarqué que l'extraction d'un cristallin déprimé et remonté est facile et suivie de succès.

J'ai vu souvent des hommes de l'art, qui n'avaient aucune opinion formée à ce sujet, se prononcer sans hésitation pour l'extraction, après avoir vu pratiquer d'une manière également heureuse l'une et l'autre méthode, et en se déterminant par la seule application des connaissances théoriques nécessaires à l'examen auquel ils se livraient.

Lorsque je crois devoir déprimer la cataracte, je me sers du procédé perfectionné par le professeur Scarpa, auquel je vais en emprunter la description. Les précautions à prendre, avant comme après l'opération, sont semblables à celles qui sont indiquées, lorsqu'on opère par extraction (page 371).

L'extrémité de l'aiguille de Scarpa est courbée en crochet et tranchante sur les bords; sa concavité est formée de deux plans obliques réunis dans le milieu par une ligne qui forme une légère saillie, et se prolonge jusqu'à la pointe très-aiguë de l'instrument. Les aiguilles courbes, destinées à placer des points de suture, présentent une disposition à-peu-près semblable.

Il est très-vrai, comme le dit Scarpa, que cette aiguille pénètre facilement et promptement dans le globe de l'œil. Lorsqu'elle est parvenue entre l'iris et la face antérieure de la capsule du cristallin, après avoir été introduite d'une main sûre, sa face convexe est tournée vers la face postérieure de l'iris, et sa pointe est dirigée vers la capsule et le cristallin, qu'elle peut pénétrer facilement et assez profondément, par le plus léger mouvement d'avant en arrière, sans trop le déplacer d'abord. Le chirurgien s'en sert aisément pour déchirer la partie antérieure de la capsule; il pique ensuite profondément et avec fermeté le cristallin, l'éloigne de l'axe visuel , et le plonge à la partie inférieure du corps vitré. Dans les cas de cataracte caséeuse, laiteuse ou membraneuse , il divise aisément en plusieurs portions le cristallin mou et pulpeux , avec la pointe de l'aiguille. Il brise en petits fragmens la partie antérieure de sa capsule ; puis, en tournant en avant la pointe de l'aiguille, ce qui ne présente aucune difficulté , il pousse ces fragmens à travers la pupille , dans la chambre antérieure où ils se précipitent par leur pesanteur et présentent l'apparence d'une espèce d'hypopion ; là ils sont peu-à-peu dissous et repris par l'absorption , au milieu de la petite circulation particulière au globe de l'œil.

Pour exécuter l'opération , le chirurgien fait asseoir le malade sur une chaise basse, auprès d'une fenêtre exposée au nord , et dans une position telle, que la lumière ne frappe que de côté l'œil à opérer. On couvre l'autre œil, même lorsqu'il est cataracté, et le chirurgien s'assied en face du malade sur une chaise plus élevée; il appuie son coude sur son genou qu'il élève plus ou moins en posant le pied sur un tabouret. Un aide intelligent est placé derrière le malade , dont il appuie la tête contre sa poitrine , en lui passant une main sous le menton ; et en même temps, avec l'autre main située sur le front , il élève doucement la paupière supérieure, et la fixe contre l'arcade orbitaire, avec les doigts index et médius, s'il a une grande habitude de cette manœuvre, ou , s'il en a peu, avec une lame d'argent terminée en crochet à chacune de ses extrémités ; cet instrument devient sur-tout utile lorsque le malade, très-irritable, a de plus l'œil petit et enfoncé.

Si l'œil gauche doit être opéré, le chirurgien prend

l'aiguille avec la main droite ; il la tient comme une
plume à écrire, en la portant dans une direction d'abord
parallèle à celle de la tempe gauche du malade, sur
laquelle il donne à ses doigts un point d'appui, en
même temps qu'il perce hardiment le globe de l'œil
dans l'angle externe, à un peu plus d'une ligne de
l'union de la cornée avec la sclérotique, un peu au-
dessous du diamètre transversal de la cornée, en éloignant graduellement de derrière en devant l'extrémité
du manche de l'aiguille de la tempe du malade. Il donne
ainsi à l'instrument un mouvement de courbe, jusqu'à
ce que sa pointe ait entièrement pénétré dans le globe
de l'œil, ce qui est également prompt et facile. Il
conduira ensuite l'extrémité de l'aiguille sur la sommité
du cristallin, qu'il pressera légèrement de haut en bas
pour le faire descendre quelque peu ; puis il fera passer
soigneusement la pointe entre le corps ciliaire et le
cristallin, afin qu'elle paraisse à nu dans la pupille ;
la pointe du crochet, étant tournée en arrière vers
l'angle interne de l'œil, sera ensuite poussée avec précaution et dans une direction horizontale, entre le cristallin et la face postérieure de l'iris, jusqu'à ce qu'elle
soit parvenue, autant que possible, près du bord du
cristallin le plus rapproché de l'angle interne de l'œil,
et par conséquent au-delà du centre de cette lentille.
En inclinant alors vers lui le manche de l'instrument.
il fera pénétrer profondément la pointe de l'aiguille
dans la capsule, et en même temps dans la substance
du cristallin ; il déchirera cette capsule, transportera
le cristallin hors de l'axe visuel, et l'enfoncera profondément dans le corps vitré. L'obstacle au passage des
rayons lumineux étant ainsi écarté, la pupille reprend

sa couleur naturelle ; le chirurgien retient, pendant quelques secondes, l'aiguille dans cette position, et ordonne en même temps au malade d'élever l'œil vers le ciel, selon le précepte d'Ambroise Paré. S'il ne paraît derrière la pupille aucune membranule opaque qui indique la nécessité de l'enlever, en tournant vers elle la pointe de l'aiguille, il imprimera à l'instrument un petit mouvement de rotation, pour le séparer du cristallin, et le retirer de l'œil dans une direction entièrement opposée à celle de son introduction. Le professeur Scarpa fait remarquer, avec raison, que le mot *dépression* n'indique pas que l'on doive seulement appuyer de haut en bas sur la cataracte pour la faire descendre au-dessous de la pupille, procédé après l'exécution duquel le cristallin remonterait promptement en totalité ou en partie, au point d'où on l'aurait déplacé ; mais que ce mot a une signification tout autre et plus étendue que celle qu'on lui donne communément : il indique en effet deux mouvemens que l'opérateur fait exécuter à l'aiguille. Par l'un, il abaisse le cristallin ; et par l'autre, il le plonge d'avant en arrière dans le corps vitré et hors de l'axe visuel. Ce n'est qu'en procédant ainsi que l'on peut prévenir l'ascension du cristallin, et c'est dans ce sens seulement qu'il faut entendre le mot dépression de la cataracte. Le précepte que Scarpa donne de déchirer la capsule du cristallin avant de le déplacer, est aussi très-important. Lorsque cette manœuvre a été omise, il survient parfois une cataracte membraneuse secondaire quelques jours après l'opération : elle est due à l'opacité que contracte alors la partie antérieure de la capsule. Tout ce que dit Scarpa de la lente atrophie du cristallin déprimé est très-exact.

Déja, un an après l'opération, il a perdu plus de la
moitié de son volume, et il finit par être à-peu-près
entièrement absorbé. L'examen anatomique des yeux
de sujets auxquels on avait déprimé le cristallin, a fait
connaître cette vérité. Il disparaît beaucoup plus promptement et même en peu de semaines, lorsque, dégé-
néré en une substance caséeuse, il a été brisé par l'aiguille. Ses débris sont plus facilement résorbés dans la
chambre antérieure que dans la postérieure, ce qui
explique le motif du précepte suivant : tout ce qui peut
faire obstacle à la vision, soit débris du cristallin, soit
fragmens de membranes, doit être, autant que possible,
poussé avec l'aiguille, à travers la pupille, dans la
chambre antérieure.

Lorsqu'on n'a point une habitude suffisante de cette
opération, il arrive quelquefois que l'on dirige involontairement la pointe de l'aiguille entre la capsule et
la face antérieure du cristallin opaque ; on voit alors
le crochet de cet instrument terni et couvert d'un voile
plus ou moins transparent, et l'on éprouve de la résistance lorsqu'on veut le pousser, à travers la pupille,
dans la chambre antérieure ; le mouvement que l'on
communique à l'aiguille, fait qu'elle soulève vers la pupille ce voile membraneux ; on ne peut alors qu'avec
peine en diriger la pointe horizontalement entre l'iris
et le cristallin, de l'angle externe vers l'interne. On re-
médie à cette fausse direction, en communiquant à
l'aiguille un léger mouvement de rotation ; la pointe
tournée en avant perce la partie antérieure de la capsule,
et alors on achève l'opération de la manière qui a été
indiquée plus haut, comme si on n'eût pas d'abord
pénétré involontairement dans la capsule du cristallin

26

Si , en négligeant ce précepte, on se contentait d'enfoncer le cristallin dans le corps vitré , en laissant intacte la partie antérieure de sa capsule, on s'apercevrait aisément par un examen attentif que la pupille n'aurait pas cette netteté qu'elle devrait avoir ; on reconnaîtrait que ce défaut d'une transparence complète serait dû à un voile membraneux formé par la partie antérieure de la capsule, qui, si on ne la détruisait point, pourrait occasioner une cataracte membraneuse secondaire. Dans ce cas, le chirurgien exercé qui n'aurait pas reconnu d'abord son erreur, reviendrait subitement en devant avec la pointe de l'aiguille , après avoir déposé le cristallin dans le corps vitré , et dirigerait cette pointe dans la chambre antérieure , à travers la pupille, en traversant la partie antérieure de la capsule. Il porterait ensuite la pointe de l'aiguille de devant en arrière, et l'ayant fait glisser le plus possible entre la face postérieure de l'iris et la capsule qu'il aurait intention de détruire, il la plongerait dans cette membrane déliée, et la déchirerait d'avant en arrière, en communiquant à l'instrument un mouvement semblable à celui qui lui aurait servi à déprimer le cristallin. Il verrait aussitôt la pupille prendre un degré de netteté et une couleur noire veloutée qu'elle n'avait pas auparavant, et que le seul déplacement du cristallin n'avait pu lui donner.

Lorsque la cataracte est molle, on voit sortir de la capsule une humeur blanchâtre et laiteuse à l'instant où l'on plonge la pointe de l'aiguille dans le cristallin. Cette matière se répand comme une espèce de fumée ou de nuage, se mêle avec l'humeur aqueuse et cache la pupille et l'iris. Il faut alors, en se rappelant la structure de l'œil, insister sur le procédé indiqué plus haut, et qui consiste à détruire dans la plus grande étendue possible, la partie antérieure de la capsule, avant de déprimer une cataracte solide. Quand on opère par dépression, la manière dont cette partie de l'opération est exécutée décide toujours du succès. La liqueur laiteuse, épanchée dans les deux chambres de l'humeur aqueuse, disparaît en peu de jours. Comme il est impossible de saisir et de plonger dans le corps vitré un cristallin réduit en matière pultacée, le chirurgien se bornera à diviser, avec la pointe de l'aiguille, les parties les plus consistantes de cette substance, afin qu'elles se dissolvent plus facilement dans l'humeur aqueuse de la chambre antérieure, où il les portera à travers la pupille, les unes après les autres : elles y sont résorbées peu-à-peu.

On est obligé, dans certains cas, de recourir à une nouvelle opération, pour déplacer une cataracte membraneuse secondaire ; quelquefois même elle est primitive, lorsque le cristallin cataracté, ramolli et atrophié, a été résorbé dans sa capsule, ou au moins lorsqu'il n'y a laissé qu'un très-petit noyau. Cette espèce de cataracte se trouve le plus souvent chez les enfans ou chez les sujets qui ont dépassé depuis peu d'années l'âge de puberté. Elle présente une apparence semblable à celle d'une toile d'araignée, et quelquefois un point blanchâtre qui indique le très-petit noyau que le cristallin a laissé, en disparaissant en grande partie. On ne saurait abaisser et plonger dans le corps vitré cette capsule soit opaque, soit transparente ; elle reprendrait promptement sa place. Dans ce cas, comme dans ceux où les débris opaques de la partie antérieure

26.

ou de la partie postérieure de la capsule ferment la
pupille, après avoir attendu quelques mois ou au moins
quelques semaines, et avoir reconnu que l'absorption
n'a pu reprendre les parties devenues étrangères, le
chirurgien introduira de nouveau l'aiguille, il en tour-
nera la pointe vers la pupille, il perforera d'arrière en
avant la partie antérieure de la capsule, et trouvera
un intervalle dans lequel pénétrera facilement l'aiguille
dont la pointe passée à travers la fente, puis tournée
en arrière, permettra à l'instrument de glisser horizontalement entre l'iris et la capsule, le plus près qu'il
sera possible de son attache à la zône ciliaire; puis
cette pointe étant engagée dans la membrane opaque,
et successivement dans chacun de ses lambeaux, le
chirurgien fera rouler l'aiguille entre ses doigts, comme
pour entortiller la membrane autour de sa pointe, et
la déchirera autant qu'il pourra dans tous les points
de sa circonférence, jusqu'à ce que tout le contour de
la pupille soit désobstrué. Tous ces flocons isolés, réunis en une seule masse, seront portés avec la pointe
de l'aiguille, à travers la pupille, dans la chambre antérieure de l'humeur aqueuse, de la manière qui a été
indiquée plus haut. Pendant toute l'opération, on évitera soigneusement de toucher l'iris; et, si une portion
de la capsule a contracté des adhérences avec elle, on
lui imprimera de légers mouvemens dans tous les
sens, afin de séparer l'iris de la membrane opaque,
sans la détacher du ligament ciliaire. Ces fragmens membraneux qui pendant la première opération donnent
peu de prise à la pointe de l'aiguille a cause de leur
souplesse, sont plus faciles à saisir lorsque la macération qu'ils ont subie dans l'humeur aqueuse les a
gonflés et ramollis.

Le pansement, après l'opération par dépression, ne diffère de celui que l'on fait après l'opération par extraction, qu'en ce que, s'il y a une irritation très-forte, on peut couvrir les paupières avec un plumasseau de charpie, enduit d'un mélange de blanc d'œuf et d'eau de rose, battu avec un morceau d'alun. Si la douleur est forte, on peut recourir à l'application d'un sachet d'herbes émollientes, et prescrire au malade d'humecter ses paupières, plusieurs fois par jour, avec de l'eau à laquelle on ajoute quelques gouttes d'eau-de-vie. On ne doit point examiner l'œil avant le cinquième ou le sixième jour.

Si les deux yeux sont cataractés, il est prudent de ne les opérer qu'à un mois et plus d'intervalle. La dépression, ayant été suivie quelquefois d'amaurose, n'a pas présenté le même résultat, lorsqu'on a opéré l'autre œil, après un certain intervalle. La seconde opération présente en général plus de chances de succès que la première, à cause de l'extrême sécurité du malade qui sait qu'elle est presque exempte de douleurs.

On a beaucoup écrit sur la préférence à donner à l'une ou à l'autre méthode d'opérer la cataracte. En général, on s'est montré trop exclusif en discutant ce point de doctrine. On finira, je crois, par conserver ces deux méthodes, mais parmi les praticiens qui auront une certaine habitude d'exécuter cette opération, plusieurs pencheront probablement vers l'adoption, comme méthode générale, de celle des deux qui leur aura procuré, dans les commencemens de leur pratique, un plus grand nombre de succès; du moins on en a vu changer d'opinion à ce sujet, lorsqu'un certain nombre d'échecs les a éloignés du procédé qu'ils avaient adopté exclusivement.

En voyant, dans un cas simple, opérer par extraction une cataracte, chez un sujet plein de confiance et de raison, dont l'œil est saillant, peu irritable, et la cornée grande; chez un sujet qui, ayant récemment assisté à l'exécution d'une opération semblable, sait qu'elle n'excite presque aucune douleur, lorsqu'elle est pratiquée par une main sûre et exercée, connaissance à laquelle il doit sa docilité, on ne peut s'empêcher, étranger ou non à l'art de guérir, d'admirer la rapidité de l'incision de la cornée, exécutée en moins de trois secondes, la facilité avec laquelle la partie antérieure de la capsule du cristallin est détruite en six ou huit secondes, la promptitude de la sortie de ce corps dans un espace de temps encore moins considérable, et la joie du malade lorsqu'il aperçoit distinctement les objets, à l'instant où l'on enlève, à l'aide de la curette, les débris laissés dans la pupille par la couche extérieure du cristallin, ce qui ne demande que quatre ou cinq secondes.

Les couleurs du tableau se rembrunissent pour le même observateur, s'il a occasion de voir opérer une cataracte, même simple, chez un sujet irritable, incertain à l'approche de l'opération s'il la laissera pratiquer, dont l'œil est enfoncé dans l'orbite, et qui a l'ouverture des paupières petite; chez lequel agissent d'une manière presque convulsive les muscles de ces voiles mobiles et ceux du globe; enfin, chez un sujet qui demande de nouveaux délais après l'incision de la cornée, après la destruction de la partie antérieure de la capsule, et après la sortie de la cataracte, ou qui tombe en syncope avant que l'opération soit terminée. Le chirurgien le plus patient et le plus exercé ne se trouve pas sans fatigue après une opération qui a exigé une aussi forte contention d'esprit ; il m'arrive souvent alors d'ajourner l'opération de l'autre œil, et de la faire par dépression.

Si l'observateur assiste à différentes opérations, en se proposant pour but de faire un choix entre les deux méthodes, son incertitude augmente lorsque, en moins d'une demi-minute, il voit, avec un étonnement mêlé d'admiration, dans des circonstances toutes favorables, la pointe de l'aiguille percer la sclérotique, paraître dans la pupille entre l'iris et la capsule du cristallin, déchirer la partie antérieure de cette capsule, saisir le corps opaque pour le porter profondément hors de l'axe visuel dans le corps vitré, et rendre subitement au malade ému la jouissance du plus précieux de tous les sens.

Il est au contraire affecté d'une manière pénible, si la cataracte se brisant, l'opérateur est obligé de prolonger et de multiplier les mouvemens de l'aiguille, pour en saisir les débris et les pousser à travers la pupille dans la chambre antérieure, et si, ce qui est alors très-ordinaire, le malade découragé, éprouvant de vives douleurs, tourmenté par la crainte de la cécité, et trompé dans son attente, se plaint amèrement de n'apercevoir aucun objet, après une opération d'ailleurs bien exécutée, et dont le résultat doit être un peu plus tard le rétablissement de la vision.

Lorsqu'une opération de cataracte, exécutée selon les règles de l'art, a été suivie de succès, il est à-peu-près indifférent que le cristallin ait été extrait ou déprimé. Si l'on voulait prononcer avec les connaissances nécessaires sur la préférence à accorder en général à l'une des deux méthodes sur l'autre, il faudrait les voir em-

ployer toutes deux un certain nombre de fois, non
dans des cas fort simples et très-favorables, mais dans
des cas compliqués et présentant plus ou moins de
chances souvent imprévues de non-succès. Un examen
rapide de quelques-unes des circonstances de ce dernier genre, qui peuvent se rencontrer pendant ou après
l'emploi de l'une ou de l'autre méthode, ne sera pas
déplacé ici, dût-il entraîner quelques répétitions.

En pratiquant l'extraction, on éprouve de la difficulté
à placer convenablement l'incision de la cornée, lorsque
l'œil est enfoncé dans l'orbite, et que l'ouverture des
paupières est petite; cependant j'ai dit plus haut que
tout dépend particulièrement de la position et de l'étendue de cette incision. Les clignotemens et l'indocilité
involontaires de quelques malades dont la tête se perd
souvent pendant l'opération, au point qu'ils ne peuvent
faire exécuter convenablement à l'œil, aucun des mouvemens qui leur sont demandés, nuisent directement
pendant que l'on exécute chacun des temps dont elle
est composée, c'est-à-dire pendant l'incision de la cornée, la destruction de la partie antérieure de la capsule,
la sortie du cristallin, et l'enlèvement, à l'aide de la
curette, des débris que sa couche extérieure a laissés
dans la pupille. Les différens temps de la dépression
s'exécutent au contraire sans interruption par un seul
instrument, et pendant qu'il est dans l'œil.

Si le chirurgien n'est pas très-exercé, l'humeur aqueuse
peut s'écouler avant que la pointe du bistouri ait traversé la cornée; l'iris se présente alors au tranchant de
l'instrument, on l'éloigne, à la vérité, en appuyant
légèrement le doigt sur la cornée, mais le parti le plus
prudent est de retirer le bistouri et de remettre l'opé-

ration à un autre jour; l'incision pratiquée à la cornée est fermée dans la même journée, et la chambre antérieure de l'humeur aqueuse remplie de nouveau. On reproche à la méthode par extraction de donner souvent lieu à cette blessure de l'iris que l'on qualifie de très-dangereuse; l'expérience prouve que ces deux assertions sont peu fondées, car un léger degré d'attention suffit pour éviter de toucher l'iris, et sa lésion, est rarement un accident grave. Pour l'éviter, il faut procéder avec douceur, et avoir un aide intelligent qui ait déjà tenu la paupière supérieure un certain nombre de fois. Cette condition est à mes yeux une des plus importantes pour le succès de l'opération. On a proposé de placer l'incision de la cornée à un quart de ligne de la sclérotique, d'autres ont indiqué cette distance à une demi-ligne. J'ai remarqué qu'en observant autant que possible la distance d'un tiers de ligne, on ne touchait jamais l'iris.

En supposant toujours à l'opérateur peu d'habitude ou peu d'adresse, l'incision étant trop petite, quoique bien placée, ou mal placée quoique assez grande, le cristallin ne se présente qu'avec difficulté, s'allonge comme un fragment de gelée, ne sort qu'en laissant sa couche extérieure, ce qui exige l'introduction répétée de la curette, très-fatigante pour l'organe; ou, ce qui est pire, ce corps reste engagé dans la pupille; les pressions que l'on est obligé d'exercer pour en provoquer la sortie donnent quelquefois lieu à la perte d'un ou deux flots du corps vitré, et le cristallin se plonge dans le reste de cette humeur. Si on l'y saisit avec une aiguille crochue, au lieu d'ajourner alors le reste de l'opération, comme la prudence l'exigerait, on pro-

voque la sortie d'un nouveau flot de corps vitré qui
suit cette extraction forcée. Souvent la sortie de cette
humeur, qu'il est si nécessaire de conserver, a lieu
par un mouvement brusque et involontaire des muscles
du globe, au moment où la cataracte sort par une incision faite selon les règles de l'art. Si la quantité perdue,
dans l'un et l'autre cas, excède le tiers de la quantité naturelle, l'atrophie du globe en est le résultat ordinaire.

L'irrégularité de la pupille, après l'opération, n'a
pas des inconvéniens très-graves; cependant sa rondeur
naturelle est toujours préférable pour la perfection de
la vision, et on l'obtient plus ordinairement en déprimant le cristallin, qu'en faisant l'extraction, lorsque,
je le répète, cette dernière opération a été exécutée
sans une grande habitude, ou sans une extrême habileté. On voit enfin quelquefois l'iris sortir entre les
bords de l'incision faite à la cornée; et, quoique cette
hernie disparaisse par les seuls efforts de la nature, le
rétablissement de la vision en est retardé, et l'imperfection que je viens de signaler, l'irrégularité de la
pupille, en est souvent une suite trop visible.

Je ne ferai pas mention ici d'une complication très-
rare (page 384), celle de l'opacité de la capsule du
cristallin, parce que les difficultés qu'elle présente sont
à-peu-près de même valeur dans l'une et l'autre méthode.

Ces objections contre l'extraction sont graves, mais
la plupart perdent toute leur importance lorsque l'opération est exécutée d'après les règles connues; tout ce
que l'on peut en conclure, c'est que la dépression
n'exigeant pas aussi impérieusement la réunion si rare
de l'extrême légèreté de la main et d'une grande habi-

tude, celui qui dans une pratique bornée n'osera point extraire, trouvera plus aisé d'employer l'aiguille. Il reste à déterminer si l'intérêt du malade n'exige pas qu'il se transporte même loin de son domicile, pour trouver un praticien très-exercé, dût-il être opéré par dépression.

J'ai dit plus haut que les signes de la fermeté ou de la mollesse de la cataracte sont douteux. Ceux qui opèrent exclusivement par dépression ont fréquemment à gémir de cette incertitude. Souvent en déprimant une cataracte à laquelle ils avaient cru reconnaître tous les signes d'une maturité certaine, ils la trouvent molle, et peu propre à être abattue. Ils refusent au contraire d'en déprimer une autre qui aurait bien soutenu l'effort de l'aiguille, parce qu'ils redoutent sa couleur laiteuse ou quelqu'autre signe qui les induit en erreur. Ces difficultés n'arrêtent point ceux qui pratiquent l'extraction, puisqu'on peut extraire la cataracte mûre ou non. Cependant il faut avouer que la cataracte molle soit par sa nature, soit par le défaut de consistance de la couche extérieure du cristallin, non encore devenue opaque, sort à la vérité assez facilement dans le plus grand nombre de cas, et souvent à l'aide d'une pression presque insensible sur le globe, dans lequel elle laisse derrière l'iris cette couche extérieure, mais que l'opération se prolonge beaucoup après sa sortie, parce que, pour en retirer les débris, on est obligé de porter dans l'œil, à plusieurs reprises, la curette de Daviel, dont l'introduction répétée ne saurait avoir lieu sans inconvénient. On peut ajouter que, malgré le peu de consistance de sa couche extérieure, la cataracte non encore formée est assez ordinairement plus volumineuse que celle qui l'est entièrement, et que par conséquent elle dilate davantage la pupille en la traversant, ce qui fatigue l'iris ; mais ces inconvéniens sont en général de peu d'importance.

Les inconvéniens de la méthode par dépression sont au moins aussi graves que ceux que l'on peut reprocher à la méthode par extraction, et lui sont tellement propres, que l'habileté de l'opérateur ne peut, comme dans l'extraction, les faire presque tous disparaître, et, s'il n'a pas cette habileté, les difficultés se multiplient. Ainsi, lorsque l'opérateur se contente de presser la cataracte de haut en bas avec l'aiguille, pour la faire descendre dans une direction verticale derrière l'iris, entre cette membrane et le corps ciliaire, la lentille opaque ne peut pas rester dans cet espace trop étroit ; elle remonte plus ou moins, et se place derrière la pupille, qui reprend en totalité ou en partie, l'apparence qu'elle présentait avant l'opération. Si le cristallin est porté au point où il doit être déposé dans le corps vitré, mais sans que la partie antérieure de sa capsule ait été déchirée par l'aiguille, les débris de sa couche extérieure, séparés de l'humeur aqueuse par cette partie de la capsule qui reprend sa forme convexe naturelle après l'opération, y forment une espèce de seconde cataracte. Dans cette position, ils sont peu exposés à l'action de la petite circulation particulière de l'humeur aqueuse, action seule capable de favoriser leur résorption ; ils en restent donc presque entièrement isolés, et l'on est obligé, après un délai de quelques mois donnés à l'expectation, de réintroduire l'aiguille. Un grand nombre de malades découragés se refusent à de nouvelles tentatives, pour peu qu'ils puissent se servir de l'autre œil, ou même de l'œil opéré, et reprochent à l'art son impuissance. En partant toujours d'après la supposition d'un faible degré d'habitude et d'habileté de la part de l'opérateur, supposition qu'il n'est malheureusement que trop permis de faire, il se troublera aisément, lorsqu'en opérant une cataracte molle, il verra sortir de la capsule, à l'instant où il y plongera l'aiguille, un flot d'humeur blanchâtre, laiteuse, qui, se répandant en manière de nuage ou de fumée, se mêlera avec l'humeur aqueuse et lui dérobera la pupille, la totalité de l'iris et *la pointe de l'instrument*. Malgré l'incertitude dans laquelle il se trouvera, il pourra à la vérité obtenir encore un succès complet, même en retirant alors avec précipitation son aiguille, qui peut-être aura déchiré à son insu, dans une étendue suffisante, la partie antérieure de la capsule, la matière épanchée ne manquant jamais de disparaître dans le cours de quelques jours; mais plus souvent la pupille restera trouble, comme il a été dit plus haut; parce que cette portion de la capsule n'aura pas été détruite méthodiquement. Selon moi, le chirurgien assez habile pour détruire avec l'aiguille une cataracte membraneuse secondaire, est en état d'opérer très-bien par extraction; il ne lui manque que l'habitude d'employer cette méthode; aussi, malgré le nombre prodigieux de succès que le célèbre chirurgien de Pavie a obtenus par la dépression, après avoir épuisé tous les efforts de son génie pour la perfectionner, je pense que si, surmontant quelques difficultés qui lui ont probablement fait abandonner la méthode de l'extraction, il eût continué à la pratiquer comme méthode générale, le nombre de ses succès aurait été encore plus grand, et nous aurions eu plus d'un perfectionnement de cette méthode, au moins dans son application à quelques cas peu communs.

J'ai signalé les inconvéniens qui accompagnent les deux méthodes, lorsqu'elles sont exécutées par des mains peu exercées. Je terminerai en répétant que, malgré ses imperfections, la dépression ne doit pas être rejetée dans tous les cas (page 393); que cependant l'extraction mérite la préférence comme méthode générale, parce qu'entre les mains d'un homme qui réunit l'habileté à une grande habitude, presque tous les inconvéniens que j'ai signalés (page 408) disparaissent, tandis que malgré l'habileté et l'expérience de celui qui pratique la dépression, il ne peut ôter à cette méthode les graves inconvéniens qui lui sont propres, et dont suit un aperçu :

La dépression, exécutée le plus méthodiquement possible, désorganise plus ou moins la partie inférieure du corps vitré, et foule la portion de la rétine, située au-dessous. Ces inconvéniens ne laissent pas de traces très-appréciables dans les cas de succès. Cependant on peut quelquefois leur attribuer l'imperfection de la vision, moins bonne dans certains cas d'opération par dépression, que dans d'autres d'opération par extraction, quelques amauroses observées après l'emploi de la première de ces méthodes, et souvent même l'inflammation aiguë ou chronique des membranes internes du globe. La blessure soit de quelques filets des nerfs ciliaires, soit des procès ciliaires, est une cause non moins active de cette dangereuse inflammation qui donne naissance à son tour au rétrécissement de la pupille. Celle qui succède quelquefois à l'opération par extraction, étant presque toujours extérieure, laisse au contraire l'iris intacte, et rend plus rarement opaques les débris de la capsule du cristallin. La moitié postérieure de cette capsule est rompue, à l'instant où l'on plonge ce corps dans l'humeur vitrée, et elle en est d'autant plus disposée à contracter de l'opacité, lorsqu'elle est envahie par l'inflammation. Cette même partie postérieure reste au contraire dans son entier, après l'opération par extraction, et s'avance vers la pupille où l'impulsion de l'humeur vitrée lui fait prendre une forme opposée à celle qu'elle avait auparavant, c'est-à-dire qu'elle devient convexe antérieurement, tandis qu'elle l'était postérieurement, lorsqu'elle servait de chaton à la moitié postérieure du cristallin. Sa convexité s'engage alors dans la pupille, en imitant en quelque sorte un cristallin transparent. C'est peut-être à cette forme qu'est due en partie la force visuelle de certains yeux opérés par extraction, et que l'on rencontre moins communément après l'opération par dépression. On trouve encore une cause d'inflammation dans la douleur qui, sans être ordinairement très-vive, est cependant plus appréciable que dans l'extraction. L'habileté du chirurgien empêche souvent, mais non pas toujours, un épanchement de sang qui cache l'aiguille, la pupille et l'iris, et le réduit à agir en aveugle. Enfin, un grand avantage d'un procédé opératoire est d'être assujetti à des règles fixes; or celles d'après lesquelles on opère dans l'extraction sont de ce nombre, tandis que celles de la dépression sont assujetties à des variations qui résultent de circonstances souvent impossibles à prévoir avant l'opération. Ainsi, par exemple, si l'on rencontre une cataracte de consistance caséeuse, non-seulement on éprouve beaucoup de difficulté à la briser et à en faire passer les débris dans la chambre antérieure, à travers la pupille, mais encore on s'est privé de l'avantage de la voir sortir aisément par une incision faite à la cornée, en s'allongeant et dilatant à peine la pupille, en sorte que le choix que l'on a fait de la méthode par dépression, a converti en obstacle à la réussite une chance de succès si l'on eût opéré par extraction.

Myopie.

Sauvages était très-myope; cette incommodité l'avait déterminé à étudier avec une extrême attention les lois de l'optique. Il a traité de la myopie et de la presbytie en physicien éclairé, après avoir mis à profit, dans l'intérêt de la science, les recherches alors très-récentes de Boerhaave, et après avoir soumis à mon père un grand nombre de questions relatives à la dioptrique et à la catoptrique, dans des lettres autographes que je conserve. Je puiserai, soit dans ces lettres, soit dans les ouvrages de ce célèbre médecin, une grande partie de ce que j'ai à dire sur la myopie et la presbytie.

On appelle myopes ceux qui voient confusément les objets placés à une certaine distance, mais qui les distinguent très-bien de près.

La cause de la myopie est la réunion des rayons de lumière avant qu'ils soient parvenus à la rétine, ou leur concours derrière le cristallin. Cette imperfection de la vision provient, 1° de la force réfringente de l'humeur aqueuse et du cristallin; 2° de la convexité de la cornée et du cristallin; 3° de la distance qu'il y a entre le cristallin, la cornée et la rétine; 4° de la distance des objets; 5° de l'ouverture de la pupille.

1° Les rayons se réunissent d'autant plus vîte, toutes choses égales d'ailleurs, que la force réfringente des corps diaphanes de l'œil est plus considérable. Mais cette force de réfraction est en raison de la densité des milieux : donc la myopie, ou la réunion trop prompte des rayons de lumière, augmente dans le même rapport. La même densité des milieux étant supposée, la force de la réfraction est comme la densité de l'humeur aqueuse, quand la vision se fait dans l'air. Supposons, par exemple, que le cristallin et l'humeur aqueuse aient la densité du verre, parce que le rapport de la réfraction de l'air sur le verre est comme trois à deux, tandis que sur l'eau ce rapport est comme quatre à trois ; la dioptrique nous apprend que, dans le premier cas, le foyer est deux fois plus éloigné de la surface réfringente que dans l'autre : donc, si la densité du cristallin, de l'humeur aqueuse, ou même du verre, augmente, la force réfringente sera plus grande, et conséquemment l'homme qui sera dans l'air deviendra myope, tandis qu'il verrait distinctement les objets dans l'eau, même à une distance assez considérable.

2° Les rayons parallèles entre eux, et tous ceux qui partent de quelques objets très-éloignés, tombent sur une cornée plus convexe, avec plus d'obliquité : ainsi l'angle d'incidence des rayons avec la perpendiculaire tirée du centre de la cornée à la circonférence de cette membrane, est plus grand; or, l'angle de réfraction est toujours égal à l'angle d'incidence : donc l'angle de réfraction sera plus grand. Mais plus le sinus de l'angle de réfraction est grand, plus les rayons se réunissent promptement à l'axe visuel : donc les rayons qui partent d'un objet éloigné se réuniront d'autant plus promptement derrière le cristallin, que la cornée sera plus convexe, et la myopie aura lieu. Ce que je dis de la convexité de la cornée, on peut l'appliquer à celle du cristallin. La myopie croîtra en raison de la convexité de ces deux parties de l'œil; de sorte que, bien que la cornée ne soit pas plus convexe qu'à l'ordinaire, il suffit que les deux surfaces du cristallin, ou même une seule, soient plus convexes que dans l'état naturel, pour occasioner la myopie.

3° Plus la rétine est éloignée du cristallin et de la cornée, plus la réunion des rayons se fait loin de la rétine, et plus, par conséquent, elle se fait près du cristallin, quoique la force de réfraction et la convexité des parties de l'œil soient les mêmes. Dans l'état naturel et sain, ces organes sont dans une proportion si exacte et si bien disposée suivant les lois de la géométrie la plus sublime, que la rétine n'est pas éloignée du cristallin d'une seule ligne de plus dans un homme que dans un autre. Mais si cette proportion cesse d'être exacte, ou que la distance relative de ces parties augmente, le sujet sera myope.

4° Plus les objets sont éloignés, plus les rayons qui en partent et qui tombent sur l'œil approchent du parallélisme. Or, les rayons parallèles se réunissent plutôt à l'axe visuel, que ceux qui sont divergens. C'est ce dont chacun peut se convaincre par une expérience très-facile; car si l'on approche une chandelle d'une lentille de verre, et qu'on l'en éloigne alternativement, on verra le foyer des rayons s'éloigner derrière la lentille à mesure que la chandelle s'en approche, et s'en approcher à mesure qu'elle s'en éloigne. Cette expérience sert à faire comprendre pourquoi les myopes voient confusément les objets éloignés, et très-distinctement ceux qui sont près, ou pourquoi cette amblyopie est relative à la distance des objets.

5° Enfin, on a démontré par des expériences d'optique, que le foyer s'éloigne quand la pupille se resserre, et qu'il se rapproche vers la partie antérieure du globe quand la pupille se dilate. Lors de cette dilatation, les rayons qui tombent sur le cristallin se réunissent plus promptement dans l'axe visuel, comme étant plus obliques que les rayons parallèles qui entrent seuls dans l'œil quand la pupille est resserrée.

Aux causes de la myopie qui viennent d'être indiquées, il faut ajouter le léger changement de forme que subit le globe de l'œil dans l'exophthalmie, ainsi que je le dirai en traitant de l'amaurose dont le siége est dans le nerf optique.

Quelles que soient les causes organiques de la myopie, sa cause immédiate est la réunion des rayons de lumière, avant qu'ils soient parvenus à la rétine; il est d'expérience que, lorsqu'on approche de l'œil une lunette plane d'un côté, concave de l'autre, ou concave des deux côtés, les rayons qui partent des objets éloignés, et qui gardent par conséquent le parallélisme entre eux, tombent sur l'œil de manière qu'ils sont mutuellement divergens. Or, ils tombent alors de la même manière que s'ils partaient d'un objet très-proche de l'œil; et, dans ce cas, l'expérience prouve que le foyer s'éloigne de la loupe. Donc, si l'on place, au-devant de l'œil, une lunette d'une concavité proportionnée, les rayons réfléchis par un objet éloigné s'unissant sur la rétine elle-même, on le verra distinctement.

Quoique la myopie paraisse être une maladie très-simple, ses symptômes sont nombreux ; de manière que l'on reconnaît un myope à son geste, à son regard, à sa manière d'écrire. Non-seulement les myopes mettent presque sous le nez tout ce qu'ils lisent, mais ils regardent de côté et même d'un seul œil l'objet placé fort près d'eux. Ils se plaisent à lire de très-petits caractères, et ils en forment d'aussi petits quand ils écrivent, afin de n'être pas obligés de remuer continuellement la tête pour lire ou pour tracer de nouvelles lignes. Ils n'ont besoin que d'une faible lumière, parce que leur pupille est toujours dilatée. Leur vue est obscure ou confuse, quand les objets qu'ils regardent sont placés à plus d'un pied ; et comme ces objets sont en beaucoup plus grand nombre que ceux qui sont plus près, la pupille s'accoutume à une dilatation qui lui devient à-peu-près habituelle. Quand les myopes regardent à travers un petit trou fait dans un papier, ils voient beaucoup plus distinctement les objets éloignés. Le clignement de leurs paupières produit presque le même effet ; c'est pourquoi ils les rapprochent ordinairement pour regarder un objet éloigné ; on peut encore remarquer que les myopes regardent rarement ceux qui leur parlent. Pourquoi les regarderaient-ils, puisqu'en examinant les yeux, le visage et les mouvemens des personnes dont ils écoutent la conversation, ils ne peuvent en tirer aucun éclaircissement, avantage dont jouissent ceux qui ont une bonne vue ? Mais ce qu'ils perdent de ce côté, ils le gagnent par l'attention qu'ils apportent à tous les discours qui frappent leurs oreilles. Comme ils baissent les yeux, ils ne sont point distraits par les objets qui les environnent. Lorsqu'ils regardent pendant la nuit des bougies éloignées d'eux, ils croient apercevoir autour une grande flamme circulaire et non conique.

Parmi les causes assignées plus haut à la myopie, la convexité un peu trop marquée de la cornée est la seule qui puisse être aperçue. Elle est quelquefois si remarquable que l'on peut reconnaître la myopie à l'aspect de cette membrane. Celle du cristallin est souvent très-sensible, lorsqu'on extrait à un myope ce corps devenu opaque.

La face antérieure du cristallin est convexe; M. Ribes a trouvé beaucoup de variétés dans cette disposition. Chez quelques-uns cette face est presque plane; chez le plus grand nombre, sa convexité est moindre que celle de la face postérieure; mais plusieurs fois il a vu ces deux faces presque également bombées.

J'ai toujours eu soin, lorsque j'ai extrait des cristallins devenus opaques chez des sujets très-myopes, d'examiner la forme de ces corps; mais je n'ai pas toujours pu reconnaître le degré de leur convexité, parce que le plus souvent ils se déforment un peu en passant à travers la pupille et l'incision faite à la cornée. J'ai tenu note de quelques-unes de ces opérations. Voici l'extrait de l'une des plus intéressantes; je ferai remarquer à cette occasion que la myopie ainsi que la cataracte se forment souvent chez plusieurs frères et sœurs.

Trois frères, MM. Cor***, d'Amiens, et deux de leurs neveux, étaient connus de toute la ville pour avoir eu, depuis leur plus tendre enfance, la vue excessivement basse. Les trois frères avaient depuis nombre d'années des cataractes plus ou moins avancées; mais deux d'entr'eux voyaient encore assez pour ne point éprouver le besoin d'être opéré, et lisaient aisément en approchant le papier extrêmement près. L'aîné, âgé de soixante ans, privé de la vue par deux cataractes, vint à Paris; il avait toujours été plus myope que ses deux frères. L'œil droit sur-tout ne lui avait jamais permis de lire autrement qu'en touchant le livre avec sa joue. La cornée de chaque œil était grande et très-saillante, la pupille large et extrêmement mobile; je lui fis l'opération par extraction aux deux yeux. J'étais fort curieux de voir le cristallin de l'œil droit dans son intégrité. Pour atteindre ce but, je ne vis point d'inconvénient à faire l'incision de la cornée un peu plus grande que de coutume, et je vis avec plaisir la lentille sortir librement sans avoir éprouvé aucune altération sensible à l'une ni à l'autre de ses deux surfaces. Son diamètre antéro-postérieur, mesuré dans le sens de l'axe de l'œil, était à-peu-près d'une demi-ligne plus étendu que le même diamètre d'un cristallin ordinaire. Deux ans après, je vis M. Cor*** lire très-aisément avec des lunettes du n° 18, c'est-à-dire avec des verres propres à un homme de soixante ans. L'opération de la cataracte avait fait cesser sa myopie et l'avait rendu presbyte, mais à un degré peu marqué, parce que la cornée avait conservé sa grande convexité, ce qui tenait lieu à M. Cor*** d'un verre beaucoup plus convexe, tel que celui dont se servent les personnes auxquelles on a extrait ou déprimé le cristallin.

Outre la myopie congéniale dont je viens de parler, il est une myopie accidentelle que l'on confond presque toujours avec l'amaurose. Elle a très-probablement pour cause une augmentation dans le volume du cristallin; et ce qui paraît le prouver c'est qu'elle est quelquefois suivie de cataracte. Tantôt elle se forme aux deux yeux, tantôt elle ne se manifeste qu'à un seul, qui auparavant n'était point affecté de myopie; plus souvent elle n'est qu'une augmentation de cette incommodité déjà existante à un degré peu sensible; elle est, dans quelques cas, le symptôme d'une désorganisation de l'œil.

La myopie congéniale diminue le plus ordinairement avec les années, parce que le cristallin tend à s'aplatir un peu à mesure que l'on avance en âge.

Je suis consulté fréquemment par des myopes, pour des symptômes équivoques, sur-tout pour des mouches volantes. Je n'ai point trouvé la raison générale pour laquelle des signes assez inquiétans, chez tout autre sujet qu'un myope, annoncent, chez les personnes affectées de myopie, des désordres moins graves que chez celles qui n'ont pas cette incommodité. Cependant, relativement aux mouches volantes, on peut présumer que la trop grande convexité du cristallin étant probablement due en partie à une plus grande quantité de l'humeur de Morgagni, par laquelle la capsule est distendue, les myopes doivent être plus sujets à ces fantômes voltigeans, qui, selon moi, ont leur siège dans cette liqueur, et ne doivent donner aucune inquiétude (Voy. filamens voltigeans).

On a vu des jeunes gens, qui avaient un grand intérêt à paraître myopes, se servir graduellement de verres dont la concavité faisait partie d'une sphère de plus en plus petite, et parvenir ainsi à lire aisément en appuyant leur nez sur le livre. C'est une preuve qu'il ne faut pas donner des verres concaves trop forts aux personnes affectées de cette incommodité. Il m'arrive souvent d'en faire changer par gradation de trop concaves contre d'autres d'un numéro inférieur.

J'ai corrigé quelquefois la myopie en faisant prendre au myope une position fixe relativement à un livre dans lequel il pouvait lire à l'œil nu, par exemple, à huit pouces. Sa tête était appuyée contre un mur sur un cahier de cartons très-minces ou de feuilles de papier très-épais dont on supprimait une feuille toutes les semaines. Il lisait chaque jour pendant une heure, et les yeux s'accoutumaient ainsi peu-à-peu à se passer d'un secours étranger. On a proposé, il y a quelques années en Russie, un pupître mécanique propre à atteindre le même but. Le moyen que je propose, et qui me réussit depuis plus de vingt ans, me paraît avoir au moins le mérite de la simplicité. J'ai vu ce procédé réussir, même chez des myopes âgés de plus de trente ans. Le remède palliatif le plus ordinaire est l'emploi de verres concaves des deux côtés.

« Si l'on préfère, dit Boerhaave, un verre concave d'un seul côté et plat de l'autre, il faut que le verre soit creux du double ; alors les myopes verront aussi bien qu'ils voyaient en se servant d'un verre concave des deux côtés. » Sauvages a fait la même remarque.

Presbytie.

On a donné le nom de presbytes à ceux qui ne peuvent voir distinctement les petits objets qu'en les éloignant de leurs yeux, d'un, de deux et même de trois pieds.

La théorie de la myopie jette le plus grand jour sur celle de la vue longue. Cette dernière incommodité vient de ce que la réunion des rayons qui partent d'un objet placé près de l'œil, se fait au-delà de la rétine.

Les causes qui rendent cette réunion trop tardive
sont : 1° le peu de convexité de la cornée et d'une ou des
deux surfaces du cristallin, de sorte que leur courbure
forme une portion d'une grande sphère ; 2° la trop
petite distance de la cornée et du cristallin, ou d'une
de ces deux parties à la rétine ; 3° la diminution de la
force réfringente des corps diaphanes de l'œil ; 4° la
trop grande proximité des objets ; 5° le rétrécissement
de la pupille.

Chacune de ces causes en particulier, et à plus forte
raison leur réunion, fait que les rayons qui partent
des objets placés près de l'œil, s'unissent trop tard, et
ont leur foyer derrière la rétine ; d'où il résulte que
la vue ne peut être distincte ; car la pyramide lumineuse est coupée par la rétine avant que les rayons
soient réunis au sommet du cône. Donc chaque point
de l'objet peint une tache sur la rétine, comme il arrive chez les myopes, avec cette seule différence que la
tache est formée chez les presbytes par les rayons qui
ne sont point encore réunis, et que, chez les myopes,
les rayons sont déjà réunis et épanouis pour la seconde
fois.

Les presbytes parfaits voient distinctement les menus
objets à la distance de trois pieds, tandis qu'ils voient
confusément ceux qui sont plus près. Les individus qui
sont moins presbytes éloignent à la distance d'un peu
plus d'un pied les livres dans lesquels ils veulent lire.
Ordinairement les presbytes ne distinguent point les
objets qui sont placés au-delà du point où leur vue
peut atteindre sans être altérée, parce qu'il ne suffit
pas, pour voir distinctement les objets, que les rayons
qui en partent s'unissent exactement sur la rétine, ce

qui a lieu chez les presbytes, même à l'égard des objets les plus éloignés; mais il faut encore que la quantité de rayons qui partent d'un objet, soit d'autant plus grande, que la sensibilité de la rétine est moindre. Or, chez les vieillards, la rétine est un peu moins sensible que chez les jeunes gens; et si les objets sont plus éloignés, il en part un moins grand nombre de rayons : donc ce nombre ne peut suffire pour que la vision soit claire et distincte. Les rayons qui partent d'un objet et qui tombent sur une surface donnée, sont d'autant moins nombreux, que le carré de la distance de l'objet est plus grand. Ainsi, il part moins de rayons d'un objet placé à deux, trois, quatre ou neuf pieds de l'œil, que d'un autre placé à un pied de distance de cet organe. Ce même objet placé à quatre pieds envoie la moitié moins de rayons à-peu-près, que s'il n'était éloigné que de trois pieds.

Quand la cause de la presbytie est dans la petitesse de la pupille, ce qui arrive souvent, l'œil reçoit d'autant moins de rayons d'un objet donné, que le carré du diamètre de la pupille est plus petit, de sorte que si ce diamètre est moindre du double, et que la distance de l'objet soit deux fois plus grande, le nombre des rayons qui entreront dans la pupille sera seize fois moindre. Les presbytes sont donc obligés d'éloigner les objets à une certaine distance, et non au-delà, ce qui rendrait la vision confuse. Ils ne peuvent pas aussi les approcher plus qu'il ne faut, parce que les rayons se réuniraient plus loin au-delà de la rétine, et la vision serait encore plus confuse; car ils ne voient que par des rayons parallèles ou convergens, qui sont envoyés à la pupille, et jamais par des rayons divergens.

Or, plus l'objet est près de l'œil, plus les rayons deviennent divergens et nombreux, parce que ceux qui partent des objets placés près de l'organe de la vue, y entrent en plus grand nombre que ceux qui viennent d'un corps éloigné.

Les presbytes ont besoin d'une grande lumière pour voir distinctement les objets; les myopes, au contraire, n'ont besoin que d'une faible clarté pour pouvoir lire. La raison en est que les premiers sont obligés de compenser par plus de lumière les défauts qui résultent pour eux de la diminution de sensibilité de leur rétine, du rétrécissement de leur pupille et de la nécessité qu'ils éprouvent d'éloigner les objets pour les bien distinguer.

Le globe jouit à un certain degré de la faculté de s'allonger et de se raccourcir pour augmenter ou diminuer la distance du cristallin à la rétine, et s'accommoder ainsi à l'éloignement de l'objet. On peut s'apercevoir de ce changement; ainsi, par exemple, si l'on examine d'un seul œil un objet éloigné de quelques pas, et qu'un autre très-petit soit approché dans la même ligne, à quelque distance de l'œil, on sent aisément qu'il se fait dans cet organe, pour voir le dernier objet, une révolution dont on a donné diverses explications, parmi lesquelles la seule qui paraisse satisfaisante, lorsqu'on tient le scalpel, est celle qui assigne pour cause à ce phénomène de la plus savante dioptrique l'allongement du globe par l'action des deux muscles obliques, et son raccourcissement par l'effort des quatre muscles droits. Si le globe doit être allongé pour que la rétine, en s'éloignant de la cornée et du cristallin, se trouve précisément au point où se fait la réunion des rayons de lumière, les muscles obliques agissent probablement seuls; si l'axe de l'œil doit être raccourci pour que l'extrémité du pinceau optique parvienne à la rétine, les quatre muscles droits, en se contractant, procurent vraisemblablement au globe un léger aplatissement qui rapproche de cette membrane la cornée et le cristallin. Une des causes de la presbytie est la diminution de ce dernier effet qui devient plus difficile chez les vieillards, parce que chez eux la sclérotique a perdu de sa souplesse; mais ce qui prouve que cette cause de la presbytie n'est pas la seule, c'est que l'on rencontre de temps à autre dans la pratique cette incommodité chez des jeunes gens. On ne peut la corriger que par l'usage des verres convexes; cependant on ne saurait trop recommander à ceux qui en éprouvent le besoin, de ne pas se hâter de passer d'un numéro faible à un plus fort. Il résulte de trop de précipitation à ce sujet qu'on ne tarde point à ne plus trouver de verres assez convexes. Ce conseil doit sur-tout être donné aux jeunes gens, lorsque leurs cristallins se sont aplatis prématurément, ou lorsque ces corps lenticulaires n'ont jamais eu une convexité suffisante.

J'ai vu la coïncidence d'une presbytie presque subite, et de quelques autres symptômes, exciter les plus vives inquiétudes.

M. Des***, médecin à Liège, âgé de soixante ans, d'un tempérament nerveux, m'a adressé deux mémoires à consulter dans lesquels il se plaignait d'éprouver, depuis plusieurs mois, de la tension vers les sinus frontaux et à l'occiput. Cette tension était accompagnée d'un obscurcissement de la vue, qui consistait à voir les objets peu éloignés, moins clairement et comme entourés d'un léger brouillard, tandis qu'il voyait distinctement ceux qui se trouvaient à une distance considérable. Parmi les dérangemens de la vue, éprouvés par M. Des***, les uns paraissaient tenir à la presbytie, les autres à l'héméralopie; d'autres enfin n'étaient que nerveux. Ces derniers étaient produits ou au moins augmentés par la profonde terreur qui l'avait déterminé à employer inutilement une foule de remèdes, notamment une saignée du bras et des vésicatoires, d'abord à la nuque, et ensuite aux jambes. Je fus assez heureux pour calmer, par mes réponses, ses inquiétudes exagérées, et il ne resta que la presbytie.

Le célèbre duc d'Aiguillon avait d'un côté une myopie congéniale très-prononcée; l'autre œil était excessivement presbyte.

Il n'est pas très-rare de rencontrer des vieillards qui, après un long usage des verres convexes, ont recouvré subitement la faculté de lire à l'œil nu. J'ai vu un bon juge en ces matières faciliter sur lui-même cette révolution, en se tenant pendant dix ans aux mêmes verres convexes, les remplaçant ensuite, à l'âge de quatre-vingts ans, par d'autres plus faibles, contre l'usage ordinaire, et enfin, depuis l'âge de quatre-vingt-six ans jusqu'à celui de près de quatre-vingt-treize, lire chaque jour plusieurs heures de suite, sans aucun secours artificiel.

CHAPITRE VIII.

DES NÉVROSES DE L'APPAREIL DE LA VISION.

Amaurose.

L'AMAUROSE est la diminution ou la perte de la vue, due à une altération de la rétine, du nerf optique ou du cerveau.

Dans des cas rares, l'iris qui ordinairement perd la totalité ou une partie de ses mouvemens, se contracte presque comme dans l'état naturel, malgré l'amaurose la plus complète ; mais alors le praticien reconnaît encore, par un examen attentif, quelques symptômes qui lui font prononcer que la maladie est réelle ou simulée. Ainsi, on remarque un léger strabisme, si un œil seul est malade, et, en général, un mode différent dans l'exécution des mouvemens de la pupille, qui, dans ces cas équivoques, se trouve ordinairement un peu plus large ou un peu plus étroite que dans l'état naturel, état qui peut être évalué par approximation, d'après l'âge. le sexe, le volume du globe, et la couleur de l'iris. Ce n'est pas toujours par un examen spécial que l'on découvre le strabisme presque insensible dont je viens de parler; c'est plus ordinairement pendant une conversation avec le malade, et au moment où il ne songe point à son œil paralysé.

En lisant et méditant les observations que je possède, en étudiant la marche de la maladie dans ma pratique journalière, et en comparant ce qui a été dit à ce sujet par les auteurs anciens et les modernes, il m'a paru que le siège de l'amaurose ou de l'obstacle qui s'oppose à la libre communication entre la rétine et le cerveau était le plus ordinairement dans l'intérieur du globe, quelquefois dans la substance même du nerf optique; que, plus rarement, cet obstacle reconnaissait pour cause une compression éprouvée par ce nerf dans son trajet, et que souvent son siège était la substance du cerveau dans les couches optiques ou dans leur voisinage.

Cette division que je me crois autorisé à établir en m'appuyant sur la collection la plus nombreuse de faits, ne s'écarte pas essentiellement de celle qui a été proposée par Boerhaave. Cependant la maladie pouvant quelquefois avoir son siège dans plusieurs des points assignés, je doute que l'on parvienne jamais à établir des règles certaines d'après lesquelles on puisse résoudre, dans tous les cas, la question suivante : *Quel est le siège d'une amaurose d'après les symptômes qu'elle présente ?* J'ai coutume d'examiner d'abord, sous un point de vue général, les cas d'amaurose qui se présentent à mon observation, et ensuite d'assigner pour chacun le siège où se trouve la maladie, lorsque toutefois cette distinction est possible. Je suivrai ici la même marche. J'indiquerai d'abord les causes prédisposantes et occasionelles; ensuite j'étudierai l'amaurose sous le rapport de son siège, et je rallierai à chacune des espèces que j'admets, les symptômes qui paraissent les caractériser.

Les causes prédisposantes de l'amaurose sont : la pléthore sanguine et tout ce qui peut disposer à l'apoplexie ; une disposition héréditaire, et une certaine idiosyncrasie.

Les causes occasionelles sont : les liaisons sympathiques, les embarras gastriques ; l'impression d'une vive lumière, une ophthalmie interne, la céphalalgie ; les blessures à la tête, sur-tout celles du sourcil, de la paupière supérieure, et du globe ; les maladies générales d'un système ; la colère ou une autre vive affection morale ; la suppression des menstrues, des lochies, du flux hémorroïdal, d'un catarrhe périodique de la membrane pituitaire, de l'excrétion du lait, d'un ulcère naturel ou artificiel, de l'action du tissu cutané, la rétropulsion d'exanthêmes, l'accouchement, l'abus des plaisirs vénériens, la masturbation ; les convulsions, les fièvres, les hémorragies, l'abus des saignées ; l'exercice trop soutenu de la vue, sur-tout aux lumières, et les lésions organiques dans l'intérieur du crâne.

L'amaurose due à une pléthore sanguine est une annonce d'apoplexie imminente ; il ne m'arrive jamais d'être consulté dans ce cas sans remettre au malade, sur cette particularité importante, une note, que je l'engage à communiquer au médecin qui lui donne des soins habituels ; et c'est ici le lieu de rappeler ce que dit Boerhaave, qu'on a regardé à tort l'amaurose comme incurable, puisque personne ne guérit l'apoplexie qu'il ne guérisse en même temps cette maladie. Je vois la réplétion trop considérable du systême vasculaire sanguin porter le plus souvent son action dans l'intérieur du crâne, lorsqu'elle occasione une amaurose ; quelquefois cependant on peut reconnaître que le siège de la maladie est dans le globe.

La disposition héréditaire ne se rencontre pas très-fréquemment dans la pratique ; toutefois il est prudent de demander au malade si sa nourrice ou quelqu'un de sa famille a été attaqué de cette maladie. J'ai plusieurs exemples de frères et de sœurs qui en ont été affectés plus ou moins (93).

Par une espèce d'idiosyncrasie, certaines personnes semblent destinées à être frappées de cécité ; elles ne peuvent se permettre le plus léger excès sans éprouver de l'altération dans la vue. C'est encore une espèce d'idiosyncrasie acquise, que celle qui résulte, soit de la perte d'un œil par une amaurose, soit d'une fatigue extrême de la vue. Dans le premier cas, l'œil sain est, par sa liaison sympathique avec l'autre, continuellement menacé du même sort. Cette sympathie ne s'exerce pas seulement de l'œil perdu à l'œil sain ;

---

(93) Quatre sœurs ne voyaient point ou voyaient très-peu de l'œil droit ; la pupille toutefois conservait un peu de mobilité ; le père n'avait jamais vu de l'œil du même côté que très-imparfaitement ; la pupille ne jouissait que d'un faible mouvement. Heureusement son fils unique ne se ressentait point de cette imperfection héréditaire, et il n'a transmis cette disposition à aucun de ses quatre enfans.

Mademoiselle de B.***, riche héritière, refusa de se marier pour tenir compagnie à sa mère devenue aveugle par des amauroses complètes. Cette nouvelle Antigone perdit un œil à l'âge de trente-deux ans par la même maladie, et l'autre ne fut sauvé qu'à l'aide des précautions les plus suivies.

l'amaurose a souvent pour cause une correspondance entre le nerf optique et les nerfs de l'oreille ou des dents, et même plusieurs autres qui se distribuent à des parties beaucoup plus éloignées; l'hypocondrie et l'hystérie sont également des causes d'amaurose.

On peut regarder comme sympathiques de l'état des voies de la digestion, les affections des nerfs optiques qui reconnaissent pour cause un embarras gastrique ou l'action d'un poison (94).

---

(94) Madame Mir***, d'Orléans, âgée de trente-deux ans, d'un tempérament lymphatico-nerveux, fut atteinte d'une amaurose par excès de sensibilité, effet sympathique d'une phlegmasie chronique des voies de la digestion. La malade avait été empoisonnée par une poudre purgative après l'usage de laquelle elle ressentit tous les effets des poisons corrosifs, tels que vomissemens, écoulement de sang par les selles et par le vagin, et perte entière de connaissance pendant deux heures. On remédia à cet accident par deux saignées, par des potions calmantes, les bains, et le lait d'ânesse. Depuis cette époque, il lui resta des agacemens convulsifs dans toutes les parties du corps, au point que les mains et les pieds se tordaient quelquefois, et les doigts se contractaient jusqu'à résister à tous les efforts qu'on faisait pour les étendre. Des agacemens de même nature se firent sentir aux yeux et lui causaient des éclipses de vue dont quelques-unes duraient pendant une ou deux heures. Ces éclipses n'étaient pas subites, mais elles arrivaient en trois ou quatre secondes, en commençant par une obscurité peu marquée qui augmentait et devenait enfin totale. Pendant leur durée, la malade apercevait un corps tantôt noir, tantôt blanc, qui tournait sans cesse rapidement devant elle, et éprouvait, avant l'accès, une tristesse profonde qui était fort éloignée de son caractère. Depuis la même époque, elle croyait apercevoir des fantômes voltigeans, et quelquefois voir des araignées courir sur un mur. Depuis huit mois, elle avait eu quatre de ces attaques, notam-

Les relations qui existent entre les nerfs de l'organe de la vision et l'intercostal donnent encore naissance à beaucoup d'amauroses, par la correspondance que ces relations établissent entre les viscères abdominaux et les yeux (95).

---

ment une pendant laquelle les yeux étaient restés ouverts, et une autre pendant laquelle les paupières étaient restées fermées, sans qu'il lui fût possible de les ouvrir. Ces accidens étaient plus ordinaires aux approches des règles qui n'avaient jamais été dérangées, mais qui étaient suivies de flueurs blanches ; le moindre chagrin les renouvelait, ainsi que tout ce qui affectait vivement la malade.

Les accidens qu'elle éprouvait étaient dus à un violent spasme des nerfs de l'organe de la vision, spasme qui était sympathique, comme il a été dit plus haut, de celui des voies de la digestion. L'usage de quelques antispasmodiques, des bains tièdes, des boissons antiphlogistiques, des moyens hygiéniques, et du lait pour toute nourriture, fut suivi d'un rétablissement complet. Vingt ans après, madame Mir*** vint à Paris pour me consulter relativement à des accidens de peu d'importance, et me dit qu'elle attribuait sa guérison à l'observation exacte du régime qui lui avait été prescrit.

Je lui ai donné de nouveaux soins en avril 1821, avec M. Montaigu : elle était attaquée d'une vive ophthalmie de l'œil gauche, qui a presque atteint le degré du chémosis et donné des inquiétudes sérieuses.

(95) Un jeune homme, après avoir éprouvé une violente céphalalgie, tomba dans un état de marasme extrême et d'imbécillité, et mourut aveugle quelques années après. A l'ouverture du corps, L. Heister trouva l'épiploon putréfié, le foie émacié et parsemé de taches noires ; les poumons, remplis de tubercules durs et noirs, étaient adhérens à la plèvre. Il ne paraissait aucun vice extérieur aux yeux, si ce n'est que les pupilles étaient fort larges. Le corps vitré de l'œil droit se trouvait dans

L'impression d'une vive lumière est une cause très-fréquente d'affection de l'organe de la vue. Galien a vu des curieux qui perdirent la vue pour avoir examiné avec trop d'attention des taches du soleil. Les astronomes ont besoin de prendre les plus grandes précautions pour ne pas courir de semblables dangers. J'ai recueilli plus de vingt observations d'amauroses incomplètes survenues peu après l'éclipse de soleil du 7 septembre 1820, que les malades avaient examinée presque tous à l'œil nu, quelques-uns à l'aide de verres mal noircis, et deux autres dans l'eau d'un baquet. Huit mois après, au moment où j'écris, plusieurs ne sont pas encore entièrement rétablis, mais tous ont recouvré assez de vue pour lire ou travailler; je regarde leur rétablissement prochain comme certain. L'hygiène et la diététique m'ont fourni presque tous les moyens auxquels j'ai eu recours.

J'ai observé quelques inflammations aiguës de la rétine. Pendant la durée de cette rare phlegmasie, les pupilles sont très-rétrécies; je les ai vues pour la plupart guérir par les saignées et le traitement antiphlogistique. Quelques-unes ont laissé des traces, notamment des mouches fixes par rapport à l'axe op-

---

un état complet de dissolution ; le cristallin avait perdu de son volume naturel et de sa fermeté.

Madame C.***, d'Alençon, vint à Paris pour consulter mon père. Elle avait à l'ovaire et à la trompe du côté gauche, une tumeur que l'on regardait comme un dépôt laiteux. Cette tumeur avait beaucoup diminué par l'effet des remèdes que lui avait prescrits M. Desnos, médecin à Alençon, lorsqu'une douleur aiguë se déclara dans le fond de l'orbite gauche, accompagnée d'une amaurose imparfaite à l'œil du même côté.

tique. Elles m'ont toujours fort inquiété, ainsi que toutes les injections pathologiques de l'intérieur du globe. J'ai vu une ophthalmie interne, légère en apparence, dont l'effet avait été de rendre une des pupilles un peu irrégulière chez une malade âgée de trente-six ans, fort replète et d'un tempérament lympha-thique ; au moment où la vue commençait à s'éclaircir, la pupille s'est dilatée tout-à-coup, et la vue de cet œil a été perdue par une amaurose complète.

La réverbération de la neige, sur laquelle se réfléchissent les rayons du soleil ; l'application prolongée de la vue, sur-tout aux lumières, portent le désordre dans les fonctions de l'œil ; certaines professions, comme celles des cuisiniers, des forgerons, etc. , rendent ceux qui les exercent sujets à l'affaiblissement progressif de la vue et à la cécité.

Une forte céphalalgie, longue ou habituelle, doit-elle être mise au nombre des causes de l'amaurose ? ou doit-elle être considérée comme un effet de lésions dans l'intérieur du crâne, lésions dont elle n'est probablement qu'un symptôme, ainsi que l'amaurose ? Je conviens que, dans certains cas particuliers, et généralement en théorie, elle doit être regardée moins comme cause que comme symptôme dépendant, avec l'affection du nerf optique, d'une lésion quelconque ; mais dans la pratique, on a tous les jours occasion de se convaincre que la phlegmasie chronique des membranes du cerveau est plutôt cause que symptôme concomitant de l'amaurose. On ne se trompe presque jamais en disant au malade : « Depuis que votre vue est troublée votre mal de tête est diminué. »

Les blessures du sourcil et de la paupière supérieure paralysent souvent la rétine d'une manière plus ou moins complète. « La vue perd de sa force par l'effet des blessures faites au sourcil et un peu au-dessus ; plus la blessure est récente, moins la vue est trouble. Lorsque la cicatrice est long-temps à se former, la faculté de voir se perd de plus en plus (Hipp.). » On sait que cet effet sympathique n'a lieu que lorsqu'un filet remarquable du nerf frontal se trouve intéressé sur le front, ou même dans l'étendue et à la proximité d'une des deux paupières, où l'on voit des ramifications de ce nerf dont Meckel a donné une bonne description (96). La rupture du sac lacry-mal, ou plutôt la distension et la destruction des filets de nerfs qui passent au-devant, peuvent donner lieu à l'amaurose (Voy. ci-dessus, pag. 224).

Si une blessure un peu grave atteint le globe, soit qu'il en résulte une plaie ou seulement une contusion, elle occasione ordinairement une paralysie de la rétine,

---

(96) Morgagni rapporte qu'une dame reçut deux blessures par les éclats des glaces d'un carrosse, dans lequel elle fut renversée ; l'une de ces blessures, située extrèmement près du petit angle, était légère ; l'autre se trouvait un peu au-dessus du sourcil vers le grand angle, lieu où se distribuent les ramifications du nerf frontal à sa sortie de l'orbite. Il n'y eut aucune autre blessure à la tête ni au corps ; on ne remarquait aucune lésion, soit à la cornée, soit au globe, et cependant cette dame perdit la vue de ce côté, au point que, le quarantième jour, elle distinguait à peine une lumière assez vive.

Depuis un grand nombre d'années, M. de L*** avait dans le cuir chevelu une loupe ou tumeur enkystée de la grosseur d'une très-petite noisette, qui le gênait peu ; cependant il desira en être délivré. Elle était située à trois pouces de l'extrémité externe du

qui, dans certains cas, heureusement peu communs, s'étend sympathiquement à l'œil opposé (97).

Une pression vive et instantanée sur la branche sous-orbitaire du nerf maxillaire supérieur, à sa sortie du canal du même nom, excite une sensation lumineuse, semblable à celle qui résulte d'un coup sur le globe de l'œil ; de là l'expression vulgaire, pour exprimer une forte pression de cette nature, qu'elle a fait voir trente-six chandelles. J'ai vu plusieurs fois une amaurose oc-

---

sourcil gauche, directement au-dessus. L'opération fut exécutée par un chirurgien exercé. Dès le soir même, une violente ophthalmie se déclara à l'œil du même côté, et le lendemain matin le droit était perdu par une amaurose complète. La pupille de cet œil est restée, depuis huit ans, dans le même état, c'est-à-dire immobile, en conservant son diamètre naturel. J'ai dit ailleurs (p. 262, tome I, de mon Traité des maladies des yeux) que la cornée de l'œil gauche ayant perdu sa transparence, et la pupille s'étant rétrécie, je suis parvenu à rétablir la vue de ce dernier œil. Souvent j'ai occasion de m'assurer que M. de L*** voit à-peu-près aussi bien qu'avant sa maladie.

(97) M. L***, pharmacien à Reims, âgé alors de 26 ans, vint à Paris, en 1787, pour consulter mon père. Un éclat de verre lui avait coupé transversalement la cornée de l'œil gauche ; les accidens avaient été combattus par les moyens ordinaires ; mais cette membrane, devenue blanche dans la plus grande partie de son étendue, forma une protubérance qui rendit cet œil inutile. Dès l'instant de la blessure, la vue de l'œil droit avait été troublée, et était devenue presbyte à un degré très-marqué ; le malade ne pouvait lire qu'à l'aide d'une loupe, on craignait pour cet œil, des précautions générales suffirent pour écarter le danger. M. L***, qui continue à Reims sa profession, est venu à Paris, le 4 septembre 1817, pour me consulter relativement à quelques inquiétudes qu'il avait conçues. Il m'a dit que sa vue était toujours restée presbyte au même degré.

casionée subitement par un soufflet; dans quelques-uns de ces cas, la maladie s'est étendue à l'œil opposé, avant que l'année ait été révolue. Alors la contusion du nerf maxillaire supérieur était évidemment, par sympathie, la cause de la perte de la vue. Les blessures qui s'étendent à cette même branche sous-orbitaire donnent également lieu quelquefois à l'amaurose; elles doivent donc être traitées avec promptitude et attention, pour éviter ce fâcheux résultat.

Les maladies générales d'un système, les altérations que les solides et les fluides peuvent subir, occasionnent ou compliquent fréquemment l'amaurose. La diathèse scrofuleuse a souvent donné lieu à des concrétions dans l'intérieur du crâne, qui ont causé cette maladie. La syphilis peut occasioner dans ces mêmes parties différens désordres, notamment des caries et des exostoses.

« Il arrive quelquefois dans la syphilis, dit Boerhaave, que le périoste de la base même du crâne et le périoste de l'apophyse de l'os cunéiforme, viennent à suppuration à l'endroit où cet os forme une espèce d'arcade par laquelle sort le nerf optique; vice qui, communiqué au nerf, le corrompt et cause un aveuglement incurable..... Cette maladie nous a fourni un exemple d'amaurose occasionée par la compression du nerf optique, effet d'une exostose; on s'aperçut que la petite lame de l'os cunéiforme, qui est épaisse en cet endroit, était attaquée d'exostose, d'où suivit la compression du nerf et une goutte sereine, quoique le cerveau et les nerfs ne fussent point endommagés. »

Une diathèse générale séreuse, lorsqu'elle a causé l'amaurose, m'a toujours paru avoir agi en produisant un épanchement dans l'intérieur de la masse encépha-

lique; dans mon opinion, il résultait de cet épanchement une compression sur l'origine des nerfs optiques,
et quelquefois une espèce de macération de leur substance; aussi j'insiste beaucoup, dans ces cas particuliers, sur l'usage des hydragogues.

La colère, ou toute autre vive affection de l'ame,
telle qu'un violent chagrin, peut occasioner subitement
l'amaurose. Richter a vu un malade qui, dans un accès
de colère, perdit tellement la vue, qu'il n'apercevait
pas même la clarté du soleil. Le lendemain il prit un
vomitif indiqué par des signes de saburre, et il recouvra la vue dans la même journée. Une femme fut
frappée d'amaurose, dans une nuit, par l'effet du chagrin qu'elle éprouva de la mort de son fils.

La suppression des règles est une cause très-fréquente
d'amaurose; cette maladie cède le plus ordinairement,
quand l'aménorrhée cesse promptement, ou que la première apparition des menstrues ne tarde point trop,
s'il s'agit de jeunes filles non encore réglées.

La diminution ou la disparition d'un flux hémorroïdal, soit sanguin, soit séreux, est une des causes
les plus fréquentes de l'amaurose, et il faut toujours
questionner les malades à ce sujet. Mais le défaut de
retour des affections catarrhales périodiques, ou la suppression d'un coryza, sont les sources les plus ordinaires
des névroses de l'organe immédiat de la vision (98).

---

(98) Un homme, âgé de 46 ans, bien constitué, fut pris,
dans le cours d'un automne froid et humide, d'un violent coryza, accompagné de céphalalgie susorbitaire. Il aspira par le nez
une liqueur spiritueuse très-forte. Le coryza et la céphalalgie
cessèrent tout-à-coup; il soupa ensuite, dormit bien pendant
la nuit, se leva tranquillement, et vaqua dans son cabinet à ses

L'amaurose par hypersthénie ou exaltation pathologique de la sensibilité de l'organe immédiat de la vue,
peut être l'effet d'une phlegmasie du nerf optique, ou
des membranes du cerveau ; mais il m'a paru que c'était
presque toujours dans l'intérieur du globe que se trouvait
le siège de cette augmentation vicieuse de la sensibilité.
Elle est infiniment moins commune que celle qui reconnaît pour cause l'asthénie, ou la diminution de la
sensibilité de ce même organe.

---

affaires. A deux heures, il aperçut un nuage devant son œil
droit ; pour mieux le distinguer, il passa au grand jour, et
vit alors qu'il avait dans la partie supérieure de cet œil une
ombre assez grande, qui jetait comme une petite pluie à la
partie inférieure, et que ce point était aussi obscurci par un
cordon formant un demi-cercle ; ce qui faisait, en totalité, comme
la moitié d'une lunette qui semblait se rencontrer entre cet œil
et le corps qu'il regardait. Le médecin du malade ne trouva
aucun vice apparent, et prescrivit des bouillons apéritifs, des
purgatifs, et, à l'extérieur, la vapeur du baume de Fioravanti.
Lorsque le malade gardait la chambre, le nuage diminuait ;
lorsqu'il sortait, le nuage augmentait. Il obtint une telle amélioration en restant chez lui, en recevant sur l'œil des douches
d'eau de Balaruc tiède, et en le couvrant d'un sachet de son
très-chaud, que le nuage lui permit enfin de lire de l'œil malade seul. Il désira augmenter l'effet des douches en se faisant raser la tête. Le barbier commençant à le laver pour le
raser, le malade crut voir sortir de l'œil affecté une espèce de fil
noirâtre qui formait plusieurs contours et qui obscurcissait beaucoup sa vue. Il la perdit de cet œil aussitôt qu'il fut rasé, et
ne vit plus au grand jour qu'une toile jaunâtre. Dès le lendemain, il recommença à apercevoir un peu les objets. Cette amélioration continua presque insensiblement pendant l'espace de huit
jours après lesquels il recommença à voir assez distinctement.
Deux saignées du pied, un vomitif, l'usage de l'eau de Balaruc
en boisson, un vésicatoire derrière l'oreille droite, dissipèrent
le reste de la maladie : la guérison fut complète.

Rarement l'amaurose se forme parce que le lait a cessé de couler par les mamelles, soit à l'occasion du sevrage, soit par une suppression de cette sécrétion.

On a mis l'accouchement au nombre des causes qui peuvent occasioner l'amaurose. Dans le petit nombre de cas de ce genre qui se sont présentés à mon observation, il m'a paru que la suppression totale ou partielle des lochies donnait plus ordinairement naissance à cette lésion, que les efforts exigés par un accouchement laborieux. J'ai été consulté par des femmes qui, pendant chacune de leurs grossesses, éprouvaient une amaurose plus ou moins complète jusqu'après l'accouchement. Morgagni a connu plusieurs faits semblables; il attribue cet effet à la turgescence des artères et des veines de l'extérieur et de l'intérieur du nerf optique. Il semble plus naturel d'en accuser une idiosyncrasie particulière, et une correspondance sympathique entre l'utérus et les nerfs de l'organe de la vision, puisque, le plus communément alors, l'affaiblissement de la vue commence peu après la conception, et avant qu'il y ait pléthore et pression sur les viscères du bas-ventre.

La diminution de l'action du tissu cutané est une cause non moins ordinaire, et j'ai des observations nombreuses qui prouvent que dans certains cas la vitalité de la peau ayant été lésée par l'impression subite d'un froid vif, il est survenu une amaurose à l'instant même où la transpiration a diminué. Cette maladie est souvent due à la rétropulsion des dartres, de la gale, de la teigne, ou de quelque exanthème aigu, comme la rougeole, la variole, etc. Je l'ai vue fréquemment succéder à la guérison intempestive d'un écoulement fourni par un ulcère naturel ou artificiel.

L'abus des plaisirs vénériens est une cause assez fréquente de l'amaurose. La masturbation porte sa funeste impression sur les nerfs optiques, et d'une manière plus particulière sur les nerfs moteurs de l'œil, différence dont je n'ai pas trouvé l'explication. Un grand nombre d'enfans sont affectés d'amauroses complètes à la suite de convulsions qui ont eu lieu le plus ordinairement pendant la première dentition; rarement dans ces cas malheureux il reste quelque espoir de guérison.

Souvent l'amaurose est la crise d'une fièvre dangereuse. Il m'a paru que presque toujours la cause de la cécité était alors dans l'intérieur du crâne, et que le plus ordinairement elle présentait peu d'espoir de guérison. On l'a attribuée, dans quelques cas de fièvres intermittentes, à l'emploi prématuré du quinquina.

Les coups ou blessures graves sur la tête donnent quelquefois lieu à des épanchemens de sérosité ou de sang dans l'intérieur du crâne, qui compriment les nerfs optiques, et, en les macérant en quelque sorte, les réduisent à cet état de désorganisation où on les trouve à l'ouverture de la tête d'un enfant mort hydrocéphale. On conçoit aisément, que s'il y a fracture et enfoncement d'une portion d'un des os du crâne, la pression exercée sur le cerveau peut être assez forte pour s'étendre jusque sur le nerf optique.

L'asthénie qui résulte d'un affaissement dans les parois des vaisseaux, par déplétion excessive naturelle ou artificielle du système vasculaire, doit être, et est en effet, une cause d'amaurose.

Enfin, les lésions organiques de l'intérieur du crâne sont des causes malheureusement trop graves de cette maladie; mais ce ne sont point les plus communes.

L'action de toutes les causes dont je viens de parler s'exerce sur la rétine, ou détermine diverses altérations du nerf optique ou du cerveau, ce qui me conduit à admettre trois espèces d'amauroses, dont l'une, comme je l'ai dit plus haut, siège dans le globe, la seconde dans le nerf optique, et la troisième dans le cerveau.

Le siège le plus ordinaire de l'amaurose est la rétine. Communément cette maladie semble ne résider que dans une seule des parties qui viennent d'être désignées; mais elle peut s'étendre au-delà, soit dès son principe, soit subséquemment, comme toute affection peut, dans d'autres parties du corps, s'établir ou se propager sur plusieurs points.

Quelle que soit la difficulté de classer des symptômes qui ont entre eux tant de points de contact par lesquels ils se confondent souvent, j'essaierai de désigner les nuances qui ordinairement font reconnaître dans la pratique que le siège de la maladie ne dépasse pas le globe, ou qu'elle s'étend au-delà de l'insertion du nerf optique; et enfin, j'établirai la division en amaurose par *hypersthénie*, et amaurose par *asthénie*. Cette dernière distinction est fondée sur la nature de la maladie; et on est étonné de voir combien, dans le traitement, elle produit de conséquences certaines pour le diagnostic, le pronostic, et même, dans quelques cas, pour la guérison plus ou moins complète.

Amaurose dont le siège est dans le globe.

L'amaurose dont le siège est dans le globe dépend de l'hypersthénie ou de l'asthénie de la rétine.

Dans la pratique, on ne considère ordinairement

l'amaurose hypersthénique que comme une augmentation de la sensibilité, dans laquelle le spasme ou l'irritation nerveuse domine exclusivement , et qui, parmi les causes énumérées plus haut, reconnaît particulièrement les suivantes : les liaisons sympathiques, notamment les affections spasmodiques de l'utérus; la trop vive impression du feu et de la lumière naturelle ou artificielle ; l'étude , les veilles , et l'application excessive de la vue ; les diathèses , sur-tout la dartreuse et la psorique; les vives affections de l'ame, l'abus des plaisirs vénériens, la masturbation, et les convulsions. Je suis souvent consulté pour des affections de ce genre, par des gens de lettres (99).

----

(99) Mirabeau était enfermé au château de Vincennes où il travaillait pendant quinze et seize heures par jour. Il se plaignit dans l'automne de 1778, de voir une infinité de petits points noirs voltigeans devant ses yeux qui étaient dans un état d'éréthisme occasioné par le travail. Le 3o mars suivant, il éprouva une amaurose hypersthénique passagère dont il rendit compte à mon père de la manière suivante :

« Il m'est arrivé aujourd'hui, à six heures du matin, de rester
« environ un demi-quart d'heure avec une cécité absolue. Rien
« n'a précédé cet accident qu'une douleur de tête très-habituelle,
« mais qui s'est déclarée beaucoup plus forte en me levant.
« Est-ce une attaque de goutte sereine ou son avant-coureur ?
« Encore une fois, rien d'extraordinaire ne me l'annonçait. Je
« vois beaucoup plus de points noirs et de brouillards que lorsque
« je vous ai consulté en novembre 1778, et j'ai moins travaillé
« depuis cette époque. Mais ce dernier accident me consterne ;
« il ne m'a cependant point ôté la présence d'esprit, et je suis
« sûr qu'il n'a été accompagné d'aucuns symptômes intérieurs
« remarquables. Je prenais ma plume pour écrire ; il était ques-
« tion de traduire quelque chose : en détournant la tête à gau-

Dans cette espèce d'amaurose, tantôt les malades aperçoivent des cercles blancs, des bluettes brillantes, des points lumineux; d'autres fois les objets semblent disparaître au moment où ils les regardent fixement : quelques-uns les aperçoivent plus petits et comme éloignés, ou avec des teintes altérées, c'est-à-dire plus ou moins vives qu'elles ne le sont réellement, notamment les teintes blanches et jaunes.

« che, du côté du jour, sur mon texte, aussi vite que la pensée, « je me suis trouvé privé de la vue. Depuis quelques jours « je redoute un glaucôme, parce qu'il me paraît, soit réalité, « soit imagination frappée, que je vois à la lumière une couleur « verdâtre, sur du papier écrit ou non écrit; et même que mon « œil gauche, qui est le plus fort des deux, refuse le service « avec les conserves. Voilà qui n'est pas imaginaire.

« Aujourd'hui, quand ma cécité momentanée s'est dissipée, « j'ai cru voir les objets à travers de la fumée, et je ne distin- « guais rien nettement. Maintenant je discerne fort bien, même « de très-petits caractères; mais il semble que mes yeux étin- « cellent par instans, et les objets me paraissent aussi par mo- « mens enflammés ou rendre des émanations électriques. Je ne « puis donner une idée plus exacte de cet effet bizarre, qu'en « le comparant à ces points de feu qu'on semble voir lorsqu'on « se frotte vivement les yeux fermés. Peut-être est-il nécessaire « de vous dire que j'ai été sujet, jusqu'à ce printemps, à des « hémorragies terribles au commencement de cette saison, et « que je n'en ai point eu cette année. Cette attaque ne serait- « elle qu'un engorgement de vaisseaux ? »

Le lendemain, l'accident n'avait laissé d'autres traces qu'une profonde terreur qui arracha des larmes au malade. Mon père alla le voir; il reconnut que les causes de cette névrose vive et passagère étaient l'excès de l'application et la suppression de l'épistaxis annuel, il fit faire une saignée du pied en trois temps, prescrivit des pédiluves, des lavemens, des boissons antiphlogistiques, et des intervalles réglés entre les heures du travail. Le

Je vois assez souvent l'intensité de cette maladie diminuée par l'emploi des antispasmodiques, par l'usage des lunettes vertes, par le repos, etc., mais rarement elle guérit complètement (100).

---

malade n'eut depuis aucune inquiétude au sujet de ses yeux, excepté en 1789, époque à laquelle il fut obligé à un repos de quelques jours.

M. l'abbé de G***, âgé de trente-trois ans, d'un tempérament mélancolique et bilieux, avait récemment fait imprimer un ouvrage qui l'avait condamné à de longues lectures. Il voyait de l'œil gauche les couleurs beaucoup plus foncées que du droit, et il les voyait avec leurs teintes réelles lorsqu'il regardait des deux yeux. Son état l'affligeait d'autant plus qu'il voyait voltiger des filamens transparens qui l'inquiétaient quoique sans fondement. Une saignée du bras, quelques demi-bains tièdes, l'usage d'une eau minérale ferrugineuse, et un repos absolu, ont suffi pour sa guérison, qui toutefois n'a été obtenue qu'avec lenteur.

(100) M. M***, de Pont-Sainte-Maxence, âgé de trente-sept ans, bien constitué, est affecté de cette sensibilité morbide de la rétine. Il peut vaquer à ses occupations, pourvu qu'il n'essaie point de lire ou d'écrire. Il y a treize ans qu'il observe le régime le plus strict, et il a employé tous les moyens indiqués, sans éprouver d'autre changement qu'une légère amélioration.

M. de G***, de Chartres, âgé de quarante-cinq ans, gros, replet, de constitution lymphatique, n'a éprouvé aucun amendement depuis dix ans qu'il n'a cessé de combattre cette affection portée chez lui à un tel degré, que je l'ai vu ressentir une irritation prodigieuse et larmoyer abondamment pour avoir voulu écrire une adresse. Il voit bien pour les usages ordinaires de la vie, lorsqu'il porte des lunettes vertes, ou même un simple garde-vue.

Cette disposition hypersthénique a été moins rebelle chez une dame hollandaise âgée de vingt-huit ans, d'un tempérament nerveux, chez laquelle je l'ai vue s'affaiblir assez pour lui permettre, après quelques années, de lire et écrire pendant plu-

J'ai vu cette névrose chez plusieurs individus de la même famille (101).

L'irritabilité de la rétine est portée quelquefois si loin que la vue en est sensiblement altérée (102).

---

sieurs minutes de suite. Le besoin de porter des lunettes vertes était chez elle si impérieux, que, lorsqu'elle les ôtait un instant, la douleur que l'impression de la lumière lui faisait éprouver, excitait aussitôt une augmentation prodigieuse de la contractilité de l'iris, un larmoiement, une injection des vaisseaux de la conjonctive, des contractions spasmodiques des muscles du globe, sur-tout du muscle orbiculaire des paupières, enfin un agacement général qui se communiquait par sympathie à l'estomac.

(101) M. P***, banquier à Paris, m'apporta un mémoire à consulter pour la fille de son frère, âgée de douze ans, et demeurant à Grenoble. Je fis remarquer à M. P*** que tous les symptômes éprouvés par sa nièce étaient précisément semblables à ceux pour lesquels, dix-huit ans auparavant, je lui avais fait passer à lui-même, un séton derrière le cou, et appliquer un moxa. Cette affection s'était montrée si rebelle, que ces moyens énergiques et tous les autres avaient échoué ; cependant M. P***, d'un tempérament bilieux et robuste, n'était alors âgé que de dix-neuf ans. La natation et des promenades prolongées jusqu'à la fatigue furent les seuls moyens qui le soulagèrent à la longue : le temps y fit plus que le reste. Encouragé par un succès que j'avais récemment obtenu, en guérissant, au moyen d'un traitement analogue, une jeune personne âgée de dix-sept ans, d'une complexion très-délicate, je m'étais attaché à combattre avec opiniâtreté, chez M. P***, cette disposition pathologique des rétines.

(102) M. de R***, âgé de quarante-cinq ans, d'un tempérament lymphatico-nerveux, ne pouvait supporter qu'une demi-obscurité ; dès qu'il s'exposait à l'impression de la lumière naturelle ou artificielle, ou qu'il essayait de lire, il voyait aussitôt sur tous les objets, ce qu'il nommait une clarté phosphorique. Les objets jaunes lui paraissaient blancs, et les blancs lui présentaient une teinte jaune.

Dans cette espèce d'affection par augmentation de sensibilité, j'ai vu quelquefois la pupille, soumise subitement à l'impression de la lumière, se contracter et se dilater, pour se resserrer de nouveau, sans que la quantité de la lumière variât, et comme par un mouvement de balancement.

L'amaurose par diminution de la sensibilité de la rétine est la plus commune. Lorsque le siège de la maladie est dans l'intérieur de l'œil, elle est presque toujours affectée, comme il a été dit plus haut; souvent aussi les altérations qu'elle éprouve s'étendent à d'autres parties du globe, avant de diminuer ou de détruire entièrement la sensibilité de cette membrane.

Un coup sur l'œil ou à la tête peut occasioner une congestion sanguine ou lymphatique dans les vaisseaux déliés de l'intérieur du globe, d'où résulte une pléthore locale, et une pression sur la rétine capable de suspendre plus ou moins ses fonctions.

J'ai ouvert des yeux amaurotiques, soit pendant la vie, pour faire l'extraction du cristallin devenu opaque, lorsque j'ai cru qu'il restait un peu de sensibilité à la rétine; soit après la mort, pour connaître l'état de l'intérieur du globe; j'ai presque toujours trouvé le corps vitré dissous en partie ou en totalité, et le cristallin diminué de volume. Cette diminution de la densité naturelle du corps vitré, est-elle une cause ou une complication de l'amaurose? Brisseau a soutenu la première opinion ; Morgagni l'a réfutée. Au reste, lorsque le corps vitré a perdu de sa consistance, on aperçoit un léger tremblement de l'iris à chaque mouvement de l'œil ; j'ai vu souvent ce commencement de désorganisation accompagné seulement d'une faible diminution de la vue. J'ai tenu note de plusieurs de ces cas. Un entre autres offre cette circonstance particulière, que le tremblement fut produit à l'œil droit, un mois après la disparition d'une vive douleur à l'oreille du même côté, qui avait été dissipée par des topiques. Le malade était âgé de quarante ans, et bien constitué. L'agitation onduleuse de l'iris était visible pour tout le monde; la pupille se dilatait aisément à l'ombre, et se contractait par l'impression de la lumière; il voyait tout, excepté à lire. Comme l'autre œil était très-bon, il n'eut recours qu'à des moyens simples, et, deux ans après, son œil droit était encore dans le même état.

Tout ce qui dérange la circulation dans les vaisseaux déliés de la rétine peut altérer les fonctions de cette membrane (103).

La rétine peut être tellement altérée, que sa texture

---

(103) J'ai été consulté, il y a quinze ans, pour un homme âgé de soixante-six ans, bien constitué, qui se plaignait de voir de l'œil droit des mouches noires (fixes par rapport à l'axe optique). Elles lui dérobaient tellement les caractères, qu'à peine pouvait-il, de cet œil, en discerner quelques-uns. Plusieurs années après, et peu avant sa mort, il se plaignait d'apercevoir déjà de l'œil sain quelques mouches. Il y a dix ans, son fils, alors âgé de trente-cinq ans, fut vivement effrayé par l'apparition subite de mouches qui lui semblèrent voltiger devant l'un et l'autre de ses yeux. Il me fut amené par M. Nauche, qui me dit qu'à l'ouverture du cadavre du père, on avait trouvé l'artère ophthalmique droite ossifiée. J'assurai le fils que ses mouches (voy. pag. 342) n'avaient aucun rapport avec celles dont son père s'était plaint. Le diagnostic en était facile, comme le pronostic en est certain : il les gardera toute sa vie sans en éprouver la plus petite incommodité.

en soit entièrement changée. Bichat a trouvé deux fois la choroïde ossifiée.

J'ai vu des dilatations assez peu considérables et circonscrites de la sclérotique, non loin de la cornée, et auxquelles on attribuait, avec fondement, selon moi, des amauroses plus ou moins complètes. J'ai présumé, dans quelques cas où le diagnostic était obscur, qu'il y avait peut-être quelque amincissement local, quelque protubérance circonscrite, du genre de celle que j'ai trouvée (voy. l'observation 68), dans la partie non visible de la sclérotique. Si, en effet, une protubérance peu apparente entraîne une lésion de la rétine, lorsqu'elle se manifeste à la partie antérieure du globe, dans un point auquel ne s'étend pas cette expansion nerveuse, à plus forte raison les fonctions de cette membrane doivent-elles être lésées lorsqu'elle éprouve dans un de ses points un déplacement, et qu'elle est poussée par le corps vitré dans un enfoncement dont la concavité contre nature, si légère qu'elle soit, doit changer quelque chose à la disposition de ses vaisseaux et à la délicatesse de son tissu, tandis que, dans l'état de nature, elle est étendue d'une manière uniforme sur une surface régulièrement concave.

Lorsque quelques points seulement de cette membrane sont rendus insensibles, soit par une dilatation variqueuse de vaisseaux sanguins ou lymphatiques, soit par quelque petit épanchement à l'une de ses deux surfaces, ou dans son tissu, les malades aperçoivent des mouches qui sont fixes relativement à l'axe optique. Il faut apporter beaucoup d'attention pour les distinguer de celles qui paraissent descendre, lorsque l'œil est immobile. Quelques-unes de ces taches fixes n'ont pas le résultat fâcheux qu'elles semblent annoncer dans le plus grand nombre de cas.

Assez souvent le défaut de sensibilité est borné à l'extrémité de l'axe optique, et le malade alors ne voit point, en lisant, les caractères qu'il regarde, tandis qu'il aperçoit ceux qui sont auprès (104).

J'ignore si, dans ce cas, le siège du mal est le trou central de la rétine, ou l'extrémité du nerf optique, au point où il s'épanouit pour former cette membrane (*).

---

(104) **M. G*****, de Liége, âgé de cinquante-et-un ans, naturellement maigre, d'une taille élevée, d'une tempérament bilieux, eut des fièvres auxquelles il faillit succomber, et, lorsqu'elles cessèrent après avoir duré très-long-temps, il se trouva privé de l'œil droit par une amaurose si complète, qu'il ne voyait de cet œil ni le jour, ni la lumière d'une bougie. Pour tout remède, on lui appliqua un vésicatoire derrière le cou, qu'il garda pendant deux ou trois mois, et il exposa son œil à la vapeur de l'eau de Cologne. La vue revint peu-à-peu, au point que, 18 mois après, le centre seul de la rétine était insensible. Il ne voyait point l'objet sur lequel aboutissait l'axe optique, mais il apercevait presque tous ceux qui étaient à côté. Ainsi, en dirigeant cet œil sur un mot composé de trois grosses lettres, il ne voyait pas la lettre du milieu et ne distinguait que les deux autres. La vue s'est améliorée dans le cours de l'année suivante; mais cet œil n'a jamais été aussi utile pour la lecture que le gauche.

(*) J'ai cru, pendant quelque temps, que c'était sur le trou central de la rétine que tombe l'image de l'objet qui disparaît dans l'expérience de Mariotte, que je rappellerai ici. En la répétant avec soin et un grand nombre de fois, j'ai changé d'opinion à ce sujet, et je suis revenu à celle de son auteur, c'est-à-dire à croire que c'est sur l'extrémité du nerf optique que tombe l'image de l'objet qui disparaît.

Cet habile physicien desira savoir si la vision était plus ou moins

Il n'est pas très-rare de trouver une moitié seule de la rétine paralysée. Mme de Pompadour, ayant eu froid, en décembre 1762, dans le parc de Versailles, se réveilla le lendemain, ne voyant plus que la moitié des objets qu'elle regardait en face avec l'œil gauche : en examinant une personne, elle ne voyait point la joue droite, ni le côté correspondant du nez. L'iris n'avait perdu qu'une partie de sa mobilité, que l'on pouvait évaluer à moitié environ de celle dont elle jouit dans l'état

---

forte à l'endroit où le nerf optique, après avoir percé la sclérotique à sa partie postérieure, s'épanouit et forme la rétine. Pour faire tomber les rayons d'un objet sur le nerf optique d'un de ses yeux, et pour éprouver ce qui en arriverait, il attacha sur un fond obscur, à-peu-près à la hauteur de ses yeux, un petit rond de papier blanc destiné à lui servir de point de vue fixe, et il en fit tenir un autre à côté vers sa droite, à la distance d'environ deux pieds, mais un peu plus bas que le premier, afin que l'image de ce dernier pût donner sur l'extrémité du nerf optique de son œil droit, pendant qu'il tiendrait le gauche fermé. Mariotte se plaça vis-à-vis du premier papier, et s'en éloigna peu-à-peu, tenant toujours son œil droit arrêté dessus, et lorsqu'il fut à la distance d'environ neuf pieds, il cessa de voir le second papier qui pouvait avoir quatre pouces de surface (*). Cependant il ne pouvait attribuer cet effet à l'obliquité de l'objet ; car il en remarquait d'autres situés encore plus latéralement ; de sorte qu'il eût pu croire qu'on le lui avait subitement ôté, s'il ne l'eût retrouvé en remuant un peu son œil ; mais aussitôt qu'il venait à regarder fixement le premier papier, celui qui était à droite disparaissait à l'instant, et, pour le retrouver sans remuer l'œil, il lui fallait un peu changer de place. On sait que l'expérience réussit en cachant l'un ou l'autre œil. En réfléchissant, pendant qu'elle a lieu, à la situation du point de la sclérotique percé par le nerf optique, on trouve que c'est en effet sur l'extrémité de ce nerf que tombe l'image de l'objet qui disparaît.

(*) Lorsque je répète cette expérience, la distance à laquelle le second objet disparaît, est pour moi de six pieds ou environ.

sain. Mon père dissipa cette affection dans l'espace de deux mois, en insistant particulièrement sur les moyens capables d'exciter l'action du tissu cutané.

Quelquefois la totalité de la rétine a perdu une partie de sa sensibilité, et les malades aperçoivent de plus les lignes droites inclinées, ou légèrement onduleuses. Il me semble, dans quelques-uns de ces cas, que l'illusion relative à la rectitude est due à des tuméfactions légères et partielles de la choroïde, qui soulèvent quelques parties de la rétine (105).

Quelquefois la rétine perd la totalité ou une partie de sa sensibilité, sans qu'on puisse assigner aucune cause probable de la maladie ; il y a alors affaiblissement nerveux, asthénie proprement dite. Dans ces cas, si un seul œil est affecté, il faut faire exercer, chaque jour et par gradation, l'œil affaibli, en couvrant l'œil opposé.

---

(105) J'ai donné des soins, en septembre 1817, à M. Lem***-Es***, négociant à Beauvais, âgé de trente-huit ans, d'un tempérament bilieux et sanguin, qui, ayant quitté, à cause de la chaleur, une perruque qu'il portait depuis plusieurs années, ressentit à la tête un froid vif, en rentrant le soir de la promenade. Il s'aperçut bientôt après que les lignes droites verticales lui paraissaient légèrement inclinées, et qu'il distinguait moins nettement les objets, sur-tout lorsqu'il les examinait avec l'œil gauche seul. Il vint passer un mois à Paris, où je lui donnai des soins dont le résultat fut sa guérison, qu'il était d'autant plus important pour lui d'obtenir, que, depuis l'enfance, il ne voit presque point de l'œil droit, dont la pupille a fort peu de mouvement. Celle de l'œil gauche avait perdu une partie de celui dont elle jouissait : elle l'a recouvré graduellement. Le symptôme de l'inclinaison des lignes droites était presque entièrement dissipé dès le quinzième jour. Le traitement consista

Les rétines s'affectent quelquefois périodiquement, et la vue se rétablit parfaitement dans les intervalles des accès (106).

---

dans l'application de plusieurs ventouses scarifiées à la partie postérieure et inférieure du cou, et d'un vésicatoire à la nuque. Le tartrate de potasse antimonié fut donné à trois reprises différentes, et chaque fois avec un avantage marqué. Le malade fit usage de l'eau de Balaruc, de l'eau de Bourbonne, de l'infusion et de l'extrait d'arnica; il exposa son œil, matin et soir, à la vapeur de huit ou dix gouttes de baume de Fioravanti étendues dans le creux de la main, et, dans le cours de la journée, il lui fit recevoir, en le tenant fermé, la fumée d'un mélange résineux jeté sur un peu de braise allumée. Le mélange, grossièrement concassé, était composé de parties égales d'oliban, de benjoin et de succin. Cette fumigation était dirigée vers l'œil par un entonnoir de fer-blanc renversé.

(106) Un homme, âgé de cinquante-deux ans, chez lequel le système nerveux prédominait, eut un grand nombre d'éclipses de vue qui étaient des espèces d'amauroses incomplètes et passagères, sans altération remarquable de la mobilité de l'iris. Ces accidens étaient sympathiques d'affections des voies de la digestion. Ils résistèrent à un traitement qui paraissait indiqué, et qui n'eut d'autre effet que d'empêcher les accès de se rapprocher. Le malade vint consulter à Paris, et envoya peu après des détails dont suit un extrait : « Je vous ai dit que, dès mes plus jeunes années, mes yeux ont été sujets à un nuage qui s'y forme par intervalles, et qui est toujours devancé par des nausées et accompagné de migraine. J'ai ajouté que, quoique ce nuage vienne évidemment d'un vice interne et habituel, indépendamment des alimens et du temps, j'ai cependant observé très-souvent qu'il était plus ordinairement déterminé par des digestions imparfaites et par les temps froids et humides du matin et du soir. Dans les six mois d'hiver, mon nuage se répète plus souvent, et principalement encore dans les temps de brouillards épais. Mais j'ai oublié de dire qu'il est quelquefois suivi de vomissemens de

J'ai un grand nombre d'observations qui prouvent que cette maladie passe quelquefois d'une rétine à l'autre, en laissant la première parfaitement libre, preuve que cette maladie n'est point incurable (107).

---

bile, après lesquels la fièvre survient; que, depuis ma jeunesse, où ce nuage ne se formait guère que trois ou quatre fois dans l'année, il a presque toujours été en augmentant, et que, depuis peu, il se répète deux ou trois fois dans le mois. A mesure qu'il devient plus fréquent, ma vue s'affaiblit et paraît plus courte, même lorsqu'elle est dans l'état le plus satisfaisant. »

Quelques moyens thérapeutiques et diététiques dirigés contre l'état d'inertie présumée du tube digestif, n'eurent d'autre résultat que celui d'arrêter l'augmentation de la maladie et de remettre le malade dans l'état où il était un an avant de consulter.

(107) Un militaire, d'une constitution pléthorique, m'adressa le mémoire dont suit l'extrait: « Depuis que je vous ai quitté, la vue de mon œil gauche semblait se débrouiller par l'effet de la saignée du bras, par l'action de l'émétique, et par l'usage de l'eau de Balaruc. Je pris quelques jours de repos, pendant lesquels la maladie de cet œil *passa insensiblement à l'œil droit* dans le cours de huit jours. L'œil gauche est devenu aussi net que l'était l'œil droit, sur lequel la maladie s'est aujourd'hui fixée; ce dernier a même été plus affecté, puisque après une saignée et une purgation j'ai été quarante-huit heures sans rien apercevoir de cet œil. L'émétique lui a rendu un peu de vue; les vésicatoires, établis il y a près de trois semaines, ont légèrement augmenté l'amélioration. Les objets qui paraissaient devant l'œil gauche se retracent de même à l'œil droit. Il est vrai que, depuis huit jours, pendant lesquels je n'ai éprouvé aucune variation, ces apparences sont moins marquées; c'est toujours, comme c'était auparavant à l'œil gauche, un brouillard formant d'abord comme le corps d'une grosse araignée, et se rabattant en branches d'arbres garnies de feuilles rongées par des chenilles. Ces branches sont couvertes en outre par une apparence de gaze

Amaurose dont le siège paraît être dans le nerf optique.

Lorsque le nerf optique est allongé dans l'exophthalmie, il devient incapable de remplir ses fonctions, et ce tiraillement donne naissance à une amaurose ; mais il faut, pour qu'elle ait lieu, qu'une certaine partie du globe ait déjà dépassé le rebord orbitaire. Le nerf optique peut être allongé à un degré assez considérable, sans que la vue en soit beaucoup altérée. Le tiraillement qui s'exerce à la partie postérieure du globe, est quelquefois si marqué, que cet organe en éprouve un léger changement de forme ; alors la rétine s'éloignant un peu du cristallin, l'œil est affecté d'un certain degré de myopie, parce que les rayons lumineux se réunissent avant d'avoir atteint cette membrane, et les malades voient mieux à l'aide d'un verre concave. L'occasion de faire cette observation est d'autant plus rare, que la partie postérieure de la sclérotique est fort épaisse, sur-tout dans les globes dont l'iris est noire, et qu'elle

---

chargée de petits points bruns comme des grains de cendre. J'aperçois encore au-delà, environ à deux pieds de l'œil, une espèce de petite étoile de feu blanc et violet-pâle, s'agitant avec vîtesse comme les ailes d'un papillon..... Je vous rappelle que j'ai quarante-six ans, que, depuis vingt-trois ans, j'ai un rhumatisme qui me court de la tête aux pieds, et que j'éprouve habituellement la sensation d'un froid glacial *entre cuir et chair* dans tous les temps de l'année. Je transpire cependant tous les jours ; je suis très-aisé à émouvoir, et les remèdes les plus simples me font beaucoup d'effet. »

Le rétablissement a été complet.

résiste avec énergie au tiraillement que lui fait éprouver l'extrémité du nerf optique allongé. Aussi, pour donner lieu à un cas de cette espèce, il faut, non-seulement que la saillie du globe hors de l'orbite soit assez prononcée, mais encore qu'elle subsiste depuis un certain temps. Ne serait-ce point en partie par ce changement dans la forme du globe, que, chez quelques personnes, des yeux sains, naturellement très-saillans, seraient rendus myopes ?

Binninger trouva les nerfs optiques dans un état de contorsion chez un sujet âgé de près de soixante ans, qui était complètement aveugle depuis sa plus tendre enfance par l'effet d'amauroses. Morgagni soupçonna que la cause de cet état des nerfs optiques était due aux convulsions qui ont lieu si fréquemment dans le premier âge.

Une femme mourut d'un cancer au sein; elle était devenue lentement et graduellement aveugle par deux amauroses. A l'ouverture du crâne, on trouva les nerfs optiques réduits à la moitié de leur volume naturel; l'artère centrale de la rétine de l'un des yeux était dilatée; à l'approche des règles, cet œil éprouvait un certain degré d'inflammation.

Heyland disséqua le cadavre d'une femme qui ne lui offrit rien de remarquable, sinon que le nerf optique d'un œil dont elle ne voyait pas depuis long-temps par l'effet d'une amaurose, était atrophié et ramolli; cette altération se prolongeait au-delà de la selle turcique.

Lorsque la substance même du nerf optique est affectée, l'amaurose est incurable.

Le nerf optique peut être comprimé, dans son long trajet, par une tumeur, par une exostose, ou par un épanchement, lorsque le sang, ou plus souvent la sérosité, a été épanché dans les ventricules du cerveau. Sauvages a vu deux fois l'amaurose survenir subitement chez des enfans scrofuleux : à l'ouverture de chacun d'eux, il trouva un tubercule scrofuleux sur les nerfs optiques.

Une fille âgée de vingt ans se plaignait, depuis plusieurs années, de céphalalgie ; elle perdit enfin la vue par des amauroses complètes, et succomba quelque temps après à la suite d'une entérite. Les sutures des os du crâne avaient presque entièrement disparu. A l'ouverture de la tête, la dure-mère parut saine ; mais on trouva dans les ventricules du cerveau une tumeur d'apparence médullaire, immédiatement posée sur les nerfs optiques, et dont la grosseur égalait celle d'une petite pomme.

Boerhaave a trouvé le nerf optique, d'un côté, comprimé par une exostose syphilitique. Je ne suis jamais consulté pour une amaurose due à la syphilis, sans penser à cette observation, et rarement, dans ce cas, j'ai obtenu quelque succès. J'ai vu un homme âgé de vingt-sept ans, de constitution athlétique, complètement aveugle par des amauroses de cette nature. Je consentis à l'essai des frictions mercurielles, qui semblaient indiquées, en avouant aux parens que je doutais beaucoup qu'il en éprouvât quelque amélioration. Mes craintes ne se sont que trop réalisées.

L'idée d'une compression exercée sur le nerf à son passage dans le trou optique, au point où il entre dans l'orbite, s'est toujours présentée à moi, lorsque la maladie, suspendant ses progrès, et la vue se conservant à un degré plus ou moins marqué pendant un grand nombre d'années, l'iris continuait à jouir de toute sa vitalité, et exécutait ses mouvemens de contraction et de dilatation, à-peu-près comme dans l'état naturel : je dis à-peu-près, parce qu'ils éprouvent alors une légère diminution proportionnée à celle qu'a éprouvée la sensibilité de la rétine ; mais, dans ces cas rares, l'impression d'une lumière vive, de celle du soleil, par exemple, rend à l'iris toute la liberté de ses mouvemens, parce que les filets nerveux qui se rendent au ganglion ophthalmique, et qui en sortent, ne partagent pas la compression qu'éprouve probablement le nerf optique.

Les épanchemens de sang, de sérosité, ou de pus dans l'intérieur du crâne, qui peuvent occasioner l'amaurose, ont lieu à la suite de chutes ou de blessures graves et de fièvres, particulièrement de celles qui portent leur action spéciale sur le cerveau. Quelquefois la carie des os a donné lieu à des épanchemens de pus.

Lady Ledespencer me consulta, en 1816, pour son fils, âgé de dix-neuf ans, qui, en franchissant à cheval une barrière assez élevée, fut jeté rudement sur un gazon ; la tête porta la première, et il y eut une contusion sur le bord de l'orbite gauche. L'ecchymose qui en résulta fut légère, parce que l'herbe était épaisse, mais la commotion donna lieu probablement à un épanchement dans le cerveau. La vue de l'œil du même côté fut subitement perdue à un tel point, que la lumière directe du soleil à laquelle j'exposai cet organe, ne produisit sur lui d'autre impression que d'exciter le rétrécissement de la pupille, l'iris ayant conservé la liberté entière de ses mouvemens, même lorsqu'on couvrait l'œil droit. Il n'y avait eu d'ailleurs aucun accident remarquable.

J'ai été souvent appelé pour des enfans devenus aveugles dans le cours d'une affection cérébrale. La fièvre se déclara en même temps que la cécité chez un jeune homme âgé de quinze ans, à la suite d'une terreur subite, occasionée par la menace d'un châtiment qu'il avait mérité ; il a échappé à la maladie, mais il est resté aveugle. Lorsque ces enfans ont succombé, et que j'ai obtenu la permission de les ouvrir, j'ai toujours trouvé dans les ventricules du cerveau, une telle quantité de sérosité, que l'on ne pouvait pas supposer que ce liquide avait été épanché après la mort. Je vois la cécité des enfans, et même celle des adultes, subsister malgré l'emploi de tous les moyens indiqués, lorsqu'il y a un épanchement de sérosité dans les ventricules du cerveau. Cependant j'assistai, il y a huit ans, à une consultation pour le fils de M. E***. L'enfant avait un an. Sa tête était toujours inclinée de côté. Les pupilles étaient dilatées ; il était aveugle et tout portait à penser qu'il y avait un épanchement dans l'intérieur du crâne. Nous ne donnâmes aux parens qu'un faible espoir. Néanmoins l'enfant a guéri ; aujourd'hui il voit, et jouit d'une bonne santé.

On a trouvé des abcès dans la substance du cerveau, et des caries aux os du crâne. Laubius rapporte qu'un ouvrier fut attaqué, au commencement du printemps, d'une fièvre continue, dont les symptômes furent des plus graves ; il en guérit avec peine, mais il lui resta une profonde mélancolie et il fut privé de la vue. Vers la fin de l'été, un écoulement purulent eut lieu par l'oreille gauche ; la vue revenait alors un peu, et s'éclipsait de nouveau lorsque le pus cessait de couler. Une tumeur assez volumineuse parut derrière cette oreille; elle diminua par la sortie d'une grande quantité de pus du méat auditif, puis reparut quelques jours après. Sa tuméfaction et sa diminution avaient eu lieu ainsi alternativement trois ou quatre fois, avec des douleurs plus ou moins fortes, lorque le malade éprouva, le 1er novembre suivant, une attaque d'apoplexie, avec perte des sens et du mouvement pendant trois jours; il balbutia le quatrième, et demanda à manger, mais il ne put presque rien prendre. Le côté gauche se paralysa, il éprouva des mouvemens convulsifs dans le côté droit jusqu'à la mort qui arriva le 11 du même mois. Le lendemain, en faisant l'ouverture de la tête, on trouva les os du crâne minces, eu égard à la force du sujet. Une communication étant établie par une carie entre le conduit auditif gauche dont le tympan était détruit, et le cerveau, il s'écoula de la substance même de ce viscère, cinq onces de pus. Les vaisseaux de la dure-mère étaient gorgés de sang.

Amaurose par altération présumée de la substance même du cerveau, ou par compression sur l'origine des nerfs optiques.

Cette cause d'amaurose doit souvent se rencontrer concurremment avec celle qui résulte d'une compression sur les nerfs optiques par épanchement. C'est ainsi que ces nerfs sont macérés et se désorganisent par l'action de la sérosité amassée chez les enfans hydrocéphales. J'ai vu, en 1818, mourir de cette maladie deux enfans, l'un de six, et un autre de six ans et demi. Tous deux ont vécu pendant près d'un an dans un état de cécité complète , ils avaient les jambes paralysées et les pupilles très-dilatées.

La substance même du cerveau peut être affectée au point d'où partent les faisceaux médullaires qui forment les nerfs optiques. Cette partie de l'encéphale peut être comprimée par différentes causes. On l'a trouvée macérée par de l'eau chez des adultes.

Boerhaave a connu un habitant de Leyde , qui était attaqué d'amaurose parfaite dès qu'il s'enivrait, et cela par degrés; de façon que l'obscurité de la vue augmentait à mesure qu'il buvait, jusqu'à le rendre totalement aveugle lorsqu'il était entièrement ivre, et la vue lui revenait quand l'ivresse était dissipée. Les gens ivres éprouvent, à un degré moins élevé, une altération de la vue plus ou moins marquée, par suite de l'afflux du sang vers le cerveau.

La compression peut avoir lieu par des tumeurs; on en a trouvé à une proximité plus ou moins grande des couches optiques, par exemple, entre le cerveau et le cervelet. Une blessure a souvent occasioné un abcès dans la substance même du cerveau. Lorsqu'il y a disposition à l'apoplexie chez des gens qui me consultent pour un obscurcissement de la vue avec irrégularité de la pupille, je les avertis, comme je l'ai dit plus haut, qu'ils sont menacés d'une congestion cérébrale. Je vois souvent dans ces cas la santé et la vue se rétablir, l'amaurose imparfaite reparaître quelques mois après, et la mort survenir dans l'année. Au milieu d'un grand nombre d'exemples , je citerai le suivant :

Un homme pléthorique, âgé de soixante-six ans, se plaignait d'assoupissement, de faiblesse dans les jambes, de diminution de la mémoire, et d'obscurcissement de la vue. Les pupilles avaient conservé leur forme, et n'avaient perdu qu'une faible partie de leurs mouvemens naturels. Je le vis un mois après, sa vue était parfaitement rétablie; il était si content de l'amélioration de sa santé, qu'il avait repris toute sa gaîté. Au bout de quelques jours, il mourut en déjeûnant.

Je vais rapporter quelques autres exemples d'amauroses dont la cause, autant qu'il a été possible d'en juger, a paru être une compression sur l'origine des nerfs optiques, ou une altération de la substance même du cerveau, à la proximité de cette origine.

M. M***, âgé de quarante-six ans, d'un tempérament sanguin, éprouvait, selon son expression, une *obtusion* de tous les sens. Cet état s'aggravait graduellement depuis six mois, lorsqu'il vint à Paris pour me consulter. Il ne voyait plus assez pour lire; les pupilles étaient très-peu dilatées, et elles n'avaient presque rien perdu de leurs mouvemens naturels. Deux saignées de la jugulaire, faites à quatre jours d'intervalle, l'usage de l'eau de Bourbonne, les pédiluves sinapisés, un régime exact, ont arrêté les progrès de la maladie. L'exercice des fonctions des sens s'est rétabli, à très-peu de faiblesse près, et le malade a recouvré assez de vue pour pouvoir lire et écrire.

Un homme, âgé de quarante ans, d'un tempérament plus sanguin que pituiteux, était sujet à une goutte sciatique dont les accès diminuaient depuis quelques années en durée et en intensité. Il avait assez constamment dans les glandes des aines, des aisselles ou du cou, un engorgement visible qui diminua graduellement, à mesure que la vue s'affectait. Il ressentit subitement dans l'oreille droite, un tintement accom-

pagné de céphalalgie continuelle, et de la perte graduelle de l'ouïe du même côté, avec obscurcissement
de la vue de l'œil droit, qui s'étendit au gauche à un
tel point, que le malade ne vit plus à lire qu'avec
une extrême difficulté. Les pupilles ne perdirent rien
de leur mobilité.

Un autre malade, âgé de quarante-sept ans, homme
de loi, d'une bonne constitution, apercevait depuis
deux mois un brouillard de l'œil gauche, dont la pupille, doublée de diamètre, était immobile. La joue du
même côté était tuméfiée; le dérangement de la bouche,
et l'épaississement de la langue, dont les mouvemens
étaient difficiles, décélaient une espèce d'attaque d'apoplexie: l'œil affecté a été perdu.

M. F***, âgé de vingt-cinq ans, bien constitué, était
sujet depuis long-temps à des sueurs nocturnes qui cessèrent au commencement de l'hiver. Il devint ensuite
sujet à des vomissemens après avoir mangé; la vue de
son œil droit s'affaiblit par degrés, au point que huit
mois après, cet œil était perdu par une amaurose complète. La pupille immobile était dilatée, et le muscle
droit interne, frappé de paralysie, laissait le globe
constamment dirigé du côté de la tempe, et privé de
la vue.

Un homme de cabinet, âgé de cinquante ans, doué
d'un bon tempérament, éprouva une suppression de
transpiration, en se promenant à neuf heures du soir
au commencement d'un printemps très-froid. Le lendemain, la membrane muqueuse qui revêt la bouche
et l'arrière-bouche, s'enflamma. La phlegmasie, accompagnée de fièvre, fut très-vive; le releveur de la paupière supérieure de l'œil droit se paralysa; la vue du
même côté fut obscurcie, au point que le malade n'en

voyait que confusément. Les objets paraissaient tourner devant lui, et cette sensation dura jusqu'en juin suivant. La tête elle-même était encore alors dans un état habituel de vertige, lorsqu'il regardait les objets avec les deux yeux, et sur-tout avec le droit. La paupière supérieure se releva peu-à-peu, mais la vue de l'œil affecté resta très-affaiblie.

Traitement de l'amaurose.

On voit, par ce qui précède, qu'il est à-peu-près impossible d'établir des règles générales de traitement contre cette redoutable maladie, dont chaque cas particulier offre des indications spéciales relatives aux causes qui l'ont produite, à l'âge, au sexe, et à l'idiosyncrasie du sujet, aux maladies qui l'ont précédée ou qui l'accompagnent. Je dirai cependant ici en général, et sauf les modifications exigées par chaque cas particulier, que j'ai très-souvent recours au séton passé à la nuque, et que j'emploie avec succès la saignée de la jugulaire, particulièrement contre l'espèce d'amaurose qui paraît dépendre d'une congestion cérébrale. Ces saignées doivent rarement être copieuses; l'évacuation d'une demi-palette de sang, ou tout au plus d'une palette, suffit le plus ordinairement. Une saignée trop abondante produit quelquefois un affaissement dangereux; il vaut mieux y revenir. Les vomitifs sont généralement employés; je les ai restreints dans ma pratique aux cas où il y a un embarras gastrique évident. Les eaux minérales, soit naturelles, soit artificielles, sont d'un très-grand secours. Je conseille souvent d'en faire usage à la source même. Lorsque l'amaurose est due à l'excessive irritabilité de la rétine, les émissions sanguines locales sont préférables aux saignées générales, et produisent quelquefois un bon effet, soit passager, soit permanent. Toutefois il ne faut pas perdre de vue qu'à l'hypersthénie de la rétine peut succéder l'asthénie de cette membrane. C'est peut-être en empêchant cette terminaison fâcheuse, ou seulement en modifiant la sensibilité de la rétine, qu'agit la vapeur d'une décoction aqueuse de café torréfié, dont j'observe tous les jours des effets avantageux.

Dans l'amaurose par asthénie, j'emploie quelquefois avec succès les moyens extérieurs suivans, qui seraient nuisibles dans les cas d'amaurose par hypersthénie.

On concasse et on mêle parties égales de quelques substances résineuses ; on en jette une pincée sur de la cendre rouge, que l'on recouvre aussitôt d'un entonnoir de fer-blanc renversé. Le malade exposera son œil, matin et soir, en le tenant fermé, à la fumée qui s'élèvera de l'orifice de l'entonnoir ; la distance sera de huit ou dix pouces. Si les deux yeux sont affectés, on peut avoir un entonnoir dont le tuyau se divise en deux branches. Les substances que je prescris ordinairement sont : l'oliban, le benjoin, le succin, la myrrhe, la sarcocolle, le sandragon, le sucre.

Le malade peut encore recevoir sur son œil, tous les jours, une ou deux fois, la vapeur de quelques gouttes du mélange suivant : esprit de vin rectifié, une once ; baume de Fioravanti, six gros ; ammoniaque liquide, un gros. Le baume de Fioravanti seul serait trop excitant ; mais on peut en augmenter graduellement la dose, et faire pratiquer des frictions sur le front, sur le sourcil, sur la tempe, et à la racine du nez, avec de l'eau-de-vie de lavande. Il est avantageux, sur-tout chez les enfans, de faire raser le sommet de la tête, dans une étendue d'un pouce et demi ou environ, et de faire frictionner deux fois par jour cette partie du derme chevelu, avec de l'eau-de-vie, ou toute autre liqueur spiritueuse.

Si l'amaurose imparfaite, qu'on a aussi nommée *amblyopie*, est uniquement due à l'asthénie d'une seule rétine, que l'iris conserve sa mobilité, et que le malade distingue quelques objets, je suis dans l'usage, comme je l'ai dit plus haut, de faire couvrir l'œil sain, tous les jours, pendant un quart-d'heure, pour obliger l'œil affaibli à reprendre de l'action par l'exercice. Chaque semaine on prolonge cet exercice de quelques minutes, et l'on en vient à le faire agir seul pendant deux ou trois heures. Souvent j'ai fait commencer par donner à déchiffrer des lettres d'un pouce de hauteur, et, après quelques mois, le malade a pu lire de l'œil affecté le titre d'un livre, puis des mots imprimés en lettres capitales, et enfin une impression ordinaire.

Lorsque l'amaurose est due à une lésion organique du cerveau ou du nerf optique, il faudrait, pour rétablir la vision, que l'on pût guérir l'altération dont elle est un symptôme ; or, comment soumettre à un traitement méthodique une affection dont on soupçonne seulement l'existence et dont on ne connaît pas le siège précis ?

Il est plus aisé de désigner les remèdes qui nuisent dans les névroses de l'organe de la vue, que d'indiquer ceux qui peuvent convenir.

Les malades se plaignent souvent de l'effet des bains, sur-tout des bains entiers, particulièrement s'ils sont d'une température élevée. Il faut avoir égard à cette remarque pendant l'usage des eaux minérales. On m'écrit ou on me dit fréquemment que la vue de la personne qui consulte s'est affaiblie depuis un dernier bain.

Les évacuations de sang, sur-tout si l'on en abuse, sont souvent nuisibles; les sangsues appliquées à la marge de l'anus, indiquées dans un grand nombre de cas, sont quelquefois suivies d'un affaiblissement réel de la vision. Il est bon de ne pas employer ce moyen sans réserve.

Un exercice forcé de la vue est nuisible dans le plus grand nombre de cas; et une vie sédentaire, ainsi que le travail du cabinet, sont tellement contraires, que j'ai souvent consenti à ce que les malades ne fissent usage d'aucun remède, à condition qu'ils s'abstiendraient de toute occupation, ou, dans certains cas, qu'ils voyageraient. Dans d'autres, je me suis contenté d'un simple changement de domicile. L'usage habituel d'une lumière trop vive est directement contraire. Je suis d'ailleurs entièrement de l'avis de M. Boyer, qui dit, au sujet du traitement de l'amaurose : « Il faut autant de sagacité pour abandonner des remèdes actifs, quand le mal est devenu incurable, que pour en faire un emploi judicieux, lorsqu'il est encore susceptible de guérison. »

Héméralopie ou *aveuglement de nuit.*

L'héméralopie ou aveuglement de nuit est une affection de l'organe de la vue, pendant la durée de laquelle le malade ne voit rien, aussi long-temps que le soleil est sous l'horizon. Au lever de cet astre, il commence à apercevoir un peu; sa vue s'éclaircit graduellement jusqu'au milieu du jour, moment auquel il voit aussi bien qu'avant sa maladie; mais à mesure que le soleil baisse, il perd peu-à-peu la faculté de distinguer les objets, au point qu'à l'entrée de la nuit, il ne peut rien discerner, même à l'aide de la lumière artificielle la plus vive.

La nature de cette singulière maladie est peu connue; il reste des recherches intéressantes à faire à ce sujet. Elle a peut-être quelque analogie avec les fièvres et les affections qui se manifestent par accès à des heures réglées. J'ai traité plusieurs malades dont la vue s'éclipsait d'une manière périodique plus ou moins régulière : j'ai tenu note d'une amaurose, qui, tous les deux jours, ôtait au malade la faculté de se conduire. Les pupilles étaient alors doublées de diamètre, et il ne voyait presque rien pendant le temps du paroxysme, qui durait depuis le commencement du jour jusqu'à la fin de la nuit suivante. Le quinquina ne parut avoir aucune influence sur la maladie; elle céda avec une telle lenteur dans l'espace d'une année, que les progrès de la guérison n'ont pu être appréciés d'une manière exacte.

Sauvages a vu l'héméralopie épidémique aux environs de Montpellier, sur-tout près d'une rivière : les sentinelles exposées pendant la nuit à un air humide et nébuleux, devenaient héméralopes. Des chirurgiens militaires ont recueilli plusieurs observations semblables; cette maladie est endémique dans certains cantons.

Il y a peu de chirurgiens de vaisseaux, ayant un certain nombre d'années de navigation, qui n'aient eu occasion d'observer en mer l'héméralopie, sur des matelots ou des soldats de marine, qui en sont fréquemment affectés, lorsqu'ils sont exposés pendant la nuit à l'inclémence de l'air. Aussi, dans les recherches à faire, on devra s'occuper des rapports qui peuvent exister entre la suspension de l'action du système dermoïde et la rétine, ou les nerfs optiques, ou enfin la partie du cerveau qui leur donne naissance ; car le siège de la maladie n'est pas encore bien connu.

Je n'ai vu cette maladie qu'un petit nombre de fois, portée au dernier degré ; mais on a souvent occasion de remarquer que, dans beaucoup de névroses de l'organe immédiat de la vue, il existe un degré d'héméralopie plus ou moins appréciable.

On a remarqué que l'aveuglement de nuit est presque toujours accompagné d'embarras gastrique ; ce qui explique le succès qu'on obtient des émétiques dans le traitement de cette maladie (108).

---

(108) Je l'ai vu guérir par le seul emploi du tartrate de potasse antimonié, donné à plusieurs reprises de quatre en quatre jours. Le malade, âgé de soixante ans, était d'un tempérament bilieux et d'une faible constitution. Il venait me rendre compte de l'effet que produisait l'émétique ; l'examen de ses yeux ne me présentait alors aucune espèce d'altération, soit dans les milieux transparens, soit dans les mouvemens de l'iris, et il refusa constamment de se prêter au desir que je lui manifestai d'examiner chez lui l'état des pupilles pendant le paroxisme, alléguant pour excuse qu'il se couchait aussitôt qu'il sentait l'approche de l'accès. Ce malade s'était livré pendant plusieurs mois à un travail de cabinet extrêmement fatigant. Pour ne pas inquiéter sa famille, il avait laissé ignorer jusqu'à quel point cette affection le plongeait dans l'obscurité pendant la durée de la nuit, et avait seulement dit qu'une migraine très-forte, contre laquelle on lui avait conseillé l'émétique, diminuait lorsqu'il se mettait au lit, et augmentait par l'impression de la plus faible clarté. Il se cou-

L'héméralopie est plus effrayante que dangereuse ; on la guérit presque toujours sans employer beaucoup de remèdes, et ordinairement il suffit d'avoir recours aux émétiques.

---

chait avant le déclin du jour, sortait, par mon conseil, dans la matinée, dès qu'il voyait assez pour se conduire, et faisait alors une promenade qu'il prolongeait jusqu'à un commencement de fatigue. Il ne parla enfin de l'état dans lequel il avait été que peu de semaines avant son entier rétablissement, qui eut lieu dans le cours du quatrième mois, à compter de l'invasion de la maladie. Les signes d'embarras gastrique n'étaient pas équivoques. La première attaque s'était manifestée subitement une heure après le coucher du soleil. Il lui sembla voir tout-à-coup comme un drap de couleur blanc sale, qui lui déroba la vue même de la lumière d'un quinquet.

J'ai une lettre écrite de la main d'un autre malade, trop longue pour la faire connaître ici toute entière ; j'en donnerai seulement un extrait, précédé de quelques passages du mémoire de son médecin.

« Le malade, âgé de cinquante-cinq ans, est d'un tempérament bilieux ; il se plaint, depuis environ six mois, d'éblouissemens momentanés ; alors la tête se trouve embarrassée, et il est près de tomber. Il y a deux mois que les éblouissemens ont augmenté ; après le coucher du soleil, il se présente devant lui des globes de différentes grosseurs et de couleurs variées. Depuis peu, le malade se trouve, le soir, privé de la vue des objets ; il aperçoit d'abord du blanc, et ensuite des globes qui prennent différentes nuances. L'œil paraît être dans l'état naturel, à l'exception de la conjonctive, dont les vaisseaux sont un peu engorgés. Le malade observe que pendant ces accidens l'œil est entièrement couvert d'une certaine quantité de sérosité, qui ne peut être reprise assez promptement par les points lacrymaux. Autrefois il était sujet à une migraine qui revenait périodiquement toutes les semaines ; elle disparut et fut remplacée par un rhumatisme goutteux qui occupa les articulations, et qui, depuis

Je lui trouve quelque analogie avec cette affection nerveuse que beaucoup de personnes saines, d'ailleurs, éprouvent périodiquement. Je veux parler de ces zigzags lumineux qui paraissent changer de place, dérobent pendant quelques minutes la perception de la portion des objets, au-devant de laquelle on les voit s'agiter, s'évanouissent lentement dans l'espace d'une demi-heure

---

dix ans, paraît avoir cédé à divers remèdes, notamment à l'usage du lait pour toute nourriture. A dater de cette dernière époque, il arrive de temps à autre que les digestions sont très-pénibles. Lorsque les accidens sont calmés, elles sont encore lentes, surtout quand le malade a mangé le soir.....»

Extrait de la lettre du malade. Dans le milieu du mois de juin dernier, je fus étonné, vers le commencement de la nuit, d'apercevoir de petits objets noirs et blancs, mêlés en forme de bluettes, qui m'offusquaient la vue. En mars dernier, à la suite d'une indigestion qui me rendit très-malade, je fus obligé de travailler beaucoup, et peut-être mes yeux en ont-ils été très-fatigués dans un temps de convalescence, où tous les organes demandaient du repos. J'allai à Craonnelle au mois de juillet : j'y fus fort occupé. Tous les soirs, au commencement de la nuit, mes bluettes reparaissaient. J'eus une nouvelle indigestion qui m'obligea de revenir à Laon. Soulagé par l'usage de la rhubarbe et d'une purgation, je me trouvai mieux ; je ne vis plus mes bluettes, et je les croyais dissipées sans retour ; mais mon espoir a été déçu, et j'en ai été attaqué depuis peu d'une manière beaucoup plus marquée ; ma vue est fatiguée, je sens que le mouvement de l'œil est embarrassé, les petits vaisseaux se trouvent probablement gonflés, et produisent des ombres inquiétantes. J'allai, la semaine dernière, passer quelques jours à la campagne, où je m'occupai à écrire et à calculer ; j'eus besoin, un soir que j'étais chez un ami, d'aller dans son jardin ; j'avais pris une lanterne pour m'éclairer ; en voulant rentrer, je ne trouvai pas la porte ; j'en pâlis ; j'allai à tâtons le long du mur :

ou environ, et sont remplacés par une migraine plus
ou moins forte, dont ils sont l'annonce périodique, et
dont le retour cependant n'est ni régulier ni déterminé
par une cause apparente. On me parle souvent de ces
légers accidens. J'y ai été sujet depuis l'âge de vingt
ans jusqu'à celui de trente. La clarté blanchâtre et agi-

---

enfin je la trouvai. Mon ami s'aperçut de mon émotion, je dis
ce qui venait de m'arriver. Le chirurgien appelé visita mes yeux
et me tranquillisa en me disant qu'ils étaient très-sains, mais il
les trouva pleins d'eau, et remarqua de petits gonflemens dans
les angles. Au moment de cet accident effrayant, je ne voyais
que du blanc qui me cachait la porte comme si on l'eût couverte avec un drap de lit. Le lendemain soir, nous étions quatre
à souper, y compris le chirurgien. Le repas fini, nous allâmes
dans une cour assez étroite ; j'en connaissais tous les détails ; je
savais que le clocher de la paroisse était vis-à-vis la porte ; je
ne pus reconnaître personne, et je ne discernai le clocher que
comme une grosse masse confuse. Là où les autres voyaient
bien, je n'apercevais que du blanc mêlé de noir ; en levant les
yeux, les étoiles me paraissaient très-brillantes, mais je ne voyais
rien devant moi horizontalement ni en bas. Quand je me couchai,
les rideaux étant bien fermés et la chandelle éteinte, je ne vis
plus que du blanc autour de moi pendant une minute ou deux.
Au milieu de la nuit j'ouvris mes rideaux, et je fus très-surpris
d'apercevoir sur le carreau de la chambre divers objets de différentes couleurs ; les rayons de la lune donnaient apparemment
sur les rideaux de la fenêtre qui sont à raies noires et blanches,
entremêlées de petites mouches ; la réflexion de ces diverses
couleurs tombait sur mes yeux, et je voyais sur le carreau toutes
sortes de figures que je distinguais à peine, et qui me causaient
des éblouissemens. Si j'avais eu les yeux moins affectés, j'aurais
sûrement vu la représentation des bandes et fleurs des rideaux
éclairés par la lune, peintes sur le carreau.......
Ces symptômes d'irritation gastrique ont disparu peu-à-peu

tte qui me dérobait une partie des objets pour quelques minutes, se déplaçait avec lenteur, et ne disparaissait souvent qu'après trois quarts-d'heure. J'éprouvais alors une migraine assez forte. Cet accident, auquel j'étais sujet dix à douze fois par an, ne revenait pas très-régulièrement; mais, lorsqu'il avait lieu, sa durée était la même, et l'agitation lumineuse finissait toujours par se retirer à gauche, du côté externe et supérieur. Le fantôme lumineux avait la même apparence, soit que je tinsse un œil fermé, ou que les deux fussent ouverts; ce qui semble prouver que la cause n'est pas dans le globe, mais dans le cerveau, au point d'union des nerfs optiques, ou peut-être encore au-delà. A présent j'éprouve cet éblouissement quatre ou cinq fois par an, mais à un degré moins marqué, et, depuis plusieurs années, il n'est suivi que d'une légère sensation de migraine qui dure à peine quelques secondes.

L'aveuglement de nuit est une maladie d'un caractère particulier, et dont l'existence ne peut être contestée.

Il n'en est pas de même de l'aveuglement de jour ou nyctalopie. Je ne pense pas qu'il existe une maladie qui mérite ce nom dans la rigoureuse acception du mot. Je ne crois pas qu'un sujet ayant les yeux parfaitement sains, au premier examen, parvienne jamais à prouver qu'il n'aperçoit rien pendant que le soleil est sur l'horizon, et qu'il voit distinctement pendant la nuit, à l'aide d'une lumière artificielle.

Je ne connais l'aveuglement de jour que comme symptôme d'hypersthénie de la rétine, ou d'ophthalmies internes; de phlegmasies des membranes du globe, notamment de la cornée; de taches centrales de cette

membrane, du cristallin ou de sa capsule; d'engorgement dans les lacis vasculaires de l'iris ; d'adhérences,
ou de rétrécissement de la marge pupillaire de cette
membrane, ou de toute autre lésion dont l'effet est
augmenté par le rétrécissement de la pupille. On sait
que ce rétrécissement a lieu d'une manière plus marquée par l'impression de la lumière du soleil, que par
l'impression de la lumière artificielle.

On ne peut donc prescrire, pour combattre cette
affection, que les moyens indiqués contre les maladies
dont elle est le symptôme.

Névroses des muscles de l'œil.

Pour se former une idée des symptômes qui accompagnent les affections des muscles de l'organe de
la vision, il est indispensable de se rappeler la situation naturelle de ces muscles et la direction des filets
de nerfs qui les pénètrent. Ces névroses peuvent avoir
lieu par hypersthénie ou par asthénie, c'est-à-dire, par
augmentation ou par diminution de la sensibilité. Ces
dernières se rencontrent plus souvent dans la pratique.

Le muscle orbiculaire est sujet à des contractions
spasmodiques ; le plus ordinairement, elles sont si
légères, qu'elles ne méritent pas le nom de maladie.
Beaucoup de personnes éprouvent par intervalles, pendant des années entières, une convulsion presque imperceptible de quelques faisceaux des fibres de ce
muscle, spécialement de celles qui recouvrent le cartilage tarse de la paupière inférieure. Elles disent que
leur œil saute, ou qu'elles ont la *souris*. En effet,
le mouvement que l'on aperçoit alors sous la peau a

quelque ressemblance avec celui qu'exécuterait, en s'agitant, une souris cachée sous un drap de lit.

Dans des cas heureusement assez rares, les mouvemens convulsifs du muscle se succèdent avec une telle rapidité, sur-tout par l'impression de la lumière, que les malades peuvent à peine relever un peu la paupière supérieure, à l'aide de leurs doigts.

Ces accès suivent quelquefois un cours irrégulier ; on en voit se reproduire une ou deux fois par semaine, et durer tantôt quelques heures, tantôt un jour entier et au-delà. Lorsque le paroxysme a lieu subitement, le malade étant hors de chez lui, il cesse de pouvoir se conduire seul ; et il est arrivé à plusieurs de ne pouvoir alors entr'ouvrir l'un ou l'autre œil, même en y employant tout l'effort de leurs mains (109).

---

(109) Une jeune fille, âgée de vingt-trois ans, d'une bonne constitution, d'un tempérament spasmodique, chez laquelle la menstruation était régulière, surchargeait habituellement son estomac d'une grande quantité d'alimens. Elle était sujette depuis long-temps à des contractions spasmodiques dans les muscles droits du globe, et dans le muscle orbiculaire des paupières ; quand ces contractions se manifestaient, les yeux se fermaient et restaient dans cet état pendant plusieurs heures, et quelquefois pendant plusieurs jours. Lorsque le spasme attaquait les muscles droits, elle louchait tantôt d'un œil, tantôt des deux, ce qui lui rendait la vue confuse. La malade ne voyait plus lorsque le muscle orbiculaire, affecté de spasme, fermait les paupières. Elle disait sentir quelque chose impossible à exprimer, qui lui annonçait ce dernier accident ; il n'était accompagné d'aucune douleur, paraissait et disparaissait lorsqu'elle y pensait le moins, et était assez fréquent. Elle éprouvait une céphalalgie habituelle. On la saigna deux fois du pied et une fois à la jugulaire.

Si l'on veut prendre une idée des mouvemens que l'on aperçoit aux joues de ces malades, dans le plus fort de l'attaque, sur-tout s'ils sont exposés au grand jour, il suffira de se rappeler la disposition et les attaches des fibres du muscle orbiculaire, tant au-devant de l'orbite que vers quelques parties qui en sont éloignées.

Les deux muscles orbiculaires éprouvent presque toujours simultanément, et à un degré à-peu-près égal, cette affection convulsive ; cependant elle se

---

Dès la seconde saignée du pied, ses yeux se fermèrent, et s'ouvrirent après la saignée de la jugulaire ; ils avaient été fermés pendant trois jours. Elle prit en bols un mélange de cinabre naturel et de musc, incorporé avec suffisante quantité de sirop diacode, et fut mise à l'usage du petit lait et des antispasmodiques. Cette jeune personne n'obtint d'abord qu'une diminution dans la fréquence, la durée et l'intensité de ses accès ; ils se sont ensuite éloignés et sont devenus très-supportables ; mais, trois ans après, elle n'en était pas entièrement délivrée.

Un homme, âgé de soixante-et-un ans, d'une bonne constitution, sujet à un rhumatisme vague dont il éprouvait chaque année quelque ressentiment, avait la paupière supérieure de l'œil gauche relâchée depuis trois ans, et un clignotement convulsif des paupières de ce même œil, qui se répétait fréquemment dans la journée. Sa vue était affaiblie depuis six mois, sur-tout de ce côté. Il faisait usage de lunettes et ne pouvait s'en passer sans fatiguer ses yeux. Lorsque cette fatigue existait, les clignotemens devenaient fréquens, vifs, et changeaient en grimaces les rides ou plis du contour de l'œil. Ce malade, qui portait au bras un exutoire depuis six ans, vint à Paris, où il commença un traitement dont il ne parut retirer que peu d'amélioration et auquel il renonça. Lorsqu'il éprouvait un peu de douleur de goutte à un pied, les mouvemens convulsifs de l'œil diminuaient d'intensité et de fréquence.

manifeste quelquefois d'un seul côté. Le malade se plaint rarement d'affaiblissement de la vue.

Ces convulsions sont quelquefois excitées par une exaltation pathologique de la sensibilité de la rétine. Cette membrane étant alors irritée par la lumière du soleil, les paupières se ferment subitement, ce qui constitue une espèce d'aveuglement de jour.

Quelquefois, mais rarement, l'agitation de tout ou de partie des fibres du muscle orbiculaire est accompagnée de la chute de la paupière supérieure, due au relâchement de son muscle releveur; lorsque cette complication existe, la vision est ordinairement affaiblie du côté malade.

Il est rare de rencontrer cette affection portée à un très-haut degré ; mais il est encore moins commun de la voir s'étendre aux muscles du globe. Dans ce dernier cas, le malade louche tantôt d'un œil, tantôt des deux, ce qui jette beaucoup de confusion dans la vue. J'en ai recueilli plusieurs exemples. La maladie a toujours été rebelle et a rarement guéri sans laisser quelques traces. J'ai fait connaître un cas dans lequel elle fut bornée aux muscles des globes, avec un type intermittent régulier, durant lequel, de deux jours l'un, ces organes étaient dans un mouvement convulsif presque continuel, et tendaient l'un et l'autre à se diriger du côté du grand angle. Pendant la durée de l'accès, le sens de l'ouïe était obtus chez la jeune malade, qui avait sept ans et demi.

Lorsque les muscles obliques sont seuls affectés, ils communiquent au globe un mouvement alternatif de semi-rotation. Je connais deux frères, âgés de trente à trente-cinq ans, qui ont, depuis leur naissance, cette agitation convulsive ; on remarque, sur-tout chez l'aîné, que les muscles droits contribuent à l'exciter ; c'est à cette espèce de névrose des muscles du globe que les Grecs avaient donné le nom d'*hippos*. Elle est ordinairement congéniale et incurable.

Le muscle releveur de la paupière supérieure n'est pas sujet, comme les autres muscles de l'organe de la vue, à ces contractions spasmodiques ; il est autant exposé qu'eux à l'affection opposée, c'est-à-dire à la paralysie.

Lorsque la totalité ou la moitié supérieure du muscle orbiculaire est paralysée, la paupière supérieure reste dans un état habituel d'élévation, et le globe ne peut être recouvert. Quand la paralysie est imparfaite, c'est-à-dire, lorsqu'elle ne s'étend pas à la totalité des fibres, le malade fait des efforts continuels pour mettre en action les parties qui en sont encore susceptibles, afin d'obtenir un abaissement plus ou moins marqué de la paupière supérieure, dont le mouvement est si nécessaire pour étendre sur le globe la liqueur lacrymale destinée à en lubrifier la surface.

Lorsque la moitié inférieure du muscle est seule frappée, il en résulte un ectropion ou renversement de la paupière inférieure en dehors.

Si un des muscles moteurs du globe est frappé de paralysie, l'œil ne peut se diriger de ce côté, et lorsque le malade veut regarder dans cette direction, il louche et voit double. S'il dirige ses yeux du côté opposé, la *diplopie* ou duplicité apparente des objets cesse ainsi que le strabisme ; dans le premier cas, les deux axes optiques ne se réunissent pas sur un même point de l'objet fixé, qui est alors vu double. Il est aisé de

se convaincre soi-même que ce symptôme doit alors
exister. En effet, on verra double, on se procurera
une diplopie artificielle, en quelque sorte, et passagère, si en fixant un objet, un clocher, par exemple,
on comprime latéralement, avec l'extrémité d'un doigt,
l'un ou l'autre œil, de manière à déranger la direction de l'axe optique de l'œil comprimé; l'image pa-
raîtra alors aux extrémités des deux axes optiques,
et le clocher sera vu double. Il ne faut qu'un peu
d'attention pour trouver la raison de ce phénomène:
l'une des extrémités de l'axe de chaque œil se prolonge d'une manière indéfinie; l'autre aboutit au trou
central de la rétine, qui paraît être le point du fond
de l'œil le plus sensible à l'impression des rayons
lumineux et le plus propre à transmettre au cerveau
la sensation de la partie de l'image représentée sur
lui et sur sa bordure jaune. Ce trou est dans un état
parfait de relation avec celui de l'autre œil. Si donc
on dérange cette correspondance, en pressant de côté
un des globes, l'objet que l'on examine doit paraître
double. Cette double image, qui ne tombe plus sur
le trou central, est beaucoup moins nette, et elle
s'affaiblit d'autant plus, que la pression latérale exercée sur le globe l'éloigne davantage de ce point essentiel de la sensibilité optique.

La diplopie disparaît peu-à-peu lorsque le strabisme
se prolonge, et elle n'a pas lieu quand il est congé-
nial, ce qui arrive souvent. Il s'établit cependant
encore plus fréquemment dans les premières années
de la vie. Lorsqu'il survient chez un enfant âgé de
moins de deux ans, il paraît être un effet de la situation habituelle de son berceau, et on l'attribue à

ce que l'enfant s'efforce de tourner les yeux vers le
point d'où lui vient la lumière, et peut ainsi affaiblir, par une action forcée et continuelle, un des
muscles de l'œil qui se trouve le plus éloigné de ce
point.

On a imaginé différentes explications du strabisme.
Je n'en connais dans la pratique que de deux espèces ;
celui qui est dû à la diminution de l'action d'un des
muscles du globe, et celui qui résulte de l'inégalité
de force des deux yeux. Cette dernière cause a été
reconnue par Buffon comme la plus ordinaire du strabisme. Ce grand homme a pris cette fois la nature
sur le fait, et a reconnu, à l'aide d'un certain nombre
d'expériences, faites avec soin, que, par un mouvement machinal, on écarte naturellement l'œil faible,
parce que la sensation de l'image qu'il transmettrait
au cerveau serait moins nette que celle qui est transmise à cet organe par l'autre œil, et que, de cette
réunion, naîtrait une certaine confusion qui n'a pas
lieu lorsqu'on se sert seulement d'un œil bien constitué. Si le lecteur veut s'assurer que Buffon a trouvé
la cause la plus ordinaire du strabisme, il lui suffira
d'interroger quelques personnes affectées de cette incommodité ; la réponse sera que l'œil dont elles voient
le moins bien est celui dont elles louchent.

La paralysie plus ou moins marquée d'un des muscles de l'organe de la vision est une maladie très-
fréquente. La paralysie d'un seul des muscles du globe,
notamment celle de l'un des quatre muscles droits,
est la plus ordinaire. C'est l'adducteur ou l'abducteur
qui est ordinairement paralysé ; rarement le releveur du globe ou l'abaisseur est affecté. Deux de ces

31.

muscles sont quelquefois lésés simultanément. Le re-leveur de la paupière supérieure est moins souvent frappé seul. Il n'est pas très-rare de le trouver tombé dans le relâchement en même temps qu'un des mus-cles moteurs du globe. Enfin, la paralysie partielle ou totale de l'orbiculaire des paupières est assez rare.

Dans plusieurs amauroses subites, un ou plusieurs muscles de l'organe de la vision sont paralysés en même temps que le nerf optique. Lorsque la maladie, ordi-nairement portée alors à un certain degré, est accom-pagnée de cette complication, elle annonce un em-barras grave dans le cerveau, et prend le caractère d'une attaque plus ou moins marquée d'apoplexie. Cette complication indique la nécessité d'avoir recours aux mesures convenables pour mettre le malade à l'abri d'une seconde attaque plus sérieuse. Dans ce cas, l'amaurose a lieu quelquefois en même temps que la chute de la paupière, c'est-à-dire, que le nerf de la seconde paire et le nerf de la troisième paire sont frappés au même instant; d'autres fois, la paupière ne tombe que peu-à-peu à la suite de la paralysie du nerf optique. On a vu cette complication occasionée par des épanchemens de sang dans l'intérieur de la masse encéphalique, ou par des fractures du crâne avec enfoncement de la table osseuse et pression sur le cerveau.

Lorsqu'un seul des muscles moteurs du globe est pa-ralysé, le malade ferme machinalement l'œil auquel ce muscle appartient; s'il s'efforce de tenir les deux yeux ouverts, ou s'il veut se conduire avec celui dont le muscle est lésé, il se dirige involontairement de ce côté.

Souvent la vue n'éprouve aucune altération, mais

d'autres fois la vision éprouve des anomalies. Les malades s'en aperçoivent en fermant chaque œil alternativement. Quelques-uns voient alors les objets plus petits de l'œil affecté ; chez quelques autres, ce symptôme existe seulement lorsqu'ils se servent de l'œil opposé ; d'autres voient les objets plus éloignés ; il y en a qui les voient décolorés ; souvent la teinte des couleurs paraît moins prononcée ; quelquefois elle semble plus vive. Un malade auquel je donnais des soins, en juillet 1816, avec M. Salmade, et qui avait l'abducteur de l'œil gauche paralysé, voyait d'un blanc de neige les objets médiocrement blancs ; s'il lisait de cet œil, le papier lui paraissait d'une blancheur éblouissante. On sera peu surpris de ces lésions de la vision, en songeant que les nerfs ciliaires communiquent avec les filets qui se distribuent au muscle affecté et sont sous la même influence.

Nous avons dit plus haut qu'il n'est pas très-commun de rencontrer seule la paralysie du muscle releveur de la paupière supérieure, qu'il faut bien prendre garde de confondre avec une affection de la portion du tissu cutané propre à cette paupière. Souvent un exanthème, même peu considérable, suffit pour gêner le mouvement de cette paupière et s'opposer à sa libre élévation. Presque toujours trois des muscles droits sont frappés en même temps que le releveur de la paupière supérieure, parce qu'ils reçoivent des filets de la même branche de la troisième paire. Le muscle droit externe, qui conserve seul l'intégrité de ses fonctions, tire alors le globe du côté de la tempe. Cependant, le muscle droit externe est frappé, dans certains cas, en même temps que le releveur de la paupière. Lorsque ce dernier muscle est seul affecté, on conçoit difficilement comment le filet de nerf très-grêle et très-court qu'il reçoit est frappé isolément.

Quand les muscles de l'organe de la vision sont affectés par excès de sensibilité, on trouve ordinairement pour cause la plus évidente de la maladie, soit une application immodérée de la vue, soit l'impression sur les yeux de tout ce qui peut ébranler trop fortement les filets de la rétine, comme des voyages dans des pays couverts de neige, ou la lecture à un jour extrêmement vif.

La paralysie plus ou moins complète d'un de ces muscles arrive fréquemment à la suite des chutes qui ont été accompagnées de commotion au cerveau. Elles se manifestent tantôt immédiatement après la chute, et probablement par l'effet d'un épanchement dans l'intérieur du crâne ; tantôt elle n'a lieu qu'assez long-temps après, lorsque le malade a repris le cours de ses occupations.

D'autres fois cette paralysie se complique avec un embarras gastrique, ou, pour parler plus exactement, elle en est un symptôme. Dans certains cas, elle annonce une congestion cérébrale, et précède la paralysie d'un des membres, ou elle est suivie d'hémiplégie. On l'a vue succéder à de vives coliques, à une violente céphalalgie, à des excès vénériens. L'impression du froid, en suspendant l'action du tissu cutané, lui a donné quelquefois naissance.

Lorsque la paralysie d'un ou de plusieurs des muscles de l'organe de la vue est compliquée d'embarras gastrique très-prononcé, ou de congestion cérébrale, ce qui est plus commun, elle est le symptôme d'une maladie grave, et mérite la plus grande attention.

Ordinairement un seul des muscles droits du globe est le siège de cette névrose, à un degré modéré. J'ai constamment remarqué alors que c'est un accident de très-peu d'importance, et qui se dissipe facilement dans l'espace de deux ou trois mois, par l'emploi des moyens les plus simples, souvent même sans le secours d'aucun remède ; c'est là une des occasions où l'on peut porter, dès les premiers jours de l'accident, un pronostic infaillible, en annonçant au malade que, dans les jours suivans, les deux images qu'il aperçoit en regardant du côté du muscle affecté, seront rapprochées, et qu'elles se rapprocheront par gradation de jour en jour.

Les contractions spasmodiques des muscles de l'organe de la vision, sont diminuées par l'usage de bésicles garnies de verres d'une teinte verte, et cèdent le plus ordinairement à cet usage long-temps prolongé, sur-tout lorsqu'on y joint beaucoup d'exercice à pied ou à cheval ; les bains de rivières paraissent avoir, dans ces cas, une influence salutaire assez marquée. Si la cause est la diathèse arthritique, le transport de l'irritation sur les extrémités inférieures, diminue, suspend ou fait disparaître ces contractions spasmodiques. Il en résulte naturellement, dans ce cas, l'indication d'employer les pédiluves sinapisés, et tous les moyens capables de déplacer cette irritation nerveuse.

Si la paralysie d'un ou de plusieurs de ces muscles présente un certain caractère de gravité, le traitement doit être celui de l'amaurose ; si cette paralysie n'existe qu'à un degré faible, on ne saurait trop en simplifier le traitement, et souvent il suffit de l'usage d'une infusion d'arnica. On peut ajouter l'extrait de cette plante, depuis deux jusqu'à vingt grains par jour, en augmentant progressivement si la maladie se prolonge sans amendement ; si elle diminue graduellement, on peut s'en tenir à l'usage journalier de six grains d'extrait d'arnica, et compter sur une disparition entière de la maladie.

CHAPITRE IX.

DES MALADIES PROPRES A PLUSIEURS PARTIES DU GLOBE.

Lésions par contusion, blessure, ou cautérisation.

Je rassemble dans ce chapitre, diverses lésions dont quelques-unes s'étendent ordinairement à plusieurs des parties qui composent l'organe de la vision, et d'autres finissent par envahir la totalité de cet organe. Ces lésions sont les contusions, les blessures, les cautérisations, les corps étrangers, le déplacement du globe, le cancer, et le glaucôme.

Les nerfs, les vaisseaux sanguins des paupières et des sourcils, ceux qui se distribuent au globe de l'œil et dans l'intérieur de l'orbite, ont entre eux de si nombreuses connexions, qu'il est facile de concevoir que les blessures des parties voisines de cette cavité doivent dans certains cas être suivies de névroses plus ou moins graves. J'ai vu la blessure du nerf frontal, suivie de diminution et même de perte de la vue de l'œil du même côté. Plempius rapporte que Spigel, son maître, a vu la paupière supérieure paralysée par l'effet d'une petite blessure de ce nerf. Des blessures même légères aux paupières ont excité au périoste orbitaire une inflammation qui s'est communiquée aux membranes du cerveau, et dont la paralysie des membres et la mort ont été la suite.

Si l'on était appelé pour faire l'extraction d'un corps étranger, profondément introduit dans l'orbite à travers les tégumens et le muscle orbiculaire des paupières, il faudrait ne faire d'abord que de légers essais, et si l'on éprouvait trop de difficulté, l'expectation serait indispensable (110), mais ces cas sont rares; lorsqu'ils se présentent, des saignées du pied réitérées préviennent ordinairement une funeste terminaison.

Si ces cas graves se rencontrent rarement dans la pratique, on est fréquemment consulté pour des maladies d'yeux de nature équivoque, dont la cause première paraît être quelque contusion ou blessure des

---

(110) Une petite fille âgée de dix ans, en jouant auprès d'un rouet à filer du coton, tomba sur une de ces brochettes de fer de cinq à six pouces de longueur, très-pointues, sur lesquelles on place les bobines. Cet instrument pénétra de deux pouces environ dans l'orbite, entre la paroi interne de cette cavité et le globe de l'œil, et fut cassé de manière que deux ou trois lignes seulement faisaient saillie au grand angle. On essaya de le tirer, et on éprouva assez de difficulté pour ne pas insister. La présence du corps étranger ne produisit aucun trouble dans la vision, et n'occasiona aucun accident remarquable. L'enfant ne fut point alitée. Chaque jour, le fragment fatal faisait un peu plus de saillie; le dixième jour, elle était de neuf à dix lignes; un mois après, elle était augmentée et il semblait près de sortir, au point que l'on crut pouvoir le retirer en le saisissant avec les doigts. A peine fut-il extrait, que l'enfant éprouva des convulsions et elle mourut un quart-d'heure après.

parties qui environnent le globe de l'œil (111). Lorsqu'elles sont récentes, leurs effets les plus ordinaires sont des ecchymoses accompagnées d'un gonflement plus ou moins remarquable qui s'étend quelquefois à la conjonctive. Quand ces ecchymoses ne sont point accompagnées de douleurs, elles se dissipent aisément à l'aide des moyens les plus simples. S'il existe de la douleur, une ou plusieurs applications de sangsues à la tempe sont indiquées.

On a désigné par le nom fort inutile de *coloboma* la solution transversale de continuité d'une des paupières, par l'effet d'une blessure verticale. Lorsqu'elle est récente, on peut recourir à la suture. Quand chacun des bords de la plaie est cicatrisé, et lorsqu'ils laissent entre eux un certain intervalle, on les a quelquefois excisés, comme on le pratique dans l'opération du bec de lièvre, et on a essayé de les rapprocher par des points de suture. Ces essais n'ont point eu de succès, à ma connaissance. Je n'ai pas été heureux lorsque je les ai tentés.

---

(111) J'ai donné des soins à M. B***, aujourd'hui conseiller à la cour royale de Rouen, qui, âgé alors de vingt-un ans, fut attaqué à onze heures du soir, dans une rue de Paris, par des voleurs. Pendant que l'un lui dérobait sa montre, l'autre lui assena un si violent coup de poing sur l'œil gauche, que le lendemain matin le globe de l'œil faisait saillie sous les paupières; elles étaient tellement tuméfiées, qu'il fut impossible de les entr'ouvrir. Les accidens furent dissipés par l'application de dix-huit sangsues à la tempe et au-dessous de la paupière inférieure, par l'usage de boissons antiphlogistiques et par la diète. Quelques années après, un larmoiement incommode et habituel s'établit aux deux yeux. Cet épiphora fut rebelle à tous les moyens usités, et subsista pendant plus de deux ans.

Peut-être aurais-je échoué moins souvent, si je ne
m'étais borné à opérer dans des cas d'écartement considérable et fort nuisible aux malades. Lorsque cette
lésion les incommodait peu, je les engageais à ne pas
risquer de l'augmenter par une opération dont le succès
était incertain. Heureusement ce cas est excessivement
rare.

Les paupières peuvent être brûlées, mais ordinairement l'œil lui-même est alors attaqué. Quand les paupières seules ont éprouvé l'action du feu, c'est une
preuve que l'accident n'est pas très-grave. Les moyens
que l'on emploie alors deviennent d'autant plus utiles
qu'ils sont plus simples. J'ai vu de bons effets de l'usage
des antiphlogistiques et de l'emploi de lotions aqueuses
répétées. S'il y a des croûtes formées, il faut éviter de
les faire tomber. Si le tissu cutané est brûlé d'une
manière marquée, l'usage d'un peu de cérat étendu
sur du linge est indispensable.

Un coup sur le globe est reçu d'abord le plus communément par l'une ou l'autre paupière, ce qui en
amortit la violence. Quelquefois le globe est immédiatement frappé sans que, malgré l'excessive rapidité
de leurs mouvemens, ces voiles mobiles aient pu parer
le coup. Cet accident peut être léger en apparence, et
avoir des suites funestes, tandis que d'autres fois il est
immédiatement suivi de symptômes inquiétans qui se
dissipent facilement (112).

---

(112) Madame J***, âgée de trente-six ans, bien constituée,
reçut en juillet 1817, sur l'œil gauche, un ballon de sept pouces
de diamètre, qui fut lancé avec une très-grande force. Les
douleurs les plus vives au globe et sur-tout autour de l'orbite

Des désordres organiques, graves en apparence, occasionés par une contusion, se dissipent quelquefois très-promptement (113). D'autres fois le rétablissement, d'abord satisfaisant, est suivi d'une phlegmasie chronique, et enfin d'amaurose. Un corps dur, une balle, par

---

furent la suite de cette contusion. En réfléchissant au volume assez considérable du corps contondant, nous jugeâmes, M. Jacquemin son médecin, et moi, que le globe avait dû être moins atteint que le rebord orbitaire, et que les douleurs de l'œil étaient seulement sympathiques de l'inflammation excitée au périoste du rebord orbitaire par la contusion qui n'avait point affecté d'une manière visible le tissu cutané. Nous prescrivîmes cependant une saignée du pied et l'application des sangsues à la tempe gauche. Les douleurs dans l'orbite, accompagnées le matin au réveil d'une sensation semblable à celle qui aurait été excitée par l'introduction d'un moucheron entre les paupières, ont duré près de deux mois avec quelques intervalles, et n'ont disparu entièrement que peu-à-peu.

(113) Un homme, âgé de trente-et-un ans, bien constitué, reçut un coup de fouet sur l'œil gauche, à une heure après midi. Mon père le vit à deux heures. L'iris avait changé de couleur à sa partie inférieure, et, de grise qu'elle était, avait pris une teinte de café brûlé (*). La vue de cet œil était nulle. Il fut exposé à la vapeur d'un mélange de baume de Fioravanti et d'ammoniaque liquide ; on le couvrit de compresses trempées dans de l'eau animée d'un peu d'eau-de-vie. Le soir, à six heures, l'iris avait repris sa couleur naturelle, et le malade voyait déja assez bien ; la vue fut rétablie en peu de jours. Il y avait eu ecchymose dans l'intérieur du globe. Pour se rendre compte de la promptitude avec laquelle la vue revint en grande partie, dès le jour même de l'accident, il faut présumer que la matière épanchée d'abord vers le centre du globe, a été déplacée avant que d'être résorbée.

(*) Voy. pl. 49, fig. 2, de mon *Traité des maladies des yeux.*

exemple, en frappant l'œil avec violence, occasionne souvent une ecchymose interne qui fait que le malade aperçoit les objets teints en rouge. Il peut donner lieu à une dilatation de la pupille qui perd encore, dans certains cas, plus ou moins de sa rondeur. La vue se soutient assez long-temps de manière à étonner, lorsqu'il n'y a d'abord qu'une dilatation due à une mydriase simple (114).

Au nombre des accidens sérieux en apparence, mais réellement légers, on peut mettre de petits désordres

---

(114) Un homme, âgé de vingt-six ans, jouissait d'une bonne santé, mais voyait mal de l'œil droit, qui était naturellement faible. Il reçut un coup de fouet sur le gauche et ressentit les plus vives douleurs. Le lendemain, lorsque je le vis, la pupille était dilatée; il voyait un nuage. Je le fis saigner du pied. Il conserva pendant deux mois la faculté de lire. Trois mois après l'accident, il revint me voir. La pupille avait repris son diamètre naturel, et l'iris la liberté de ses mouvemens; mais le cristallin était devenu opaque. La lésion de ce corps, au moment de la percussion, avait interrompu sa nutrition en dérangeant ses rapports avec les parties qui la lui fournissent.

M. H***, âgé de vingt ans, d'un tempérament plus lymphatique que sanguin, pour lequel je fus appelé en août 1803, n'eut d'abord qu'une simple mydriase par le choc d'une boule de terre qu'on lui lança en jouant, et dans laquelle se trouva une petite pierre. Il conserva, pendant près de cinq mois, la faculté de lire, à l'aide d'un carton percé d'un petit trou; ensuite le cristallin devint opaque, la rétine se paralysa, et l'œil fut désorganisé. M. Kluyskens, chirurgien en chef des hôpitaux de Gand, m'adressa, le 12 novembre 1812, une lettre dont suit l'extrait : « Les remèdes n'avaient pu rétablir la vue, le « volume du globe était resté augmenté; mais le malade n'y « ressentait plus ni douleurs, ni tensions, lorsqu'au mois de « juin dernier la conjonctive s'enflamma spontanément. Cette

superficiels occasionés par des contusions peu graves (115).
Il est d'autant plus nécessaire d'observer avec soin les
suites d'une forte contusion ou d'une blessure faite à
l'un des yeux, que l'on a vu l'autre œil s'affecter
sympathiquement après la perte du premier (Voy. ci-
dessus, pag. 439). On sait que la cornée est d'un tissu
très-solide, qui lui permet de résister long-temps, même
d'échapper aux désordres les plus graves, et souvent
aux impressions des topiques les plus contraires. On a
une nouvelle preuve de la fermeté de son tissu, en

« ophthalmie fut combattue par la saignée du bras, quelques
« purgatifs, et un séton à la nuque. L'état actuel de l'œil offre
« les signes d'un commencement d'hydrophthalmie. La cornée est
« plus convexe, la pupille est fortement et constamment dilatée,
« et il y a évidemment augmentation de la quantité de l'humeur
« aqueuse. » Je répondis qu'on serait obligé, avant peu, de vider le globe. M. Kluyskens a exécuté cette opération en 1813,
et le malade porte un œil d'émail. Au commencement de 1817,
il éprouvait encore, par intervalles, quelques douleurs dans le
périoste orbitaire.

(115) Une femme, âgée de trente-cinq ans, reçut sur l'œil droit
un coup assez fort d'un bouquet de fleurs, dont une branche
frappa directement la cornée. Il en résulta une espèce de pustule du volume de la tête d'une de ces petites épingles connues sous le nom de camion (*), située à la partie inférieure
et latérale externe de la cornée, à trois quarts de ligne de sa
marge; elle était noire, paraissait contenir un peu de sang,
et fut dissipée en huit jours par une saignée du pied, par des
lotions avec une infusion de safran dans du lait, et ensuite
par des bains de cet organe dans de l'eau de Balaruc. Néanmoins un léger larmoiement subsista pendant près de deux mois

(*) Voyez pl. 55, fig. 3, de mon *Traité des maladies des yeux.*

la voyant résister à l'action d'un corps contondant, qui, en la pressant avec l'humeur aqueuse contre l'iris, détruit cette dernière membrane dans une partie de son étendue (116).

Le déplacement du cristallin est quelquefois l'effet d'une contusion. Si cet accident a lieu chez un enfant, le corps déplacé fond ordinairement peu-à-peu, et disparaît entièrement par l'action des absorbans. Lorsqu'il a passé chez un adulte, à travers la pupille, dans la chambre antérieure, il faut le retirer par une incision faite à la cornée, aussitôt que l'irritation de l'œil est assez diminuée pour permettre d'exécuter cette incision. Si le globe a été rompu, la tuméfaction des paupières et de la conjonctive est considérable, et on ne peut

---

(116) Un homme, âgé de quarante-quatre ans, très-replet, d'un tempérament sanguin, reçut, sur l'œil gauche, un coup de pierre, dont l'effet fut la destruction de la partie interne inférieure de l'iris, et le déplacement du cristallin. L'inflammation du globe et des paupières, le trouble de la cornée, et l'ecchymose sanguine et lymphatique étaient si considérables, que ce ne fut qu'après plus d'un mois que je pus m'assurer que le cristallin était déplacé, et situé à la partie inférieure des chambres de l'humeur aqueuse, au point où une partie de l'iris n'existait plus. Le malade s'était fait un besoin de boire, chaque jour, deux à trois litres d'eau-de-vie. Cette dangereuse habitude ne fut interrompue que pendant les premiers jours qui suivirent la blessure; elle rendit les accidens si rebelles qu'il ne pouvait encore tenir cet œil découvert, plus d'un an après. La pupille avait été oblitérée. La partie antérieure du corps vitré, correspondante à l'espèce de pupille artificielle, formée par la destruction partielle de l'iris, étant restée désorganisée et trouble, le malade ne voit presque pas de cet œil.

espérer de conserver la vue (117). Lorsque la sclérotique est contuse, excoriée, ou divisée, elle forme quelquefois une protubérance; la pupille est presque toujours plus ou moins dilatée, et la vue ordinairement perdue (118). Une simple piqûre de cette mem-

----

(117) Un homme, âgé de trente-sept ans, bien constitué, était dans un cabriolet qui versa. Il eut la sclérotique de l'œil droit ouverte à sa partie inférieure; la blessure s'étendait à la cornée. Les saignées et les autres moyens antiphlogistiques furent prodigués; cependant cet œil est resté terne, un peu diminué de volume, et assez difforme. Depuis, j'ai reconnu que dans le traitement de ces blessures graves, qui ne laissent pas d'espoir de conserver l'œil, il suffisait souvent de faire une saignée du pied, de tenir le malade dans le calme et l'obscurité, de l'assujettir à une diète sévère pendant les trois ou quatre premiers jours, et de lui prescrire des lotions émollientes.

Nous avons suivi cette marche, M. Fouquier et moi, l'année dernière, en combattant des symptômes graves chez un armurier. Un canon de fusil, chargé avec de la poudre fulminante, ayant fait explosion, un des fragmens avait ouvert le globe de l'œil gauche qui avait été tellement vidé, que nous pensâmes que la rétine avait été atteinte. L'œil s'atrophia après des douleurs très-vives; elles durèrent pendant huit jours.

(118) J'ai donné des soins à un homme âgé de quarante-huit ans, d'une constitution faible, qui fut frappé à l'œil gauche par une pierre lancée avec force. Le tissu de la conjonctive fut désorganisé dans une certaine étendue, à la partie supérieure du globe, tant par contusion que par dilacération, ainsi que le tissu de la sclérotique qui, affaiblie sur ce point, céda peu-à-peu à l'impulsion des humeurs de l'œil, et forma en deux mois une protubérance de cinq lignes de longueur, de quatre de hauteur, et d'une ligne de saillie. Un an après, l'œil était dans le même état : le malade n'en voyait presque pas.

Une jeune fille, âgée de treize ans, se frappa, en courant, contre le loquet d'une porte; la sclérotique fut ouverte ver-

brane peut laisser la vue intacte, si elle n'a pas pénétré à une grande profondeur, et si tous les moyens antiphlogistiques, alors indiqués, ont été employés en temps utile (119).

La piqûre non pénétrante de la cornée excite ordinairement une forte irritation qui cède à des applications de sangsues (120). Si elle a été ouverte par le corps vulnérant, et que la capsule du cristallin ait été percée,

---

la partie inférieure du globe. La choroïde sortit par une ouverture obliquement transversale, de quatre à cinq lignes de longueur, la pupille était dilatée. La malade n'apercevait que les couleurs. Elle fut saignée du bras; on fit trois applications de sangsues près de l'œil; la vue resta à peu près nulle, mais on parvint à conserver la forme de l'œil; la pupille resta seulement un peu dilatée.

(119) La pointe d'une des branches d'un compas, portée par un mouvement brusque vers l'œil gauche d'un homme âgé de trente-huit ans, en pleine santé, pénétra d'une ligne environ un peu au-dessus du bord de la cornée, dans le corps vitré, à travers la conjonctive, la sclérotique et la choroïde. Je fus appelé dans la même journée. Les saignées, les applications de sangsues, la diète et tous les autres moyens antiphlogistiques prévinrent les accidens; le malade n'éprouva qu'un peu de rétrecissement de la pupille, et une inflammation circonscrite autour de la piqûre, qui dura pendant cinq à six semaines. La pupille reprit peu-à-peu son diamètre naturel, et la vue fut rétablie.

(120) Un homme, âgé de trente-six ans, en frappant sur un instrument de fer très-pointu, le lança vers son œil droit, dans la cornée duquel il pénétra. Je le vis le surlendemain de l'accident. L'irritation était extrême, la pupille rétrécie et un peu allongée. La cornée n'avait pas été entièrement percée. Deux applications de sangsues à la paupière inférieure ont suffi pour

il se forme toujours une cataracte qui disparaît souvent chez les jeunes sujets par l'action des absorbans, comme il a été dit plus haut. On observe plus fréquemment ce résultat chez les enfans du premier âge que chez ceux qui approchent de la puberté; cependant il a encore lieu quelquefois, même après cette époque (121).

Lorsqu'un instrument tranchant a divisé l'iris en même temps que la cornée, et que le cristallin est déchatonné, il se déplace quelquefois, et s'approche de la cornée. Il contracte des adhérences avec la marge pupillaire de l'iris. Cette membrane s'avance vers la face concave de la cornée, en adhérant aux lèvres de la bles-

---

dissiper l'inflammation. La pupille resta long-temps un peu allongée, mais enfin le rétablissement fut complet.

Une femme, chez laquelle le système nerveux prédominait, reçut un coup de bec d'un oiseau, sur la cornée de l'œil droit. Parmi les symptômes inflammatoires qui présentèrent beaucoup de gravité, le rétrécissement de la pupille devint inquiétant. Ils furent tous dissipés par des applications de sangsues à la paupière inférieure, les boissons antiphlogistiques et la diète.

(121) Une jeune personne, âgée de dix-huit ans, bien constituée, se blessa l'œil droit avec une aiguille à coudre, dont la pointe traversa la cornée et piqua le cristallin. Peu d'heures après l'accident, je trouvai l'œil fort irrité; la pupille était allongée vers la partie latérale interne un peu supérieure de la cornée où se trouvait la piqûre. La malade fut mise à une diète austère. Quelques jours après, la pupille parut trouble; il se forma une cataracte. Le traitement consista dans une saignée du pied, une application de sangsues à la tempe, et des fumigations avec une décoction aqueuse de lavande. Le trentième jour, la résorption du cristallin commença. Il disparut en quatre mois; la pupille resta un peu allongée, ce qui n'empêcha point la jeune personne de recouvrer la vue de cet œil : elle en peut lire à l'aide d'un verre convexe.

sure, et empêche ainsi que le cristallin, qui commence à devenir opaque dès les jours suivans, ne tombe au bas de la chambre antérieure rétrécie par cette adhérence. Une petite portion de l'iris sort dans quelques cas, et la choroïde peut faire saillie, mais cette hernie rentre d'elle-même, à mesure que la plaie se cicatrise. Le cristallin se présente quelquefois entre les lèvres de la blessure faite à la cornée, au moment où elle vient d'être reçue (122). La vue peut se rétablir après la sortie de cette lentille, et devenir aussi bonne à l'aide d'un verre convexe, qu'elle l'est ordinairement après l'extraction de la cataracte (123). La cicatrice qui succède à une

---

(122) Un cuisinier voulant, avec un grand couteau, desserrer un des anneaux d'une chaine assez forte, le couteau lui échappa de la main, et la résistance qu'offrait le chaînon fit faire un bond à cet instrument qui vint frapper l'œil droit. Le coup fut porté obliquement de bas en haut, et divisa entièrement la cornée dans une direction oblique. L'iris fut coupée, seulement au-dessous de la pupille, et dans une petite étendue. Le blessé avait perdu une assez grande quantité de sang, mais il était déja arrêté, lorsque, peu après la blessure, on vit entre les bords de la plaie une matière légèrement gélatineuse et transparente : c'était le cristallin. On considéra cette blessure comme une espèce d'opération de cataracte, et on la soigna en conséquence. Le blessé fut saigné et tenu pendant quelques jours à un régime antiphlogistique. Vers le sixième jour, un ectropion assez considérable se forma; quelques sangsues appliquées à la paupière inférieure le firent disparaître. L'œil est à-peu-près perdu. Une cicatrice peu opaque couvre presque toute la cornée; ce leucoma est plus épais vers la partie supérieure. Le malade distingue par fois certains objets, surtout à une demi-obscurité, mais d'une manière très-confuse.

(123) Un homme, âgé de vingt-cinq ans, bien constitué, eut

blessure de la cornée est quelquefois si peu visible, qu'on a de la peine à l'apercevoir (124). D'autres fois

---

la cornée de l'œil gauche ouverte par un instrument tranchant; le cristallin sortit. Le blessé recouvra la vue au point de pouvoir lire à l'aide d'un verre assez convexe pour suppléer à l'absence du cristallin. Six ans après, son œil droit fut frappé vivement par un clou; je ne le vis que le cinquième jour. La vision avait été troublée dès le moment de l'accident; je trouvai la pupille ovale, l'œil fort rouge et douloureux. Une saignée du pied améliora son état. Le soir même, une application de sangsues près de l'œil augmenta l'amélioration. Lorsque je cessai de lui donner des soins, la pupille n'avait pas repris toute sa rondeur; il en voyait, mais non pas assez pour lire. Il se servait de l'œil gauche, à l'aide d'un verre à cataracte, lorsqu'il voulait se livrer à la lecture.

Je connais un médecin à Paris, qui, étant enfant, se blessa l'œil droit, il y a vingt-huit ans, d'un coup de couteau, c'était au moment du dîner. Le père, médecin lui-même, attendait Desault, qui arriva peu d'instans après, et, voyant le cristallin engagé entre les paupières avec un flot de corps vitré, proposa d'agrandir la plaie et de provoquer la fonte du globe par l'usage de cataplasmes émolliens, afin d'éviter la difformité, en mettant l'enfant en état de porter un œil d'émail. Le père ne put y consentir; la cicatrice était faite peu de jours après. On la voit près du bord externe de la cornée; la pupille est un peu irrégulière. Mon collègue lit aisément de cet œil avec un verre à cataracte. L'autre est affecté d'une myopie extrême.

(124) M. M***, mon voisin et mon ami, voulant couper, avec un canif, un osier qui liait une botte de rameaux d'arbustes, se plongea la pointe de cet instrument dans la partie inférieure de la cornée et de l'iris. Je le vis une heure après, et je prodiguai les sangsues à la paupière inférieure. Elles se succédèrent pendant plusieurs heures. M. M*** voit très-bien de cet œil. On n'aperçoit point de cicatrice à la cornée; la pupille est seulement un peu allongée par en bas.

elle est apparente, mais ne gêne point ou presque point
la vision, même lorsqu'il y a eu procidence de l'iris,
et que la pupille est restée allongée (125).

L'œil est presque toujours perdu lorsqu'un corps
étranger a été introduit dans le globe, soit à travers la
cornée, soit à travers la sclérotique. Dans l'un et l'autre
cas, il y a ordinairement paralysie de la rétine et opacité du cristallin, suites naturelles d'une blessure aussi
grave, ou bien atrophie du globe. Pendant qu'elle a lieu,
il survient quelquefois des symptômes inquiétans. On
ne doit songer alors qu'à détourner le *raptus* du sang
qui a lieu vers l'œil blessé. Lorsqu'il est évident que
l'on ne peut même en conserver la forme, il ne faut

---

(125) Une petite fille, âgée de six ans, se blessa la cornée de
l'œil gauche avec un couteau dont la lame, très-aiguë, ne fit
qu'une ponction à cette membrane, et probablement n'atteignit
pas l'iris. On ne prit aucune précaution ; la cicatrice se fit
promptement, et la rougeur de l'œil était modérée, la vue fort
peu trouble, lorsque, le quinzième jour de l'accident, l'irritation augmenta ; l'enfant me fut amenée avec un petit dépôt dans
la cornée, et un peu d'épanchement puriforme entre cette membrane et l'iris, au bas de la chambre antérieure. Je fis appliquer cinq sangsues sur un pied. Les accidens ayant commencé
à diminuer dès le lendemain, on n'eut recours à aucun autre
moyen, et l'œil fut rétabli.

Un petit garçon, âgé de trois ans, se piqua la cornée de
l'œil gauche avec une lame de couteau très-pointue ; la blessure
était à une distance égale du centre de cette membrane et de
son bord interne. L'humeur aqueuse fut évacuée, et il se forma,
à l'instant même, une petite procidence de l'iris. Elle disparut
peu-à-peu. On ne put employer que des pédiluves et une diète
modérée, à cause de l'indocilité de l'enfant. La vue de cet œil
est bonne. La pupille est allongée vers la cicatrice de la cornée, qui est peu étendue et peu apparente.

employer, comme il a été dit plus haut, que des saignées du pied, des cataplasmes émolliens, et la diète qui doit être très-austère dans les premiers jours. Il est inutile d'inciser la sclérotique, ou toute autre membrane tuméfiée. Tout ce qui est frappé de désorganisation s'atrophie par l'effet de cette même désorganisation (126).

Un grain de plomb qui pénètre à travers la scléro-

---

(126) Une femme, âgée de trente-six ans, assez replète, enceinte de six mois et demi, se laissa tomber en avant, étant montée sur une chaise. Un clou à crochet, fixé dans un mur, perça la paupière inférieure et la sclérotique de l'œil droit. Elle éprouva les accidens les plus graves; la conjonctive tuméfiée, et le globe lui-même, déplacé par la tuméfaction du tissu cellulaire de l'orbite, firent saillie entre les paupières. Trois saignées du bras, des applications de cataplasmes faits avec la mie de pain et le lait, et une diète modérée, diminuèrent d'abord et firent enfin disparaître ces symptômes. Je l'ai vue dix ans après; le globe de l'œil était à demi atrophié.

Un homme, âgé de trente-cinq ans, bien constitué, donna, étant en calèche découverte, un coup de fouet à un de ses chevaux; un nœud de la ficelle appelée *chassoire*, fut lancé dans son œil gauche avec tant de violence, qu'il en sortit beaucoup de sang; on ne parvint à l'étancher entièrement qu'après plusieurs jours. Une tuméfaction considérable, survenue immédiatement après la blessure, et le sang qui coulait en abondance, empêchèrent le chirurgien appelé de voir que le nœud de la chassoire était resté dans l'œil. Son séjour y entretenait et augmentait les douleurs qui furent très-fortes pendant plus de quinze jours. Le malade fut saigné douze fois. Après la diminution des accidens, quand on put ouvrir l'œil et le nettoyer, on en tira le nœud fatal. L'œil s'atrophia à l'aide de cataplasmes émolliens.

Lorsqu'un corps étranger est lancé par un coup de fouet, et

tique, paralyse toujours l'œil. Je n'ai vu d'exception que dans un seul cas (127). On doit avertir ceux qui ont perdu l'usage d'un œil par une blessure de ce genre, soit qu'il ait été atrophié, soit que le choc du grain de plomb l'ait seulement désorganisé, de ne faire usage qu'avec beaucoup de ménagemens de l'œil sain, qui court un danger continuel de s'affecter (128). L'amaurose,

---

pénètre dans le globe de l'œil, on trouve ordinairement que ce corps étranger n'est autre chose que le dernier nœud de la mèche ou chassoire. On est obligé de le chercher avec soin au milieu du gonflement qui survient promptement. Il faut le retirer avec des pinces. Je n'ai pas connaissance qu'aucun œil ait été sauvé après cet accident qui heureusement est fort rare.

(127) Un homme, âgé de quarante ans, étant à la chasse, reçut, dans l'œil droit, un grain de plomb que l'on voyait dans la conjonctive, près du bord externe de la cornée. Appelé le troisième jour, je le saisis avec des pinces à disséquer, et, à mon grand étonnement, je ne pus d'abord l'extraire, quoiqu'il parût isolé. Après plusieurs tentatives, un mouvement brusque du globe laissa dans ma pince le grain de plomb, qui, étant double, avait été embrassé, entre ses deux extrémités, par la sclérotique. De ces deux grains, qui étaient joints, l'un était donc entré dans le globe, et l'autre, un peu plus gros, était resté au-dehors. La vue de cet œil a été conservée, mais elle est un peu moins bonne que celle de l'autre.

(128) Un homme, âgé de vingt-quatre ans, reçut, dans l'œil droit, un grain de plomb qui n'y pénétra point. Il entendit un bruit semblable à celui qui serait résulté de la vibration d'une corde de violon. Pendant une demi-heure, il ne parut rien à l'œil; mais bientôt on vit que l'iris était lésée. La vue avait été perdue à l'instant même. Le malade fut saigné du bras; une inflammation vive se déclara dans la nuit; l'œil était fermé le lendemain matin par la tuméfaction des paupières. Elle

qui se forme toujours lorsque le grain de plomb a atteint vivement le globe de l'œil, même sans y pénétrer, est incurable. Elle est probablement due à la pression vive et instantanée qu'il exerce sur le point atteint, pression qui se communique à la rétine, en agissant sur les parties interposées, et en désorganisant cette membrane (129). L'amaurose est seulement un peu plus long-

---

fut dissipée en six semaines, ainsi que la rougeur de la conjonctive. La vision étant nulle, il vint à Paris pour consulter mon père. La rétine était paralysée; le grain de plomb, en frappant la conjonctive près le bord interne de la cornée, avait détaché l'iris, et l'espèce de pupille artificielle qui en résultait était fermée par une fausse membrane blanchâtre (*). Trente ans après, en 1805, cet œil éprouva plusieurs ophthalmies qui reparurent dans le cours des années suivantes ; l'œil sain n'en fut point entièrement exempt. L'ophthalmie se montra peu en 1814, 1815 et 1816; cependant l'œil gauche s'affaiblissait. Le malade, établi depuis vingt ans en Angleterre, est venu à Paris, le 8 septembre 1816, pour me consulter. J'ai trouvé la pupille de l'œil sain un peu ovale; l'état de l'iris indiquait que cette membrane était le siège d'une phlegmasie obscure ; le cristallin de l'œil droit avait commencé à prendre une teinte jaune dès 1805; il présentait cette couleur dans toute son étendue; quelques précautions générales éloignèrent le danger, qui paraissait imminent.

Une femme, âgée de quarante-et-un ans, très-replète, d'un tempérament sanguin, reçut un coup de fusil chargé avec du petit plomb. L'œil droit fut atteint et s'atrophia. L'œil gauche se conserva en bon état pendant un an, et s'affaiblit ensuite au point de lui refuser le service; la pupille se dilata; un glaucôme se forma. M. Thibault, chirurgien de Limoges, amena la malade à Paris. Elle est tombée dans un état complet de cécité.

(129) J'ai donné des soins, en 1808, à M. le maréchal M***,

(*) Voyez pl. 52, fig. 1, de mon *Traité des maladies des yeux.*

temps à devenir complète, et l'espoir du rétablissement dure plus long-temps que dans les cas où le grain de plomb pénètre à travers la sclérotique; je dis la sclérotique, car il ne perce point ordinairement la cornée qui l'écarte par sa fermeté, son élasticité et sa tension; dans les cas rares où il pénètre à travers cette membrane, tout est entièrement confondu sur-le-champ. Il ne

---

qui reçut à la chasse un grain de plomb à perdrix, sur le globe de l'œil droit. La conjonctive fut déchirée dans une étendue de trois lignes; la rougeur augmenta beaucoup les jours suivans, et la petite plaie de la conjonctive ne se distingua plus. La pupille fut un peu dilatée aussitôt après l'accident, mais cette dilatation n'augmenta pas. Le grain de plomb, qui était arrivé obliquement du côté du petit angle, avait été repoussé par l'élasticité de la sclérotique; mais, en produisant une pression vive et instantanée, il avait désorganisé l'intérieur du globe. L'œil resta entièrement privé de la faculté de distinguer les objets. Deux ans après, il commença à diminuer de volume et s'atrophia d'une manière lente et graduelle. Il résultait évidemment de l'effet que le grain de plomb avait produit, qu'il n'était point entré dans le globe. M. le maréchal M*** ayant succombé huit ans après, à une longue maladie, le globe atrophié fut ouvert. Le grain de plomb n'y était pas. Le nerf optique était émacié dans toute son étendue, depuis le globe de l'œil jusqu'à l'endroit où il s'unissait au nerf optique de l'œil sain, et de là jusqu'à son origine du même côté, preuve nouvelle que les nerfs optiques ne s'entre-croisent pas sur la selle turcique.

Un grain de plomb vint obliquement, en passant au-dessus et fort près du nez, frapper l'œil droit d'un homme âgé de trente-deux ans. Il toucha ou effleura légèrement la cornée, fit ensuite une plaie de quatre à cinq lignes de longueur à la conjonctive, du côté du petit angle, et sortit près de la commissure externe des paupières, à deux lignes du point de leur union. Il y eut sur-le-champ épanchement de sang dans la chambre

s'agit plus d'un grain de plomb introduit dans le globe, mais d'un œil crevé par plusieurs grains de plomb faisant balle, et le coup de fusil doit avoir été tiré presque à bout portant. Lorsque le grain de plomb pénètre à travers la sclérotique, il est à-peu-près toujours invisible; il n'y a rien de plus rare que de le voir à travers la cornée (130).

---

antérieure, et épanchement séreux entre les lames de la cornée. Cette membrane n'avait conservé sa transparence que vers sa partie supérieure et latérale interne. On apercevait une petite portion du disque de la pupille. La résorption du sang commença à être évidente le sixième jour, ce qui en restait prit une teinte grisâtre. Le blessé apercevait la clarté, les gros objets et les couleurs. Cette faculté s'est perdue dans le cours du mois suivant. La commotion avait frappé d'amaurose l'organe immédiat de la vue (*).

(130) Un jeune homme, âgé de quinze ans, de bonne constitution, d'un tempérament bilieux-sanguin, reçut, dans l'œil droit, un grain de plomb à perdrix, qui perça la conjonctive et la sclérotique, à deux lignes du bord interne de la cornée. Le grain de plomb avait été dirigé derrière l'iris, ce qui fit qu'on ne put d'abord l'apercevoir. Le blessé cessa aussitôt de voir de cet œil. L'iris, naturellement d'un beau bleu, devint noire, et le globe perdit un peu de son volume. La teinte noire fit place à une teinte jaune tirant un peu sur le bleu, et le malade distingua imparfaitement quelques objets. Cinq mois après l'accident, une ophthalmie fut suivie de l'apparition subite du grain de plomb; on le voyait à la partie inférieure de l'iris qu'il attirait évidemment vers ce point par sa pesanteur. Le globe était plus petit que l'autre. Les humeurs qu'il contenait avaient une teinte jaune-verdâtre; elles ne s'étaient point échappées, mais elles étaient confondues. Le point de la sclérotique, qui avait

(*) Voyez pl. 56, fig. 2, de mon *Traité des maladies des yeux.*

Quelquefois le grain de plomb sort pendant que le globe suppure (131).

Lorsqu'un œil a été gravement contus ou blessé, le diagnostic des effets qui peuvent avoir été produits ne doit pas être précipité, et le praticien exercé suspend son jugement, tout en agissant d'après les indications évidentes. Il a eu trop d'occasions de remarquer com-

---

donné passage au grain de plomb, présentait une cicatrice un peu enfoncée ou une espèce de pli d'une teinte noirâtre; le malade ne ressentait aucune douleur, si ce n'est une très-légère quand il y appuyait les doigts. Il craignait que ce grain de plomb ne fût une cause toujours subsistante de nouvelles inflammations. L'extraction du corps étranger, que l'on proposa, ne fut pas exécutée, et l'œil s'atrophia lentement. Le grain de plomb y resta.

(131) Un homme, âgé de vingt-neuf ans, bien constitué, reçut, dans l'œil droit, le 22 juillet 1817, à sept heures du soir, un grain de plomb qui vint à lui par ricochet, après avoir frappé sur un terrain couvert de cailloux. Je fus appelé le lendemain à dix heures du matin, avec M. Lebreton fils. Les douleurs étaient excessives; nous trouvâmes la cornée terne et un chémosis commençant, qui nous empêcha de reconnaître si le grain de plomb avait pénétré dans le globe; mais, dès le lendemain, nous en fûmes assurés par la rapide augmentation de tous les accidens. Malgré deux saignées faites le 23, la première au bras, à onze heures du matin, l'autre au pied, à dix heures du soir, l'insomnie, les douleurs aiguës, le gonflement de la conjonctive et des paupières, ne cessèrent de faire des progrès; nous ne pûmes voir l'œil depuis le 24 au matin jusqu'au 31. Le 24 au soir, on appliqua dix sangsues à la tempe, autant à la paupière inférieure, et on passa un séton à la nuque. L'œil fut couvert de cataplasmes émolliens; il ne s'entr'ouvrit que le 1ᵉʳ août. Le 3, il sortit un grain de plomb de l'intérieur du globe avec un fragment de la cornée. L'œil s'atrophia ensuite aisément.

bien la précipitation, en pareil cas, fait de tort à l'art et au médecin.

Le pronostic de ces graves accidens doit être encore plus réservé ; souvent c'est seulement plusieurs mois après un rétablissement qui avait paru complet, que les signes d'une cataracte commençante annoncent que le pronostic avait été trop consolant.

Le traitement doit avoir pour but de combattre sans relâche les symptômes qui se déclarent, soit que l'on ait l'espoir de sauver la vue, soit qu'il ne s'agisse que de dissiper les douleurs en songeant seulement à la forme de l'œil qui conserve, dans certains cas, une irritation chronique, dont la prompte disparition est cependant d'une si grande importance pour l'intégrité de l'œil sain. Au nombre de ces symptômes, se trouvent ordinairement une forte céphalalgie, de la difficulté à supporter l'impression de la lumière, un larmoiement abondant, l'anorexie et les nausées excitées par la sympathie de l'estomac avec les nerfs de l'organe de la vision. Pour les combattre, on ne doit ni ménager timidement les émissions sanguines, ni négliger l'emploi des autres moyens antiphlogistiques. La diète, pendant les deux ou trois premiers jours, ne saurait être trop sévère ; on ne doit donner que des soupes. Lorsque la conjonctive tuméfiée fait saillie entre les paupières, quelques coups de ciseaux donnés aux bourrelets qu'elle forme en opèrent promptement la diminution ; on peut encore appliquer deux ou trois sangsues sur la conjonctive ainsi boursouflée ; ces procédés employés ensemble ou séparément, après une ou deux saignées de la jugulaire, ont sauvé des yeux dont la conservation était au moins douteuse, tant ils avaient été maltraités (132).

L'action des substances acides ou alcalines, et celle du feu, cautérisent plus ou moins les parties de l'œil qu'elles atteignent. Si la cautérisation est très-bornée en étendue et en profondeur, et s'il n'existe aucune disposition vicieuse générale, les accidens se dissipent promptement à l'aide des moyens les plus simples, et spécialement par des lotions avec de l'eau. Quand le désordre est grave, et que les progrès d'une très-vive irritation sont favorisés par les prédispositions du sujet, le danger est extrême, et de promptes émissions sanguines sont les seuls moyens efficaces. Une saignée de la jugulaire notamment suffit quelquefois pour écarter le danger (133).

---

(132) Un homme, âgé de quarante ans, d'un tempérament lymphatico-sanguin, avait les yeux sensibles à l'impression de l'air, et la vue faible depuis son enfance. Il reçut deux coups violens sur l'œil gauche, à quinze jours d'intervalle. Après le second, il y eut céphalalgie, insomnie, chémosis. L'inflammation passait de la conjonctive aux autres membranes du globe, lorsque je fus appelé. Une saignée de la jugulaire droite fit disparaitre la céphalalgie de ce côté. Trois jours après, je fis appliquer sur la conjonctive même quatre sangsues dont le bon effet ne fut point équivoque. L'état de l'œil s'améliora de jour en jour, et la guérison fut obtenue dans l'espace d'un mois.

(133) A la fin de l'été de 1811, M. Amestein, aujourdhui pharmacien à Sédan, d'un tempérament sanguin, ayant toujours joui d'une bonne santé, directeur alors d'une manufacture d'acides, et âgé de 24 ans, passait dans un des ateliers, lorsqu'un matras, contenant du sublimé corrosif, fit explosion très-près de lui; les débris atteignirent ses yeux. Je fus appelé le len-

La cautérisation grave causée par le feu réclame l'emploi des mêmes moyens, et l'exclusion des cataplasmes qui nuisent directement dans tous ces cas. On n'y recourt malheureusement que trop souvent à cause des bons effets qu'ils produisent sur les cautérisations accidentelles de la plupart des autres parties du corps; mais ils ne font auprès de l'œil, en affaiblissant les propriétés vitales des parties cautérisées, que favoriser le

---

demain. Les accidens étaient parvenus au dernier degré de violence; on ne voyait presque plus les cornées, tant le chémosis était considérable à chaque œil; on n'apercevait pas de matière épanchée dans la chambre antérieure, mais les cornées étaient blanches, et le malade ne distinguait aucun objet. Je m'y trouvai avec MM. Géraud, Pluvinel et Bard. Je proposai une saignée de la jugulaire, qui fut adoptée. Elle me parut trop urgente pour ne pas la pratiquer sur-le-champ. Je tirai plus de quatre palettes de sang, en observant de mettre entre elles des intervalles de quelques minutes. La fièvre et les douleurs diminuèrent subitement avec les forces; et les accidens, ramenés à un degré très-inférieur, se dissipèrent lentement, mais progressivement. Un vésicatoire avait été appliqué entre les épaules et entretenu seulement pendant huit jours. Les cornées furent éclaircies par des bains oculaires dans l'eau de Balaruc tiède. Six mois après l'accident, M. Amestein pouvait lire très-bien d'un œil, et parvint à lire aussi bien de l'autre quelques mois plus tard. La cornée de ce dernier a conservé cependant une tache, ou plutôt une cicatrice d'une demi-ligne de diamètre environ, située vers le bord inférieur de cette membrane; mais la vision n'en est que très-peu gênée.

Le sujet de cette observation est un homme très-instruit et fort en état de rendre compte de ses sensations. Il est resté convaincu avec MM. Bard, Pluvinel, Géraud et moi, que sans la saignée abondante qui fit tomber l'irritation, l'événement aurait été funeste.

développement des accidens. Il faut alors songer moins à l'état des paupières qu'à celui du globe. La cornée court particulièrement les plus grands risques, surtout pendant les premiers jours (134).

---

(134) M. de Vieuchâtel, âgé de trente-quatre ans, d'un tempérament bilieux et nerveux, était occupé à Morlaix, au milieu de l'hiver, à faire sécher de la poudre de chasse, qui prit feu, fit une forte explosion et lui brûla fortement les jambes, les mains, sur-tout le visage et les yeux. Il cessa de voir dans le premier moment, mais ensuite il vit passablement, et sa vue se soutint durant les trois ou quatre premiers jours; les cornées paraissaient seulement un peu troubles. Pendant la durée de l'inflammation et de la suppuration, occasionées par un accident aussi grave, les yeux s'enflammèrent avec douleurs aiguës et lancinantes, gonflement des paupières, céphalalgie, fièvre et insomnie. Le malade ne fut point saigné; on eut seulement recours à l'usage de quelques collyres. Le quatorzième jour, M. le docteur Reilly, consulté, fit faire une saignée du bras de deux palettes, et n'osa pas prescrire d'autres saignées, parce que la fièvre, la diète et le chagrin avaient extrêmement affaibli M. de Vieuchâtel. Deux jours après, les paupières étaient encore gonflées et douloureuses; les conjonctives étaient d'un rouge foncé. Les iris, d'un blanc sale, paraissaient ternies et comme flétries; les cornées semblaient raccornies et un peu jaunâtres, et les humeurs confondues. L'œil gauche présentait tous ces symptômes à un degré beaucoup plus élevé. Le malade ne pouvait distinguer aucun objet. Pour peu qu'il remuât la tête, il éprouvait des élancements dans les globes. Le vingt-septième jour, deux saignées du pied furent prescrites; on ne put les pratiquer, les deux jambes ayant été brûlées jusqu'aux muscles, et même, dans certains points, jusqu'aux os. Les plaies de ces parties avaient beaucoup saigné à diverses reprises, ce qui suppléa, en quelque sorte, aux saignées. On essaya inutilement d'appliquer des sangsues aux paupières inférieures et aux tempes. Le malade commença à entrevoir de l'œil droit, vers le dix-huitième jour de l'ac-

Toute contusion qui a laissé une douleur, a laissé une phlegmasie (Broussais, phlegm. chron.). Les suites d'une contusion ou d'une excoriation qui semble légère, sont souvent très-graves. J'ai vu chez une femme âgée de trente-huit ans et bien constituée, tous les accidens du plus violent chémosis, avec dépôt entre les lames de la cornée, être la suite d'un coup d'ongle

---

cident, et la vue de cet œil s'éclaircissait graduellement. Il parvint peu-à-peu à distinguer les objets, à une lumière faible, la lueur même d'une bougie lui étant insupportable. Le 38e jour, cet œil n'était presque plus rouge. L'opacité de la cornée était réduite à une tache de la largeur d'une lentille, qui ne couvrait pas entièrement la pupille. L'œil gauche était encore très-rouge et un peu douloureux, la cornée extrêmement trouble ; les humeurs paraissaient confondues ; le malade n'apercevait pas la lumière. La cornée de cet œil devint tellement protubérante, que cinq mois après, il vint à Paris où il subit une opération dont le but était l'atrophie de l'œil, et qui le mit en état de porter un œil d'émail. Il se servait de l'œil droit, malgré une cicatrice restée à la cornée, qui laissait la moitié de la pupille découverte. Lorsque cette ouverture se dilatait à une lumière modérée, les rayons lumineux pénétraient dans l'intérieur du globe en assez grand nombre pour que M. de Vieuchâtel pût vaquer à ses affaires.

La conservation de la plus grande partie de la vue pendant le premier et le deuxième jour après les cautérisations graves du globe de l'œil, ne doit pas inspirer une trop grande sécurité. La cornée cautérisée résiste d'abord avec énergie à la désorganisation dont elle est menacée, et vers laquelle une inévitable inflammation ne tarde pas à la précipiter, si l'on n'en réprime la violence en temps utile, notamment par les émissions sanguines. Souvent, pendant l'hiver ou l'été, les sangsues, dont l'état physiologique est altéré par l'impression du froid ou de la chaleur, auxquels on ne les soustrait pas toujours avec assez d'attention, ne s'attachent point, quoique paraissant bien disposées à le faire. Il fallait les remplacer ainsi que la saignée du pied, puisqu'on ne put la

qui lui avait été donné par un enfant de cinq mois qu'elle allaitait.

Une pression sur la cornée ou la sclérotique, donne quelquefois naissance à des désordres dans l'intérieur du globe, qui établissent une espèce d'ophthalmie interne. Cette phlegmasie ne se communique pas toujours d'une manière très-sensible à la conjonctive, et l'on reste dans une sécurité nuisible. Il faut lorsqu'on la reconnaît, la combattre sans délai.

---

pratiquer, par des applications de ventouses scarifiées à la nuque et à la tempe, et saigner plus promptement.

Au mois de mars 1801, un homme âgé de quarante-un ans, d'une bonne constitution, fit, à la fin de l'hiver, une chute après laquelle il vint s'asseoir auprès de son feu, prêt à perdre connaissance; il la perdit, en effet, et tomba sur des charbons ardens qui lui brûlèrent toute la face. A la suite de cet accident et d'un traitement malheureux, les deux paupières de l'œil droit, et la paupière supérieure de l'œil gauche, furent détruites. Les deux globes étaient cependant fort sains au mois d'août suivant. Alors, pour hâter la cicatrisation des plaies qui entouraient l'œil droit, on appliqua un emplâtre enduit de baume du commandeur. Le surlendemain parut une tache blanche à la cornée; elle résista à tous les moyens que l'on employa dans l'intention de la dissiper. Le malade conservait l'usage de l'œil gauche qui, à cause du défaut de paupière supérieure, s'affectait vivement à la lumière. Il alla à Montpellier au mois d'octobre suivant. On ne prescrivit rien pour l'œil droit dont l'inflammation était excessive. Le malade avait alors un séton que l'on ordonna d'entretenir. On conseilla de conserver jour et nuit des besicles pour défendre les yeux des corpuscules qui voltigent dans l'air. Neuf mois après, un petit abcès se forma au bas de la cornée de l'œil gauche. La conjonctive, un peu boursouflée, faisait en partie l'office de paupière. Pendant l'été suivant, le consultant ne ménagea pas la vue de cet œil; il sortait sans craindre l'impression

On remarque aussi que les blessures de l'œil ne sont pas toujours suivies immédiatement d'ophthalmie. Si la lésion a été d'une certaine gravité, il faut examiner avec la plus grande attention, dans le cours des jours suivans, s'il ne survient pas quelque symptôme de nature à exiger que l'irritation qui lui a donné naissance soit promptement combattue. Une blessure suivie de douleurs assez fortes au globe, exige la saignée, des applications de sangsues et des boissons antiphlogistiques. Un vésicatoire est souvent utile; il est toujours

---

d'une lumière trop vive; il lisait, écrivait sans cesse, et il supprima son séton. La tache qui avait succédé au petit abcès de la cornée, augmenta beaucoup. Vers la fin de l'année, cette membrane s'ouvrit en cet endroit, et donna passage à une portion de l'iris dont la partie saillante, quoique petite, était quelquefois irritée, sur-tout lorsque le malade portait l'œil sous la conjonctive gonflée, qui faisait en quelque sorte, comme il vient d'être dit, l'office de paupière. La chambre antérieure de l'humeur aqueuse resta fort diminuée; la cornée devint trouble dans la plus grande partie de son étendue; le malade voyait des toiles d'araignées, des flocons de neige et des espèces d'éclairs, tant la nuit que le jour, quand ses yeux étaient enflammés. Il ne distingua bientôt plus que la lumière. Cependant quand ses yeux étaient moins irrités, il apercevait un peu les objets d'un certain volume qui étaient à sa portée, tantôt de l'œil droit, tantôt de l'œil gauche, quelquefois des deux ensemble, mais par un point seulement de chaque cornée qui n'était pas recouvert par les taches. La hernie de l'iris de l'œil gauche ayant donné lieu à diverses effusions de l'humeur aqueuse, favorisées d'ailleurs par plusieurs retours d'une forte irritation, l'obscurité de la cornée de cet œil devint à-peu-près égale à celle de la cornée de l'œil droit. Le malade portait continuellement des besicles garnies intérieurement de compresses qui s'imbibaient de larmes et de sérosité. Quand il détachait ses besicles pour changer les linges

33.

convenable d'avoir recours à ce moyen chez les enfans, pour peu que l'accident ait de gravité. Il déplace l'irritation dont l'effet assez commun est d'appeler sur l'organe lésé une de ces dépurations qui ont lieu dans le premier âge.

Les corps étrangers qui s'introduisent dans l'œil, et qui d'ordinaire se fixent alors, soit à la surface du globe (notamment sur la cornée), soit à la face interne de la paupière supérieure, sont au nombre des causes très-communes d'ophthalmie. Il n'y a peut-être pas une seule personne parvenue à un certain âge, à laquelle il ne soit arrivé d'avoir eu, plus ou moins passagèrement, un petit corps étranger dans un de ses yeux. Quelquefois

---

ou laver ses yeux, s'il y avait de la lumière dans la chambre, ce n'était qu'après plusieurs éternuemens qu'ils s'accoutumaient à son action; et, tant qu'ils y étaient exposés, un larmoiement considérable avait lieu, effets remarquables de la sympathie qu'établissent les filets lacrymal et nasal, entre l'œil, la glande lacrymale et la membrane pituitaire. Il fit au printemps suivant un second voyage à Montpellier, où les professeurs Pontingon, Senaux et Méjan conseillèrent d'attaquer l'opacité des cornées par les topiques les plus actifs, tels que l'huile de linge, le fiel de poissons, notamment celui de la carpe, et enfin le beurre d'antimoine ou le nitrate d'argent. Ils commencèrent fort prudemment par faire replacer le séton à la nuque, après une application de sangsues aux tempes. La consultation me fut envoyée. Le malade témoignait la crainte que les caustiques ne lui fissent perdre la faculté de distinguer les couleurs, la lumière, et d'apercevoir par intervalles quelques objets. Je n'ai conseillé que les topiques les plus simples; je regardai la maladie comme au-dessus des ressources de l'art. Le malade, quelques années après, était dans le même état de cécité à-peu-près complète.

une portion de coque de millet est appliquée par sa face concave sur la conjonctive ou sur la cornée. Elle présente, sur-tout au-devant de cette dernière membrane, l'apparence d'un petit abcès qu'on est ordinairement fort étonné de ne pas voir s'ouvrir après un certain temps (*). La nature de la maladie est à-peu-près toujours méconnue. Jamais une année ne s'écoule, sans que je ne sois consulté par plusieurs personnes qui se plaignent d'avoir un abcès depuis quinze jours, un mois, et même plus, et qui ont eu vainement recours à un traitement très-actif; mais l'existence et la nature du corps étranger, une fois reconnues, il est facile de deviner qu'elles ont nettoyé la cage d'un oiseau, en soufflant dedans (135).

On trouve bien plus souvent une parcelle de fer à peine visible, fixée sur la cornée, ou à la face interne de la paupière supérieure, rarement à celle de la paupière inférieure. Cet accident est très-commun, sur-tout chez les ouvriers qui travaillent le fer (136). Il arrive

---

(*) Voyez pl. 21, fig. 3, de mon *Traité des maladies des yeux.*

(135) **M. Jacquemin** m'a adressé une femme qui avait depuis sept mois la moitié d'une coque de millet fixée sur la conjonctive de l'œil droit, entre le bord interne de la cornée et la caroncule lacrymale; sa présence entretenait une ophthalmie chronique. La grosse extrémité d'un cure-dent de plume déplaça facilement cette cause d'irritation, et, en peu de jours, tous les accidens disparurent.

(136) Un rémouleur, âgé de moins de 50 ans, m'a dit en avoir eu une centaine en sa vie, qui toutes avaient été ôtées, avec plus ou moins de facilité, par des camarades habitués à se rendre mutuellement ce service. Cependant il en avait une sur le centre de la cornée de l'œil gauche, qui, depuis un mois, s'était

aussi fréquemment à ceux qui taillent la pierre, et particulièrement les meules de moulin. Chez eux, ce n'est
jamais un fragment de pierre, comme ils se l'imaginent;
mais c'est une parcelle presque imperceptible d'acier,
provenant du marteau. Il n'est pas rare que le vent
envoie dans l'œil une particule de fer aussi peu visible, mêlée avec de la poussière. Ce sont des débris
laissés sur le pavé par les fers des chevaux et les roues
des voitures; ces petits fragmens présentent tous littéralement, sur la cornée, l'aspect d'un de ces points
que forme la plume en écrivant (*).

Dans la pratique, sur vingt cas d'irritation due à un

---

montrée rebelle à toutes les tentatives, et ces essais avaient été
renouvelés à-peu-près tous les jours, plusieurs fois dans la journée, lorsque la prodigieuse irritation de son œil, permettait d'y
porter un instrument. Je la touchai à peine avec le gros bout
d'un cure-dent, qu'à mon grand étonnement, elle se détacha; je
m'attendais à éprouver beaucoup de difficulté, et même à employer la lancette.

Un médecin taillait, en juillet 1817, avec un marteau, un morceau d'antimoine natif; une parcelle de fer, détachée du marteau, fut lancée sur la cornée de son œil gauche, s'y fixa, et
excita, par sa présence, la plus vive ophthalmie. Le lendemain
matin, ayant aperçu ce corps étranger situé près du bord inférieur de la cornée, il vint me demander d'en faire l'extraction.
Je le retirai dès le premier essai, malgré l'extrême irritation de
l'œil. L'ophthalmie ayant plutôt augmenté que diminué, dans la
nuit suivante, ce médecin, très-employé, craignant d'être retenu
chez lui, dans un temps où ses soins étaient réclamés par un
grand nombre de malades, se fit tirer du pied six palettes de sang,
ce qui mit fin subitement à l'inflammation. Au mois de novembre
suivant, l'œil était encore sensible au toucher.

(*) Voyez pl. 21, fig. 3, de mon *Traité des maladies des yeux.*

corps étranger, on rencontre peut-être dix-sept fois une de ces petites parcelles de fer, et trois fois une particule d'une nature différente ou inconnue; car on les retire souvent sans les avoir aperçues. Celle que l'on trouve à la face interne de la paupière supérieure n'a jamais pu y être lancée directement. Elle est arrivée sur l'œil, et le malade, en se frottant les paupières par un mouvement machinal, pour en provoquer la sortie, l'a fixée sur le point où on la voit. Celle qui est fixée sur la cornée a pu y parvenir d'une manière directe; mais il est probable que, même sur ce point, les frottemens que le malade exerce, sont la vraie cause de l'adhérence du corps étranger à la cornée. Il faut donc éviter de frotter fortement un œil à la surface duquel s'insinue un corps étranger; on doit le tenir fermé, et attendre pendant quelques instans que les larmes qui ne tardent point à paraître, puissent l'entraîner au-dehors.

On rencontre à chaque instant dans la pratique un des cas dont je viens de parler; il est rare au contraire d'être consulté pour des accidens occasionés par l'introduction d'un corps étranger dont le volume et la nature donnent naissance à des accidens plus graves, et qui exige l'emploi d'une pince pour être extrait.

J'ai vu plusieurs fois une portion d'aile d'un scarabée, fixée à la surface de la cornée contre laquelle l'insecte en volant avait frappé avec violence.

Lorsqu'une de ces parcelles de fer est fixée depuis plusieurs jours sur la cornée, elle paraît, dans certains cas, située au milieu d'un nuage blanchâtre, plus ou moins apparent, d'une ligne environ de diamètre, et de forme ronde. Le plus ordinairement cet indice n'existe pas, et on ne la découvre qu'à l'aide d'une extrême attention.

Elle échappe même aux premiers examens, lorsque rien n'indique son existence. Combien d'ophthalmies ont été inutilement traitées par des moyens trop énergiques, soit parce que les malades n'avaient pu en indiquer la vraie cause qu'ils ignoraient, soit parce que les renseignemens qu'ils donnaient ont été entièrement négligés ou n'ont donné lieu qu'à un examen superficiel de la part de praticiens trop peu exercés ; examen que rend quelquefois si difficile l'extrême irritation de l'organe ! Cette parcelle de fer joue sur la cornée le rôle de l'épine de Vanhelmont. Mais pourquoi, en présentant les mêmes apparences, depuis le même nombre de jours, les unes sont-elles accompagnées d'un nuage visible, tandis que les autres en sont exemptes ? Il paraît probable que cette différence tient sur-tout au degré plus ou moins grand de l'irritabilité des malades, et à leurs autres dispositions générales. Chez les uns, le phénomène local de l'inflammation capillaire se développe autour du point irrité ; il avorte chez les autres. C'est ainsi que certains individus en sont quittes pour les prodromes d'une maladie inflammatoire qui s'établit chez d'autres.

La première indication que présente l'ophthalmie due à la présence d'un corps étranger, est l'extraction de cette cause d'irritation. On la remplit en enlevant, à l'aide d'un instrument, le corps étranger, quel qu'il soit, et qui se trouve le plus souvent fixé sur la cornée ou sur la face interne de la paupière supérieure. J'emploie la grosse extrémité d'un cure-dent de plume pour les enlever. Ceux qui sont fixés à la face interne de la paupière supérieure, sont faciles à extraire ; la plupart de ceux que l'on aperçoit sur la cornée, après un examen attentif à un jour vif, ne sont pas non plus très-difficiles à retirer ; et à peine le cure-dent les a-t-il touchés, qu'on les aperçoit sur cet instrument ou au grand angle, vers lequel ils sont entraînés par quelques larmes qu'excite l'irritation alors toujours plus ou moins forte ; cependant le cure-dent de plume, qui me réussit neuf fois sur dix, ne suffit pas, dans tous les cas, pour enlever un petit corps étranger fixé sur la cornée ; j'ai dit en traitant des causes, que c'est à-peu-près toujours une parcelle de fer. Il est alors nécessaire d'employer la pointe d'une lancette, avec laquelle on doit les attaquer tantôt d'un côté, tantôt d'un autre. Au reste, la patience y fait beaucoup ; car souvent, après plusieurs minutes d'essais inutiles, et les intervalles nécessités par l'irritation quelquefois excessive que ces tentatives produisent, la petite parcelle de fer se trouve délogée de la surface de la cornée, par un mouvement de l'instrument qui l'a touchée dans une direction favorable à son déplacement. J'ai ôté quelques-unes de ces parcelles à l'aide d'un barreau d'acier aimanté et taillé en pointe, moyen ordinairement insuffisant que Fabrice de Hilden employa le premier, par le conseil de sa femme, comme il nous l'apprend ; j'ai remarqué que toutes celles qui tiennent assez peu pour être attirées par l'aimant, sont si facilement écartées avec un cure-dent, que l'on peut se contenter, dans presque tous les cas, de cet instrument, et, s'il ne réussit pas, d'une lancette ou d'un bistouri à cataracte. La prudence exige que la lame soit entourée d'un fil jusqu'à la distance d'une ligne de la pointe, ou que le tranchant soit émoussé dans cette étendue.

Quand on ne voit rien sur la cornée, il faut renverser en dehors la paupière supérieure, en prenant légèrement les cils et la marge palpébrale, avec le doigt index et le pouce, et examiner sa face interne ; ces particules, que leur couleur noire fait distinguer aisément, se trouvent ordinairement à la distance d'une ligne ou deux de la marge de cette paupière. Si on n'aperçoit rien encore, il faut passer entre la paupière supérieure et le globe, un stylet d'argent un peu plus gros qu'une soie de sanglier, ployé en forme d'anneau alongé. Ce procédé est bon, soit qu'il s'agisse d'une parcelle de fer non visible, soit qu'un autre petit corps ait été introduit entre le globe et les paupières ; c'est en général par en haut que l'on doit porter l'anneau, et il faut que l'œil soit dirigé vers la terre pendant ces essais, entre lesquels il convient de mettre quelques instans d'intervalle.

Très-souvent ces petits corps étrangers sortent spontanément, soit dans la même journée, soit dans le cours des jours suivans ; et lorsque l'indocilité d'un enfant ou les refus d'un adulte ne permettent pas de continuer les essais que l'on est obligé de faire pour les extraire, essais quelquefois très-longs et très-fatigans, il faut faire baigner l'œil huit ou dix fois par jour dans de l'eau tiède, et le faire couvrir d'une compresse sèche. Si l'irritation est très-forte, on peut imbiber la compresse avec une décoction aqueuse de laitue ou de racine de guimauve. Quelquefois les particules de fer, fixées soit sur la conjonctive, soit sur la cornée, y séjournent pendant plusieurs semaines, ou même plusieurs mois, sans causer aucun accident remarquable. J'en ai retiré qui étaient sur la cornée depuis un an et plus, à l'insu des malades, tant la gêne qu'ils en éprouvaient était légère.

Des ophthalmies rebelles et devenues chroniques, doivent quelquefois leur existence à la présence d'un petit corps étranger. Lorsque cette cause est probable, sans être visible, il faut prescrire peu de moyens thérapeutiques, qui sont sans résultat dans ces cas particuliers, et conseiller l'expectation. Elle suffit ordinairement pour amener la sortie du corps étranger, et, par une conséquence nécessaire, la cessation des accidens ; tenir l'œil couvert d'une compresse et d'une bande, est généralement un moyen de les diminuer, parce que l'irritation est augmentée par le mouvement des paupières.

Quelques-uns de ces corps étrangers plus volumineux, faciles à apercevoir, et que l'on rencontre rarement, peuvent, quelle que soit leur nature, être saisis à l'aide d'une pince : c'est le meilleur instrument dont on puisse se servir pour les extraire.

Déplacement du globe.

L'usage veut, et l'importance de ce symptôme exige qu'il soit examiné, ainsi que ses causes, dans un article spécial.

Le globe peut faire saillie, parce qu'un staphylôme lui a donné un volume contre nature (pag. 283); mais nous n'avons à nous occuper ici que de la saillie qui a lieu, lorsque, poussé hors de cette cavité, sans avoir subi aucun changement dans sa forme et son volume, il ne peut plus être recouvert par les paupières que d'une manière incomplète, ce qui constitue le déplacement du globe ou l'exophthalmie.

C'est dans la portion du tissu cellulaire, située au fond de l'orbite, que l'on doit chercher la cause la plus fréquente de la saillie de l'œil. L'atmosphère cellulaire de chaque organe a non-seulement rapport aux phénomènes immédiats de la vitalité, mais encore aux mouvemens divers que cet organe exécute; aussi ce tissu est-il d'autant plus abondant que ces mouvemens sont plus étendus (Bichat). La quantité de tissu cellulaire qui environne le globe de l'œil destiné à exécuter un si grand nombre de mouvemens, est considérable, sur-tout vers le fond de l'orbite : cette cavité en est remplie. Les cellules de ce tissu deviennent quelquefois le siège de congestions dont le symptôme essentiel et nécessaire est la saillie du globe. Parmi ces congestions, les moins considérables se présentent tous les jours dans la pratique, et sont presque exemptes d'inconvéniens. La plupart sont dues à ce que la graisse s'accumule en trop grande quantité au fond de l'orbite dans le tissu cellulaire. Cette tuméfaction morbifique reconnaît pour cause la plus ordinaire l'affaiblissement des absorbans destinés à reprendre la graisse. Il y a sous ce rapport une espèce de connexion entre les infiltrations graisseuses et celles qui sont formées par de la sérosité. Le plus souvent alors la saillie du globe ne s'élève qu'à une ou deux lignes, et l'exercice de la vision n'en est point ou n'en est que peu gêné. Ainsi le tissu cellulaire du fond de l'orbite peut augmenter de volume par l'affaiblissement de l'absorption graisseuse, comme il peut, dans des cas plus rares, éprouver une atrophie plus ou moins appréciable par la diminution de la quantité naturelle de la graisse.

J'ai donné des soins à un jeune officier de cavalerie

bien constitué, qui suivait un traitement dirigé par MM. Cullerier, et dont l'œil droit était retiré vers le fond de l'orbite, d'une ligne environ; la vue n'avait éprouvé aucune diminution; l'œil était d'ailleurs semblable à l'autre. Il était difficile de décider si l'espèce de fonte éprouvée par le tissu cellulaire situé derrière le globe, était un symptôme d'une diathèse syphilitique qui se manifestait par d'autres signes moins équivoques; l'œil a repris sa place à la longue, mais non complètement. J'ai vu avant et depuis, un grand nombre de cas semblables; rarement pouvait-on accuser une diathèse ou une cause spéciale.

Le déplacement du globe reconnaît pour cause, dans des cas moins communs, une inflammation suivie d'abcès de cette même portion du tissu cellulaire, située au fond de l'orbite. Quelques-uns de ces abcès se terminent par la suppuration dont la matière s'ouvre un passage à travers la peau (137); il y en a qui

---

(137) Madᵉ. H***, âgée de 60 ans, d'un tempérament sanguin, éprouva une céphalalgie qui dura trois jours, et fut immédiatement suivie de la formation d'un abcès derrière le globe de l'œil gauche. Elle eut, de deux jours l'un, une fièvre très-forte, qui diminua au troisième accès; aussitôt après, un dépôt sous-cutané parut au devant du sac lacrymal. On aurait pu croire que son siège était dans cette cavité, si le diagnostic n'avait pas été éclairé par le déplacement du globe, qui indiquait un abcès situé derrière cet organe. Le dépôt sous-cutané s'ouvrit, et il en sortit du pus; le globe rentra graduellement. L'écoulement purulent ayant diminué, cet organe fit saillie de nouveau. J'entretins l'ouverture extérieure au moyen d'un fil d'argent d'une demi-ligne de diamètre et de 7 lignes de longueur, ployé à angle droit, plongé dans le foyer et maintenu à l'aide d'une mouche

sont accompagnés des accidens les plus graves (138). Après les indications générales qui peuvent se présenter, la plus importante à remplir est d'établir une

---

de taffetas gommé. On l'ôtait matin et soir, pour donner issue à la matière purulente. Le dixième jour il se fit une nouvelle rupture à la peau, au-dessous de la première. La sonde d'argent ayant été supprimée huit jours après, la guérison complète fut aisément obtenue, et la nature, aidée de quelques précautions générales, fit d'ailleurs presque tous les frais du traitement.

(138) M. L'abbé de Chavanne, de Besançon, âgé de 5o ans, d'un tempérament bilieux, ayant habituellement joui d'une bonne santé, avait, depuis six semaines, une violente inflammation du tissu cellulaire situé derrière l'un des yeux, lorsqu'il vint consulter à Paris. Malgré les recherches les plus exactes, M. Rouguon, professeur en médecine, à Besançon, n'avait pu découvrir aucune cause à cette grave maladie. Le globe avait été déplacé, et l'inflammation s'était étendue à ses membranes. La paupière supérieure était renversée en-dehors et portée en haut; elle avait été frappée de gangrène dans une petite partie de son étendue; cette partie était détruite, et la conjonctive tuméfiée. Une ouverture fistuleuse existait au-dessus du grand angle, une autre au-dessous, et deux petites au bord de la paupière supérieure. Elles furent toutes sondées avec de la corde à boyau. Les deux du bord de la paupière communiquaient entre elles par un conduit fistuleux. On y laissa un bout de cette corde qui ouvrit, en trois jours, ce conduit, d'une extrémité à l'autre; il se cicatrisa. Un autre bout de corde à boyau fut introduit dans l'ouverture située au-dessus du grand angle; il en entra deux pouces environ, en la poussant dans la direction de l'axe de l'orbite; elle pénétrait de quatre à cinq pouces, lorsqu'on la dirigeait obliquement au-dessous de l'œil, et d'autant lorsqu'on la dirigeait du côté du nez. Elle sortait de l'orbite chargée d'une odeur fétide semblable à celle d'une dent cariée. Les os qui concourent à la formation de la paroi inférieure de la fosse-orbitaire, parurent affectés de carie. La

communication au-dehors, ou plutôt de l'entretenir, car elle se fait presque toujours spontanément.

Le déplacement du globe de l'œil est dû quelquefois à une exostose ou à une tumeur, particulièrement à

---

suppuration avait été et était encore très-abondante. Après avoir dilaté, avec de l'éponge préparée, l'ouverture fistuleuse située au-dessus du grand angle, qui était la plus marquée, on fit des injections avec une décoction d'orge. Les premiers jours, l'injection revint par l'ouverture; ensuite elle pénétra dans les fosses nasales, après s'être répandue autour du globe. Alors on injecta par le point lacrymal inférieur. La liqueur sortit par le point lacrymal supérieur et par le canal nasal; rien ne passa par l'ouverture fistuleuse, ce qui prouva que les voies lacrymales étaient dans leur état naturel. Lorsqu'on injectait par l'ouverture fistuleuse, la liqueur, en tombant par les narines, entraînait souvent des flocons blancs; ils avaient la consistance et la couleur d'une matière sébacée, qui paraissait grasse au toucher et s'allumait aisément à la flamme d'une bougie. Ces flocons, d'une odeur fétide, étaient quelquefois de la grosseur d'un pois, et même d'un petit haricot. Il en sortait de pareils quand le malade se mouchait. L'orbite communiquait avec le sinus maxillaire par un trou de carie, et avec les fosses nasales, à travers les cellules de l'ethmoïde; l'os planum ayant été détruit. On répéta les injections de deux heures en deux heures, et on les anima de quelques gouttes d'eau vulnéraire et de teinture de myrrhe. L'abcès qui s'était formé dans la fosse orbitaire, avait fusé à l'extérieur jusqu'au dessus du sourcil et aux environs de l'œil; mais le foyer en était resté dans cette cavité où il avait détruit la totalité du tissu cellulaire. Le pus s'était glissé dans la portion de ce tissu qui, entourant, dans l'état sain, le sac lacrymal et le canal nasal, assujettit ces organes avec les os, de sorte que le globe de l'œil était disséqué dans l'orbite, et que le sac lacrymal l'était dans son canal osseux. Le malade n'avait éprouvé que très-peu de fièvre, lors de la formation de l'abcès; il avait bon appétit, le ventre libre, et dormait bien. On essaya inutilement d'établir un vé-

une tumeur enkystée ; en sorte qu'une de ces loupes qui se forment dans le tissu cellulaire sous-cutané d'une des paupières (pag. 171), peut, en se développant dans le tissu cellulaire de l'orbite, déplacer le globe. Souvent, dans ces différens cas, les parties tuméfiées, en comprimant quelques filets du nerf moteur de l'œil, le ganglion ophthalmique, ou le nerf optique, peuvent occasioner le strabisme, la mydriase ou l'amaurose. C'est sur-tout le strabisme que l'on observe dans la pratique. Ces accidens *consécutifs* se dissipent quelquefois sans laisser aucune trace ; j'ai toujours pensé qu'ils avaient eu alors pour cause une de ces tumeurs enkystées, dont quelques-unes disparaissent spontanément ; mais le plus ordinairement il reste quelques traces, spécialement de la saillie du globe. Quelquefois les globes font saillie chez les enfans nouveau-nés, par un effet de la pression que la tête a éprouvée au passage (139). J'ai vu

---

sicatoire derrière chaque oreille. Le malade fut purgé et mis à l'usage des végétaux pour toute nourriture. Le chémosis chronique de la conjonctive fut enlevé par quelques coups de ciseaux, ce qui n'empêcha pas la paupière supérieure de rester dans le même état d'élévation. Le globe de l'œil s'atrophia lentement. Quelques esquilles provenant de l'os ethmoïde tombèrent par les narines. Peu-à-peu les injections cessèrent d'entraîner des matières hétérogènes ; la corde à boyau et les bougies dont on se servait pour sonder, sortirent sans odeur. A l'expiration du sixième mois, on plaça un œil d'émail qui ne corrigea qu'imparfaitement la difformité, parce que la paupière supérieure ne pouvait pas s'abaisser assez.

(139) J'ai été appelé pour un petit garçon, âgé de dix-neuf jours, qui avait les yeux proéminens de six lignes, et une forte dépression du crâne à sa partie postérieure. Il mourut le lendemain. L'accouchement avait été laborieux : cependant on n'avait point eu recours au forceps

un œil faire saillie à la suite de l'accouchement, et reprendre ensuite sa place naturelle (140). Quand la saillie du globe est occasionnée par une tumeur dont le volume s'accroît rapidement, il est impossible de porter un pronostic consolant; rarement on peut déterminer sa nature et le point auquel ses progrès s'arrêteront (141). Lorsque l'œil fait saillie à la suite d'une

---

(140) Une femme âgée de 29 ans, d'un tempérament lymphatique, et qui avait, depuis son enfance, une courbure de la colonne vertébrale, accoucha d'un enfant que l'on jugea mort depuis 15 jours. Aussitôt après, son œil gauche commença à faire une saillie qui augmenta en huit jours au point qu'il sortait de 5 lignes. La vue n'était que peu affaiblie. Des moyens généraux suffirent pour faire reprendre au globe sa situation naturelle. Pendant que la saillie diminuait, la malade éprouva plusieurs attaques de convulsions. La vue se rétablit.

(141) Une femme âgée de 57 ans, d'un tempérament lymphatico-nerveux, était tourmentée, depuis huit ans, par une céphalalgie presque habituelle qui avait augmenté d'intensité depuis sept mois, lorsqu'on remarqua que l'œil droit faisait, hors de l'orbite, une saillie qui augmenta graduellement. Il s'enflamma; on aperçut à la cornée un petit abcès qui fut suivi du trouble général de cette membrane et d'œdème de la conjonctive. L'œil continua à sortir. La malade étant tourmentée par une hémicranie du côté droit, des insomnies, de la fièvre, et une anorexie complète, on eut recours à des cataplasmes et on couvrit la tumeur d'un linge enduit d'onguent de la mère. La cornée, en suppuration, devint staphylomateuse. Lorsque je fus appelé, quelques semaines après le commencement de cette exophthalmie, je remarquai une tension générale annonçant qu'une tumeur fongueuse dont le siège était au fond de l'orbite, poussait fortement le globe qui, retenu par les quatre muscles droits, ne pouvait pas conserver sa forme dans cet état violent, la cornée étant déja affaiblie par un abcès. En effet, quelques jours après, au réveil de la malade, la partie antérieure du globe céda à

grave contusion, le sang infiltré dans le tissu cellulaire de l'orbite est évidemment la cause de ce déplacement: on obtient le plus souvent la résolution des fluides épanchés, en employant quelques moyens généraux; mais le pronostic doit alors être réservé, parce qu'il survient quelquefois des accidens consécutifs (142).

---

l'effort qu'elle soutenait, et fut lancée, en partie, à une assez grande distance, avec quelques débris de membranes intérieures, le cristallin et le corps vitré. Les douleurs furent atroces dans le moment de cette rupture, et durèrent pendant trois heures. Elles s'apaisèrent ensuite, le reste de la journée et la nuit furent calmes. A mon arrivée, une heure après l'accident, je trouvai qu'il était sorti du globe déchiré, et des parties voisines, une palette de sang; une tumeur qui écartait les paupières, et sur laquelle on distinguait à peine les débris de l'organe, présentait l'aspect d'un caillot de sang noirâtre. Le lendemain, l'apparence était la même. Un peu de sang caillé se détacha. Le volume de la tumeur tripla dans les cinq jours suivants; elle prit une couleur rose et parvint à la grosseur d'un œuf de poule, puis diminua peu-à-peu. La malade était dans un état d'affaiblissement qui ne me permit pas d'employer des moyens actifs pour réprimer cette fongosité. Elle mourut quelques mois après à la suite d'un catarrhe pulmonaire.

(142) Un homme âgé de 46 ans, d'un tempérament bilieux, éprouva un étourdissement et tomba rudement de cheval; l'œil gauche reçut une violente contusion extrêmement forte en portant sur le pavé. M. Deguise père, combattit avec succès les accidens généraux qui furent très-graves. Deux mois après, lorsqu'on regardait leurs suites comme dissipées, cet œil commença a sortir de l'orbite; des bourrelets très-durs, formés par une infiltration de sérosité, firent faire saillie à la conjonctive, notamment vers la partie inférieure du globe, qui devint proéminent d'environ quatre ou cinq lignes. La conjonctive tuméfiée était parsemée de vaisseaux sanguins dilatés dont quelques troncs avaient le vo-

J'ai cru reconnaître quelquefois, en rassemblant tous les indices, que le déplacement du globe est dû à des fongosités qui ont leur siège sur la dure-mère au point où elle passe du crâne dans l'orbite.

Les symptômes qui l'accompagnent s'il est dû à une tumeur dont le siège est dans le sinus maxillaire, sont ordinairement très-graves (143).

---

lume d'une épingle ordinaire (*). Le traitement consista uniquement dans des scarifications. J'incisai, chaque semaine, deux ou trois de ces vaisseaux qui donnaient depuis vingt jusqu'à cinquante gouttes de sang, et l'œil est rentré peu-à-peu dans l'espace d'une année. Cependant, lorsque je perdis de vue le malade, il restait quelque chose à désirer à ce sujet. Dès le quatrième mois, l'œil était rentré de plus de moitié. La vue n'a pas cessé d'être bonne.

(143) J'ai été consulté par M. D***, ancien membre de l'assemblée constituante, âgé de 55 ans, d'un tempérament bilieux, qui avait l'œil gauche saillant de plusieurs lignes hors de l'orbite, par suite d'un polype du sinus maxillaire. Je crus reconnaître que cette tumeur entrait en suppuration. La paroi inférieure de l'orbite était soulevée, on sentait à la joue un commencement de fluctuation. L'os maxillaire supérieur était aminci, et sa face antérieure faisait saillie; une odeur fétide sortait de la narine. Je conseillai l'extraction d'une dent déja ébranlée. Elle entraîna avec sa racine un petit fragment de chair fongueuse, et il sortit par l'alvéole du sang et du pus. Je demandai une consultation avec Sabatier et M. Dubois, chirurgien-dentiste. Ce dernier et moi fûmes d'avis d'ouvrir le sinus par l'intérieur de la bouche. Sabatier, à l'avis duquel nous nous rangeâmes, opina pour donner issue à la matière, en faisant une ouverture à la peau de la joue, et à la face amincie et protubérante de l'os maxillaire. Il la pratiqua

(*) Voy. pl. 55, fig. 1, de mon *Traité des maladies des yeux*.

Lorsqu'une tumeur pousse le globe hors de l'orbite, ou, ce qui est moins rare, le déplace, en le portant vers une des parois de cette cavité, il est bien difficile, dans les commencemens, de décider s'il s'agit d'une exostose, d'une tumeur enkystée, ou d'une excroissance fongueuse. Cependant on peut soupçonner l'existence d'une exostose, lorsque le déplacement a lieu sous l'influence d'une cause syphilitique. On doit présumer qu'il

---

sur-le-champ, et le traitement fut heureux. On ne put accuser chez le malade aucune cause particulière de cette affection.

Un homme de cabinet, âgé de 52 ans, d'une constitution affaiblie par l'étude, fut moins heureux. Une tumeur fongueuse se forma dans le sinus maxillaire gauche, et souleva la paroi inférieure de l'orbite. L'œil fut poussé en-dehors vers la partie latérale externe du rebord orbitaire. La partie de ce rebord, formée pas l'os maxillaire, devint spongieuse et gonflée, le polype s'étendit dans l'arrière-bouche. Une diminution inespérée de la maladie avait permis aux parties de se remettre presque entièrement dans leur état naturel, lorsque les accidens reparurent subitement avec plus d'intensité. Une sonde fut introduite dans le sinus à travers une alvéole; presque toutes les dents manquaient de ce côté de la mâchoire supérieure. On débrida ce passage à l'aide d'un bistouri, et, en introduisant un doigt dans le sinus, on écrasa des tumeurs mollasses du volume d'un grain de raisin. Deux boutons de feu y furent ensuite portés; six jours après, tout repullula, je fus appelé. Une partie du polype parut à l'entrée de la narine gauche; un troisième bouton de feu, porté jusqu'à trois reprises dans le fond du sinus, n'excita qu'une douleur modérée. En injectant dans cette cavité, à travers une alvéole, l'injection jaillissait par une ouverture qui s'était faite extérieurement au sac lacrymal et à la peau. L'œil sortit une seconde fois de l'orbite dont la paroi inférieure était soulevée de nouveau. On ne connaissait chez le malade aucune diathèse que l'on pût regarder comme cause de cette maladie; il mourut peu de jours après.

s'agit d'une tumeur scrofuleuse, quand le système lymphatique du malade présente les caractères de cette diathèse (144) ; et le diagnostic de la présence d'une tumeur enkystée paraît fondé, lorsque des loupes ont paru sur quelques parties du corps (145). On remarque dans la pratique que le plus souvent la saillie du globe reste stationnaire (146).

---

(144) J'ai traité un petit garçon, âgé de 10 ans, qui, depuis un mois, avait l'œil gauche saillant de six lignes environ. Il s'était formé, quelques semaines auparavant, quatre tumeurs scrofuleuses dont l'une était située à la partie postérieure et inférieure du cou, une autre sur l'épaule gauche, une troisième à la cuisse droite, et la quatrième à la jambe gauche. Sans négliger l'emploi des moyens généraux, je fis panser, avec une pommade au garou, ces tumeurs qui entrèrent promptement en suppuration. L'œil commença à rentrer dans l'orbite, dès les jours suivans, et ne tarda pas à reprendre sa place.

Dans un cas à-peu-près semblable, Théophile Bonet guérit une petite fille, âgée de trois ans, qui avait l'abdomen tendu et dur, en lui ordonnant l'usage d'une teinture de rhubarbe. Les viscères revinrent à leur état naturel, et l'œil droit, qui avait été chassé de l'orbite, y rentra promptement.

(145) J'ai été consulté par un homme âgé de 45 ans, d'un tempérament sanguin, qui avait une saillie de l'œil droit d'un peu plus de quatre lignes, sans diminution de la vue. Il avait eu plusieurs loupes sur la tête et une à la paupière supérieure de l'œil gauche. On en inférait qu'une tumeur enkystée s'était formée autour du nerf optique au fond de l'orbite.

(146) J'ai donné des soins à une dame âgée de 38 ans, dont l'œil gauche faisait, depuis dix ans, une saillie de près de quatre lignes, sans autres accidens qu'une céphalalgie habituelle et de légères ophthalmies périodiques. La vue était bonne, et la malade s'était accoutumée à cette incommodité contre laquelle je n'ai dirigé que quelques moyens généraux de peu d'importance, les seuls auxquels elle ait consenti à se soumettre.

Il n'est pas aisé d'établir des règles de traitement pour combattre le déplacement du globe qui peut être le symptôme de tant de maladies différentes. Je dirai cependant que l'on doit d'abord insister sur les moyens généraux. Lorsque le volume du tissu cellulaire est seulement augmenté au fond de l'orbite, si l'on croit pouvoir l'attribuer à l'affaiblissement des absorbans destinés à reprendre la graisse, il paraît naturel de tenter l'usage intérieur du quinquina et des fumigations toniques (pag. 468). Il faut sur-tout prescrire de faire un exercice journalier, et de le continuer jusqu'à la fatigue. S'il s'agit d'une tumeur et que les moyens généraux paraissent insuffisans, on peut, dans beaucoup de cas, l'attaquer lorsqu'elle se manifeste entre le globe et le rebord orbitaire. J'ai détruit par un procédé analogue à celui que j'ai décrit (pag. 175), plusieurs tumeurs enkystées qui avaient leur siège dans l'orbite, en portant seulement plus avant l'acide nitrique, et en augmentant sa dose. Ce procédé m'a sur-tout réussi, lorsque la tumeur était située sous le globe de l'œil, et qu'il ne s'agissait, pour attaquer le kyste, que de percer, avec le caustique, la paupière inférieure au-dessous du cartilage tarse. J'ai quelquefois préféré l'opération, lorsqu'un bourrelet indiquait le lieu où l'incision devait être faite, et où l'on pouvait introduire l'érigne, le bistouri et les ciseaux. J'exempte rarement le malade d'un séton (147).

---

(147) Une fille âgée de 28 ans, d'une forte constitution, avait toujours louché de l'œil gauche dès l'âge de six semaines ; elle n'en voyait que fort peu. Depuis l'âge de douze ans, sur-tout.

Cancer de l'œil.

Le cancer étant la plus redoutable des maladies qui puissent attaquer les tissus du corps humain, il est très-important d'étudier avec le plus grand soin la marche qu'il suit, lorsqu'il atteint un organe aussi délicat et d'une structure aussi compliquée que celui de la vision. Les travaux sur le cancer et les fongus se sont multipliés depuis quelque temps; mais leurs résultats n'ont pas été tels qu'on ait pu, d'après eux, établir des règles générales et invariables, susceptibles de guider le praticien.

Une première difficulté se présente; c'est de déterminer si les affections cancéreuses de l'œil, comme celles de toute autre partie, sont le résultat d'une diathèse générale, ou le simple développement d'une affection locale. Ce point est tellement essentiel, qu'il forme la base de toutes les combinaisons thérapeutiques, médicales ou chirurgicales, que nécessite la maladie. La question est encore indécise, quoique plusieurs praticiens modernes aient commencé à l'éclaircir. Les recherches de MM. Boyer, Hey, Charles Bell, Wardrop, Breschet, Maunoir, sur les fongus hématode et médullaire, nous ont appris que, dans le plus grand nombre de cas, le cancer de l'œil n'est qu'un fongus qui se développe

---

le muscle droit interne ne ramenait presque point dans la direction naturelle, cet œil qui faisait depuis deux mois une saillie de plus de sept lignes, à la suite d'une violente céphalalgie. Je fis passer un séton à la nuque. L'œil rentra graduellement dans l'espace de trois mois.

sur un point quelconque de l'organe. Ces recherches m'ont été d'un grand secours pour la rédaction définitive de cet article que je n'avais pas cru devoir insérer dans mon Traité des maladies des yeux, parce que je l'avais trouvé trop imparfait. Plusieurs faits que j'ai recueillis depuis quatre ans m'ont enfin déterminé à le publier, quelque incomplet qu'il puisse encore paraître. En profitant des travaux les plus récens de ces auteurs, j'ai dû emprunter quelquefois leurs propres expressions, afin de ne pas dénaturer leurs pensées.

M. Dupuytren a décrit sous le nom de carcinome, et M. Laënnec sous celui d'encéphaloïde, un tissu morbide accidentel analogue à la substance cérébrale, et que l'on trouve dans les parties qui ont subi la dégénérescence cancéreuse. M. Maunoir donne à ce tissu le nom de fongus médullaire. Dans quelques tumeurs réputées cancéreuses, on trouve quelquefois une substance spongieuse, élastique, gorgée de sang, autre tissu morbide accidentel auquel M. Richerand et plusieurs chirurgiens français ont donné le nom de fongus hématode, et que M. Dupuytren nomme tissu érectile. Sous le nom de fongus hématode, quelques médecins ont confondu ces deux tissus morbides, ainsi que l'ont démontré MM. Breschet et Maunoir.

Lorsque le fongus médullaire se développe dans l'œil, il envahit plus ou moins rapidement cet organe ; il le déplace, le pousse en dehors, en confond les humeurs, en altère profondément les tissus ; cheminant même, selon l'expression de M. Maunoir, le long du nerf optique, il gagne l'encéphale, et occasionne une série d'accidens dont la mort est l'inévitable terminaison. Soit donc que cette espèce de fongus ait une identité parfaite avec le cancer proprement dit, soit qu'il en diffère essentiellement, selon l'opinion des médecins anglais, on n'en doit pas moins le regarder comme formant le plus ordinairement la base principale de la tumeur désignée jusqu'à ces dernières années sous le nom de *carcinome de l'œil*. Mes observations sont à cet égard conformes à celles des auteurs que j'ai cités. Il est reconnu aujourd'hui que l'œil est une des parties de l'économie où paraît le plus fréquemment cette maladie. Le fongus hématode peut également s'y développer, mais on l'observe très-rarement. Ce fongus qui n'est qu'une injection de sang dans les dernières subdivisions des capillaires, dont elle provoque le développement, et qui ne présente qu'une tumeur sanguine, n'a point le caractère cancéreux, et n'offre ni les mêmes symptômes, ni le même degré de gravité que le premier. Ils ont été cependant confondus par quelques écrivains, comme il vient d'être dit. M. Maunoir a établi avec beaucoup de soins les différences qui en font deux maladies très-distinctes (*).

Ce point de doctrine établi, il me resterait à exposer la cause prochaine du fongus cérébriforme ou médullaire; mais la science manque, sur cet objet, de documens positifs. Je me bornerai donc ici à examiner les causes générales et appréciables de la maladie, sa marche, son développement dans l'organe de la vision, et les signes auxquels on peut la reconnaître; j'en tirerai des inductions pour le traitement et le procédé opératoire qui lui sont applicables.

Il faut remarquer d'abord que les jeunes sujets y

(*) Mémoire sur les fongus médullaire et hématode. Genève 1820.

sont plus exposés que les adultes et les vieillards. Bichat avait fait la même remarque (*). « Le carcinome de l'œil, dit-il, attaque les deux sexes, se manifeste à tous les âges; cependant il semble, plus que les autres tumeurs de cette nature, s'attacher à l'enfance. L'observation l'a démontré à l'Hôtel-Dieu, où plus du tiers des malades qu'y a opérés Desault étaient au-dessous de douze ans. » Sur dix-sept malades observés par Wardrop, cinq garçons et dix filles n'avaient pas encore atteint la quatorzième année.

L'enfance est donc une des causes prédisposantes du fongus de l'œil. Les percussions, l'inflammation chronique de cet organe, exaspérée par un traitement mal combiné, par des topiques irritans et intempestifs, paraissent aussi en déterminer le développement, comme il me serait aisé d'en rapporter de nombreux exemples. C'est ainsi que l'excoriation ou l'irritation d'une verrue située près des paupières, en a souvent déterminé le caractère cancéreux (Voy. pag. 169, obs. 43).

Souvent la maladie commence sans aucun symptôme précurseur; d'autres fois elle est précédée de violentes douleurs à la tête, d'un prurit très-incommode et d'un sentiment de pesanteur à l'œil. La lumière fatigue cet organe habituellement couvert de sérosité. Bientôt les douleurs d'abord fugaces deviennent lancinantes, aiguës et fréquentes. L'œil se gonfle, perd son éclat, pour prendre une teinte verdâtre, livide, jaunâtre et obscure; la sclérotique a tont-à-fait perdu sa couleur blanche naturelle. La chambre antérieure est bientôt

____

(*) OEuvres chirurgicales de Desault, tom. 2.

occupée par la tumeur qui augmente graduellement. Quelquefois du pus s'amasse en grande abondance entre elle et la cornée ; cette dernière membrane, dont la couleur est déja altérée, ne tarde pas elle-même à s'ulcérer, à s'ouvrir, pour donner passage à des fongosités d'où découle une sanie purulente et fétide. D'autres fois c'est par la sclérotique, dont une portion est détruite, que la tumeur fait saillie. Quand elle a acquis un volume considérable, les portions les plus saillantes se détachent par lambeaux. L'observation démontre aussi que pendant le cours de la maladie, les ganglions lymphatiques sont affectés, soit essentiellement, soit sympathiquement, complication qui se manifeste tantôt au commencement de la maladie, tantôt vers ses dernières périodes. Le plus communément ce sont les ganglions lymphatiques qui environnent la parotide, ou ceux de la mâchoire inférieure, qui s'engorgent les premiers. Dans un cas de cette espèce, Wardrop remarqua près du nerf optique, un petit ganglion lymphatique à l'état d'induration.

L'anatomie pathologique a fait voir que non-seulement les membranes et les humeurs de l'œil étaient souvent affectées par le fongus, mais que le nerf optique et une partie du cerveau étaient aussi envahis, et offraient des altérations organiques remarquables. Souvent la rétine est si complètement désorganisée, qu'on n'en peut reconnaître aucune trace, et l'on ne trouve qu'une tumeur ou une masse d'une grosseur et d'une étendue variables, dans laquelle sont confondues toutes les parties que la maladie a pu atteindre. Si cette substance morbide n'est encore que dans son principe, elle pousse devant elle la choroïde qui présente alors la forme d'un

sac irrégulier contenant ce corps de nouvelle formation et l'humeur vitrée. Dans cette circonstance, la
choroïde conserve en partie son état naturel, et ne contracte aucune adhérence, aucune connexion apparente
avec la tumeur qu'elle contient. Toutefois les humeurs
de l'œil se confondent et disparaissent à proportion des
progrès de l'excroissance, et elles sont détruites quand
celle-ci a traversé la cornée.

En disséquant attentivement la tumeur, on est bientôt
convaincu qu'elle a tous les caractères du fongus cérébriforme ou médullaire. Le tissu cellulaire en est lâche
et sans consistance ; son réseau présente des mailles
dont l'étendue varie du centre à la circonférence. La
substance qu'elles contiennent est en général homogène , d'une couleur grisâtre, et a la plus frappante
analogie avec celle du cerveau, soit par l'aspect qu'elle
présente , soit par la consistance et l'odeur, soit même
par les produits chimiques qu'elle donne à l'analyse.
Des observateurs modernes ont cependant remarqué des
différences, à raison des situations diverses de ce fongus.
Sa substance est, par exemple, à l'état le plus pur, si
l'on peut s'exprimer ainsi, quand il porte ses ravages
dans les grandes cavités et sur les viscères qu'elles ren-
ferment, notamment sur le foie, les reins, les poumons
et le pancréas ; son parenchyme est au contraire très-
consistant , dur et même fragile , quand il occupe les
os longs : mais si le siège du mal est dans l'organe de
la vision , ce qui est le plus ordinaire, la tumeur est
sans consistance et même diffluente ; sa couleur offre
aussi des différences notables ; dans l'œil, elle paraît
rougeâtre. Wardrop dit que sur un individu, la tumeur
du globe de l'œil et celle des parties extérieures étaient

d'une couleur noire foncée, présentant seulement quelques stries grisâtres disséminées dans cette masse de
teinte obscure. Les deux substances qui la formaient
examinées à l'aide du microcospe, parurent entièrement analogues. La partie noire donnait aux doigts
et au papier une teinte brune foncée, comme aurait pu
le faire l'enduit de la choroïde. Cette matière colorante
était soluble dans l'eau ; la substance solide avait l'apparence de celle du cerveau. A l'ouverture du cadavre,
on trouva que le foie était attaqué de la même maladie.

Les teintes variées du fongus hématode ou du fongus
médullaire, doivent engager le praticien à être réservé
dans l'énoncé de son jugement. L'aspect verdâtre de
l'œil, présenté par Thomson comme signe caractéristique de la maladie, n'existe pas toujours. Ce médecin
assure qu'après avoir observé ce phénomène chez un
enfant, il vit la maladie faire des progrès rapides. Ayant
fait une incision à la cornée, l'humeur aqueuse s'écoula
d'abord, puis il sortit une matière homogène, épaisse,
blanchâtre, semblable à de la crême ; quelque temps
après, une masse fongueuse s'éleva de l'intérieur de l'œil,
et le malade succomba.

Cette couleur verdâtre de l'œil est d'autant moins
appréciable, que, dans certains cas, le fongus, après
avoir rompu les membranes de cet organe, fait des
progrès à l'extérieur, en entraînant sur lui la conjonctive, sur-tout si le développement s'en fait avec lenteur.
C'est même à la présence de cette membrane qu'est dû
le phénomène d'une cicatrisation partielle, ou plutôt
d'un desséchement de la tumeur, à sa surface, qu'on observe dans le cours de la maladie.

Ceux qui admettent une différence réelle et fondamentale entre le fongus cérébriforme et le cancer, en établissent également dans l'origine et les périodes de ces deux affections. Sans attacher trop d'importance à cette distinction, je conviendrai que le cancer attaque en effet presque toujours les yeux des adultes, qu'il est impossible d'en assigner la cause, enfin que la maladie commence par les parties extérieures de l'œil, souvent même par la caroncule lacrymale. Le fongus au contraire est particulier aux enfans. La maladie a été alors déterminée par une percussion sur l'œil, par une inflammation sourde depuis long-temps préexistante. Enfin la tumeur s'élève toujours du fond de l'organe; la vision perd peu-à-peu de sa netteté; l'enfant manifeste bientôt de l'inquiétude, du dégoût, de l'anxiété; la céphalalgie augmente graduellement jusqu'à une extrême intensité, ainsi que les douleurs de l'œil. Celles-ci ne cèdent qu'après la rupture du globe et l'écoulement des humeurs. Souvent la maladie ne semble affecter qu'un seul œil; mais des faits qui me sont propres, tendent à prouver que quand l'excroissance a fait certains progrès, il n'est pas rare de voir l'autre œil s'affecter à son tour.

Ware, Hey et Saunders ont trouvé la rétine tantôt intacte, tantôt épaissie et dégénérée dans sa texture; mais presque toujours le nerf optique a été exempt de lésion apparente. Cette dernière circonstance est d'autant plus remarquable, que ce nerf peut servir, comme il a été dit plus haut, de conducteur à la maladie. Le fait suivant tiré de l'ouvrage de Wardrop et considéré par M. Maunoir comme un cas de fongus médullaire, en est une preuve; il donnera de plus une idée exacte de la marche de cette affection.

Un enfant, âgé de neuf mois, fut atteint d'un fongus à l'œil gauche. Cet œil, un peu plus gros que l'autre, sans être enflammé, paraissait disposé à le devenir; l'iris était sillonnée de vaisseaux rouges, la pupille large et immobile; la rétine ressemblait à une plaque d'argent concave placée au fond du globe; la vue était nulle; l'enfant ne souffrait point ou ne souffrait que peu, et paraissait jouir d'ailleurs d'une bonne santé. A l'âge de quinze mois, l'œil droit commença à être affecté, et présenta bientôt les mêmes phénomènes que le gauche; à cette époque, celui-ci avait subi des changemens remarquables; le cristallin était tombé dans la partie inférieure de l'humeur vitrée. Cet œil, devenu ensuite très-irritable, grossit tout-à-coup, trois mois avant la mort, et commença à s'avancer entre les paupières, sous la forme d'une masse rouge qui finit par acquérir le volume d'une grosse pomme. Deux mois et demi après, l'enfant tomba dans une espèce de stupeur, interrompue de temps en temps par des cris, puis il fut pris de convulsions, et expira dans un des accès. Le médecin avait observé l'œil droit peu de jours avant la mort; il avait remarqué que ce qui avait présenté d'abord l'apparence d'une plaque métallique, semblait s'être avancé derrière l'iris, et s'appliquer à cette membrane; mais ce n'était qu'une illusion, puisque le cristallin, entièrement transparent, était encore à sa place. La tumeur de l'œil gauche, coupée en différentes directions, parut consister en une masse dure, fibreuse et vasculaire; on ne put retrouver aucune trace de l'organisation du globe. Il fut aisé de reconnaître que la maladie s'était propagée le long du nerf optique jusque sur la selle turcique; les parties affectées avaient été

converties en une masse sanguine, trop molle pour être
analysée avec le scalpel, et qui fondait, pour ainsi
dire, entre les doigts, quoique l'examen en fût fait très-
peu de temps après la mort; les ventricules du cerveau
étaient dilatés et pleins de sérosité. Dans l'œil droit, on
trouva la rétine changée en une masse médullaire flot-
tante, libre sur tous ses points dans la chambre postérieure, et n'ayant d'adhérence qu'au nerf optique; ce
nerf d'ailleurs paraissait sain. La choroïde séparée de
la sclérotique par un fluide glaireux et opaque, était
beaucoup plus mince que dans l'état ordinaire.

L'exposé que je viens de faire de la marche et du
développement du fongus, doit aider à en former le
diagnostic; cependant la nature de cette excroissance
n'est pas toujours facile à reconnaître, notamment quand
elle attaque l'œil. Les douleurs orbitaires vives et répétées, l'exophthalmie plus ou moins prononcée, l'immobilité et le changement de couleur de la pupille,
ne sont que des signes équivoques; toutefois, à l'aide
d'une forte loupe, on ne tarde pas à découvrir que la
couleur gris-blanc de la pupille n'est pas due au cristallin devenu opaque, mais à une tumeur qui s'avance
peu-à-peu vers les parties extérieures de l'organe. On
remarque encore que la surface de l'excroissance, comme
celle de tous les fongus, est mamelonnée, rugueuse et
inégale, parce qu'elle est formé de différens jets de
matière morbifique. La réunion de tous ces symptômes
donne sans doute au praticien les moyens de distinguer
nettement ce fongus quand sa marche n'est point irrégulière; mais il faut avouer qu'il présente parfois des
anomalies, et que le diagnostic en est souvent obscur
et incertain. D'ailleurs il est très-difficile de suivre les

progrès du mal dans l'intérieur de l'œil, parce que la cornée, frappée d'inflammation chronique, perd aussitôt sa transparence. Parmi les cas nombreux tirés de ma pratique ou de celle des auteurs, que je pourrais citer en preuve de la difficulté de reconnaître ce genre de tumeur, je choisirai l'observation suivante, extraite du mémoire de M. Maunoir; j'en ai recueilli plusieurs entièrement semblables. « Il y a plus de trois ans, dit ce médecin, que j'ai cru avoir un fongus médullaire de l'œil à traiter, ou plutôt à observer. Un jeune homme de vingt et quelques années passa successivement par tous les degrés possibles d'inflammation et de douleur à cet organe; je ne le vis que plus de deux mois après l'invasion de la maladie. Alors l'œil était entièrement défiguré, d'un volume énorme, présentant un amas de mamelons rouges, au centre desquels une escarre noire indiquait la place de la cornée transparente. La paupière inférieure était tout-à-fait cachée par la saillie de ce corps spongieux. De temps en temps une hémorragie spontanée d'un ou de plusieurs mamelons diminuait momentanément les douleurs. J'avoue que j'étais fort incertain sur la convenance de l'extirpation : dans mon doute, je renvoyais d'un jour à l'autre, et en attendant je fis appliquer un cataplasme fait uniquement de fleurs et de feuilles de mauve, avec quelques grains d'opium. Cette application est la seule qui ait réussi à calmer les douleurs, et à rendre l'état du malade supportable. Je ne fis aucune scarification; des sangsues furent appliquées à plusieurs reprises autour de la tumeur; on administra le tartre stibié trois ou quatre fois; mais c'est très-certainement sous l'influence du cataplasme, que la maladie prit un caractère satisfaisant.

Un jour il me parut que la masse mamelonnée diminuait ; bientôt il ne me resta plus de doute sur son affaissement. Sans aucune rupture d'abcès à moi connue, cet œil désorganisé s'est insensiblement réduit à un petit tubercule rouge, non douloureux, que les paupières recouvrent, et qui pourra supporter l'application d'un œil d'émail. Quel nom donner à cette maladie, et comment se garer de l'erreur qui pourrait la faire prendre pour un fongus médullaire ? »

Travers et Dalrymple ont conservé l'histoire de deux cas qui paraissent devoir être rapportés au fongus hématode.

Travers rapporte qu'une femme, après avoir éprouvé une violente céphalalgie pendant quelques jours, ressentit tout-à-coup un *craquement* au côté gauche du front. Les paupières de ce côté devinrent œdémateuses ; le globe s'enflamma, devint saillant ; une tumeur circonscrite du volume d'une noisette parut au bord inférieur de l'orbite ; une autre plus molle se montra au-dessus du tendon du muscle orbiculaire. Ces deux tumeurs étaient élastiques ; la première offrait des pulsations manifestes ; on remarquait dans la seconde, une sorte de frémissement vibratoire très-marqué. Celle qui occupait le bord de l'orbite pouvait être refoulée dans cette cavité, mais non sans une douleur insupportable. Le globe de l'œil était soulevé en haut et en dehors, et gêné dans ses mouvemens. La malade éprouvait au sommet de la tête un sentiment de froid et une douleur sourde qui se propageait quelquefois au front et aux tempes. Il lui semblait entendre dans sa tête un bruit analogue à celui d'un soufflet. La maladie fit des progrès. La compression de l'artère carotide

gauche faisant cesser les pulsations, et rendant presque
insensible le frémissement dont il vient d'être fait mention, Travers se décida à pratiquer la ligature de cette
artère, quatre ans après l'invasion de la maladie. Aussitôt que l'opération fut terminée, le bruit cessa complètement ; la douleur diminua, ainsi que les pulsations. Sans insister sur les détails de ce cas remarquable,
il suffira de dire qu'il ne resta plus d'autres traces de
la maladie qu'un tubercule du volume d'un pois, situé
au grand angle de l'œil ; et la malade, dont la vue avait
diminué sensiblement, recommença à mieux distinguer
les objets, mais ils paraissaient obscurs et plus grands
qu'ils n'étaient en effet.

Dalrymple dit avoir observé un cas parfaitement analogue à celui dont on vient de lire la relation abrégée :
la ligature de l'artère carotide gauche produisit à-peu-
près le même effet.

M. Maunoir considère avec les auteurs de ces deux
observations, les tumeurs qu'ils ont guéries, comme
des fongus hématodes.

Au reste, il n'est pas inutile de dire ici qu'il ne
faudrait pas prendre pour des fongus hématodes, certains fongus médullaires dans lesquels on trouve des
caillots de sang d'un volume assez considérable, et
surpassant même quelquefois celui d'un œuf, sans qu'il
y ait aucune dilatation apparente de vaisseaux artériels
ou veineux, pas même de vaisseaux capillaires les plus
déliés.

Il est d'autant plus essentiel d'établir avec exactitude
le diagnostic, que l'issue du fongus médullaire est
constamment fatale : le pronostic sera donc toujours
fâcheux. On n'en sera pas étonné, si l'on réfléchit que

cette excroissance, comme le cancer, avec lequel elle a tant de ressemblance, est rarement ou n'est peut-être jamais locale. Dans les commencemens où elle pourrait être considérée comme telle, elle échappe à nos recherches; le malade lui-même en ignore l'existence. Il n'est donné au praticien de la constater, que quand elle a fait des progrès, que plusieurs tissus sont atteints ou plusieurs fonctions gravement lésées; mais alors une foule de symptômes annoncent que c'est une affection constitutionnelle entièrement au-dessus des ressources de l'art. A la vérité, plusieurs auteurs admettent que le fongus de l'œil ayant été très-souvent déterminé par une violence extérieure, on peut présumer que c'est une maladie primitivement locale; mais en admettant la réalité de ce fait, il restera toujours à demander par quels signes il est possible de s'assurer de l'instant où la maladie débute, seule époque cependant où il soit possible de la guérir par l'extirpation. Il faut perdre tout espoir, si l'excroissance a fait des progrès, et si l'on présume que les parties environnantes et le nerf optique sont envahis.

Wardrop pense que cette affection, ainsi que le cancer, ne peut être guérie par aucun médicament interne ou externe, qu'il ne faut même attendre aucun succès de l'extirpation de l'œil. Il assure que dans tous les cas où il l'a pratiquée, et dans ceux dont il a connu l'histoire, l'opération n'a eu que des suites malheureuses, excepté dans un seul, encore la nature de la maladie était-elle douteuse. Je n'ai pas été plus heureux que Wardrop. Je pense avec lui que dans certains cas de succès on a cru avoir guéri un cancer, tandis que le même procédé a échoué lorsqu'on l'a employé contre

cette redoutable maladie bien caractérisée. J'ajouterai
que probablement quelques-uns de ces succès ont été
obtenus contre des fongus hématodes proprement dits.
Le relevé de mes cahiers journaliers de pratique n'est
que le triste commentaire de ce que je viens de dire.
En rédigeant les observations qui en résultent, dans l'intention de donner ici les plus saillantes, j'ai été pénible-
ment affecté, et j'ai reconnu qu'en les publiant, je ne
ferais, sans ajouter rien d'utile au contenu de cet article, que confirmer l'exactitude de celles que j'ai données en les empruntant à MM. Wardrop et Maunoir.

Ce que j'ai dit relativement au pronostic, fait pres-
sentir la conduite à suivre dans le traitement du fongus.
Il faut le répéter, les moyens thérapeutiques les plus
judicieux, les méthodes les plus sagement combinées,
n'ont donné jusqu'à présent pour résultat, que la certitude de l'impuissance de l'art. Quel que soit le siège
du fongus, aussitôt qu'il a fait des progrès notables,
on peut donc le déclarer incurable, d'après la sentence
d'Hippocrate, puisque ni les médicamens, ni le fer, ni
le feu, ne peuvent le guérir. Cependant, comme dans
certains cas le diagnostic est incertain, il convient
toujours de recourir aux topiques émolliens, aux opia-
cés, et à l'application répétée des sangsues aux tempes
ou derrière les oreilles ; j'ai vu des tumeurs, considérées
d'abord comme des fongus, céder à ces saignées capillaires, et l'œil diminuer assez de volume pour permettre
l'application d'un œil d'émail. Mais que fera le praticien, si décidément il reconnaît que l'excroissance est
un fongus ? Dans ce cas, l'ensemble des symptômes, la
constitution du malade, sa vigueur ou son état d'épuise-
ment, et sur-tout les progrès de la tumeur, sont les

considérations d'après lesquelles on se dirigera. S'il résulte d'un examen attentif, que la maladie est devenue constitutionnelle ; si déjà des symptômes de consomption , suite de la fièvre hectique , annoncent que tout espoir est évanoui, on ne doit avoir d'autre but que d'alléger les souffrances du malade. Les sangsues , les applications émollientes , les lotions saturnines avec addition d'opium ; à l'intérieur, cette dernière substance sous toutes les formes, la laitue vireuse, la jusquiame , la belladone , tels sont les seuls et faibles moyens capables de calmer les douleurs. Mais lorsque la nature du mal étant bien reconnue, les progrès en sont lents, que le malade est sain d'ailleurs, qu'aucun symptôme n'annonce une affection générale ; que l'os malaire, les os du nez et ceux de l'orbite, ne partagent point encore la maladie, il n'y a pas à balancer, il faut sur-le-champ extirper l'œil. Ce moyen paraît extrême et rigoureux ; c'est cependant la seule ressource admissible : *in extremis extrema*. Si le chirurgien ou le malade temporise, le développement complet et rapide des symptômes locaux et généraux ne laisse biantôt plus que le regret de ne point avoir saisi l'unique chance de guérison qui se présentait. Il y a moins à hésiter si le malade est dans un hôpital : la confiance que lui inspire l'étendue de la pratique du chirurgien, l'espèce d'autorité et d'influence qui en résulte sur son esprit, le déterminent à supporter une opération plus rarement exécutée hors des hôpitaux.

L'extirpation de l'œil est une opération douloureuse, et présente quelquefois des difficultés. Deux grands chirurgiens, Louis et Desault, ont décrit chacun un procédé. Celui de Desault est mieux combiné, et paraît mériter la préférence. Cette opération peut se faire avec un bistouri ordinaire. Après avoir abaissé la paupière inférieure, on divise d'abord la conjonctive autour du globe, pour disséquer plus facilement en arrière les deux paupières. Le chirurgien porte ensuite l'instrument au fond de l'orbite, en suivant les parois de cette cavité, et il le promène tout autour, en divisant les attaches du globe. Cet organe devenu mobile peut aisément être tiré au-dehors, au moyen d'une pince. d'un fil ciré qui le traverse, ou d'une érigne double, ou enfin avec l'indicateur, le pouce et le doigt médius de la main gauche, comme le pratiquait Desault, et l'on coupe alors le nerf optique avec les parties qui n'avaient pas encore été divisées. On peut, si on le préfère, opérer la section de ce nerf avec des ciseaux courbes sur le plat, qui servent ensuite à enlever tout le tissu cellulaire de l'orbite, déja altéré. Quoique la branche nasale, la plus grosse des ramifications de l'artère ophthalmique, ne soit pas coupée, la section de celle qui se distribue au globe et aux muscles, produit une assez forte hémorragie que l'on arrête en remplissant promptement l'orbite de charpie. Il est très-important d'extirper en même temps la glande lacrymale, et d'explorer soigneusement la cavité orbitaire après l'opération, afin d'enlever tout ce qui pourrait être atteint par le fongus et désorganisé. Quant au bouton de feu conseillé par certains praticiens, il ne produit pas l'effet qu'on en attend; et le voisinage de l'encéphale présente d'assez graves considérations, pour faire rejeter ce moyen.

Si les paupières doivent être enlevées, on procèdera de la même manière, excepté qu'elles seront comprises dans l'incision qui les séparera de l'orbite, en même temps que le globe. Dans ce dernier cas, l'application du cérat sur le rebord orbitaire, est indispensable.

Tel est le procédé opératoire qui convient pour extirper l'œil devenu fongueux. Il est des cas néanmoins où il doit être modifié, par exemple, lorsque le globe, devenu très-volumineux, a entièrement dépassé les paupières. Comment alors les séparer de la partie malade? Voici ce que faisait Desault dans les cas semblables. Ce grand chirurgien coupait d'abord la commissure externe des paupières, dans une étendue proportionnée au volume de la tumeur; puis il divisait, du côté interne à l'externe, le bord antérieur de la bandelette rougeâtre que forment les paupières, en s'appliquant sur l'excroissance fongueuse, et il l'isolait intérieurement avec la paupière, à l'aide du bistouri. En haut, il pratiquait, de la même manière, une seconde incision semi-lunaire, dont les extrémités se réunissaient à celles de l'incision inférieure, et il isolait ainsi de l'orbite, la paupière et la portion correspondante de la conjonctive; portant ensuite le bistouri à une plus grande profondeur, il incisait toutes les attaches du globe, y compris le nerf optique. Le reste de l'opération n'offrait rien de particulier.

L'œil étant enlevé, et l'orbite ayant été remplie de charpie, on choisit la plus douce pour en faire des plumasseaux. Après les avoir posés sur les bords de l'orbite, on les recouvre de compresses et d'un bandage suffisamment serré. Des saignées, une diète sévère, le repos, l'obscurité et des pansemens faits avec douceur, facilitent ensuite la formation d'une bonne cicatrice.

Glaucôme (*).

Cette maladie est, après le cancer, la plus grave de toutes celles qui peuvent attaquer l'organe de la vision. Je n'en excepte pas même l'hydrophthalmie, lorsqu'elle n'affecte toutefois que l'un des yeux.

Le nom de glaucôme a désigné long-temps l'opacité du cristallin. Lorsque l'on eut reconnu que cette lentille était le siège de la cataracte, ce mot étant resté sans signification, chacun s'en empara, et l'employa pour désigner tantôt l'altération du corps vitré, compliquée de celle du cristallin, tantôt une affection de la rétine qui lui aurait donné une teinte particulière. On connaît aujourd'hui dans la pratique, sous ce nom, la réunion de la paralysie de la rétine avec l'altération du corps vitré et l'opacité du cristallin, complication qui donne lieu à une partie ou à la totalité des symptômes suivans :

Le malade aperçoit d'abord un brouillard ; ce *phénomène* ne se manifeste qu'à *un seul œil*. Il n'y a d'exception que dans des cas rares où la maladie s'établit subitement aux deux yeux, accompagnée d'une vive irritation. Le glaucôme diffère en cela de l'amaurose qui attaque souvent les deux yeux simultanément. Ce brouillard disparaît quelquefois et reparaît alternativement, tantôt dans la même journée à des heures plus ou moins fixes, tantôt à plusieurs jours et même à plusieurs semaines d'intervalle. Il

---

(*) Voy. pl. 20, fig. 1, 3 ; et planche 21, fig. 1, de mon *Traité des maladies des yeux*.

se manifeste quelquefois au réveil, sous la forme d'une poussière répandue dans la chambre, et disparaît lorsque le malade a pris quelques alimens. La lumière d'une bougie semble couverte d'un nuage léger représentant un cercle bordé par les couleurs de l'arc-en-ciel. Il faut bien prendre garde de confondre ce dernier symptôme avec un autre à-peu-près semblable, qui n'est accompagné d'aucun danger et que l'on éprouve lorsque l'on a sur l'œil une petite quantité de sérosité lacrymale dans laquelle est délayée un peu de matière sébacée des glandes des paupières. Quand le malade aperçoit déja, soit à son réveil, le brouillard dont j'ai parlé, soit aux lumières, l'arc-en-ciel que j'ai désigné, il n'y a plus d'espoir de guérison, ni même d'arrêter les progrès de la maladie. On ne doit alors agir que pour tenter de l'empêcher de passer à l'autre œil, s'il est encore sain; et il ne faut avoir d'autre but, si la même maladie a occasionné la perte du premier œil, que de s'opposer aux complications prêtes à se joindre à la cécité.

Lorsque le malade aperçoit d'un seul œil le brouillard et l'arc-en-ciel, il se plaint d'un sentiment de pesanteur autour du globe, de céphalalgie sus-orbitaire, et de ne pouvoir sans fatigue se servir de l'œil sain; les douleurs augmentent et s'étendent à l'os malaire, aux environs de l'orbite, et sur-tout au sommet et au derrière de la tête; la vision se trouble de plus en plus, elle s'éteint; on aperçoit à travers la pupille dilatée, une teinte le plus ordinairement couleur d'eau de mer dans les commencemens, qui change ensuite à mesure que la désorganisation du corps vitré et du cristallin augmente, et à laquelle se joint, soit simultanément, soit consécutivement, plus ou moins d'irrégularité dans la forme de la pupille. Des vaisseaux variqueux, d'un rouge légèrement noirâtre, paraissent dans la conjonctive, et sur-tout dans la sclérotique. Ils sont quelquefois accompagnés, pendant plusieurs mois, d'une simple dilatation de la pupille, avant que l'on aperçoive aucune opacité dans les milieux transparens, et le globe devient dur au toucher. Lorsque l'attaque est brusque, les douleurs sont quelquefois insupportables et reviennent par crises, pendant la durée desquelles le malade est abattu, et ne peut prendre aucun aliment. La digestion est alors accompagnée d'un sentiment pénible dans les parties affectées ; et, dans certains cas, la même sensation résulte du besoin de prendre des alimens.

Tant que cette affreuse maladie n'a point passé de l'état aigu à l'état chronique, on doit redouter qu'elle n'envahisse l'autre œil ; et ce dernier ne peut même, à aucune époque, en être regardé comme entièrement à l'abri, sans doute à cause de ses liaisons sympathiques avec l'œil frappé (148).

---

(148) Un magistrat, âgé de 50 ans, d'un tempérament bilieux, dont le système nerveux était facile à irriter, eut successivement, à deux reprises, la tête couverte de poux, à un mois et demi d'intervalle, et chaque fois à-peu-près pendant six semaines. Il se contenta de se peigner fréquemment avec un peigne fin. Environ deux mois après, la vision de l'œil droit parut s'éclipser peu-a-peu de bas en haut, et se trouva totalement obscurcie en huit jours, sans que le malade ressentît la plus légère douleur. Vers le quatrième mois, on reconnut un glaucôme commençant ; à l'expiration de l'année, il fut complet. Dix-huit mois après, de petits nuages mobiles parurent voltiger devant l'œil gauche ; un larmoiement incommode s'établi-

Lorsque le glaucôme est subit, il peut être considéré en quelque sorte comme une apoplexie du globe de l'œil. Quand il se développe avec lenteur, il a beaucoup de ressemblance avec l'amaurose. On peut le définir : une inflammation du périoste orbitaire, de la membrane muqueuse qui revêt les sinus frontaux, des capillaires sanguins et lymphatiques du globe, suivie de paralysie de la rétine et du nerf optique, de désorganisation du corps vitré et d'opacité du cristallin, et qui entraîne constamment la perte de la fonction de l'œil affecté. On n'observe presque jamais cette maladie chez les jeunes gens. Heureusement elle n'est pas commune.

J'ai indiqué les symptômes pathognomoniques les plus ordinaires du glaucôme. L'extrait suivant des observations contenues dans le tome III de mon Traité des maladies des yeux, en fera connaître d'autres qui sont moins communs, mais non moins caractéristiques.

à l'œil affecté après quinze autres mois ; il durait depuis quatre ans, lorsque je vis le malade. L'irritation était excessive ; des douleurs avaient lieu par accès en quelque sorte périodiques. Un jour les larmes s'échappaient de cet œil et de la narine droite avec une telle abondance, qu'on pouvait les ramasser dans un vase. Le jour suivant, les symptômes avaient moins d'intensité. L'augmentation du larmoiement s'annonçait toujours par un sentiment de chaleur à la tête, qui s'étendait spécialement au nez, au cerveau et enfin aux yeux. Je fis passer un séton à la nuque, et je dirigeai quelques moyens contre la sensibilité vicieuse du système nerveux, pour empêcher la formation du glaucôme à l'œil gauche. Ce but fut atteint, seulement l'œil sain exigea beaucoup de ménagemens pendant plusieurs années.

La confusion de la vue est souvent suivie d'inflammation accompagnée de spasmes nerveux, soit généraux, soit bornés à la partie affectée ; l'iris prend une teinte noirâtre ; l'hypertrophie du cristallin est quelquefois appréciable à l'œil nu ; une mouche, qui semble fixe relativement à l'axe du globe, apparaît au malade ; il ressent une douleur à l'œil ; il est tourmenté par des hémicranies nocturnes et des éblouissemens. Il éprouve la sensation qu'exciterait un corps étranger engagé entre le globe et les paupières. Soit aiguë et subite, soit qu'elle prenne dès son origine une apparence chronique, la maladie éprouve de telles rémittences, que certains malades voient tout-à-coup assez bien ; quelques-uns même qui ne pouvaient lire sans le secours de lunettes, avant l'attaque, jouissent de cette faculté avec des transports de joie, qui malheureusement ne sont que passagers.

Lorsque le glaucôme est complet à un œil, l'organe s'atrophie quelquefois plus ou moins avant que la maladie ne se communique à l'autre œil. Une sensibilité morbide du système nerveux l'accompagne presque toujours, et semble former une prédisposition au glaucôme. La pupille est entièrement dilatée, ou plus souvent elle est irrégulière, sans être très-élargie ; elle paraît d'un gris-trouble, puis d'un blanc-jaune. L'humeur vitrée perd sa transparence ; une dilatation circonscrite peut se former à la sclérotique ; le cristallin se plonge dans le corps vitré désorganisé. La maladie alterne souvent avec des irritations arthritiques ou rhumatismales ; des spasmes de la rétine rendent l'impression de la lumière insupportable. La flamme d'une bougie paraît être un corps d'un volume plus considérable en incandescence, autour duquel est un cercle de feu rayonnant. Quelques malades, comme dans la mydriase, voient les objets plus petits. Une femme âgée de trente-huit ans, d'une constitution faible, d'un tempérament spasmodique, avait l'œil droit désorganisé par un glaucôme et à demi-atrophié. La rétine de l'œil gauche était affectée de spasme ; mais elle voyait encore de cet œil. Quand elle examinait un objet très-éclairé, il lui semblait qu'elle regardait à travers un verre plein d'eau, dans lequel auraient été confondues quantité de parcelles colorées en vert, bleu, violet, jaune, blanc, rouge, etc. Ces parcelles s'entremêlaient de temps en temps, passaient et repassaient les unes devant les autres, semblaient ensuite se déposer au fond du verre, y rester quelque temps, et se mêler de nouveau pour reparaître à plusieurs reprises devant l'œil. Tous ces symptômes se reproduisaient fréquemment, et n'empêchaient pas la malade de distinguer les objets à travers ces particules brillantes ou colorées, et de se conduire librement. La pupille, presque immobile, était fort noire ; l'issue, dont je n'ai pas eu connaissance, ne peut avoir été que funeste.

Les causes du glaucôme sont à-peu-près les mêmes que celles de l'amaurose, notamment l'impression du froid de la nuit, les vives émotions et les chutes (149);

---

(149) Un homme âgé de 65 ans, d'un tempérament bilieux, ressentit du froid aux pieds et à la tête, en jouant le soir au trictrac dans un jardin, et eut une ophthalmie à l'œil droit, qui dégénéra en glaucôme complet, avec irrégularité et immobilité de la pupille. Celle de l'œil gauche n'avait qu'un mouvement fort

mais elles présentent encore plus d'obscurité. La sensibilité du système nerveux est une prédisposition à cette maladie; et il m'a paru souvent que telle personne affectée d'un glaucôme n'aurait eu qu'une amaurose, si chez elle le système nerveux avait été moins irritable. Le glaucôme se manifeste plus communément chez les sujets goutteux ou rhumatisans, et même je suis porté à croire que le rhumatisme et la goutte prédisposent éminemment à cette horrible maladie. Elle est souvent occasionnée chez les femmes, par l'aménorrhée, et, chez les hommes, par la suppression du flux hémorroïdal que plusieurs médecins ont regardé comme une espèce de menstruation.

Le glaucôme est incurable dès qu'il est arrivé au point où l'on peut le reconnaître, sur-tout lorsque l'un des yeux a déja succombé à la même maladie. C'est une chose pénible pour moi d'être obligé, dans certains cas, d'avertir que tel malade qui jouit encore de

---

obscur, et la vue de ce dernier œil resta si faible, qu'à peine le malade voyait à se conduire.

Une fille de service, âgée de 25 ans, forte et bien constituée, fut frappée sur différentes parties du corps, avec une bouteille, par un homme ivre. Les yeux ne furent point atteints; cependant les pupilles se sont dilatées, les conjonctives sont devenues rouges; et lorsqu'on me l'amena, je trouvai que deux glaucômes s'étaient formés, malgré les secours les mieux indiqués.

Un homme âgé de 45 ans, d'une bonne constitution, perdit l'œil gauche par un glaucôme, suite d'une chute de cheval. Il éprouvait de temps en temps des douleurs par élancemens à l'œil droit, devant lequel il voyait voltiger des points noirs, sur-tout après avoir lu. Ce dernier œil a été affecté, un an après, de la même maladie, et cet homme est devenu aveugle.

la faculté de lire aisément, même dans de petits caractères, avec le seul œil qui lui reste, mais éprouvant déjà à cet œil quelques symptômes de glaucôme, n'apercevra pas la lumière du soleil six mois après, et éprouvera de plus, sur-tout dans les variations de l'atmosphère, des douleurs orbitaires qui se prolongeront au-delà de plusieurs années, et peut-être jusqu'au terme de sa vie.

Dans le traitement du glaucôme, tous les soins du praticien doivent avoir pour but de rompre la direction vicieuse de l'irritation inflammatoire et spécialement nerveuse, qui a lieu vers l'organe de la vision. Ces soins doivent être les mêmes, soit qu'un œil encore intact puisse être conservé, soit qu'il ne puisse exister d'autre espoir fondé que celui de ne pas voir le malade déjà condamné à une cécité irrémédiable, tourmenté par les douleurs les plus cruelles. Pour atteindre ce but, on doit avoir recours, sans aucun délai, aux moyens qui ont été indiqués plus haut comme utiles pour combattre l'amaurose (pag. 467).

J'avais formé le projet de provoquer l'atrophie du premier œil affecté, dans l'espoir de sauver l'autre; j'ai eu connaissance que cette tentative a été exécutée et qu'elle n'a pas mis le second œil à l'abri, quoique l'opération eût été faite lorsque celui-ci était encore intact. Saint Yves avait pensé que l'on pourrait extirper un œil désorganisé par un glaucôme, pour préserver l'autre. Probablement un pareil essai ne serait suivi d'aucun résultat heureux.

Remarques relatives aux yeux artificiels.

La chirurgie ne se borne pas à enlever les parties

désorganisées qui peuvent devenir nuisibles; souvent elle les remplace par des moyens artificiels capables de les suppléer, ou du moins de corriger la difformité qui résulte de leur suppression. La médecine oculaire a acquis sous ce rapport un degré de perfection incontestable. Les yeux d'émail sont fabriqués de nos jours avec tant de succès, et imitent si bien la nature, que les personnes les plus clairvoyantes, les plus attentives, s'y trompent journellement. L'art de l'émailleur est fondé sur des principes dont on ne peut s'écarter. Ces principes, fort bien exposés par M. Hazard-Mirault, sont relatifs à l'œil artificiel, à l'état des parties qui doivent le recevoir, enfin à la manière de le placer. Parcourons, sous ce triple rapport, ce que nous avons à dire sur cet objet qui n'est pas sans importance.

L'œil artificiel doit être en émail, léger, mince et cependant solide; il doit s'adapter le plus exactement possible au moignon de l'œil. Sa grandeur et sa courbure seront déterminées d'après le volume de ce moignon. Il faut que les couleurs en soient vives, parfaitement semblables à celles de l'œil sain, même pour les nuances les plus délicates; en un mot, que la sclérotique, la conjonctive, la cornée, l'iris, la pupille, soient imitées, coloriées, et placées avec tant d'art, que, l'objet de comparaison étant à côté, l'illusion soit cependant complète. Il est sur-tout indispensable que l'œil d'émail ait une grande finesse de poli, et qu'il soit conservé dans cet état par les précautions que j'indiquerai. S'il vient à se dépolir ou à s'user, il occasionne bientôt de l'irritation, de l'inflammation, et on sera forcé d'en suspendre l'usage. Il s'élève même quelquefois de la cavité orbitaire, des chairs rouges et fongueuses, qui, en déformant le moignon, mettent un obstacle invincible à l'emploi de l'œil artificiel.

L'état de l'œil et celui des paupières méritent l'examen le plus attentif. On doit s'assurer si, l'atrophie du globe étant la suite d'un accident ou d'une opération, la cicatrisation est complète; si le moignon est bien formé; s'il n'existe aucun engorgement, aucune bride, aucun rétrécissement de l'ouverture des paupières, aucune fongosité dans l'orbite; si ces parties d'ailleurs ne sont pas le siège d'une phlegmasie plus ou moins appréciable qui exalte leur sensibilité et leur irritabilité. Cette dernière considération est d'autant plus importante, qu'on a fondé sur cet état d'irritation le précepte de ne jamais placer un œil artificiel, immédiatement après une opération dont le but est de rendre possible son introduction. Quant à l'intervalle qu'il convient d'observer entre cette introduction et l'opération, les praticiens ne sont pas d'accord : les uns veulent que ce délai soit le plus court possible, et ne s'étende pas plus loin que l'époque de la cicatrisation; d'autres recommandent d'attendre plusieurs mois. Cette différence dans les opinions est fondée sur la variété des faits et des circonstances. L'examen attentif de la cavité orbitaire, des paupières et du moignon, doit servir de guide. Lorsque ces parties sont dans l'état dont j'ai parlé, et sur-tout lorsque la sensibilité ne s'y exalte pas avec trop de facilité, pourquoi éloignerait-on l'usage de l'œil artificiel, notamment s'il a les qualités requises pour ne pas blesser ou irriter les parties au milieu desquelles il doit être placé? Au contraire, il faut renoncer à l'introduire, ou du moins attendre, si l'atrophie du globe n'est pas assez prononcée; si la cornée est staphylomateuse ou couverte de granulations qui s'ulcèrent facilement ; si les mouvemens de l'œil sain sont gênés par la présence de l'œil artificiel, comme cela arrive quelquefois ; enfin, si, malgré toutes les précautions, les paupières rougissent, s'enflamment, et semblent repousser ce corps étranger. Il est évident que ce sont là autant de contre-indications qui doivent empêcher de recourir à un moyen dont le seul effet est de corriger une difformité. En les négligeant, on pourrait donner lieu à de graves inconvéniens.

J'en ai dit assez pour prouver que l'examen du moignon et des paupières doit être fait avec beaucoup de soins et d'attention. Le succès est entièrement fondé sur la manière dont on y procède.

L'introduction de l'œil artificiel, et la manière de le fixer dans la cavité orbitaire, sont également subordonnées à des règles particulières. La première est de choisir un œil d'émail d'un petit volume, afin d'accoutumer à sa présence les parties destinées à le recevoir. Pour l'introduire, on le tient perpendiculairement entre les doigts, la partie la plus convexe en haut, et la moins bombée en bas ; on le fait glisser ensuite avec légèreté de dessus la paupière inférieure, sous la paupière supérieure qu'on a soin de relever. Celle-ci ne doit être abandonnée que quand l'œil d'émail est tout-à-fait engagé, et il ne faut même la laisser retomber que doucement, tandis qu'on abaisse la paupière inférieure avec promptitude et même avec une certaine force. On ne doit pas oublier de plonger l'œil d'émail dans l'eau avant de l'introduire ; à l'aide de cette précaution, il glisse et se place avec plus de facilité. On répètera plusieurs fois ce premier essai ; car, dans les commencemens.

36.

l'œil artificiel, quoique d'un petit volume, ne doit rester sous les paupières que pendant un espace de temps assez court, huit ou dix heures environ. Pour l'extraire, on abaisse la paupière inférieure; on soulève avec un petit crochet, ou simplement avec la tête d'une épingle, ou enfin avec les doigts, l'œil d'émail, et on l'enlève facilement. Il est nécessaire de le mettre aussitôt dans l'eau, pour enlever les mucosités dont il est enduit.

Un des premiers effets de l'introduction de l'œil artificiel, quand elle est faite avec prudence, est une légère excitation des parties qui le reçoivent; mais cette excitation produit un effet salutaire. Elle opère un dégorgement de sérosité plus ou moins abondante, et, par suite, un affaissement, un relâchement des parties, qui permet l'application d'un œil d'émail plus volumineux que le premier. Il est presque superflu de faire remarquer que ce n'est que par une progression suivie avec beaucoup de circonspection, qu'on arrive enfin à l'emploi d'un œil artificiel d'une étendue égale à celle de l'œil naturel, et que, moins on se hâte, plus le succès est complet. L'œil d'émail doit être non-seulement de grandeur naturelle, mais il faut que, recouvrant le moignon avec exactitude, sans le presser ou le fatiguer, et recouvert lui-même par les paupières, il flotte librement dans l'orbite, en suivant avec facilité les mouvemens imprimés au moignon par les muscles qui l'entourent. Il serait plus avantageux d'employer un œil d'émail d'une grandeur au-dessous de celle de l'œil sain, que d'en placer un de grandeur naturelle, pourvu que le premier jouisse d'une grande mobilité. « En effet, dit M. Hazard-Mirault dans son intéressant *Traité pratique de l'œil artificiel*, il est bien rare qu'on s'aperçoive de la différence de grandeur de deux yeux qui ont des mouvemens pareils, tandis qu'il est impossible, au contraire, qu'on ne soit pas désagréablement surpris à l'aspect de la figure même la plus séduisante, mais ayant l'un des yeux immobile. Cette immobilité est le défaut de tout œil d'émail trop gros, trop fort, non comparé avec l'œil naturel, mais préparé seulement pour la place qui doit le contenir. »

Aussitôt que le malade a contracté l'habitude de porter un œil artificiel, il doit l'ôter tous les soirs et le nettoyer avec le plus grand soin. S'il n'a pas de motifs d'en interrompre l'usage, il faut qu'il continue sans interruption. En cessant de le porter pendant quelque temps, on donne parfois naissance à divers accidens ; par exemple, les parties peuvent revenir sur elles-mêmes, et la place que l'œil d'émail occupait peut par conséquent perdre de son étendue. Il m'a paru, dans certains cas, que ce corps étranger faisant en quelque sorte l'effet d'un pois dans un cautère, par l'irritation modérée qu'il excite, et par l'excrétion de matières muqueuses qui en est la suite, la suppression, même passagère, de cette irritation et de cette excrétion, avait eu de l'inconvénient, notamment lorsque l'œil sain était disposé à s'affecter. Le précepte de renouveler l'œil d'émail aussitôt qu'il commence à s'altérer et à se dépolir, est très-important. Un œil artificiel peut rarement durer au-delà de cinq à six mois, quelque parfaite qu'en soit la fabrication, et malgré les soins d'entretien les plus attentifs. Les corpuscules étrangers, et les matières séreuses qui l'humectent, finissent par user et corroder l'émail.

Ainsi, en résumant ce que j'ai dit sur l'introduction

de l'œil artificiel et sur les soins qu'exige son emploi, je trouve les règles suivantes qu'on ne doit jamais perdre de vue.

1° Attendre que le moignon soit bien formé, et que toute sensibilité morbide soit éteinte;

2° Introduire l'œil artificiel avec légèreté et sans aucun effort douloureux;

3° Commencer par un œil d'émail d'un petit volume, et ne s'élever que progressivement à la grandeur de celui que l'on veut conserver;

4° L'absence de toute douleur, de toute espèce de gêne, la facilité des mouvemens, la liberté du jeu des paupières qui recouvrent aisément l'œil artificiel, prouvent qu'il est convenablement placé, et parfaitement adapté à l'état des parties;

5° Il est indispensable de l'ôter tous les soirs pour le laver, et de baigner ensuite dans de l'eau les parties qui le reçoivent;

6° On doit renouveler l'œil artificiel toutes les fois qu'il est altéré ou dépoli; non-seulement alors le but que l'on se proposait en le plaçant, ne serait point atteint, mais il pourrait occasionner de l'irritation et même de l'inflammation. Il en est de cet instrument de prothèse, comme de tous les autres, qui, en général, lorsqu'ils sont mal faits, nuisent plus qu'ils ne sont utiles.

FIN.

TABLE

SOMMAIRE DES OBSERVATIONS.

Aucun signe n'annonçait, chez un aveugle de naissance,

FIN DE LA TABLE SOMMAIRE DES OBSERVATIONS.

TABLE
ANALYTIQUE ET ALPHABÉTIQUE DES MATIÈRES.

A.

B.

D.

E.

ou en établissant une irritation dérivative ? pages 55, 56. — Points sur lesquels il convient de les appliquer, 57. — Les exutoires peuvent être comparés aux inflammations chroniques, 54. — Application du moxa, de la potasse caustique, 59; — des sinapismes, 60. — La pommade au garou préférable à celle qui contient des cantharides, ibid. — La nature se fait des exutoires qui subsistent, pendant très-long-temps, ou même toujours, et prennent une nouvelle activité chaque fois que le besoin s'en fait sentir, 243.

F.

Filamens et nuages voltigeans, non fixes par rapport à l'axe optique, 342. — Taches ou mouches voltigeantes, fixes par rapport à l'axe optique, 114, 115.

Fistule de la cornée, solution de continuité de cette membrane, à travers laquelle l'humeur aqueuse s'écoule au-dehors, 271. — Fistule lacrymale, voy. *ægilops.*

Foie. Un émétique contre-indiqué pourrait exaspérer une ophthalmie qui serait sympathique d'une affection du foie ou de quelque autre viscère abdominal, 47.

Fongus hématode de l'œil, 536. — Fongus médullaire, ibid.

Froid. Une ophthalmie est quelquefois déterminée sympathiquement par l'influence du froid qui met obstacle à la transpiration cutanée, 62. — L'air, froid et humide pendant la nuit, sec et brûlant pendant le jour, est une des causes qui rendent endémique, en Égypte, cette maladie, 68. — Les sujets faibles doivent, plus que les autres, se mettre à l'abri du froid, par des vêtemens chauds ; les froids de l'automne et du printemps sont pernicieux, et le glaive fait périr moins d'hommes que la paresse à prendre, et sur-tout la précipitation à quitter les vêtemens d'hiver, 130. — L'impression du froid peut répercuter, chez les enfans, des exanthèmes croûteux du derme chevelu, 103. — L'action sédative du froid peut être d'autant plus nuisible, que la fluxion qu'elle déplace est plus active, ibid. — Les enfans qui ont éprouvé des ophthalmies, sur-tout s'ils sont faibles, doivent être vêtus assez chaudement pour être mis à l'abri de l'impression d'un froid humide, ibid.

G.

Gale. On peut inoculer la gale, lorsque la suppression non-méthodique de cette affection cutanée a occasionné une ophthalmie, page 83.

Gaz. Les parties tuméfiées par l'action de la ventouse, contiennent des gaz qui se développent notamment dans le tissu cellulaire, 29.

Glande lacrymale. Ses conduits excréteurs s'ouvrent à la face interne de la paupière supérieure, 179. — Elle peut être le siége d'une irritation chronique, 188. — Glandes de Meïbomius, contractent souvent une phlegmasie chronique, 136.

Glaucôme, maladie la plus grave, après le cancer, de toutes celles qui peuvent attaquer l'organe de la vision, 553.

Goutte sereine. Voy. *Amaurose.*

Grain de grêle. Tumeur blanche, du volume d'un grain de millet, formée par une petite quantité de matière sébacée, amassée sous l'épiderme de la marge des paupières, 168.

H.

Hématose. L'air extérieur contribue à la guérison de l'ophthalmie, en perfectionnant l'hématose, 23.

Héméralopie ou aveuglement de nuit. Affection qui prive le malade de la vue pendant la durée de la nuit, au point qu'il ne peut rien distinguer, même à l'aide de la lumière artificielle la plus vive, 470. — Elle est presque toujours accompagnée d'embarras gastrique, 472.

Hémorragie. Dans certains cas, l'amélioration que le malade éprouve est la même, soit qu'elle résulte d'une hémorragie modérée, soit qu'elle provienne d'une hémorragie excessive. On doit donc quelquefois ne tirer du sang qu'avec réserve. — 31. L'hémorragie qui a lieu après la saignée à l'artère temporale, lorsque l'artère se rouvre, alarme beaucoup les malades, sur-tout quand cet accident arrive au milieu de la nuit, 32.

Hémorroïdes. Elles consistent dans une fluxion sanguine que l'on doit chercher à obtenir plutôt qu'une abondante évacuation de sang, 37. — La suppression des hémorroïdes donne souvent

adhérence avec la cornée, à la suite d'une solution de continuité de cette membrane, page 273. — Son bord libre peut adhérer à la capsule du cristallin, 116, 376.

Iritis. Inflammation de l'iris, 114, 319. — Sa cause n'est pas toujours syphilitique, comme on l'a cru, 320. — Exemple d'un iritis arthritique, 118.

J.

Jugulaire (*veine*). Se bifurque quelquefois, ou est recouverte par trop de tissu cellulaire, pour être aisément piquée, 33.

K.

Kystitome. Instrument destiné à inciser la capsule du cristallin, afin de faciliter la sortie de ce corps, dans l'opération de la cataracte, 373.

L.

Lagophthalmie, ou œil de lièvre, 152.

Larmoiement. Cette incommodité peut reconnaître pour cause l'irritation chronique des voies lacrymales et de la conjonctive, ou l'atonie de ces parties, 188. — Celui qui résulte de l'obstruction du canal nasal est une maladie légère est très-fréquente, 189. — Le larmoiement accompagne toujours l'ectropion, 148.

Lavemens. Utiles contre l'ophthalmie, 48.

Lésions, suites de contusion, de blessure, ou de cautérisation, 489. — Celles du nerf frontal peuvent être suivies de diminution ou de la perte de la vue de l'œil du même côté, ibid. — La vue subsiste quelquefois malgré l'absence du cristallin sorti à travers une blessure de la cornée, 501, *note.* — Un grain de plomb, qui pénètre à travers la sclérotique, paralyse toujours l'œil. Cas, peut-être unique, d'exception, 504, *note.*

Leucoma. Cicatrice de la cornée, 315.

Loupes des paupières, 171.

M.

Menstruation. Lorsque l'ophthalmie est due à l'aménorrhée ou à la dysménorrhée, la saignée du pied peut être employée;

N.

O.

interne de la paupière inférieure, page 4o. — On doit les choisir avec soin, et ne pas arrêter trop tôt l'écoulement du sang, lorsqu'on les a placées près de l'œil, 41. — Éviter d'en appliquer de trop grosses à un enfant à la mamelle, 42. — Scarifications de la conjonctive palpébrale, 44. — Réflexions sur les effets des émissions sanguines, 45. — Ophthalmie due à un embarras gastrique, 46. — Vomitifs, 47. — Purgatifs, 49. — Collyres, 5o; — le plus généralement utile est l'eau, 5a. — Une compresse sèche ou humide est préférable au cataplasme qui est presque toujours nuisible, ibid. — Les remèdes secrets paraissent utiles quelquefois, et sont réellement nuisibles dans le plus grand nombre de cas, 53. Exutoires, ibid. — Les vésicatoires peuvent nuire au début de certaines ophthalmies, 54. — Séton, ibid. — Moxa, 59. — Cautère, ibid. — Sinapismes, 6o. — Variétés de l'ophthalmie, 61. — Ophthalmie dépendante des modifications atmosphériques, ibid. — Effets des ophthalmies épidémiques sur différentes parties de l'organe de la vision, 66 et suiv. — Ophthalmie par diathèses, 7o. — Inflammatoire, 71. — Scrofuleuse, 75. — Scorbutique, 79. — Arthritique, 81. — Syphilitique, 85. — Dartreuse, 87. — Les affections morales paraissent entretenir et reproduire ces causes morbifiques, 87. — Ophthalmie blennorrhagique, 88. — puriforme des nouveau-nés, 95. — Métastatique, 104. — Sympathique, 106. — Angulaire, 107. — Interne, 112. — Chronique, 124. — Ophthalmie due à la gestation, 73.

Orgeolet. Petit furoncle extrêmement commun qui se forme plus souvent au bord de la paupière supérieure qu'au bord de l'inférieure, 165. — Il est souvent sympathique d'une irritation gastro-intestinale, 167.

P.

Paralysie du releveur de la paupière supérieure, 162; — de la rétine, 438.

Paupières. Maladies des paupières, 135.

Pédiluves. Ils sont spécialement indiqués dans le traitement de la plupart des ophthalmies, 28. — Une ligature placée au-dessus des malléoles, les rend plus utiles, ibid. — Un pédiluve doit précéder l'application des sangsues sur un des pieds, 3o.

Récidives. Souvent plus dangereuses que les rechutes, après l'ophthalmie, page 27.

Régime. Lorsque l'ophthalmie, due à une pléthore générale, est
chronique ou périodique, il suffit souvent de changer graduellement le régime du malade, 74.

Renversement des paupières, 147, 152.

Rétine. L'altération de cette membrane est une cause fréquente
d'amaurose, 430, 436, 438.

Rétrécissement de la pupille, 114, 121, 332; — il peut avoir lieu
à la suite de l'opération de la cataracte par extraction, 392;
et de celle qui a été pratiquée par dépression, 414.

S.

Sac lacrymal, 194.

Saignée. Utile lorsque l'ophthalmie est due à une pléthore générale; les sangsues et les ventouses suffisent et méritent la
préférence, quand la maladie est occasionnée par une pléthore locale, 74. — La saignée du pied est spécialement utile
dans le traitement de l'ophthalmie aiguë grave, 30; et après
l'opération de la cataracte, 386. — Saignée de la jugulaire,
33. — Les saignées du pied, de la jugulaire et du bras doivent
être prodiguées, lorsque l'inflammation est parvenue au point
de faire craindre un abcès dans la cornée, 31.

Saisons. L'ophthalmie présente des variétés dans les diverses
saisons, 1, 62, 68.

Sangsues. L'application des sangsues à la vulve est promptement
salutaire, lorsque l'ophthalmie est due à l'aménorrhée ou à la
dysménorrhée, 37. — Elles sont utiles contre cette maladie,
quand on les place à la marge de l'anus, chez les femmes
parvenues à l'âge ou l'écoulement menstruel est si souvent
remplacé par des hémorroïdes, dont l'action se trouve alors
imitée, ibid. — Elles produisent un effet avantageux, étant
appliquées sur le même point, lorsque l'ophthalmie est occasionnée par le retard ou par la suppression d'un flux hémorroïdal, ibid. — Elles ne doivent point être appliquées par des
personnes inexpérimentées, ibid. — Il ne faut pas les appliquer à la paupière supérieure, ni à la tempe, plus haut que
la commissure externe des paupières, 39. — Appliquées à la

face interne de la paupière supérieure, elles produisent un effet subit; la sortie du sang occasionnée par la plus petite, notamment lorsque l'ophthalmie est due à une cause externe (*), diminue autant l'irritation, que la diminueraient cinq à six, appliquées près de l'œil, page 40. — Appliquée, tous les trois ou quatre jours, à la face interne de la paupière inférieure, une petite sangsue est utile pour combattre l'ectropion dû à la tuméfaction de la conjonctive palpébrale, 149. — Des sangsues trop grosses peuvent occasionner la mort d'un très-jeune enfant, quand on ne sait pas arrêter l'écoulement du sang, 42. — Les moyens dont on se sert pour arrêter l'écoulement du sang, après la chute des sangsues, sont toujours nuisibles, lorsqu'on les emploie près de l'œil, ibid. — Loin de l'arrêter, il faut favoriser l'écoulement du sang, par des fomentations d'eau tiède, en ayant soin de n'appliquer que le nombre de sangsues nécessaires, ibid. — On ne doit placer près de l'œil que des sangsues d'une grosseur moyenne, 43. Elles excitent souvent une si forte irritation par leurs piqûres, chez certains sujets, que la contre-indication qui en résulte ne doit pas être toujours négligée, 41. — Arétée connaissait les avantages de l'emploi des sangsues dans le traitement des phlegmasies locales dues a la goutte, 84.

Seringue d'Anel, 204.

Séton. Préférable à tout autre exutoire dans le traitement des maladies graves des yeux; spécialement utile dans l'ophthalmie chronique, 57; dans l'ophthalmie syphilitique, 86; et lorsque l'inflammation s'est étendue aux membranes internes du globe; il doit être passé par une main exercée. Son action n'est pas bornée à la peau seule, comme celle des vésicatoires; mais il agit, ainsi que le cautère, sur le tissu cellulaire qui établit des communications entre les parties les plus éloignées, 58. — La mie de pain mouillée apaise l'irritation excitée par certains sétons, 55.

Scarifications de la conjonctive, à la face interne de la paupière inférieure. Utiles dans le traitement de l'ophthalmie interne, 44;

(*) Et non pas *interne* comme on lit à la page 40, par une faute d'impression.

de certaines ophthalmies chroniques, page 131; de quelques phlegmasies des paupières, 141; de plusieurs albugo, 313.

Sclérotique. Cette membrane contuse, excoriée, divisée, forme quelquefois une protubérance, 497. — Staphylôme de la sclérotique, 291.

Sourcil (blessure du). Cause d'amaurose, 438.

Sinapismes. Utiles contre l'ophthalmie due au rhumatisme ou à la goutte, 60.

Staphylôme. Protubérance partielle ou totale, soit de la cornée, soit de la sclérotique, 283. — Staphylôme transparent de la cornée, 287.

Strabisme, 481.

Stylet d'Anel, 204; — stylet de Méjan; manière de l'employer, 205, 211.

Sympathie. L'ophthalmie est disposée à passer par sympathie d'un tissu de l'appareil de la vision d'un côté au tissu semblable de l'appareil de la vision de l'autre, 5. — L'estomac sympathise avec les nerfs de l'œil, 509.

Synizesis, rétrécissement de la pupille, 332. — Cette maladie peut être un symptôme d'une névrose du nerf optique ou de la rétine, 333. — Elle est plus souvent l'effet de l'inflammation de l'iris, 116.

Syphilis. Précautions à prendre en la combattant pendant la durée d'une ophthalmie, 86. — Il ne faut pas confondre l'ophthalmie due à une cause syphilitique constitutionnelle avec l'ophthalmie blennorrhagique, 85. — La syphilis peut donner lieu à l'amaurose, en occasionnant des caries et des exostoses dans l'intérieur du crâne, 440.

T.

Trichiasis. Direction vicieuse vers le globe de l'œil, d'un ou de plusieurs cils, 157.

Tumeur lacrymale, 190. Explication des causes qui lui donnent naissance, ibid. — Elle disparaît presque entièrement pendant la nuit, 191. — Elle peut être incomplète, 193. — Variété de la tumeur lacrymale, 199. — Autre variété, 201. — Il ne faut pas confondre la tumeur lacrymale avec un furoncle qui peut se former au grand angle, 202. — On la combat utilement en employant les injections, 209; les bains de l'œil, 210; les

U.

V.